Farben des Lichts

Paul Signac und der Beginn der Moderne
von Matisse bis Mondrian

Farben des Lichts

Paul Signac
und der Beginn der Moderne
von Matisse bis Mondrian

herausgegeben von
Erich Franz

Mit dem Text
»Neoimpressionismus« von
Paul Signac

und Beiträgen von:
Cor Blok
Eric de Chassey
Isabelle Compin
Marina Ferretti–Bocquillon
Erich Franz
Eberhard W. Kornfeld
Alexandre Kostka
Serge Lemoine
Daniela Mondini
Tobias Natter
Edit Plesznivy
Annegret Rittmann
Pascal Rousseau
Dieter Schwarz
Felix Studinka
Andrea Witte

Westfälisches Landesmuseum
für Kunst und Kulturgeschichte,
Münster

edition tertium

Impressum

Katalogbuch zur gleichnamigen Ausstellung des Westfälischen Landesmuseums für Kunst und Kulturgeschichte, Münster(1. Dezember 1996 bis 16. Februar 1997)
Musée de Grenoble (9. März bis 25. Mai 1997)
Kunstsammlungen zu Weimar (15. Juni bis 31. August 1997)

herausgegeben von Erich Franz
im Auftrag von
Landschaftsverband Westfalen-Lippe

Konzeption und Realisation von Ausstellung und Katalog:
Erich Franz
Ausstellungskommissarin zu den Künstlern aus Frankreich und Italien: Annegret Rittmann
Ausstellungskommissarin zu den Künstlern aus Deutschland, den Niederlanden, der Schweiz, Österreich und den osteuropäischen Ländern:
Andrea Witte
Ausstellungskommissarin in Grenoble: Elisabeth Besson
Ausstellungskommissar in Weimar: Thomas Föhl
Übersetzungen aus dem Französischen: Hubertus von Gemmingen,
Villars-sur-Glâne, CH
Sekretariat: Ines Müller (Münster)
Christine Priem (Weimar)
Organisation: Harriet Groneuer (Münster), Sabine Walter (Weimar)

Konservatorische Betreuung:
Eleonore Roskamp-Klein,
Beate Holtmann (Münster)
Konrad Katzer (Weimar)
Techische Leitung:
Manfred König (Münster),
Burkhard Dube (Weimar)
Öffentlichkeitsarbeit:
Markus Müller, Christa Kuchenbecker (Münster)
Jörn Brunotte (Weimar)
Museumspädagogik:
Klaus Kösters (Münster),
Horst Roeder (Weimar)

Katalog:
Gesamtredaktion: Erich Franz
Redaktion: Annegret Rittmann, Andrea Witte
Gestaltung: Burkhard Finken, Matthias Bumiller, Finken & Bumiller, Stuttgart
Satz: Schreibbüro Ilchmann, Wolfschlungen
Reproduktionen: EG-litho, Münster
Herstellung: Merkur-Druck Mayer, Ostfildern
Umschlagmotiv vorne:
Paul Signac,
»Saint-Tropez. Le Phare«, 1895 (Privatbesitz)
hinten: Robert Delaunay,
»Paysage au disque solaire«, 1906, Musée national d'art moderne Centre Georges Pompidou, Paris

Gefördert vom Ministerium für Stadtentwicklung Kultur und Sport des Landes NRW

Die Deutsche Bibliothek – CIP-Einheitsaufnahme
Farben des Lichts :
Paul Signac und der Beginn der Moderne von Matisse bis Mondrian ; [katalogbuch zur gleichnamigen Ausstellung des Westfälischen Landesmuseums für Kunst und Kulturgeschichte, Münster (1. Dezember 1996 bis 16. Februar 1997) , Musée de Grenoble ; Kunstsammlungen zu Weimar]. Mit dem Text »Neoimpressionismus« / von Paul Signac. Westfälisches Landesmuseum für Kunst und Kulturgeschichte, Münster. Hrsg. von Erich Franz. Beitr. von: Cor Blok ... [Im Auftr. des Landschaftsverbandes Westfalen-Lippe (LWL) ; Westfälisches Landesmuseum für Kunst und Kulturgeschichte, Münster]. - Ostfildern: Ed. Tertium, 1996
ISBN 3-930717-38-7
NE: Franz, Erich [Hrsg.]; Blok, Cor; Westfälisches Landesmuseum für Kunst und Kulturgeschichte <Münster, Westfalen>; Signac, Paul: Neoimpressionismus

ISBN 3-930717-38-7

Inhalt

Vorwort

In der modernen Kunst haben Richtungsbezeichnungen – vom »Impressionismus« bis zum »Konstruktivismus« – sicher ihre Berechtigung, doch verdecken sie mit dem gemeinsamen Schlagwort auch die individuellen künstlerischen Qualitäten. Georges Seurat sah selbst die Probleme einer »Schule« des Neoimpressionismus voraus, als er 1888 an Signac schrieb: »Je mehr wir sind, um so weniger Originalität werden wir haben [...].« – Bei dieser Bezeichnung kommt noch hinzu, daß sie zwei historisch unterschiedliche Gruppierungen zusammenfaßt. Zum einen bezeichnet sie die Malerei um Seurat – Signac, Angrand, Camille Pissarro und sein Sohn Lucien, Luce, Petitjean, Rysselberghe, van de Velde und andere. Bereits Anfang der 90er Jahre, etwa mit Seurats Tod 1891, löste sich diese Gruppe weitgehend wieder auf. Als dann um 1900 erneut über den »Neoimpressionismus« diskutiert wurde, waren es fast immer nur drei Namen, die in dieser Zeit gemeinsam genannt wurden: Georges Seurat als der Begründer, Paul Signac als der eigentliche Vertreter und Henri Edmond Cross als Mitstreiter. Dieser Neoimpressionismus, der um die Jahrhundertwende wieder hervortrat, war ein ganz anderer geworden. Die »Punkte« waren durch breite Pinselstriche ersetzt. Die Farben waren noch konsequenter als zuvor die reinen Töne des Prismas, lediglich durch Weiß aufgehellt, während Dunkelheiten allein durch die Farbwahl, vor allem Blau und Violett, dargestellt wurden. Auch in der Vereinfachung der Motivformen, in der »gebauten« Komposition und in der synthetischen, leuchtenden Farbigkeit ließ sich eine bewußte Abkehr vom Ziel eines natürlichen Eindrucks erkennen. Diese Veränderungen hatte Paul Signac seit 1895 entwickelt. Jener »zweite« Neoimpressionismus ist eigentlich *sein* Stil; ihm ist nur noch Henri Edmond Cross mit einer parallelen, aber durchaus eigenständigen Entwicklung zur Seite zu stellen. Signac trug allerdings in seinem Bestreben, seine eigenen Neuerungen aus der Geschichte der Malerei seit Delacroix abzuleiten und Seurat als den Begründer der »zerlegenden« Malweise herauszustellen, zur Unterordnung seiner Kunst unter das allgemeine Schlagwort des Neoimpressionismus selbst wesentlich bei.

Die Ausstellung »*Farben des Lichts. Paul Signac und der Beginn der Moderne von Matisse bis Mondrian*« versucht nun zum ersten Mal, Signac als Schöpfer dieses »zweiten« Neoimpressionismus für sich zu betrachten und zugleich der enormen Wirkung nachzugehen, die er zu Anfang des neuen Jahrhunderts auf jüngere Künstler ausübte. Dies bedeutet in doppelter Hinsicht eine Wiederentdeckung: die des *Malers* Signac – jenseits des Klischees vom Neoimpressionismus – und die seiner kurzzeitigen, aber nachhaltigen *Wirkung* auf eine jüngere Generation von Malern in ganz Europa zwischen 1900 und 1910.

Die letzte große Einzelausstellung Signacs fand 1963 in Paris statt. 1971 veröffentlichte Françoise Cachin ihre ausführliche Monographie des Künstlers. In Deutschland hatte zuletzt 1952 der Düsseldorfer Kunstverein eine Signac-Ausstellung durchgeführt. Kleinere Ausstellungen folgten 1977 in New York (Metropolitan Museum), 1986 in London (Marlborough, Aquarelle und Zeichnungen) und im gleichen Jahr in Salzburg (Galerie Salis). 1992 fand zur 100jährigen Wiederkehr von Signacs Ankunft in Saint-Tropez eine kleine, aber eindrucksvolle Ausstellung im Musée de l'Annonciade von Saint-Tropez statt, die anschließend in Reims gezeigt wurde. In den Publikationen und Ausstellungen zum Neoimpressionismus – besonders ist hier die von Robert L. Herbert vorbereitete Ausstellung des Guggenheim Museums New York von 1968 zu nennen – wird natürlich Signac immer gebührend berücksichtigt.

Im Verlauf unserer Vorbereitungen stießen wir auch auf den Katalog einer Ausstellung, die Jürgen Harten 1977 in der Städtischen Kunsthalle Düsseldorf durchgeführt hat: *Vom Licht zur Farbe*. Ausgehend von den niederländischen »Luministen« faßte er das Thema europaweit und vom Impressionismus bis zur beginnenden Abstraktion (Delaunay, Kupka). Doch der Radius seiner Werkauswahl ist der hier gezeigten vergleichbar. Mit der Ausstellung *Vincent van Gogh und die Moderne 1890–1914* (Museum Folkwang Essen und Van Gogh Museum Amsterdam) von 1990 wurde eine ähnlich europaweit ausgerichtete Fragestellung, ausgehend von van Gogh, verfolgt.

Das Ergebnis unserer Ausstellung liegt zum einen in den sinnlich-künstlerischen Erfahrungen, die sie ermöglicht, zum anderen in der Darstellung der Wirkungsgeschichte durch die wissenschaftlichen Beiträge dieser Publikation. Nicht weniger als 16 Autoren zeichnen aufgrund ihrer fundierten Kenntnisse der miteinander verflochtenen nationalen und regionalen Kunstszenen vom Anfang dieses Jahrhunderts ein genaues und faszinierendes Panorama welchselseitiger Anregungen und Umdeutungen. Signacs Malerei war zunächst eine Kunst für Künstler und für Kenner; ihm ging es ausdrücklich nicht um das interessante Sujet, sondern um das Zusammenwirken von Linien und Farben und um die »Erziehung des Auges«. So nimmt es nicht wunder, wenn es selbst wieder Künstler waren – wie Henry van de Velde oder Curt Herrmann – und engagierte Kunstkenner wie der Kreis um Harry Graf Kessler, die entscheidend zur Verbreitung von Signacs Werk und von seiner Idee einer Harmonie aus bildlichen Mitteln beigetragen haben. In Deutschland kann man van de Velde und Kessler als einen Mittelpunkt dieser Kontakte ansehen, in Frankreich Signac selbst, dessen Gastfreundschaft, Aufgeschlossenheit und Engagement – auch als Vorsitzender der »Indépendants« – für viele gleichaltrige und jüngere Künstler zum wichtigen Bezugspunkt wurden.

Wir danken jedem einzelnen der Autoren, deren Beiträge auf eine nicht planbare Weise glücklich ineinandergreifen und weit über die – eigentlich immer falsche – Feststellung eines »Einflusses« hinaus Beziehungen und Differenzen herausarbeiten. Alle Autoren haben zudem bei der Auswahl und Vermittlung der Leihgaben Rat und Hilfe gegeben. Ganz besonders möchten wir der Enkelin von Paul Signac, Françoise Cachin, Directeur des Musées de France, für ihre Förderung danken, die sie dem Projekt vom Beginn seiner Planung an, d.h. seit 1991, gewährt hat. Der Bearbeiterin des Werkverzeichnisses unter ihrer Leitung, Marina Ferretti-Bocquillon, danken wir über ihren fundierten Beitrag hinaus für die unermüdliche Bereitschaft, Materialien und Ergebnisse für dieses Projekt zur Verfügung zu stellen und bei der Vermittlung von Leihgaben zu helfen.

Von Signac sind auf dieser Grundlage nur solche Bilder ausgewählt worden, die bereits vor 1910 ausgestellt oder von Sammlern erworben worden waren und damit einer Rezeption zur Verfügung standen. Manche Bilder, die inzwischen etwa in die USA oder nach Fernost gelangt sind, konnten allerdings aus Kostengründen nicht einbezogen werden.

Das andere Ergebnis wird sich erst nach Abschluß dieser Publikation einstellen: die visuelle Erfahrung in der Ausstellung. Gerade wenn es um die Wirkungsgeschichte der Farbe geht, sind Reproduktionen lediglich unzureichende Andeutungen. Wir sind daher selbst gespannt, wie die Bilder sich in der Ausstellung zueinander verhalten werden. Ihre Vergleiche werden nicht nur Beziehungen klären, sondern auch Eigenständigkeiten verdeutlichen.

Es erwies sich als besonders schwierig, für diese Ausstellung die passenden Leihgaben zu bekommen. Oft spiegeln nur ganz wenige Werke eines Künstlers seine – meist frühe – Auseinandersetzung mit dem »Neoimpressionismus« Signacscher Prägung wider. Trotz einiger – verständlicher und dennoch schmerzhafter – Absagen kann jetzt aber eine Zusammenstellung von Gemälden präsentiert werden, die den Intentionen des Projekts in einer zuvor nicht erhofften Vollständigkeit entspricht. Den etwa siebzig Leihgebern sei daher für ihre außerordentliche Großzügigkeit und ihr Verständnis für die Anliegen dieser Ausstellung ganz nachdrücklich gedankt.

Die Kooperation der drei beteiligten Museen war besonders sinnvoll und erfreulich. Das Westfälische Landesmuseum hatte bisher bereits mit seiner immer wieder aufgearbeiteten Beziehung zum westfälischen Hagen, der Erinnerung an Karl Ernst Osthaus und dessen Verbindungen mit Henri van de Velde und Christian Rohlfs auch einen direkten Bezug zum Thema. Das erste erhaltene Signac-Gemälde, das für ein deutsches Museum erworben wurde, nämlich für das Folkwang-Museum in Hagen, kann als Leihgabe aus Essen in der Ausstellung gezeigt werden (Kat.Nr. 2). In Münster fügt sich die Ausstellung auch in die lange Reihe der Präsentationen zur Kunst vom Anfang dieses Jahrhunderts und insbesondere zum Expressionismus.

Das Musée de Grenoble ist mit seiner breiten und hochkarätigen Sammlung zur Moderne aus ganz Europa und insbesondere mit den in Südfrankreich entstandenen Werken von Signac, Cross und Matisse ein besonders sinnvoller Ort für das Ausstellungsthema. Mit dem qualitativ herausragenden Legat Agutte-Sembat von 1923, das auch Werke dieser Künstler umfaßte, wurde damals das Musée de Grenoble zum ersten Museum moderner Kunst in Frankreich. Dieser Bestand war für die kommenden Jahrzehnte ein Orientierungspunkt seiner Sammlungen. 1996 vermachte Dr. Pierre Collart, Erbe des Stifterpaares, seinerseits dem Museum zwei wunderbare Gemälde von Henri Edmond Cross sowie eine Studie von Paul Signac, die in die Ausstellung einbezogen sind. Die Vermittlung einiger französischer Autoren, die Betreuung der französischen Katalogausgabe und nicht zuletzt der Einsatz für wichtige Leihgaben aus Frankreich, die sonst unerreichbar geblieben wären, wurden vom Musée de Grenoble geleistet.

Wenn ein Ort für dieses Thema besonders prädestiniert ist, dann ist es Weimar. Hier besaß Henry van de Velde seit 1902 seinen Lebensmittelpunkt und etablierte mit seiner 1906 gegründeten Kunstgewerbeschule die Vorgängerinstitution des legendären Bauhauses. Harry Graf Kessler leitete von 1903 bis 1906 das Großherzögliche Museum für Kunst und Kunstgewerbe und präsentierte einem erstaunten Publikum in dieser kurzen Zeit neben mehr als zwei Dutzend Ausstellungen zum Impressionismus, dem modernen Kunstgewerbe wie zur Plastik der Zeit allein die drei bedeutendsten Ausstellungen zum Neoimpressionismus in Deutschland. Kessler und van de Velde waren die wichtigsten Anreger dieser Kunstrichtung in Deutschland und wußten zudem, ihren großen Freundeskreis für Signac zu begeistern. – Thomas Föhl ist ausgewiesener Kenner Curt Herrmanns; er hat auch im Nachlaß des *Pan*-Herausgebers Cäsar Flaischlen (im Marbacher Literaturarchiv) das Originalmanuskript Signacs entdeckt, das dieser für den 1898 erschienen Artikel »Neoimpressionismus« verfaßt hat und das hier – ergänzt um die zahlreichen gestrichenen Passagen in der damaligen Zeitschriften-Veröffentlichung – zum ersten Mal vollständig publiziert wird (S. 377–398).

Die Fragestellung nach der Bedeutung Signacs für die beginnende Moderne hat sich im Lauf der Vorbereitung mehr, als zunächst zu erhoffen war, als fruchtbar erwiesen. Hier scheint ein kleines, aber wichtiges Kapitel der Kunstgeschichte der Moderne, das bisher noch nicht geschrieben wurde, Konturen zu gewinnen. Der thematische Ansatz, die Konzeption der Ausstellung und ihre Realisierung sind die Leistung von Erich Franz. Wir danken ihm ebenso wie den Kommissaren der Ausstellung Annegret Rittmann und Andrea Witte (Münster), Elisabeth Besson (Grenoble) und Thomas Föhl (Weimar).

Allen beteiligten Mitarbeitern der drei Museen danken wir für ihren außergewöhnlichen Einsatz; über die Jahre der Vorbereitung hin bewältigte Ines Müller zuverlässig die vielen im Sekretariat zusammenlaufenden Aufgaben. Dem Verlag »edition tertium« mit Ernst Wolfgang Huber und Marie-Luise Zeuch ist für eine heute seltene Sorgfalt bei der Betreuung der Publikation zu danken.

Schließlich danken wir allen Förderern des Projekts – in Münster dem Ministerium für Stadtentwicklung, Kultur und Sport des Landes NRW sowie der WestLB; in Grenoble dem Bürgermeister dieser Stadt, Michel Destot, der seinem Museum und dessen öffentlicher Wirksamkeit sehr verbunden ist, sowie der Direction régionale des Affaires Culturelles und ihrem Direktor Abraham Bengio, und schließlich der B.N.P. für ihre außergewöhnliche mäzenatische Unterstützung; in Weimar dem Ministerium für Wissenschaft, Forschung und Kultur und der Weimar 1999 – Kulturstadt Europas GmbH.

Klaus Bußmann
Westfälisches Landesmuseum Münster

Serge Lemoine
Musée de Grenoble

Rolf Bothe
Kunstsammlungen zu Weimar

Leihgeber

Brücke-Museum Berlin
Prof. Dr. Magdalena M. Moeller

Ivo Hauptmann Archiv, Berlin
Harriet Hauptmann

Sammlung E.W.K., Bern
Eberhard W. Kornfeld

Kunsthalle Bielefeld,
Leihgabe aus Privatbesitz
Dr. Thomas Kellein,
Dr. Jutta Hülsewig-Johnen

Musées royaux des Beaux-Arts de Belgique, Brüssel
Dr. Eliane De Wilde, Véronique Cardon

Muzeul Național de Arta al României, Bukarest
Roxana Theodorescu,
Ioana Beldiman

Magyar Nemzeti Galéria, Budapest
Dr. Lóránd Bereczky

Städtische Kunstsammlungen Chemnitz
Dr. Ingrid Mössinger, Katharina Metz, Beate Ritter

Bündner Kunstmuseum, Chur
Dr. Beat Stutzer

Dallas Museum of Art, Dallas
Jay Gates, Dr. Dorothy M. Kosinski

E.L. Kirchner Stiftung (Kirchner Museum), Davos
Dr. h.c. Eberhard Kornfeld,
Dr. Bruno Gerber, Dr. Gabriele Lohberg

Haags Gemeentemuseum, Den Haag
Dr. J. P. L. Locher, Dr. J.B.M. Janssen

Galerie Utermann, Dortmund
Wilfried Utermann, Karin Schulze-Frieling

Musée de la Chartreuse, Douai
Françoise Baligand, Isabelle Turpin

Kunstsammlung Nordrhein-Westfalen, Düsseldorf
Prof. Dr. Armin Zweite,
Dr. Volkmar Essers

Kunstmuseum Düsseldorf im Ehrenhof
Dr. Stephan von Wiese

Kunsthalle in Emden / Stiftung Henri und Eske Nannen
Dr. Achim Sommer

Museum Folkwang Essen
Dr. Georg W. Költzsch,
Dr. Mario Andreas von Lüttichau

Musée de Grenoble
Serge Lemoine, Elisabeth Besson

Karl Ernst Osthaus-Museum, Hagen
Dr. Michael Fehr, Dr. Birgit Schulte

Hamburger Kunsthalle
Prof. Dr. Uwe M. Schneede, Dr. Hanna Hohl, Dr. Helmut R. Leppien

Gustav-Lübcke-Museum, Stadt Hamm, Leihgabe aus Privatbesitz
Dr. Ellen Schwinzer

Niedersächsisches Landesmuseum Hannover
Dr. Heide Grape-Albers, Dr. Bernd Schälicke, Babette Hartwieg

Musée Matisse, Musée Départemental, Le Cateau-Cambrésis
Dominique Szymusiak

Narodna Galerija Ljubljana
Barbara Jaki-Mozetic

Museo della Città di Lugano (Sammlung Chiattone)
Dr. Rudy Chiappini

Fundación Colección Thyssen-Bornemisza, Madrid
Thomás Llorens

Carmen Thyssen-Bornemisza Collection

Universitätsmuseum für Bildende Kunst, Marburg
Dr. Jürgen Wittstock

Ketterer Kunst, München
Robert Ketterer

Städtische Galerie im Lenbachhaus, München
Prof. Dr. Helmut Friedel,
Dr. Annegret Hoberg

Musée des Beaux-Arts de Nantes
Jean Aubert

Museo e Gallerie Nazionali di Capodimonte, Neapel
Prof. Dr. Nicola Spinosa

Stiftung Seebüll
Ada und Emil Nolde, Neukirchen
Dr. Manfred Reuther

Leonard Hutton Galleries, New York
Ingrid Hutton

Sidney Janis Gallery, New York
Caroll Janis

Musée Matisse, Nizza
Xavier Girard

Kröller-Müller Museum, Otterlo
Evert J. van Straaten

Musée d'Art Moderne de la Ville de Paris
Suzanne Pagé, Jacqueline Munck

Musée National d'art moderne
Centre Georges Pompidou, Paris
Germain Viatte

Museum Boijmans Van Beuningen, Rotterdam
Chris Dercon

Musée d'Art et d'Histoire, Saint-Denis
Sylvie Gonzales

L'Annonciade Musée de Saint-Tropez
Jean-Paul Monery

Galerie Salis, Salzburg

Schleswig-Holsteinisches Landesmuseum Schloß Gottorf, Schleswig, Sammlung Hermann Gerlinger
Prof. Dr. Heinz Spielmann,
Dr. Christian Rathke

Staatliches Russisches Museum, St. Petersburg
Eugenia Petrova, Ivan Karlov, Timofei Alexandrov

Staatsgalerie Stuttgart
Prof. Dr. Christian von Holst,
Dr. Karin von Maur

Centraal Museum Utrecht
Sjarel Ex, Len van den Berg

Kunstgalery Albricht, Velp NL

Museum moderner Kunst Stiftung Ludwig, Wien
Dr. Lórand Hegyi, Dr. Edwin Lachnit

Von der Heydt-Museum, Wuppertal
Dr. Sabine Fehlemann

Fridart Foundation

sowie zahlreiche Leihgeber, die ungenannt bleiben wollen.

Wenn ein Werk nicht an allen drei Ausstellungsorten gezeigt wird, weisen die Abkürzungen *M* (Münster), *G* (Grenoble) und *W* (Weimar) auf die Museen hin, in denen es ausgestellt wird.

Für Hinweise und vielfältige Hilfe danken wir

Dr. Stephan Berke, Scriptorium, Münster
V. Beston, Marlborough Fine Art, London
Ernst Beyeler, Bernd Dütting, Galerie Beyeler, Basel
Nina Buhne, Sotheby's Deutschland, Frankfurt
Edith Carey, Museum Jenisch, Vevey
Geneviève Claisse, Paris
Christie's, Amsterdam
Barbara Divver, New York
Drs. H.P.S.M. van den Donk, Zeeuws Museum, Middelburg NL
Roland Dorn, Mannheim
André Emmerich, New York
Vivian Endicott Barnett, Roethel-Benjamin Archives, New York
Dr. Ina Ewers-Schultz, Köln
Walter Feilchenfeldt, Zürich
Isabelle Fontaine, Musée National d'art moderne Centre Georges Pompidou, Paris
Kate Garmeson, Sotheby's, London
Hans Geissler, Nachlaß Erich Heckel, Hemmenhofen
Villa Grisebach, Berlin
Dr. Inga Grüttner, Zentralinstitut für Kunstgeschichte, München
Margret Häuser, Düsseldorf
Harriet Hauptmann, Berlin
Ingeborg Henze-Ketterer und Dr. Wolfgang Henze, Wittrach / Bern
Prof. Robert L. Herbert, South Hadley, MA
Franz W. Kaiser, Haags Gemeentemuseum
Jane Kallir, Galerie St. Etienne, New York
Michel Kellermann, Paris
Robert Ketterer, München
Dr. h.c. Eberhard W. Kornfeld, Bern
Ch. Kotrouzinis, Galerie Gmurzynska, Köln
Sophie Krebs, Musée d'Art Moderne de la Ville de Paris
Frau Kronenburg, Bibliothek, Museum Ludwig Köln
Nicole Lachapelle-Armand, Paris
Prof. Ronald de Leeuw, Van Gogh Museum, Amsterdam
Marlborough Galerie, Zürich
Andrea Meyer, Berlin
Dr. Jochen Meyer, Schiller-Nationalmuseum / Deutsches Literaturarchiv, Marbach am Neckar
Lucia Pieroni-Jawlensky, Alexej von Jawlensky Archiv S.A., Locarno
Wim Pijbes, Kunsthal Rotterdam
Franz Plutschow, Marlborough International Fine Art, Vaduz
Bettina Raab, München
Heidi Römer, Zürich
Jean Rosston, Zürich
Thomas Salis, Galerie Salis & Vertes, Salzburg-München
Prof. Dr. Werner Schmidt, Dresden
Mariuccia G.R. Sprenger, Zürich
François Tajan, Etude Tajan, Paris
Birgit Thiemann, Leipzig
Christine Vigiletti, Riffkind Study Center, Los Angeles County Museum of Art
Dr. Marianne Wackernagel, Basel
Prof. Dr. Jürgen Wißmann, Münster
Recherchen mit Hilfe vom Videomuseum im Institut Français de Cologne.

Einführung

Erich Franz

In doppelter Hinsicht entzog sich das Werk Paul Signacs einer angemessenen Würdigung seiner malerischen und gestalterischen Qualitäten: Es blieb sozusagen hinter der Theorie der »optischen Mischung« und hinter der Gruppenbezeichnung »Neoimpressionismus« versteckt. Bereits in der Einführung zur großen New Yorker Ausstellung »Neo-Impressionism« von 1968 hatte Robert L. Herbert die »Erklärung« der Punktstruktur als Voraussetzung für eine »optische Mischung« der Farbe, die sich im Auge vollzöge, als Legende entlarvt. Die Farbpunkte sind so groß, daß sie auch aus weiterem Abstand als vibrierende Struktur von farbig unterschiedlichen Tupfen gesehen werden. Gerade weil sie sich nicht zu neuen Farben mischen, behalten sie aber das, was man an dieser »Methode« am meisten rühmte: ihre Farbkraft. Georges Seurat hatte diese punktierende oder zerlegende Malweise 1882–1886 entwickelt. Doch Paul Signac änderte sie ab 1895, also einige Jahre nach Seurats Tod (1891), radikal: Die Farbsetzungen wurden nun so groß, daß sie wie Töne einer musikalischen Entwicklung einzeln für sich erkennbar bleiben und zugleich zu übergreifenden Bewegungsflüssen und Harmonien zusammenklingen. Aus Signacs Schriften wird deutlich, daß er unter der »optischen Mischung« tatsächlich diese Verbindung der getrennten, aber zusammenwirkenden leuchtenden Farbtöne zu einer »Harmonie« des Bildes verstand. Er sprach sogar von sieben (statt sechs) Grundfarben – nur um sie mit den sieben Stufen der Tonleiter und ihrem »symphonischen« Zusammenklang im Bild zu vergleichen (s. S. 377 ff)!

Seit 1895 entwickelte Signac – und parallel zu ihm auch Henri Edmond Cross – einen *zweiten* Neoimpressionismus, der sich wesentlich von der Malerei im Umfeld Seurats aus den späten 80er und beginnenden 90er Jahren unterscheidet. Die Landschaften vom Mittelmeer, die Ansichten von Saint-Tropez, von Hafenstädten oder Küsten und Flüssen waren nun lediglich Anlässe zu farbigen und formalen Harmonien, die Signac im Atelier aus ziemlich breiten Farbflecken komponierte. Nicht das »Pittoreske« interessierte ihn, sondern das »Pikturale«. Den Ehrgeiz, daß die Darstellung oder die Farben mit der Natur übereinstimmen sollten, hatte Signac damals aufgegeben; ihm ging es nur noch um das »besonders harmonische, lichthaltige, farbige Ergebnis« im Bild.

»[...] die Natur [...] in Farben zu *übersetzen*« (Hervorhebung vom Verf.), so nannte Jawlensky den neuen Gebrauch der Farbe, die zunächst *sich selbst* zeigt – als Element der Bildfläche. Hier lag die Faszination von Signac für die jüngeren Künstler zu Anfang des Jahrhunderts – von Matisse bis Mondrian. Von ihm – und von Cross –, kaum aber von Seurat konnten sie ausgehen, wenn sie die *malerischen Mittel* zu unmittelbaren Ausdrucksträgern erhoben:

– die sichtbare Pinselspur (»la touche«), die sowohl die französischen »Fauves« wie die deutschen »Brücke«-Künstler häufig zugleich auch nach dem Vorbild Vincent van Goghs noch in kurvigen Verlängerungen dynamisierten;

– die möglichst reine prismatische Farbe, die vor allem nicht durch Mischung mit anderen Farben oder mit dunklen Erd- oder Grautönen gedämpft und verunklärt werden sollte (diese Farbigkeit war nicht von van Gogh oder Gauguin zu lernen);

– die Ausdrucksqualitäten der Bildmittel selbst, der linearen Bewegungen und der farbigen Entwicklungen aus Ähnlichkeiten und Kontrasten.

Nur kurz haben sich diese jüngeren Künstler an Signacs kleinteilige Farbfleckenstruktur gehalten (als »Tonleiter« dieser Bildentwicklungen). Wichtiger war für sie die Leuchtkraft der Farbe, die als reines Element möglichst deutlich visuelle Verbindungen und Unterscheidungen im Bild entstehen ließ – ohne Dämpfung durch einen »Atelierton«, durch Abdunklungen und pigmentäre Mischungen. Signac hatte diese reine Farbe noch in unendlich feinen Abstufungen untereinander und zum immer farbloseren Weiß hin differenziert. Die »Jüngeren« bezogen das Weiß eher als freigelassenen Malgrund auf die aufgemalten leuchtenden Farben (Matisse, Derain; bei Kandinsky – und in einem Bild auch bei Delaunay – bildet sogar das Schwarz diesen mitklingenden Untergrund). Sie wichen von den Primärfarben ab und ließen die Farbtöne pastos oder transparent ineinander verfließen. Aber die kurze Zeit, in der sich die Künstler europaweit mit der »Zerlegung« der Farbe beschäftigten, war doch für viele eine entscheidende Phase: Sie bedeutete den Durchbruch zur Farbe als leitender Kraft für die Anschauung. Erstaunlich ist die Parallelität, mit der einerseits die »Fauves« in Frankreich und andererseits die »Brücke«-Künstler in Deutschland aus diesen Anregungen die Befreiung der Farbe zu intensiver und völlig un-»methodischer« Leuchtkraft weitertrieben – ohne etwas voneinander zu wissen (s. den Beitrag von Annegret Rittmann, S. 295–309).

Außerdem lieferte Signac in seinem vielgelesenen Buch *D'Eugène Delacroix au neo-impressionnisme*, das 1898/99 erschien, den Künstlern und Verteidigern der Moderne eine historische Rückbindung dieser »unnatürlichen« Farbabstufungen und Pinselspuren an die Malerei und die Kunsttheorie des 19. Jahrhunderts (Delacroix, Turner,

Impressionismus). In deutscher Sprache lag es bereits 1898 in einer Zusammenfassung (im *Pan*) und 1903 vollständig vor und wurde viel gelesen und mehrfach neu aufgelegt.

»Farben des Lichts« meint also das *Licht* als den Generator der Farben, nicht als ihren darzustellenden »Gegenstand«. Die Ausstellung und die Publikation wenden sich einem faszinierenden und grundlegenden Aspekt aus den Anfängen der Moderne zu: der beginnenden Autonomie des »Pikturalen«, vor allem der Farbe. Die Bedeutung der Impressionisten, Gauguins, der »Nabis« (ihre Bedeutung lag eher kurz *vor* diesem Einfluß Signacs), van Goghs (seine Malerei wurde etwa gleichzeitig mit ihm rezipiert) und ganz besonders Cézannes (dessen Vorbild eher kurz danach aufstieg) soll mit dieser Ausrichtung auf Signac weder eingeschränkt noch übersehen werden. Aber man hat doch heute weitgehend vergessen, daß etwa auf der Kölner »Sonderbund«-Ausstellung von 1912 Signac zu den sechs Künstlern gehörte, die durch die Anzahl ihrer Werke deutlich von den anderen abgehoben waren: Neben van Gogh (mit 108 Gemälden), Munch (mit 32 Gemälden), Cézanne (mit 24 Gemälden, 2 Aquarellen) und Gauguin (mit 21 Gemälden, 2 Aquarellen) wurden von Signac immerhin 15 Gemälde und 3 Aquarelle und von Cross 11 Gemälde und 6 Aquarelle gezeigt. Doch zugleich stiegen damals schon neue Orientierungspunkte auf: die »Fauves«, Picasso.

Abgesehen von seiner Bedeutung als Anreger ist Paul Signac aber vor allem in seiner künstlerischen Eigenwertigkeit wiederzuentdecken, befreit vom Signum des »Neoimpressionismus«. Von seinen Bildern aus den 90er Jahren, »zumal seine[n] Fernsichten des Mont Saint-Michel« (vgl. Kat.Nr. 11), hatte der damals führende deutsche Kritiker Julius Meier-Graefe im Jahr 1903 geschrieben: »[... sie] sind meiner Ansicht nach das Vollendetste, das die moderne Lichtkunst geschaffen hat.«

Paul Signac und die Befreiung der Farbe – von Matisse bis Mondrian

Erich Franz

Optische Mischung?

Bereits der erste ausführlichere Text über den noch jungen Paul Signac, Félix Fénéons Portrait in der Reihe *Les hommes d'aujourd'hui* von 1890,[1] behandelt nicht den Künstler und nicht den Menschen, sondern fast ausschließlich Farbtheorie. Es geht um die Veränderungen der Lokalfarbe eines Gegenstandes

- durch die Farbe der Beleuchtung;
- durch den Simultankontrast (eine benachbarte Farbe, etwa ein Grün, verändert die Lokalfarbe in der Wahrnehmung zu ihrem Komplementärwert hin, tönt sie in diesem Fall also ein wenig ins Purpurne);
- durch die wechselseitige Steigerung von aneinandergrenzenden Helldunkelkontrasten;
- durch die farbigen Reflexe von benachbarten Oberflächen.

Fénéon bezeichnet diese Mischung der Lichtreflexion eines Gegenstandes mit den sie verändernden verschiedenfarbigen Lichtanteilen als »optische Mischung«. In der Malerei könne sie wiedergegeben werden, indem der Maler diese Bestandteile eines Farbeindrucks auf der Leinwand ungemischt in kleinen Flecken nebeneinandersetze: bei genügend Abstand würden sie sich »auf der Retina mischen«.[2] Würde der Maler sie dagegen bereits auf der Palette mischen, so verlören die Farben bei dieser »pigmentären Mischung« ihre Leuchtkraft, die sie als farbiges Licht in der Realität haben. – Nebenbei sei erwähnt, daß Fénéon bei dieser Erklärung der »optischen Mischung« nur von den Farben der Natur ausgeht; die »reinen« prismatischen (Regenbogen-) Farben spielen (noch) keine ausdrückliche Rolle.

Durch diese kleinfleckige Malerei verbänden sich die Farben »ohne Verschmutzungen« und stellten im Zusammenspiel ihrer gegensätzlichen Energien und Abstufungen eine Einheit des Bildes her. Diese »optische Malerei« habe bereits den Impressionismus bestimmt; sie habe dann um 1895 »einige junge Maler« dazu gebracht, die »Synchromien [Farbzusammenhänge] zu verkünden, von denen sie träumten«.[3]

Kaum je war eine Kunsttheorie erfolgreicher als diese: Der Betrachter eines neoimpressionistischen, mit kleinen und regelmäßigen Farbtupfen gemalten Bildes reproduziert innerlich

1 Félix Fénéon, »Paul Signac«, in *Les hommes d'aujourd'hui*, Bd. 8, Nr. 373, 1890; hier zitiert nach Félix Fénéon, *Au-delà de l'impressionnisme*, hg. v. Françoise Cachin, Paris 1966, S. 114–120.

2 »... au recul, les faisceaux lumineux qui en émanent se composeront sur la retine en un *mélange optique*.« Ebd. (s. Anm. 1), S. 115. – Zur Vorgeschichte des Begriffs: Der an der »Manufacture des Gobelins« tätige Chemiker Michel-Eugène Chevreul beschreibt in seinem Buch *De la loi du contraste simultané des couleurs* (1839) die gleichzeitig wahrgenommenen »Simultankontraste« von benachbarten Farben und Helligkeitswerten (im Unterschied zu den »sukzessiven« Farbveränderungen durch Fixierung erst einer, dann einer anderen Farbe). – Der Kunstkritiker Charles Blanc verwendet in seiner *Grammaire des arts du dessin* (1867) zum ersten Mal den Begriff der »optischen Mischung« für die visuelle Verschmelzung von dicht nebeneinandergemalten Farbsetzungen. – Der amerikanische Physiker Ogden Rood unterscheidet in seinem Buch *Modern Chromatics, Students*

diese These von der »optischen Mischung«. Bereits mit dem ersten öffentlichen Auftreten des Neoimpressionismus, bei der VIII. Ausstellung der »Impressionisten« im Jahr 1886, trat auch die Theorie auf den Plan: Fénéon beschreibt sie in seiner Besprechung dieser Ausstellung. Die auf der Leinwand isolierten Farben »setzen sich auf der Retina wieder zusammen: man erhält also nicht eine Mischung von Farb-Materie (Pigmenten), sondern [...] von Farb-Licht.«[4]

Diese »Erklärung« des Neoimpressionismus, die sich von Anfang an mit dessen Bildern verband, öffnete jedoch nicht den Blick auf diese Malerei, sondern verstellte ihn – man kann sogar sagen: Sie machte die Betrachter blind für die Malerei. Das Fremdartige und Befremdende, die Punkt- oder Fleckenstruktur, wurde sozusagen als »notwendiges Übel« entschuldigt: Es sei die einzige Möglichkeit, mit Pigmenten eine »optische Mischung« zu erreichen. Es wurde sogar weg-»erklärt«. Fénéon räumt ein, der Vorwurf des Teppich- oder Mosaikhaften »hätte negatives Gewicht; aber er ist unangebracht: man trete zwei Schritte zurück, – und all diese verschiedenfarbigen Tropfen verschmelzen zu wellenhaften Lichtmassen; die Machart, könnte man sagen, verschwindet.«[5]

Bis heute wird die »optische Mischung« behauptet, obwohl niemand sie in den Bildern gesehen haben kann. Aus etwas größerer Entfernung verlieren die einzelnen Farbsetzungen zwar ihre beinahe räumlichen Unterscheidungen von Farbfleck zu Farbfleck, mit denen sie sich aus der Nähe gesehen durch ihre unterschiedlichen Farb-»Energien« voneinander abheben. Man sieht sie dann nicht mehr einzeln, sondern im strukturierten Verband. Aber sie verbinden sich nicht zu neuen Farben. Robert L. Herbert, einer der besten Kenner des »Neoimpressionismus«, hat dieser Legende von der »optischen Mischung« bereits 1968 nachdrücklich widersprochen – gestützt auf Wahrnehmungsexperimente von 1944.[6] Das vibrierende, vielfach sich abwandelnde und regelmäßig zusammengesetzte Farbgewebe bestimmt auch aus größerem Abstand den Eindruck.

Vielleicht ist heute erst die Zeit gekommen, in der man nicht mehr die regelmäßige Fleckenstruktur als »notwendiges Übel« oder gar als »Fehler« (der durch den richtigen Abstand zu beheben wäre) möglichst zu übersehen sucht. Man hat heute gelernt, die repetitive, weiterleitende Gleichförmigkeit als positive gestalterische Qualität zu erfassen und sogar zu genießen. Die regelmäßige Strukturierung kann die Form entgrenzen und den Blick entfokussieren; sie kann den vergleichenden und verfolgenden Sehvollzug auf die Gesetzmäßigkeit einer übermateriellen »Konzeption« leiten oder ihn in das lebendige Spiel zwischen »Wiederholung und Abweichung«[7] hineinziehen. Der »richtige Abstand«, der für alle etwas pastosere und zerlegende Malerei erforderlich ist, gilt auch für die neoimpressionistischen Bilder. Doch das Ärgernis – oder, wie hier vorgeschlagen wird: die malerische Qualität – ihres regelmäßig-repetitiven Farbauftrags

Textbook of Color (1879, französisch 1881) die Mischung farbigen Lichts (Gelborange und Blau ergeben Weiß) gegenüber der Mischung farbiger Materie (die gleichen Farben ergeben ein Grün) und führt auch aus, daß die punktförmige Verteilung zweier Farben, die sich aus einem gewissen Abstand im Auge mischen, »für den Maler beinahe die einzige praktische Möglichkeit einer wirklichen Mischung nicht von Farbmaterie, sondern von Strahlen farbigen Lichtes darstellt« (S. 117). – Diese Autoren wurden sowohl von Georges Seurat wie Paul Signac studiert; s. Robert L. Herbert, »Annexes«, in *Seurat,* Ausst.-Kat. Galeries nationales du Grand Palais Paris 1991, v.a. S. 433, 438f., 440f.

3 Fénéon, »Signac« (s. Anm. 1), S. 117.

4 Félix Fénéon, »VIIIe exposition impressionniste«, in *La vogue*, 7. und 15. Juni 1886, zit. nach Fénéon, *Au-delà* (s. Anm. 1), S. 57–70, bes. S. 64–67.

5 Félix Fénéon, »Le néo-impressionnisme«, in *L'art moderne*, 1. Mai 1887, zit. nach Fénéon, *Au-delà* (s. Anm. 1), S. 93.

6 Robert L. Herbert, *Neo-Impressionism*, Ausst.-Kat. Guggenheim Museum, New York 1968. – Vgl. ders., »Die Theorien Seurats und der Neoimpressionisten«, in Jean Sutter, *Die Neoimpressionisten*, deutsch Berlin 1970, S. 29ff. – Herbert beschreibt, was man wirklich sieht, nämlich daß die »Punkt«-Strukturen auch aus größerer Entfernung sichtbar bleiben und ihre Farben behal-

wird dadurch nicht aufgehoben. Der Blick aus dem Abstand ermöglicht lediglich, diesen Auftrag weniger für sich aufzufassen, sondern ihn mehr in malerischen und kompositionellen Zusammenhängen zu sehen.

Die neoimpressionistische repetitive Farbfleckenstruktur ist also selbst in den Blick zu nehmen und nicht unter dem Erklärungsmuster einer »optischen Mischung« zum Verschwinden zu bringen. Malerisch stellt sie eine Struktur her, die die Grenzen der greifbaren Gegenstände überwindet. Die unterschiedlichen Körper verflechten sich in optischen Übergängen und farbigen Abhängigkeiten zu einer simultanen Verwobenheit der Bildfläche. Bereits die Entstehungsgeschichte des neoimpressionistischen »pointillé« (der Punktstruktur) macht deutlich, daß die gleichmäßige flächige Vernetzung der Bildmomente ein sehr bewußt angesteuertes Ziel der Gestaltung war. Georges Seurat, der die Zerlegung der Farbe in regelmäßige kurze Pinselstriche (seit etwa 1882) und dann auch in punktförmige Farbsetzungen (seit der Überarbeitung der »Grande Jatte« von 1885/86) entwickelt hatte, stellte gerade in den frühen Jahren – bis 1885 – diese strukturelle Gleichförmigkeit so sehr in den Vordergrund, daß man unmöglich annehmen kann, er habe sie zugunsten einer optischen Verschmelzung des Farbeindrucks der Gegenstände wieder zum Verschwinden bringen wollen. Eher lösen sich die Gegenstände – und nicht die Pinselstriche – in diesen markanten kontinuierlichen Flächenstrukturen auf.

Zunächst ging es Seurat auch weniger um eine kleinteilige farbige Zerlegung in der Malerei, sondern um eine unabgrenzbar sich ausbreitende weiche Durchdringung von Schwarz und Weiß in der Zeichnung. Lange hatte er hauptsächlich gezeichnet (1875–1883) und dabei ab 1881 eine in sich konsistente, die gesamte Blattfläche übergreifende konturlose Helldunkelstruktur entwickelt, die alles Dinglich-Greifbare in eine nur-optische Kreidestruktur einband und es damit entgrenzte und entrückte.[8] Erst einige Jahre später (ab 1883) wandte sich Seurat zunehmend auch der entgrenzenden und zerlegenden Strukturierung der *Farben* zu. Bei seinen Zeichnungen konnte man die angedeuteten Gegenstände sozusagen noch »durch« die Kreidestruktur wie durch einen weich vernebelnden Schleier hindurch erinnernd und ergänzend in das Helldunkel hineinprojizieren. Dagegen stellte sich bei seinen Gemälden die malerische Fläche von Anfang an hart abweisend und in starrer Undurchdringlichkeit vor den Blick. Die Gegenstandswelt, die diese Bilder beschworen, wurde von ihnen zugleich wie von einer Wand verstellt und lediglich zeichenhaft evoziert. Zur entkörperlichenden, unausweichlich Distanz haltenden kleinteiligen Malweise kam bei Seurat eine starre Geometrisierung hinzu, die zunehmend nicht nur die Einzelmotive, sondern immer mehr auch den Bildaufbau insgesamt überformte und der Darstellung eine klirrende, glasharte und synthetische Fremdheit verlieh. Die Bilder wurden zu Symbolen dessen, was sie

ten, und belegt das mit den Untersuchungen von J. Carson Webster, »The Technique of Impressionism: A Reappraisal«, in *College Art Journal* 4, 1, Nov. 1944, S. 3–22.

7 Die von Erich Franz und Dieter Schwarz betreute Ausstellung *Liberté & Egalité. Freiheit und Gleichheit. Wiederholung und Abweichung in der neueren französischen Kunst,* Museum Folkwang Essen und Kunstmuseum Winterthur 1989, zielte eben auf die gestalterischen Qualitäten der Wiederholung: »Weiterführen des Blicks, Entwertung des einzelnen, Ausbilden einer Struktur, einer in der Wiederkehr betonten Vergleichbarkeit.« (Verf. ebd., S. 9).

8 Erich Franz und Bernd Growe, *Georges Seurat – Zeichnungen*, München 1983; Erich Franz, »Georges Seurat«, Ausstellungsbesprechung in *Das Kunstwerk*, 44, 3. Sept. 1991, S. 68–73.

selbst darstellten und was sich ihrer betonten Bildstrukturierung zugleich unerreichbar entzog. Seurat stellte das moderne Leben in der ihm allein noch möglichen Angemessenheit dar: indem das Bild Distanz zu ihm hielt und in seiner nachdrücklichen Differenz dessen Uneinholbarkeit, Intimität und Würde bewahrte – und durch Aussparung »zeigte«.

Formgeschichtlich läßt sich Seurats Betonung einer dingfremden Bildstruktur auf zahlreiche Tendenzen zur Auflösung des Gegenstandes im 19. Jahrhundert zurückführen. In der Zeichnung kann man Seurats das Blatt überziehende Linienstruktur, die jede gegenständliche Konturierung aufweicht und einbindet, von Delacroix, Daumier und Millet herleiten.[9] In der Malerei liegt die Vorgeschichte zum zerlegenden »pointillé« in Delacroix' Brechung der Farbe durch nebeneinanderliegende Akzente und in der Verselbständigung des materiell-konkreten Pinselstrichs gegenüber dem gegenständlichen Motiv seit Constable, Courbet und den Impressionisten.

Wenn auch die Theorie von der »optischen Mischung« weder den Ursprung noch die Wirkung der neoimpressionistischen Malerei erklärt, so läßt sich jedoch umgekehrt von den Bildern her das Interesse und die Zustimmung der Künstler gegenüber dieser Theorie erklären. Die Malerei macht eine unüberbrückbare Differenz gegenüber den von ihr angedeuteten realen Zusammenhängen spürbar. Dieser Distanz zum Motiv entsprach die Wissenschaftlichkeit der Farblehre und ihre Beobachtung der retinalen Phänomene. Vom Blick auf die Welt wandte sich das Bild dem »Blick auf die Retina« zu. Gegenüber der farbigen Erscheinung der Dinge konzentrierte man sich zunehmend auf die farblichen Intensitäten und Harmonien (die »Synchromien«) auf der Leinwand. Das Interesse für die optischen Theorien entsprach dieser malerischen Entkörperlichung und farbigen Verflechtung. Seurat hatte die ruhelose, ständig sich verwandelnde Bereicherung und Abtönung der dominierenden Gegenstandsfarben durch benachbarte Abtönungen und entferntere Kontraste in seiner malerischen Praxis zunächst vor allem aus dem Impressionismus entwickelt. Doch zugleich waren ihm theoretische Bestätigungen von Chevreul und Charles Blanc,[10] die sich besonders auf Delacroix beriefen, außerordentlich wichtig und beeinflußten sicher auch wieder seine Kunst. Dennoch bleibt sie von Delacroix extrem weit entfernt. Seurat destillierte aus den Theorien allein jene Aspekte heraus, die er benötigte.[11]

Besonders einflußreich war die leicht verständliche Zusammenfassung der neueren physikalischen und malpraktischen Farblehren durch Ogden Rood,[12] der die Mischung farbigen Lichts gegenüber der pigmentären Mischung unterschied und darlegte, daß die eine »additiv« ihre Leuchtkraft verstärke, die andere »substraktiv« zum Matten und Dunklen führe. In diesem Zusammenhang wies Rood auch auf eine Möglichkeit für den Maler hin, durch ein Nebeneinander »einer großen

9 Bernd Growe, »Vom Pathos des Anonymen: Seurat und die Kunst der Zeichnung«, in *Seurat – Zeichnungen* (s. Anm. 8), S. 13–50.
10 S. Anm. 2.
11 Zu den von Seurat rezipierten Theorien s. William I. Homer, *Seurat and the Science of Painting*, Cambridge 1964, und Herbert, »Annexes« (s. Anm. 2).
12 S. Anm. 2.

Zahl kleiner Punkte von zwei Farben« diese nicht abzuschwächen, sondern – aus einer angemessenen Entfernung gesehen – »Bündel farbigen Lichtes« zu mischen. Seurat mußte das als Bestätigung seiner zerlegenden Malerei auffassen; die Verkleinerung und klarere Trennung seiner Farbpunkte ist wohl auf den Einfluß dieser Lektüre zurückzuführen. Doch bis zuletzt verwendete Seurat nicht nur reine (prismatische), sondern auch gemischte Farben (etwa Töne zum Ocker, zum Türkis, zum Schwarz, zum Braun hin). Er strebte nicht nach der größten Leuchtkraft, sondern nach einer möglichst vielfältigen, unruhig und unabgrenzbar sich verbindenden Mischung der Farben. Häufig malte er, selbst bei den kleinsten Punkten, die Tupfen nicht einfarbig, sondern belebte sie noch durch eine zusätzlich im Pinsel mitgeführte Farbnuance.

Auch für die andere Seite der »synthetischen« Distanzierung des Bildes gegenüber dem Gegenstand, die *Geometrisierung* der Figuren, der Gegenstände und schließlich des Bildaufbaus, suchte sich Seurat die entsprechenden theoretischen Bestätigungen.[13]

Signac: Primat der Farbe seit 1895

Paul Signac war, als Fénéon in der ihm gewidmeten Ausgabe von *Les hommes d'aujourd'hui* (1890) eine Darstellung der Theorie des Neoimpressionismus verfaßte, erst 26 Jahre alt. Seurat bleibt in diesem Text unerwähnt; Fénéon hatte ihn allerdings bereits 1886 »den ersten« und 1887 den »Begründer« der »strengen«, aus dem Impressionismus entwickelten Technik genannt.[14] Sofort schickte Seurat an Fénéon eine »Richtigstellung« (20.6.1890), die kunsthistorisch von größtem Interesse ist: Seurat erwähnte nämlich, um seine Priorität zu beweisen, alle von ihm bis 1884 studierten theoretischen Quellen.[15]

Für die Selbstdarstellung Signacs und seine Rezeption wird dieser frühe Artikel von entscheidendem Einfluß bleiben. Signac wird immer die »optische Mischung« als das wichtigste Verdienst des Neoimpressionismus hervorheben, und er wird sich immer hinter Seurat und den von ihm begründeten Neoimpressionismus stellen. Bis heute blieb Signacs Malerei weitgehend von den Vorurteilen des wissenschaftlichen Malers, des Nachfolgers von Seurat und des neoimpressionistischen Gruppenmitglieds verdeckt.

Signac hat in der Zeit bis 1894 bereits wichtige Werke geschaffen. Doch sein reifes und auch künstlerisch einflußreiches Œuvre, das die Entfaltung der Farbe in den Mittelpunkt stellt, schuf er erst nach 1894. Mit dem Tod des um vier Jahre älteren Seurat – er starb 1891 mit erst 31 Jahren – und mit der von Signac organisierten Gedenkausstellung im Frühjahr 1892 (in Brüssel und Paris) ging für ihn die Zeit der Orientierung zu Ende. In diesem Jahr entdeckte er das kleine Fischerdörfchen Saint-Tropez, wo er dann alljährlich die Sommermonate verbrachte und 1897 die Villa La Hune erwarb.

Signacs entscheidende künstlerische Neuorientierung seit 1895 wird vor

13 Für die Geometrisierung der Figuren, wie sie vor allem in der »Grande Jatte« vorherrschend ist, wurde die theoretische Anregung noch nicht überzeugend nachgewiesen. Seurat wollte »von den Zeitgenossen das, was an ihnen wesentlich ist«, auf einem Fries zeigen, »ähnlich den Panathenäen des Phidias« (vgl. *Seurat*, Ausst.-Kat. Paris 1991, S. 210). Diese Suche nach dem Archetypus, die sich gegen das Zufällige und Momentane richtete (vgl. Robert L. Herbert, ebd.), ist auch in Signacs »Le petit déjeuner« von 1886/87 (Museum Kröller-Müller, Otterlo) zu spüren. Seine Beschränkung auf Profil- und Frontalfiguren und sein strenger Bildaufbau wird von Gustave Kahn so gedeutet, daß er »den modernen Passanten ein wenig die Hieratik und den zeitlosen Aspekt der antiken Statuen geben« wollte (*La Vie Moderne*, 9. April 1887). – Zur Bedeutung der Theorien von Charles Henry (Ausdrucksqualitäten von linearen Richtungen, Helldunkeltönen und Farben) für Seurat und Signac s.u. S. 26.

14 Fénéon, *Au-delà* (s. Anm. 1), S. 66, 91.

15 Herbert, »Annexes« (s. Anm. 2), S. 431f.

allem an zwei Merkmalen erkennbar. Das eine betrifft die Komposition. Immer weniger sind nun die *Linien* bestimmend, die das Auge über das Bildfeld hinwegführen und ein spezifisches Spannungsgefüge, einen rhythmischen und gegliederten Ordnungszusammenhang herstellen. Vielmehr übernehmen die *Farben*, ihre Abstufungen und Entwicklungen diese bildbestimmende und die Anschauung leitende Rolle.

Das andere Anzeichen einer Neuorientierung Signacs seit 1895 ist sein gewandeltes Verhältnis zur Natur. In dem seit 1894 geführten Tagebuch notierte Signac am 23. August dieses Jahres: »Vor einigen Jahren bemühte ich mich, anderen durch wissenschaftliche Experimente zu beweisen, daß man diese Blau-, Gelb- und Grüntöne in der Natur antreffe. Jetzt begnüge ich mich zu sagen: Ich male so, weil mir diese Technik am ehesten erlaubt, zu einem besonders harmonischen, lichthaltigen und farbigen Ergebnis zu gelangen.«[16] Er malt seine Bilder nicht mehr vor der Natur, sondern im Atelier und holt sich aus ihr lediglich in Zeichnungen, Aquarellen, Ölskizzen oder auch in schriftlichen Notizen die nötigen Anregungen. An Fénéon schreibt er: »Ich gestehe Ihnen, daß es mir jetzt unmöglich erscheint, mich draußen vor ein Stück Landschaft zu setzen. [...] Ich gehe viel lieber in die Natur, gleichsam wie in eine Bibliothek, um mir dort das zu holen, was ich brauche, und sorgfältig all die Sachen dort zu belassen, die unnütz und schädlich sind.«[17] 1897 notiert er sogar: »Wir sollten die Natur unserer Technik gefügig machen und nicht unsere Technik quälen, um die Natur nachzuahmen.«[18]

Das veränderte Verhältnis zur Natur erweist sich bei Signac nicht nur in diesen schriftlichen Zeugnissen. Seine Bilder selbst lassen spüren, daß ihre systematische Fleckenstruktur, ihre kontrollierte Entfaltung der Farbanklänge und Farbkontraste und ihre klar stilisierte geometrische Durchgliederung nicht eine entrückte, »dahinter« noch ahnbare lebendige Natur verstellt – und sie damit immer noch als eine dem Bild unerreichbare »darstellt«. Im Gegensatz zu Seurats zeichenhafter, gläserner Fremdheit, zu seiner doppelbödigen Symbolik, die immer auch etwas anderes meint als das, was sie zeigt, sind bei Signac die Form- und Farbsetzungen viel präsenter und ihre bildübergreifenden Bezüge viel direkter.[19] Das Bild artikuliert sich selbst als Zusammenklang und Formgefüge; die Gegenstände betonen in ihrer Vereinfachung und Farbkraft ihr Gemalt-Sein, ihre farbige Materialität im Bild. Bei Seurat bleibt dagegen alles bildlich Fixierte – trotz der geometrischen Festlegung und farbigen Verfremdung – transparent, sich annähernd und unabgeschlossen und verweist damit über das konkret Gemalte hinaus auf ein jenseits davon Gemeintes.

In Seurats Bild »Der Kanal von Gravelines: abends« (Abb. 1) sind weder die geometrischen Richtungen (Geraden und Kurven) noch die farbigen Unterschiede an einzelne Gegenstände gebunden. Alles ist in allmählicher Abwandlung und Bezogenheit von einer umfassenden geometrischen

16 *Journal de P. Signac*, 23. August 1894, zit. in Françoise Cachin, »Introduction«, in Paul Signac, *D'Eugène Delacroix au néo-impressionnisme*, Introduction et notes par Françoise Cachin, Paris 1964, neue Ausgabe 1978, S. 19f.
17 1894, Archives Signac, zit. nach Jean-Paul Monery, »Paul Signac: une œuvre d'ordre, un homme de mouvements«, in *Signac & Saint-Tropez*, Ausst.-Kat. Musée de l'Annonciade, Saint-Tropez 1992, S. 20., Anm. 8.
18 *Journal de P. Signac*, 22. Juli 1897, zit. in *Signac*, Ausst.-Kat. Musée du Louvre, Paris 1963/64, S. 61.
19 Françoise Cachin unterscheidet zwischen dem »sehr klaren Bewußtsein, das Seurat von der Symbolik der Farben und Linien« besaß, gegenüber dem »Positivisten« Signac; »Introduction«, Signac, *Delacroix* (s. Anm. 16), S. 12f.

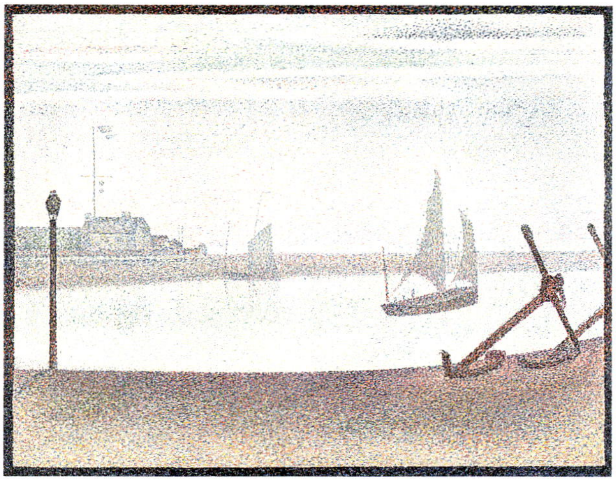

Abb. 1
Georges Seurat,
»Der Kanal von Gravelines: abends«, *1890, Öl auf Leinwand, 65,4 x 81,9 cm, The Museum of Modern Art, New York, Gift of Mr. and Mrs. William A.M. Burden, 1963*

Formberuhigung durchdrungen, die von dem starren Laternenpfahl links und seiner Durchkreuzung der Horizontalen (in der Nähe des Rahmens) zu einer ganz langsam beginnenden Bewegung überleitet, die das Bild durchzieht und nach rechts hinausführt. Und ebenso wird der farbige Kontrast des stumpfen Rostrots des Vordergrunds zur bläulichen Helligkeit des lichtreflektierenden Wassers nach oben hin allmählich aufgelöst. Letztlich erscheinen auch im Vordergrund noch Spuren des Lichts wie auch im Himmel Spuren des Rostrots. Das flimmernde »pointillé« trägt zur Entgrenzung und Durchdringung der Dinge bei, es entrückt sie in das sanfte Licht und in die verhaltene Stille der Abendstimmung an der Hafenausfahrt. Immer noch ist es jene uneinholbare, eher erinnerte Realität, die wir gerade durch die formalen Distanzierungen des Bildes »hinter« ihm spüren.

In Paul Signacs drei Jahre später entstandenem Bild »Segelboote im Hafen von Saint-Tropez« (Kat.Nr. 1) setzen dagegen die Formen und Farben sehr viel bestimmtere Akzente. Die Motive stehen deutlich für sich: die Schräge der gelben Häuserflucht unter dem klaren Blau des Himmels, die Vertikalen der Masten und die steilen Schräglinien der eingeholten Segel, die ausholende Kurve des einen ausgespannten Segels, die aufsteigende blau-rot-weiße Folge der Fahnen rechts, die Akzentuierung der Horizontalen durch die auf dem Wasser liegenden Bootskörper und die flimmernde Spiegelung im unteren Bildteil – all diese Formen bilden zunächst einmal klare Kontraste, bevor sie sich bildlich einander zuordnen. Der höchste Mast artikuliert die Bildmitte, um die sich die Gruppe der vorderen Boote verdichtet. Zwei steile Schrägen spannen diese Gruppe zusammen und werden von dem beflaggten Seil rechts abgeschlossen. Von dieser Festlegung rechts öffnen sich die Formbezüge nach links hin: in der Schräge der Häuser, dynamisiert durch den gespannten Bogen des Segels, und links im entfernteren Echo der Grundrichtungen von Mast und steilem Segelbaum. Hier schließen sich auch die Flucht der Häuser und Boote und ihre Spiegelung zu einem nach links gerichteten Dreieck zusammen. Eingefaßt wird es vom ruhigen Blau des Himmels und des Wassers, dem das etwas unruhigere Gelb im Innern des Dreiecks entgegensteht. Das Rot springt von den Fahnen zu den Dächern, den Segeln, den Akzenten in den Masten, den Spiegelungen im Wasser über und reicht noch als Rosa bis in die Helle des Himmels. So präsentiert das Bild eine gespannte Zuordnung von festen Akzenten und bewegten Weiterleitungen, die die Fläche des Bildes und den Raum der Darstellung als klaren Gesamtklang bestimmen. Beherrschend sind hier die Einteilungen und Anfügungen der linearen Richtungen; die Farben ordnen sich ihnen unter und gehören deutlich zu den linear begrenzten Motiven.

Die Künstler hatten für die linearen Bildrichtungen als konstitutive Formwerte, für ihre geometrische Abstraktion und für ihren »konstruktiven« Aufbau, der sich beinahe unabhängig von den Gegenständen vollzog, ebenfalls eine theoretische Entsprechung gefunden: in den Schriften des Mathematikers und Ästhetikers Charles Henry. Seurat interessierte sich für dessen Thesen über die Ausdrucksqualitäten der Linienrichtungen, des Helldunkel und der Farben und deren »Synthese«: Die Gegensätze der Richtungen (als rechter Winkel), der Helldunkelwerte und der Farben (als Komplementärwerte) können »Freude« ausdrücken – durch Helligkeit, warme Farben und aufsteigende Richtungen – und entsprechend »Ruhe« und »Trauer«.[20] Signac arbeitete sogar mit Henry bei einigen seiner Schriften zusammen.[21] In den Bildern sind diese »dynamogenen« oder »inhibierenden« Formqualitäten kaum programmatisch nachzuvollziehen, wohl aber deren formale Verselbständigung und synthetische Verbundenheit.

Einen Höhepunkt von Signacs quasi abstrakter Gestaltung *linearer* und rhythmischer Ausdrucksqualitäten stellt seine Folge von fünf Bildern dar, die er 1892 unter dem gemeinsamen Titel »La Mer, les Barques, Concarneau 1891« ausstellte. In der Ausstellung der »XX« in Brüssel vom Februar 1892 trugen sie sogar musikalische Satzbezeichnungen: »Scherzo«, »Larghetto«, »Allegro maestoso«, »Adagio«, »Presto finale«; in der Ausstellung der »Indépendants« in Paris vom März/April gleichen Jahres bezeichnete Signac sie mit traditionellen Landschaftsbild-Titeln: »Rentrée«, »Matin«, »Soir«, »Calme« und »Brise«. Tatsächlich schuf hier die rhythmische Abfolge der Boote auf dem Wasser eine für jedes Bild bezeichnende quasi-musikalische Dichte, Spannung, Verflochtenheit und auch Zeitlichkeit (Schnelligkeit, Ruhe ...), die man als Betrachter in der Aktivität des sehenden Zuordnens und Verbindens – von Boot zu Boot, von Formakzent zu Formakzent – immer neu vollzieht. Es ist ein bildliches »Geschehen«, das sich in erster Linie zwischen den Formen und erst davon abhängig auch

20 Dabei gehen die Auffassungen Henrys auf frühere, ähnliche Darstellungen von Charles Blanc und Humbert de Superville zurück: Herbert, »Annexes« (s. Anm. 2), S. 433–436; S. 429–421 (Brief Seurats an Maurice Beaubourg) und S. 441–443 (zu Henry; zu Seurats Interesse für dessen Definition des »Rhythmus«: »Le rythme est l'ordre dans le temps ou la mesure«).

21 1889 schuf Signac die Farblithographie zu Charles Henry, *Cercle cromatique*, s. Kat.Nr. 28. Zu Charles Henry, *Application de nouveaux instruments de précision (cercle cromatique, rapporteur et triple décimètre esthétiques) à l'archéologie*, Paris 1890, verfaßte Signac auf S. 20–31 die »Analyse des Schnitts (bei sichtbarem Henkel) der Vasen von Knidos, Thasos und Rhodos und ihre Bestimmung durch den Indikator der Abweichung, der Dynamogenie, der Hinderung, des Kontrasts, der Schärfe, der Diversität, der Varietät und der Komplikation«, Fénéon, »Signac« (s. Anm. 1), S. 118f. – Fénéon zitiert in seiner Schrift von 1890 auch Signacs Graphiken zu Charles Henry, *L'éducation du sens des formes*, die im gleichen Jahr noch erscheinen sollte, aber erst 1894/95 in der *Revue blanche* unter dem Titel »L'estétique des formes« erschien.

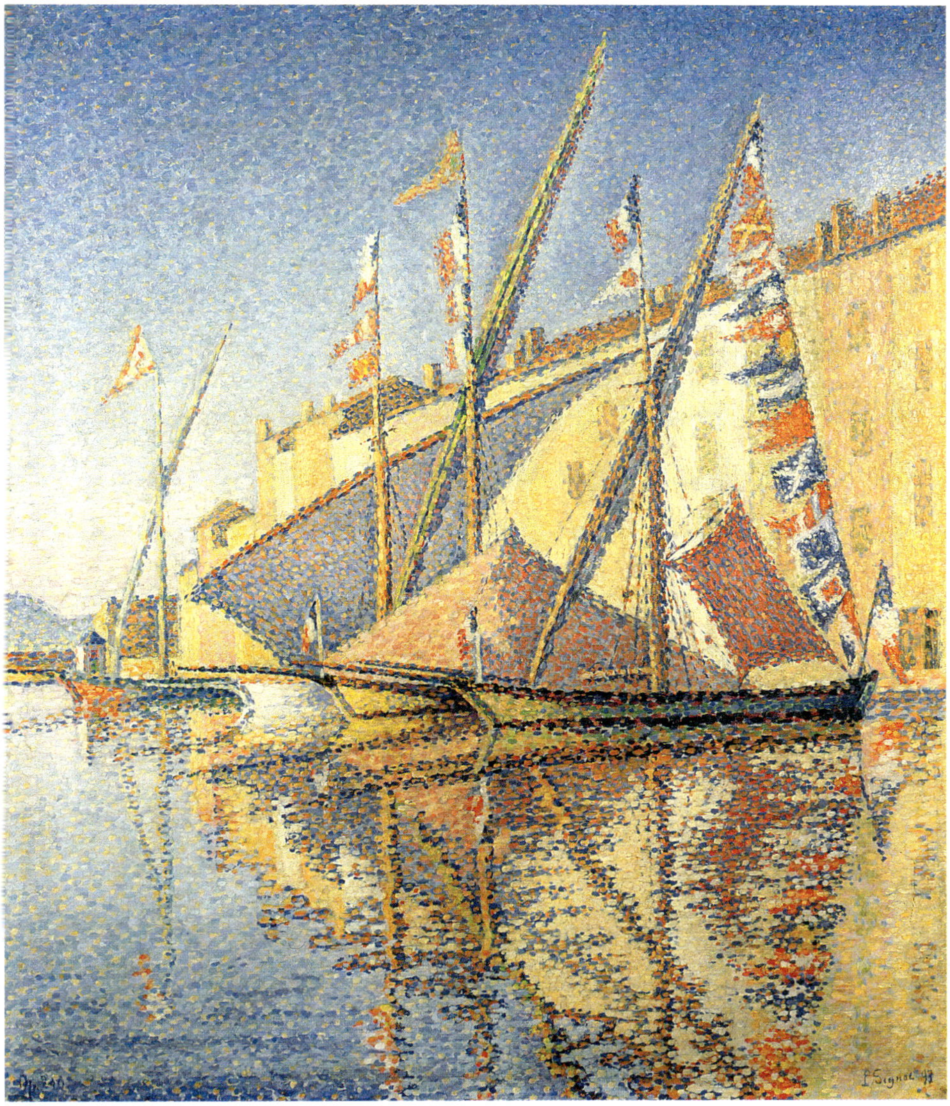

1 **Paul Signac,**
»Tartanes pavoisées. Opus 240«, *1893*
(Segelboote im Hafen von Saint-Tropez)
Öl auf Leinwand, 56 x 46,5 cm
bez. u. re.: »P. Signac 93«

Von der Heydt-Museum, Wuppertal

Frühe Ausstellungen: 1893/94 Gruppenausstellung neoimpressionistischer Maler, Rue Lafitte, Paris; 1894 »La Libre Estéthique«, Brüssel.
Aus dem Atelier des Künstlers kam es 1896 in die Sammlung Rodolphe Darzens. Carl August Jung erwarb es und schenkte es 1910 dem Von der Heydt-Museum in Wuppertal.

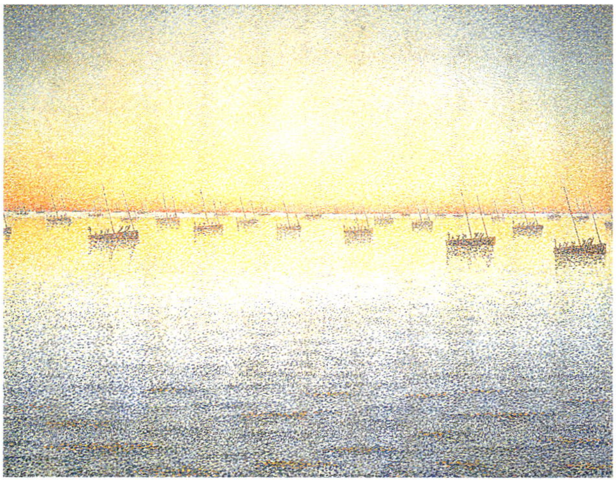

Abb. 2
Paul Signac,
»Boote im Sonnenlicht«,
Opus 221, 1891 (»Adagio (op. 221)«; »Calme, Concarneau«), Öl auf Leinwand, 62 x 78 cm [1963: The Honorable and Mrs. John Hay Whitney]

zwischen den dargestellten Motiven entwickelt (Abb. 2, 3).

Dieses Zusammenspiel der formalen Akzente, das sich in Signacs Bildern bis 1894 vor allem an den linearen Entsprechungen und Entgegensetzungen vollzog, wurde seit 1895 von den *farbigen* Setzungen getragen. Signacs Gemälde »Saint-Tropez. Die rote Boje« von 1895 (Abb. 4) zeigt sehr viel breitere und auffälligere Farbflecken; die Farbakzente werden demgemäß wesentlich eigenwertiger. So entsteht eine komplexe Verflechtung von Farbwerten, die bestimmte Gegenstandsakzente nur noch als Ausgangspunkt für ihre wechselseitige Gewichtung, Abtönung, Verstärkung und Nuancierung nehmen. Der rote Akzent der Boje im Vordergrund verändert und durchwirkt das *gesamte* Bild, er verstärkt optisch alle übrigen sparsamen Rotakzente und breitet seinen »Klang« auch in das Orange und Gelb des Segels und der Häuser hinein aus. Das Blau und Weiß, das im Vordergrund den lichthaften, kühlen und ausgebreiteten Kontrast zum Rot bildet, verwebt sich im Hintergrund immer mehr mit dessen Anklängen. Dieser »Paukenschlag« des Rot und sein immer zarteres Echo im Licht des gesamten Bildes ist hier das eigentliche Thema; doch wird dieses Licht in seiner zarten Ausbreitung wiederum erst durch seinen Kontrast zu dem auffälligen Akzent spürbar. Die Farben sind nicht mehr Eigenschaft der Dinge; der Bezug zu ihnen lenkt lediglich noch jene entgrenzenden Farbentwicklungen. Die Dinge dienen der Darstellung der Farben, nicht die Farben der Darstellung der Dinge.

Die Farbe bestimmt nun in ihren Entsprechungen, Entgegensetzungen und Ausbreitungen die Vollzüge des Blicks, auch in ihrer zeitlichen Plötzlichkeit oder Allmählichkeit. Voraussetzung für ihre tragende Rolle im Bildgeschehen ist gerade die Sichtbarkeit der fleckenhaften Farbsetzungen, also ihre Resistenz gegen jegliche »optische Mischung«. Die Farbflecken haben nun

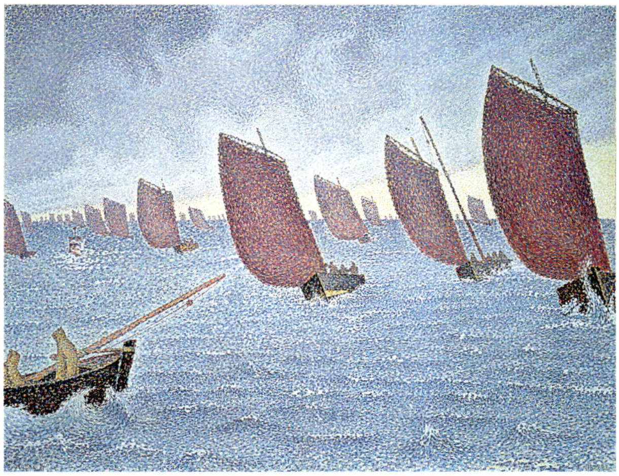

Abb. 3
Paul Signac,
»Brise, Concarneau«,
Opus 222, 1891 (»Presto (finale), op. 222«), Öl auf Leinwand, 66,5 x 82 cm, Privatbesitz

so viel Gewicht, daß sie die Elemente jener Entwicklungen und Bezüge bilden können. Die linearen Kompositionswerte, die weiterhin wichtig sind, treten hinter dieser Fleckenstruktur zurück, werden von ihr »aufgeweicht« und erst zusammengesetzt.

Die Farben strahlen nun in bisher unerreichter Leuchtkraft und Klarheit. Keine verbindende Tonigkeit dämpft die Farbwerte der einzelnen fleckenhaften Setzungen. Klar stehen sie als reine, prismatische (aus dem Regenbogen stammende) Bildelemente nebeneinander, lediglich durch die Beimischung von Weiß abgestuft zwischen kräftiger Direktheit und zarter Verhaltenheit. So erzeugen sie alle Grade der Anbindung und Abtrennung in freier, konstruktiver Setzung, ohne dabei durch eine vorgegebene Gesamtheit – der Tönung, der Abschattierung, der vorherrschenden (dekorativen) Wirkung – beeinträchtigt zu werden. Die elementhafte Vorgeprägtheit der immer ähnlichen Formzellen läßt die Farbe in großer Freiheit »agieren«, da alle anderen Aktionen (der Linien, des Helldunkel) gegenüber diesen Farbvorgängen zurücktreten und von ihnen abhängig erscheinen. Das gilt dann auch für die reiche Differenzierung der Farbzellen in ihrer Dichte, Größe und Richtung. Ihre Systematik wirkt alles andere als starr. Doch die Gleichförmigkeit ist beherrschend; die *Farbe* verbindet und trennt, und ihren Vorgängen folgen dann auch die Differenzierungen des formalen »Systems«. (Es braucht kaum noch betont zu werden, daß diese Intensität und dieser Reichtum der Farbentfaltung bei einer »optischen Mischung« nicht möglich wäre. Aus der Entfernung gesehen werden die Farbgradationen sozusagen flüssiger; aus den einzelnen »Tönen« verbinden sie sich zu einer »Melodie«, zu einem »Klang«. Aber die Töne verschwinden nicht. Würde sich etwa, wie beim modernen Offsetdruck, ein Blau mit einem Orange optisch »mischen«, so entstünde ein schmutziges grünliches Braun.)

Abb. 4
Paul Signac,
»Saint-Tropez. Die rote Boje«,
1895, Öl auf Leinwand,
81 x 65 cm,
Musée d'Orsay, Paris

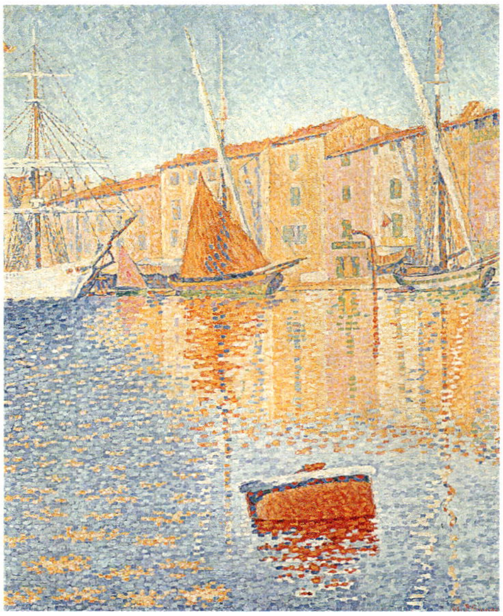

Symphonien der Farbe

Die »Befreiung der Farbe« beginnt bei Signac mit seinen Bildern ab 1895. Sie ist sofort in all ihrem Reichtum präsent und zeigt danach kaum noch eine grundlegende Entwicklung. Signac wird später lediglich die Spannungsbögen der farbigen Abstufungen weiter steigern und verfeinern – was er selbst als »dégradation« bezeichnete. Diese Versenkung in die Nuance wird die Farbentfaltung in seinen Ansichten etwa von Venedig, Rotterdam oder Konstantinopel aus den Jahren 1906–1909 sogar bis zu einem bildbeherrschenden Gesamtton zurücknehmen. Doch erscheint diese Tönung dann als Ergebnis einer reichen, beweglichen Farbskala, aus deren prismatischen Werten sie in der durchgehenden Annäherung etwa an ein aufgehelltes Blau erst entsteht. Diese reduzierende Verfeinerung fordert die Aufmerksamkeit gegenüber dem verhaltenen Farbgeschehen eher noch heraus, statt sie von vornherein durch eine gedämpfte Tonigkeit einzuschränken.

Häufig gibt es einen dominierenden Farbkontrast, von dem aus sich die Wahrnehmung durch Anklänge und Verwandlungen differenziert. In »Saint-Tropez. Gewitter« (Kat.Nr. 5) steht die hellgelbe Häuserreihe in klarem Kontrast zum Blauviolett von Himmel und Wasser. Dieser Hauptkontrast differenziert sich dann beim Wasser in eine ins Blau und Blaugrün reichende Tiefenerstreckung, so daß aus dieser allmählichen räumlichen Entfaltung des unteren Bereichs die flächige Ausbreitung der dunkelvioletten Wolken als eine – ebenso allmählich wahrgenommene – Gegenbewegung »entsteht«. Der Himmel wird zur tiefenlosen, nahe bleibenden (und aus der Gegenbewegung sich nähernden) dunklen Masse.

Das Bild »Saint-Tropez. Der Leuchtturm« (Kat.Nr. 4) ist eine wunderbare Entwicklung der Stille. Sie entsteht aus dem allmählichen Anhalten von Bewegung und Verwandlung des Farbgefüges – in der Annäherung von Bild und Spiegelbild; in der Vorherrschaft des Hellen, die aus den wenigen, aber entscheidenden Kontrasten des Dunklen bewußt wird; in der Verbindung zwischen Vorder- und Hintergrund, die rechts getrennt ist und sich zugleich öffnet (durch die dünnen Segelmasten) und die links in der Hafenausfahrt geöffnet ist und zugleich verstellt wird (durch das querstehende Segelboot). Die gegenständliche Bewegung ist so weit angehalten, daß die Steigerung der Farbe innerhalb des Hellen zum Licht zur Hauptsache wird.

Oder Signac macht ein blendendes, schattenloses Licht sichtbar, indem er es in »Segel und Pinien« (Kat.Nr. 9) in der ganzen Bildbreite gegen die dunklen Stämme eines Kiefernwaldes kontrastiert. Helligkeit ist hier auch Entzug von Farbigkeit, die sich ganz auf den gewagt roten Waldboden konzentriert und damit zur Dunkelheit gehört. Wie immer bei Signac umfaßt die farbige Ausbreitung und Artikulierung das Bild als Gesamtklang. Entsprechend harmonisch ist auch die formale (lineare) Komposition geordnet. Hier halbiert die gerade Uferlinie horizontal das Bild, das von den Bäumen insgesamt vergittert wird; zugleich ist es aber in eine rechte Hälfte, die von den Bäumen dichter verstellt wird, und in eine offenere, nur von zwei Baumstämmen unterteilte linke Hälfte gegliedert. Faßt man einmal solche flächigen und rhythmischen Korrespondenzen ins Auge, so vervielfältigen sie sich über die ganze Fläche hin und nehmen – etwa in den Konstellationen der Segel, in den Zuordnungen von Kurven und Geraden der Bäume oder in den gegenstandsübergreifenden Gruppenbildungen und Symmetrien – noch die letzten Einzelheiten in den Fortgang ihrer bildlichen Fügungen mit auf.

Jedes Bild ist ein anderer Spannungszustand, ein anderer Ausdruck solcher gegenseitig sich aktivierender Farb- und Formwahrnehmungen. Das Helle (meist als Gelb) entfaltet sich zum noch Helleren (Weißen) hin und wird zugleich durch seinen Kontrast zum Dunklen (Blau, Violett) aktiviert. Die Farben breiten sich zu kompakten oder durchsichtigen Massen aus, verflüchtigen sich zu vibrierender Auflösung, stehen als kleinere, aber starke Akzente gegen große, ruhige Ausdehnungen, durchdringen und trennen sich in vielfältiger »Geschwindigkeit« und rhythmischer Entfaltung. Sähe man nur den Gegenstand und nur seine fleckenhafte Stilisierung, so begriffe man noch nichts von der künstlerischen Realität dieser Bilder. Sie liegt nicht in den einfachen Motiven, die belanglos, überschaubar und bescheiden erscheinen und auch immer wieder die gleichen sind: Hafen, Schiffe, Ufer ... (Bei Seurat waren dagegen die realen Motive nicht nur Ausgangspunkt einer bildgestaltenden Synthese, sondern sie waren noch deren fernes, in ihrer Unerreichbarkeit aber eigentlich gemeintes Ziel.) Der Inhalt entsteht bei

Signac aus dem immer neuen bildlichen »Klang«: aus dem Zusammenspiel des Einzelnen mit dem Gesamten, in dem sich beides aneinander relativiert, aus der feinfühligen Konstruktion einer jeweiligen visuellen Zusammenführung der Kontraste. Erstaunlich ist die Aktivierung der Wahrnehmung bis zu weit entfernten Anklängen und Abwandlungen hin. Die einfachen Bildgegenstände genügen, um die Vielfalt der farbigen Stimmen und Obertöne voneinander zu lösen und sie in räumlicher Komposition zu verknüpfen.

Dieses sehr kontrollierte Zusammenwirken zu bildhafter Einheit macht den unübersehbaren »klassischen« Aspekt von Signacs Bildern aus. Sie lassen nichts von moderner Fragmenthaftigkeit und Augenblicksbezogenheit spüren, sondern erinnern eher an den abgewogenen und zur Ruhe kommenden Bildbau bei Claude Lorrain. Signacs Modernität liegt nicht in der Offenheit, sondern in der Autonomie einer aus ihren Mitteln entfalteten Bildrealität.

Die malerischen Vorgänge werden im Bild zellenartig »eingefroren«, um sich nicht bereits dort, sondern erst im Betrachter zu vollziehen: in der Aktivität seiner verbindenden Anschauung. Die Bewegungen des Sehens finden im Bild keine unmittelbaren Entsprechungen – dort gibt es keine Bewegung –, sondern nur Anregungen. Die Starrheit der Farbsetzungen wird so zur Voraussetzung einer äußersten Beweglichkeit, Wachheit und sinnlichen Differenziertheit des Sehens. Zahlreiche Bilder Signacs gehen von einem zentralen Akzent aus, der dann die feinsten und vielfältigsten »Antworten« in seiner Umgebung bis zum Bildrand hin erzeugt (Kat.Nr. 11, 13).

Das Zentrum des Bildes kann aber auch von der äußersten Zurücknahme ins Körperlose, Farblose und Bewegungslose besetzt sein. In dem Bild »Die Seine bei Saint-Cloud« (Kat.Nr. 2) verbinden sich die verschiedenen Farben zu einem das Bild beherrschenden Hellviolett, einem »stehenden« Farbton, dessen Ruhe alle Bewegungen in sich aufnimmt. Die deutlichsten Farben erscheinen rechts, klar zerlegt in die Reihe der Bäume mit ihrem kräftigen Rot-Rosa, ihrem Gelb (vor allem bei der horizontalen Folge der Baumstämme), ihrem Blau und Violett. Darunter schwingt vom unteren Bildrand die Uferkurve mit ihrem kräftigen Grün und Blau und ganz unten ihrem dunklen Violett nach rechts über helles Grün und Gelb bis zu der horizontalen Baumreihe hinauf. Diese kräftigeren Akzente sind nicht für sich zu betrachten; sie »stehen« nicht vor Augen, sondern führen den Blick weiter – hin zu der hellen und farblosen Mitte, in der eine weißliche Brücke sowohl die Kurve des Ufers wie die Gerade der Baumreihe in sich aufnimmt. Insgesamt wird das Bild von Übergängen beherrscht. Die starken Farben rechts und unten sind Hinführung und Einfassung für die helltonige Gesamtheit des Bildes, dessen Licht sich erst aus diesem Kontrast entfaltet. Die getrennten kräftigen Farben rechts klingen in den Helligkeiten links wieder an und wirken noch bis in die äußerste »Farblosigkeit« nach; umgekehrt trennen sich die das Bild dominie-

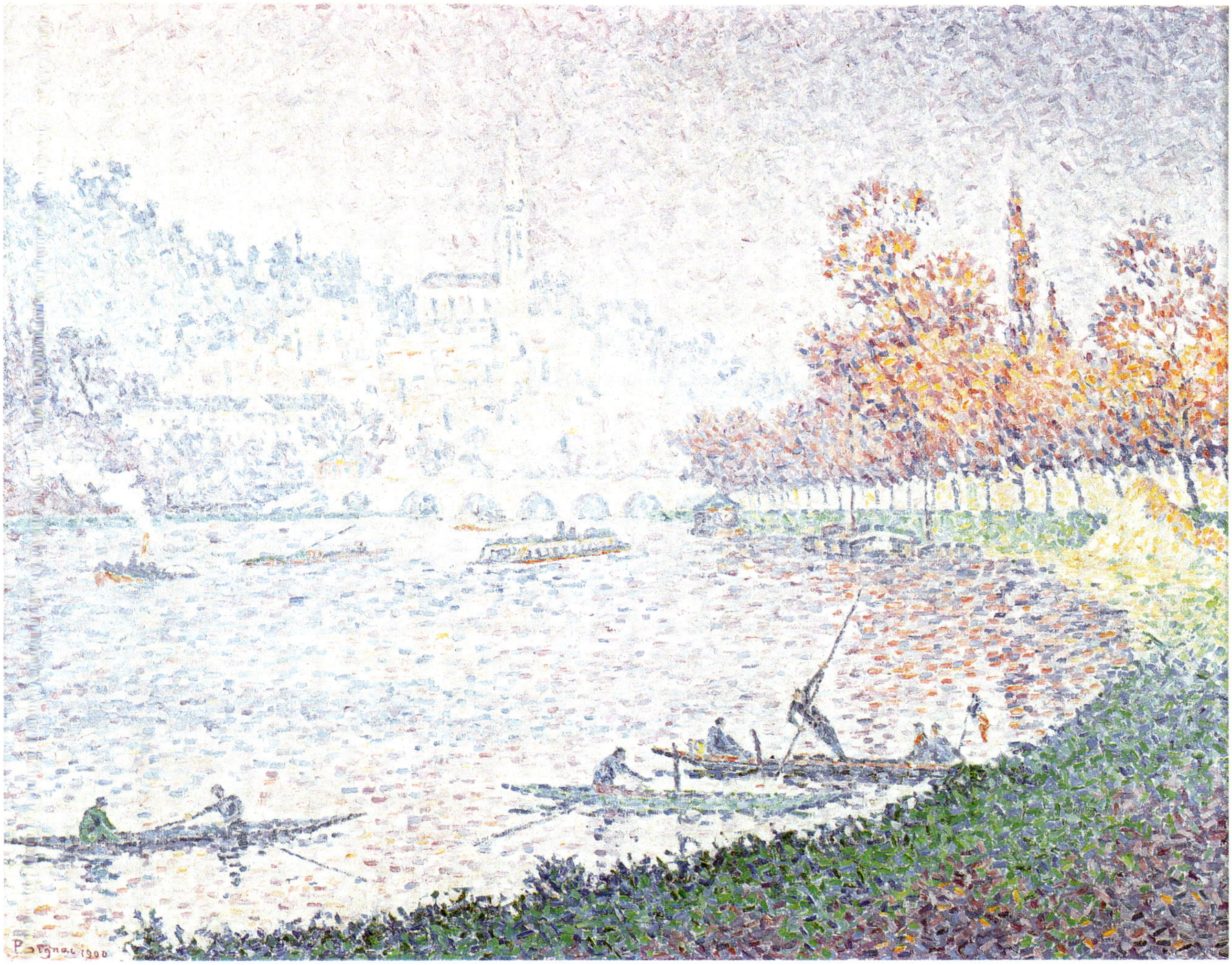

2 Paul Signac,
***»La Seine à Saint-Cloud«**, 1900*
(Die Seine bei Saint-Cloud)
Öl auf Leinwand, 65 x 81 cm
bez. u. li.: »P. Signac 1900«
Museum Folkwang Essen M, G

Anfang 1901 auf einer Neoimpressionismus-Ausstellung bei der Galerie Keller & Reiner in Berlin von Karl Ernst Osthaus für sein Folkwang-Museum in Hagen erworben.

renden hellvioletten, changierenden Farbnuancen nach rechts hin in klare prismatische Farben.

Die Horizontale von den Bäumen zur Brücke halbiert die Bildfläche genau in einen oberen und einen unteren Bereich, die wiederum in vielfältig abgewandelten symmetrischen Entsprechungen aufeinander reagieren: die Uferkurve rechts auf den Berghang links, das Wasser auf den Himmel, die Breite der Helligkeit unten (im Wasser) auf ihre Zentrierung im Dreieck der Stadt und im beherrschenden Kirchturm oben. Die Stadt bildet die Mitte nicht des Bildes, sondern seiner Helligkeit; ihr Weiß ist beinahe wie ausgespart, und nur wenige einzelne vertikale und horizontale Farbsetzungen artikulieren ihre farblose und immaterielle Helle. Von hier aus wird die Differenzierung der Pinselsetzungen in der gesamten Ausdehnung des Bildes besonders spürbar. Beinahe überall sieht man die weiße Grundierung zwischen den Farbflecken, vor allem in den hellen Partien. Auch der Farbauftrag dient der Bewegung – nicht als direkter Vollzug (durch den Pinsel, die Farbe), sondern als Hinführung zur Bewegung des Blicks.

Diese Anschauungsvorgänge sind in diesem Bild besonders weit gespannt – in wunderbar sinnlicher Allmählichkeit etwa im Wasser mit seinen Übergängen von Blauviolett links über eine mittlere Aufhellung zum Rotviolett rechts – all das im zarten Anklingen (nicht eigentlich Spiegeln) der Motivzonen darüber. Und der aus diagonalen Farbsetzungen sich verzahnende Himmel ist ein Äußerstes an Allmählichkeit, die doch lebendig bleibt und sich zugleich bruchlos in die Stadt, den Abhang, das Wasser, in das ganze Bild hinein fortsetzt. Dessen hellvioletter Gesamtton »erzeugt« bei längerem Hinsehen einen komplementären gelblichen Schimmer, und zwar in den beinahe weißen Partien, wo er, vor allem in der Stadt, durch ein paar Spuren von Gelb noch unterstützt wird.

Keine Form ist für sich so positiv gesetzt, daß anderes zum Negativen, zum Hintergrund wird. Im Vordergrund berühren die Dinge einander (betont durch die dünnlinigen Boote, ein abfahrendes Ruderboot und ein ankommendes Fährboot), weiter hinten greifen sie ineinander und durchdringen sich.

Die Landschaft steht dem Betrachter nicht gegenüber. Sie zieht ihn in den bildlichen Gestaltungsvollzug hinein – durch die weiterleitende Zuordnung der stilisierten Formen und vor allem durch die Zerlegung und anklingende Entfaltung der Farben. So sehen wir auch nicht nur die Helligkeit an. Wir erfahren sie aus der Entfaltung der Farben (»dégradation«) ins Helle, aus ihrem Crescendo ins Farblose und Immaterielle hinein. Dieses Helle ist nicht nur Ziel, sondern auch Zentrum und Ausgangspunkt des Bildes; als »beherrschendes« Hellviolett ist seine entrückte Lichthaftigkeit (als Annäherung an das Farblose) sogar noch in den stärksten und greifbarsten Farben zu spüren.

Die »reine« Farbe: *Von Eugène Delacroix zum Neoimpressionismus*

Ab 1896 schreibt Signac an dem Buch *Von Eugène Delacroix zum Neoimpressionismus*. Es erscheint zunächst 1898 in einzelnen Artikeln in der *Revue blanche*, deren Redaktionssekretär Felix Fénéon ist, und 1899 als Buch. Zugleich verfaßt Signac auf Anregung von Harry Graf Kessler eine geraffte Version für die deutsche Zeitschrift *Pan*, die – noch einmal stark gekürzt – im Juliheft des Jahres 1898 abgedruckt wird und als Sonderdruck in der ersten Neoimpressionismus-Ausstellung in Deutschland ausliegt, die vom 22. Oktober bis 2. Dezember 1898 in der Galerie Keller und Reiner in Berlin stattfindet. Sehr bald erscheint auch das ganze Buch in deutscher Übersetzung (durch die Frau des Malers Curt Herrmann, überarbeitet von Baron von Bodenhausen), 1903 in Krefeld und 1910 in Berlin.

Signacs Intention besteht vor allem darin, die vielkritisierte neoimpressionistische Maltechnik dadurch zu verteidigen, daß sie die größte farbige Leuchtkraft ermögliche. Außerdem sei sie gar nicht so neu, sondern bereits durch Delacroix und die Impressionisten vorbereitet und durch schriftliche Äußerungen insbesondere von Delacroix, aber auch von Charles Blanc, John Ruskin, Ogden Rood und anderen Theoretikern gerechtfertigt.[22] Wieder findet sich hier die Theorie der »optischen Mischung«, doch führt Signac gegenüber den frühen Darstellungen Fénéons entscheidende Akzentverschiebungen ein. Er betont, daß die »touche divisée« (der zerlegende Farbauftrag) nicht unbedingt punktförmig sein muß und nicht in ihrer Kleinteiligkeit, sondern nur in ihrer Möglichkeit der harmonischen Farbkombinationen ihre Berechtigung hat: »Der neoimpressionistische Maler *zerlegt*, er *punktiert* nicht.«[23] Das bloße »Nebeneinandersetzen von Farben, so intensiv sie auch seien, ohne Beachtung des Kontrasts, ist Buntheit [coloriage] und nicht Farbgestaltung [coloris].«[24]

Signac geht es um die künstlerische Harmonie, die er vom literarischen Inhalt unterscheidet: »Das Publikum kümmert sich viel mehr um das Thema eines Bildes als um seine Harmonie. [...] Die Mehrzahl der Kritiker ist tatsächlich wegen mangelnder praktischer Erziehung nicht in der Lage, sich über den Zusammenklang zweier Farbtöne oder über den Widerspruch zweier Linien bewußt zu werden. Sie beurteilen es eher vom Thema, von der Tendenz, vom Genre her, ohne sich um die malerische Seite zu kümmern. Sie betreiben bei Bildern Literatur, keine Kunstkritik.«[25] »Der zerlegte Farbfleck [la touche divisée] ist nur eines der unzähligen farbigen Elemente, deren Gesamtheit das Bild herstellt; als Element hat er die gleiche Bedeutung wie eine Note in einer Symphonie. [...] Die traurigen oder fröhlichen Gefühle, die Wirkungen von Ruhe oder Bewegung werden nicht durch die Virtuosität der Pinselführung ausgedrückt, sondern durch die Kombination der entsprechenden Farbtöne, Helldunkelwerte und Linien.«[26] Man spürt aus solchen Formulierungen den Eigenwert der

22 Françoise Cachin hat die Quellen für Signacs Schrift in deren Neuausgabe gründlich dargestellt und nachgewiesen: Signac, *Delacroix* (s. Anm. 16). – Das *Journal de Delacroix* war gerade 1893–1895 erschienen.

23 »Le peintre néo-impressionniste *divise* et ne *pointille* pas.« Manuskript Signacs für »Le Néo-Impressionnisme«, pag. 3, Schiller-Nationalmuseum / Deutsches Literaturarchiv Marbach, Handschriften-Abteilung, Nachlaß C. Flaischlen, Manuskript zum *Pan;* vgl. Signac, *Delacroix* (s. Anm. 16), S. 35.

24 Signac, *Delacroix* (s. Anm. 16), S. 149.

25 Ebd., S. 150, 152. – In dem späten Text »Le sujet en peinture« (1935) führt Signac diesen Gedanken weiter aus; s. Anm. 37.

26 Signac, »Neo-Impressionnisme« (s. Anm. 23), p. 5f.

bildinternen Bezüge, die aus den Kombinationen jener »zerlegten« Pinselsetzungen entstehen.

Gegenüber der von Fénéon früher formulierten Theorie der »optischen Mischung« kommt nun bei Signac vor allem ein entscheidender Aspekt hinzu: die Beschränkung auf die leuchtenden Spektralfarben, auf »die ausschließlich reinen Pigmente (alle Farbtöne des Prismas und all ihre Helligkeitswerte).«[27] Das Ziel sei, die materielle Farbe so weit wie möglich dem Licht anzunähern und eine möglichst große Leuchtkraft zu erreichen, ohne sie durch Mischen auf der Palette zu verschmutzen: »... (natürlich bis auf [das Mischen] mit Weiß und zwischen benachbarten Farben, um alle Farbwerte des Prismas und all ihre Helligkeitsabstufungen zu erreichen).«[28] In Fénéons Text über Signac von 1890 hatte sich die »optische Mischung« noch aus der jeweiligen Lokalfarbe und den verschiedenen Lichteinflüssen zusammengesetzt (diese Zerlegung gilt für Signac – sozusagen an zweiter Stelle – auch weiterhin). Nun setzt sich aber bereits die Lokalfarbe des Gegenstandes aus ihren prismatischen Komponenten zusammen – oder eher: die Gegenstandsfarbe wird auf die prismatischen Farbwerte hin »gereinigt«. Die Farbe entfernt sich damit deutlich von der Natur – wie Signac für sich persönlich in seinem Tagebuch betonte, jedoch nicht in diesem Buch zugab. Und sie erreicht damit jene Klarheit und Intensität, die nicht nur größtmögliche Licht- und Farbqualität erzeugt, sondern mit der auch eine größtmögliche »Harmonie« zu komponieren ist.
Wie Signacs Bilder zeigen, können die ungebrochenen Farbwerte das Auge besonders klar auf die Wege der »Degradationen« (Abstufungen) und der Kontraste und Entsprechungen führen.

Es war gerade diese naturferne Verwendung und Zuordnung der reinen Farben, die die jüngeren Künstler – von Matisse bis zu den Expressionisten und bis zu Mondrian – im ersten Jahrzehnt dieses Jahrhunderts an Signac interessierte. Die Reduktion der Form auf einfache, elementhafte Zellen, um dadurch die Farbbezüge dominant werden zu lassen, wurde für sie zu einem Orientierungspunkt in ihrer Suche nach Verselbständigung und »Befreiung« der Farbe. Doch blieb die formale Kleinteiligkeit für jene Künstler nur eine kurze Zwischenstufe auf ihrem Weg zu einer noch weiteren Befreiung der Farbe von ihrer Bindung an die (konturierte) Form. Sehr bald brachen sie die zellenhafte Zerlegung in sehr verschiedener Weise auf. Doch die ungebrochene, leuchtende Direktheit der Farbe blieb auch weiterhin eine wichtige Grundlage bildautonomer Gestaltung, die in dieser Hinsicht auch über die von Cézanne, van Gogh und Gauguin geschaffenen Voraussetzungen hinausreichte.

So wird verständlich, daß zu Anfang dieses Jahrhunderts Signac wesentlich wichtiger war als Seurat. Er selbst hatte unter dem Kriterium der Farbintensität Kritik an Seurat geübt und in seinem Buch zumindest seine Priorität bezüglich der Verwendung prismatischer

27 Signac, *Delacroix* (s. Anm. 16), S. 35.
28 Ebd., S. 37.

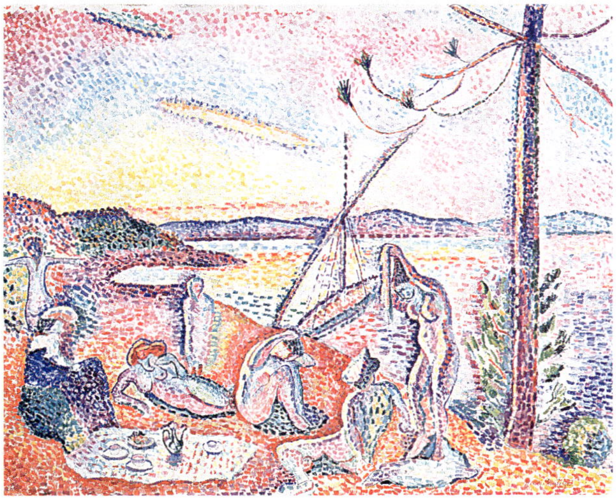

Abb. 5
Henri Matisse,
»Luxe, calme et volupté«,
1904, Öl auf Leinwand, 98,5 x 118,5 cm, Centre Georges Pompidou, Musée national d'Art moderne, als Dauerleihgabe im Musée d'Orsay, Paris

Farben behauptet.[29] Der einflußreiche Kunstpublizist Julius Meier-Graefe schrieb in dem 1903 erschienen Buch *Der moderne Impressionismus*: »Die Mitarbeiter Seurats, zumal Signac, haben den Meister im Raffinement des Mittels überflügelt. Im Vergleich zu der Luminosität Signacscher Luftbilder erscheint Seurat grau und bewegungslos. Das fast Mechanische seiner Flächenbehandlung ist bei Signac einem freieren und feineren Geschmack gewichen. Seurat ist ein einsamer Primitiver geblieben, trotzdem er gerade in seiner Einfalt eine vage Vorstellung von Massenkunst hervorruft. Signac ist der natürlichere Moderne, der die schönste Tat der neueren Kunst, die Eroberung der Landschaft, abschließt und sich trotz seines scharf umrissenen Programms, das er mit Seurat gemein hat, der französischen Tradition intimer unterordnet. Gewisse Schilderungen der Atmosphäre, die er in den neunziger Jahren malte, zumal seine Fernsichten des Mont St. Michel, sind meiner Ansicht nach das Vollendetste, das die moderne Lichtkunst geschaffen hat. In ihnen ist die Entmaterialisierung des Gegenständlichen von schlechterdings bezaubernder Wirkung. [...] Wenn ich Maler wäre, würde ich sicher Neoimpressionist sein, wie jeder Mediziner heutzutage Bakteriologe sein wird.«[30]

Frankreich

Henri Edmond Cross war in den ersten Neoimpressionismus-Ausstellungen in Deutschland beinahe ebenso breit vertreten wie Signac und nahm auf der großen Rekapitulation der damaligen Moderne, der Kölner Sonderbundausstellung von 1912 (drei Jahre nach seinem Tod), mit fast ebenso vielen Werken wie Signac teil. Seine Farbigkeit ist ähnlich leuchtend wie die von Signac, seine Pinselsetzungen werden ab 1895 ebenfalls sehr breit und zunehmend elementhaft-gleichwertig. Doch die von

29 Signac bemerkte in seinem *Journal*, 28.12.1897, zu Seurats »Poseuses«: »Elle est trop divisée, la touche est trop petite [...]; le travail [...] donne à l'ensemble une tonalité grise«. *Gazette des Beaux-Arts*, April 1952, S. 270–271. – Nach Signacs Darstellung habe Seurat 1884 in der »Baignade« noch auf der Palette gemischte Farben verwendet, während er bereits in der gleichen Ausstellung vier »allein mit den Farben des Prismas gemalte« Landschaften ausgestellt habe; Signac, *Delacroix* (s. Anm. 16), S. 111f.

30 Julius Meier-Graefe, *Der moderne Impressionismus*, Berlin 1903, auszugsweise wiederabgedruckt in ders., *Das Fest der Farben*, hg. v. Wolfgang Tenzler, Berlin 1988^2, S. 282, 284. – Ganz ähnlich begeistert – und zugleich skeptisch – hat sich Meier-Graefe in seiner *Entwicklungsgeschichte der modernen Kunst*, Bd. 2, Stuttgart 1915, neu hg. v. Hans Belting, München und Zürich 1987, 2. Band, S. 449–458, über Signac, seine führende Stellung für den Neoimpressionismus und über die Gefahr des Dekorativen und Schematischen geäußert. Meier-Graefe beschließt mit Signac den 2. Band (als Einbruch des »Rationalismus unserer Zeit in die Kunst«) und setzt die *Entwicklungsgeschichte* erst 1924 mit dem 3. Band fort.

ihnen getragenen Sehbewegungen und Sehbezüge sind völlig anders: schwingend, kurvig fließend, weich ineinander übergehend. Die bildinternen Formabläufe sind noch offensichtlicher, in dem Sinne noch abstrakter als bei Signac; sie überbrücken nie Distanzen, sie gliedern nie, sondern entfalten sich dynamisch in dicht aneinanderschließenden Entwicklungen. So wird das Auge noch unmittelbarer von diesen Bewegungen mitgezogen. In der Linienbildung ist es der zu- und abnehmende Kurvenverlauf, in der Flächenentwicklung die allmähliche Verdichtung und wieder auslaufende Ausbreitung und in der Farbe die sich steigernde und verfließende Verwandlung von sehr naturfernen Farbwerten, die den Bildern von Cross eine unmittelbare und zugleich immer gezügelte Formdynamik verleiht, die leicht etwas Dekoratives und Jugendstilhaftes annehmen konnte.

Für *Henri Matisse* muß diese Direktheit der kurvigen Form- und Farbflüsse und die Unbekümmertheit um den Bildbau bei Cross sehr attraktiv gewesen sein. Als er den Sommer 1904 in Saint-Tropez bei Signac verbrachte, hat er Cross im nahen Saint-Clair oft besucht. Das Bild »Luxe, calme et volupté« (Abb. 5), das Matisse damals begann und im Winter vollendete und das im Jahr darauf Signac erwarb, ist ohne Signacs Führung des Blicks durch die zellenhaften Farbintensitäten nicht denkbar. Doch bindet Matisse die Bewegungen und Kontraste nicht mehr in einen umfassenden Bildbau ein, in dem auch die fernsten Partien noch als Widerhall des *einen* Gesamtklangs erscheinen. Wichtiger werden hier die unmittelbar aneinander anschließenden Bewegungen des Übergangs und der entgrenzenden Anbindung, bei denen die Farbentwicklungen und tänzerischen Konturverläufe den Blick unaufhaltbar mit sich reißen und dann wieder in ruhigere Partien entlassen. Dort spricht deutlich das Weiß des Malgrundes mit, das sozusagen den Hintergrund für die Ansätze herausgehobener Bewegungen bildet, die sich beinahe ohne Rücksicht aufeinander frei in der Fläche entfalten.

Die Farbzellen sind noch mehr als bei Signac unmittelbar gesetzte Pinselstriche. Sie zeigen ihr Gemalt-Sein, »la touche« (die Berührung) als noch weniger kontrolliertes Formelement, sondern noch eher als Spur des malerischen Vollzugs. Doch war diese Konkretheit und zeitlich vollzogene Spur bereits bei Signac angelegt und sollte von vielen jüngeren Malern aufgegriffen werden. (Der konkurrierende Einfluß van Goghs in dieser Direktheit des Duktus wird vor allem bei den deutschen Expressionisten mit zu berücksichtigen sein.) Diese ungezwungene Selbstentfaltung der Farben und Bewegungen, in der sich die menschliche Figur aus der Gleichwertigkeit der landschaftlichen Motive heraushebt, ist bei Matisse eher mit Cross vergleichbar, nicht aber die beinahe gewaltsame Emanzipation dieser Einzelbewegungen (des Auges) gegenüber dem Ganzen.

Später wird Matisse das kleinteilige Nebeneinander von farbiger Ausbreitung, linearem Verlauf und weißem

Grund zu einem großzügigeren Ineinander verdichten. Doch weiterhin werden die Farben, Linien und weißen Zwischenräume ihre inhomogene, sich beschleunigende und verlangsamende Dynamik bewahren und in zunehmender Mehrdeutigkeit ihrer Lesbarkeit noch unabhängiger voneinander agieren.

Auch bei den anderen »Fauves« wurde die Farbe eine Qualität des *Bildes*, die sich nur noch lose und zeichenhaft mit den Gegenständen assoziierte. *André Derain* steigerte die Leuchtkraft der Farbe am meisten. In breiten Pinselstrichen stehen die Farben in einer Ebene frontal vor Augen; aus dieser Ebene bewegen sie sich allein durch ihre unterschiedliche Energie, ihre Dichte, ihre Kontraste und Annäherungen heraus. – *Georges Braque* ist in den bildübergreifenden Farbkorrespondenzen, in der feinfühligen Errichtung eines farbigen und kompositionellen »Gesamtklangs« besonders nahe bei Signac. Und er ist in der vereinzelnden, offenen Setzung der Farbakzente, in der Aktivierung der Zwischenräume und im weichen Ungefähr seines Farbgeschehens zugleich besonders weit von Signac entfernt. – *Maurice de Vlaminck* geht in der Direktheit der Farbe von Derain aus, doch ist sie bei ihm nicht so flächig gefaßt. Sie bricht aus den Einfassungen aus und gefährdet sie durch ihre auflösenden dynamischen Impulse. Die Farbsetzung ist in diesen Jahren 1905/06 oft kleinteilig-fleckig, jedoch nicht elementhaft im Sinne Signacs, sondern sie steigert damit jene malerische und optische Unruhe, die auch Vlamincks Verehrung für van Gogh spüren läßt.

Die Bilder der »Fauves« lenken das Auge durch die »reine Farbe« und ihren primär bildlichen Verbund. Diese Priorität der Farbe beruhte in vielem auf der Leistung Signacs – hier vermittelt durch Matisse. Niemand hatte die Farbe zuvor so sehr »gereinigt« und entnaturalisiert und damit dem bildimmanenten Sehvollzug dienstbar gemacht. (Immerhin muß in diesem Zusammenhang der Name von Paul Cézanne wenigstens einmal genannt werden. Auch er schuf natürlich reinste, naturfernste farbige Bildarchitekturen; doch waren sie immer *auch* Natur. Signac zielte auf die Klarheit der Formvollzüge, Cézanne auf ihre Ambiguität: Das bildnerische Gesetz hatte bei ihm nur so weit Gültigkeit, wie es der Betrachter gerade in seinem anschauenden Vollzug aus den mehrdeutigen und daher nie gesetzmäßigen malerischen Bildangaben heraushob.)

Robert Delaunay verweist auch in seinem theoretischen Sprachgebrauch auf den Einfluß des Neoimpressionismus. Der eher wahrnehmungswissenschaftliche Begriff des »Simultankontrasts«, der von Chevreul geprägt und gegenüber dem »sukzessiven Kontrast« (von zwei zeitlich aufeinanderfolgenden Wahrnehmungen) unterschieden wurde,[31] erhält jedoch bei Delaunay eine *künstlerische* Bedeutung. Die Simultaneität der Lichterscheinungen, die nur dem Auge erfaßbar ist, wird bei ihm zum darstellerischen Weltbezug: Sie entspricht der »vitalen Bewegung

31 S. Anm. 2.

der Welt, und ihre Bewegung ist Simultaneität«.[32] Delaunay verwendet sogar den von Fénéon benutzten Begriff des »Synchromen« (farbig Zusammenwirkenden): die simultane Bewegung der Welt zeige sich im Bild als »synchrome Bewegung (Simultaneität) des Lichtes«.[33] Farbvorgänge werden hier, in diesem allerdings späteren Text Delaunays von 1912, zu Weltvorgängen.

In den frühen Bildern von 1906/07 regt Delaunay mit kleinteiligen Farbzellen sich durchdringende Sehbewegungen an. Signac hatte bereits diese Möglichkeit vorgeprägt, eine Bildstelle zugleich in unterschiedliche Bewegungen einzubinden, indem sie in starre Elemente zerlegt und damit die Bewegung allein dem Vollzug durch das Auge überlassen wurde. Diese mehrfache Einbindung der Farbelemente kommt bei den »Fauves« weniger vor; mit ihnen sind jedoch Delaunays größere und gegenstandsfernere Farbflecken vergleichbar. In der flüchtigen Verwandlung der angeschauten Farbe durch ihre jeweiligen benachbarten Eindrücke erzeugte Delaunay eine Unfestigkeit, die bereits etwas Lichthaftes hat. Die »Landschaft mit Sonnenscheibe« (Kat.Nr. 70) möchte im *weißen* Zentrum ein komplementäres Gelb als *Licht*qualität erzeugen, das von den violetten Ringen als Simultankontrast »erfordert« wird. Die Neoimpressionisten hatten solche »auf der Retina« entstehenden benachbarten Farbeffekte *gemalt*; Delaunay »malt« jetzt mit den vom Auge selbst erzeugten momentanen und wechselnden Effekten. Auch bei seinen anderen »neoimpressionistischen« Bildern konkurriert ein unruhiges Aufeinanderprallen von lebhaften Farbakzenten mit klar übergreifenden Linien; sie verleiten das Auge zu schnellen Bewegungen, bei denen sich die Farben in ihrem flimmernden Zusammentreffen wechselseitig optisch verändern und destabilisieren.

Deutschland

Die kleinteilig zerlegte und prismatisch gereinigte Farbe war bei Signac – und auch bei Cross – Baustein einer Dynamik des Sehens, dessen Zusammenhänge (Abwandlungen, Entgegensetzungen) sich aus dem Nebeneinander in der Fläche entwickelten. Die Bilder waren nicht flächig, wohl aber jene visuellen Entfaltungen. Die mosaikhaften Farbelemente hoben, aus der Nähe gesehen, eine tiefenräumliche Staffelung der Gegenstände fast völlig auf, unterwarfen sich aber aus größerem Abstand durchaus einer perspektivischen Abstufung der homogener wirkenden Motive. Doch blieben die farbigen Entwicklungen beherrschend, die sozusagen von Farbzelle zu Farbzelle entstanden – im Nebeneinander der Bildfläche.

Einige ältere deutsche Künstler,[34] *Curt Herrmann, Paul Baum, Christian Rohlfs*, fühlten sich durchaus von der stärkeren Farbkraft des Neoimpressionismus angezogen, ohne jedoch die grundlegend perspektivische Staffelung der Motivformen aufzugeben. Signacs leuchtende Farbigkeit des Bildes, seine malerische Struktur, wurde bei ihnen

32 Robert Delaunay, »La Lumière«, 1912, in Gustav Vriesen – Max Imdahl, *Robert Delaunay – Licht und Farbe*, Köln 1967, S. 6–10.

33 Fénéon verwendet den Begriff »Synchromien« in seinem Signac-Text für *Les hommes d'aujourd'hui*, 1890, für die Bestrebungen der Neoimpressionisten, s. Anm. 3. – Zu der Simultaneität, die – nach Delaunay – nur dem Auge möglich ist, s. Imdahl, *Delaunay* (s. Anm. 32), S. 71–87, bes. S. 83f.

34 Eine eingehende historische Darstellung der Zusammenhänge des Neoimpressionismus mit der Malerei in Deutschland bietet der Katalogtext von Andrea Witte, s. S. 211–265.

mehr zu einer Farbigkeit und Struktur der Gegenstände. (Das gleiche gilt übrigens für den treuen Freund Signacs und neoimpressionistischen Mitstreiter, den Belgier Theo van Rysselberghe.) Baum gab daher die weitgehend reine, prismatische Farbigkeit nach wenigen Bildversuchen aus den Jahren 1903 und 1904 (Kat.Nr. 75) wieder auf. Herrmann schuf seine schönsten Bilder dann, wenn sich der farbige Pinselstrich am wenigsten um die körperlichen und räumlichen Grenzen der Dinge kümmerte (Kat.Nr. 74). Und für Rohlfs bedeutete die punktierende Farbzerlegung nur eine kurze Zwischenstufe auf dem Weg zu transparenten Farbschleiern, in denen die Dinge zunehmend ihre Greifbarkeit verloren (Kat.Nr. 76–78).

Für die jüngeren Künstler gehörte die naturferne Farbigkeit mit der naturfernen Flächigkeit zusammen. Vordergründig übernahmen sie von Signac die kleinteilige Struktur intensiver Farben, jedoch ohne deren beruhigende Abstufung und Farbharmonie. Noch wichtiger als die Struktur waren aber die Farbwerte, ihre naturferne Intensität – ohne Erd- und Grautöne. Die Farbe wurde zur unmittelbaren Ausdrucksqualität, die nicht auf die Nachbildung gegenständlicher Farbigkeit hin manipuliert war, und auch der Pinselstrich zeigte zunächst und vor allem sich selbst. Seine Farbspur bewahrte die Materialität von Pinsel und Farbe wie auch den momenthaften Bewegungsimpuls des Farbauftrags. Für diese Unmittelbarkeit war sowohl die Farbzerlegung Signacs wie die dynamische Formverbindung van Goghs vorbildlich. Doch wurden beide Künstler von den Jüngeren eigentlich »kreativ mißverstanden«. Van Gogh hatte die malerischen Bewegungen ebensowenig »direkt niedergeschrieben«, sondern aus vielen zusamenwirkenden Pinselstrichen »aufgebaut«, wie Signac die einzelnen Flecken keinesfalls als eigenständige Farbwerte ins Bild gesetzt hatte – er hatte die Farben nur vielteilig »zerlegt«. In der Entfernung der jungen expressionistischen Künstler sowohl von Signac wie von van Gogh, in ihrem künstlerisch produktiven Mißverständnis einer »Direktheit« des Malaktes sind beide Einflüsse nicht klar zu unterscheiden. Beide wirkten zusammen; man hatte auch beide Vorbilder häufig in den gleichen Ausstellungen und Sammlungen »entdeckt« und aus ihnen die Befreiung zu einer Selbstentfaltung des Malerischen abgeleitet. Selbst bei einer mehr an van Gogh erinnernden dynamischen, weitertreibenden Längung der farbigen Zellen verdankt sich ihre leuchtende, nicht durch Mischungen getrübte, oft grelle und nachdrücklich naturferne Farbigkeit vor allem dem – malerischen wie auch theoretischen – Vorbild Signacs.

Bei den meisten hier zusammengefaßten Künstlern war die kleinteilige Zerlegung in naturferne Farbakzente ein erster Schritt – zwischen 1903 und 1908 – zu einer autonomen Farb- und Flächengestaltung. Bald danach traten neue Vorbilder auf den Plan, Fauvismus, Kubismus (mit einer Rückwendung zu Cézanne), Delaunay.

Alexej von Jawlensky malte offenbar bereits 1902, vor dem Erscheinen von Signacs Buch in Deutschland und vor der ersten neoimpressionistischen Ausstellung in München, kleinteilig-fleckige Bilder mit einer bereits sehr intensiven, flächig ausgebreiteten Farbigkeit. Bereits in diesen frühen Bildern zeigt sich Jawlenskys grundlegende Umdeutung: Der kleinteilige Farbauftrag dient nicht dazu, Verwandlungen und Bewegungen (als »dégradation«) über die Fläche hinweg zu erzeugen, sondern die unterschiedlichen Akzente zu einer »stehenden« farbigen Masse zu verdichten. Die vibrierende Farbstruktur steigert ihre Intensität, sie betont in ihrem sich annähernden Umspielen jeweils *eine* Farbe und breitet sie aus. So steht in dem Stilleben Kat.Nr. 85 hauptsächlich das Orange der Früchte gegen das Blau des Hintergrunds. Beide Komplementäre steigern einander in einer atmenden, nicht flächig gebundenen Ausbreitung. Das Gelb (einer Frucht), das Violett (in der Hyazinthe und auch im Hintergrund), das vermittelnde Grün, sie wirken als Nebenklänge zu einem stehenden und immer erneut ansetzenden farbigen Grundklang des Bildes. Gerade die Nachdrücklichkeit dieser Farbbezüge und ihrer Komplementärwerte weist – trotz einiger Anklänge an van Gogh und Cézanne – deutlich auf Signac.

Jawlensky muß dann bereits 1905 Bilder der »Fauves« gesehen haben, mit denen er damals zusammen (wenn auch nicht im gleichen Raum) im »Salon des Indépendants« in Paris ausstellte. Seine Pinselstriche werden breiter, die farbigen Flächen frontaler und geschlossener. Doch seine grundlegende Zielsetzung hat sich nicht verändert: die Stille eines intensiven Farbzusammenklangs, seine Steigerung durch das immer erneute Ansetzen *einer* Farbe, durch eine nicht zerlegende, sondern vereinende Vibration (Kat.Nr. 86, 87).

Wassily Kandinsky berührte in seiner frühen Entwicklung immer wieder die neoimpressionistische Farbzerlegung, jedoch eher beiläufig und in starker Abwandlung.[35] Anton Ažbè, an dessen privater Kunstschule Kandinsky 1896–1900 in München studierte, hatte empfohlen, »reine Farben« auf der Leinwand zu verwenden. Diese Empfehlung scheint sich in Kandinskys kleinformatigen Landschaftsstudien niedergeschlagen zu haben, die in fast unveränderter Malweise von 1900 bis 1906 entstanden – neben völlig anderen Werken und Stilexperimenten (Kat.Nr. 89). Die Farben sind tatsächlich ungemischt aus der Tube genommen; in länglichen Flecken hat Kandinsky sie meist mit dem Spachtel auf den Malkarton aufgetragen. Doch trotz ihrer Fleckenstruktur sind sie überhaupt nicht elementhaft. Sie vermischen und verschmieren sich auf dem Malgrund, so daß ihre Farbkraft immer ansatzweise aufleuchtet und zugleich in eine ganz andersfarbige Umgebung und Materialstruktur eintaucht.

In anderen, fast immer figürlichen und aus der Phantasie entwickelten Werken hat Kandinsky die Darstellung dadurch in isolierte Farbakzente zerlegt, daß er sie einzeln auf schwarzen oder dunklen Untergrund auftrug

35 Die folgenden skizzenhaften Überlegungen stützen sich vor allem auf die historischen Grundlagen bei Vivian Endicott Barnett, *Das bunte Leben. Wassily Kandinsky im Lenbachhaus*, München / Köln 1995.

(vermutlich angeregt durch seine Holzschnitte mit ausgedehnter schwarzer Grundfläche ab 1903). Ab 1906 werden diese Farbakzente, die die gegenständlichen Motive immer überraschend zerlegen und ins Körperlose auflösen, wesentlich farbintensiver. Sicher spielen dabei Eindrücke des Parisaufenthalts von 1906/07 – die »Fauves«, Rouault, Metzinger – eine Rolle.

Erst 1908 bringt Kandinsky beide bisher völlig getrennte Entwicklungen zusammen. (Das Bild »Sonntag (Altrussisch)« (Kat.Nr. 88) versucht ganz ausnahmsweise bereits 1904 eine solche Synthese – hier nicht auf die Landschaft, sondern auf das Figurenbild hin, das etwas von der gespachtelten Malweise der frühen Landschaften aufnimmt.) Doch bereits die ersten Murnauer Landschaften vom Sommer 1908 (Kat.Nr. 90) zeigen eine klare Trennung der leuchtenden Farben, wie sie bisher nur auf Kandinskys schwarzgrundigen Bildern vorkommt; zugleich wirken die Pinselstriche so unmittelbar und bestimmen mit ihren Setzungen das Bild, wie es bisher nur bei den kleinen Landschaftsstudien der Fall war. Jawlensky, mit dem zusammen Kandinsky damals in Murnau arbeitete, war sicher von großem Einfluß auf diese Synthese. Nun entfalten die Farben in dichtem Verbund und doch in klarer Selbständigkeit der Pinselstriche ihre jeweiligen Energien aneinander und gegeneinander. Sie stellen ihre eigenen Verbindungen her – als Zusammenschlüsse und Kontraste des Kühlen, Hellen, Leuchtenden usw. – und lösen sich dadurch radikal von den Gegenständen, zu deren flächigen Umrissen sie andererseits noch gehören. Ausgehend von dieser neuen Selbständigkeit werden die Farbsetzungen dann sehr bald ihre »divisionistische« Vereinzelung aufgeben, um auch in formal freier Bindung und Trennung miteinander zu agieren.

In Dresden hatte die Galerie Arnold seit 1902 immer wieder Neoimpressionisten, van Gogh und andere moderne, vor allem französische Maler gezeigt. (Kirchner hatte sie im Frühjahr 1904 auch in München gesehen.) Daher ist es verständlich, daß der Neoimpressionismus für die jungen Künstler Kirchner, Bleyl, Heckel und Schmidt-Rottluff, die am 7. Juni 1905 die Künstlergruppe »Brücke« gründeten, zu einem wichtigen Orientierungspunkt wurde. Ihre malerischen Versuche waren anfangs noch tastend, richteten sich aber sehr bald auf eine Direktheit des Farbauftrags, die sowohl van Gogh wie Signac verpflichtet war. Diese Direktheit des Formimpulses meinten sie wohl auch in ihrem Manifest ein Jahr später: »Jeder gehört zu uns, der unmittelbar und unverfälscht wiedergibt, was ihn zum Schaffen drängt.«

Schon die frühesten Bilder von *Ernst-Ludwig Kirchner* sind zugleich von Zerrissenheit und formaler Verbundenheit geprägt (Kat.Nr. 96–101). Diesen immanenten Widerspruch verschärfen sie formal wie farblich und erreichen damit eine äußerste Anspannung der Wahrnehmung. Die wie skizzenhaft offenen Pinselstriche lösen jede motivische und formale Geschlossenheit auf, und die Farben betonen ihre »beißenden« und changierenden Dissonanzen. Doch stellen die so enthemmten malerischen Elemente auch neue Zusammenhänge her, die sich aus ihnen immer nur als flüchtige Möglichkeiten eines visuellen Zusammenschlusses herauskristallisieren. Sie verfestigen die anschauliche Gestaltung nicht, treiben vielmehr den Blick als eine ihn ebenso provozierende Kraft wie die zersplitternden Auflösungen.

Bei *Karl Schmidt-Rottluff* diente eine ähnliche Zerlegung der Motive in starkfarbige Pinselstriche weniger dieser zersetzenden Formgefährdung, sondern eher dem malerischen Zusammenschluß (Kat.Nr. 95, 102). Die Motive vereinen sich zu einem übergreifenden Bildgeschehen, das ganz aus dem Farbauftrag und der Farbintensität entwickelt ist. Dabei steigern sich die Farbwerte zu großer Dichte; sie wirken in ihrem Miteinander eher harmonisch, nicht aggressiv. Als Schmidt-Rottluff im Sommer 1906 von *Emil Nolde* auf die Ostseeinsel Alsen eingeladen wurde, malte auch Nolde einige Bilder in leuchtenden und hellen Farben, ganz ohne erdige und schwärzliche Töne (Kat.Nr. 103, 104). Aber seine Striche und Akzente sind nicht so formal gleichwertig und rhythmisch strukturierend wie bei Schmidt-Rottluff. Ihre Auftragsweise und Dichte ändert sich mit dem Motiv; sie wirken daher weniger als subjektive Niederschrift des formschaffenden Künstlers, sondern bleiben dem Gegenstand – bei aller Entkörperlichung und Entgrenzung – verpflichtet. Daraus entsteht die »Schwere« seiner Farbflüsse: aus ihrer Vereinnahmung durch den Gegenstand, der durch die Farbe, ihre gleichzeitige Vermischung und Abstoßung und ihre materielle »Modellierung« und Verflüssigung insgesamt verwandelt wird. Der Gegenstand entsteht neu als Vorgang der Farbe, als deren Glühen, Zittern und Schmelzen.

Im Vergleich zu den »Fauves«, von denen die »Brücke«-Künstler zu jener Zeit noch nichts wußten,[36] zeigt die frühe expressionistische Malerei bei allen grundlegenden Unterschieden eine erstaunlich ähnliche Freiheit der Farbwahl und Farbentfaltung. Van Gogh und Signac öffneten mit ihrem bildimmanenten, naturfernen Einsatz des Pinselstrichs und der Farbwerte und mit der eigenen Konsequenz ihrer malerischen Setzungen sozusagen die Schleusen für eine viel ungezügeltere malerische und farbige Entfaltung. Gegenüber der formalen Beherrschtheit und motivverbundenen Disziplin jener Vorbilder ist diese eruptive Befreiung der Farbe zu unmittelbarem Ausdruck hin viel mehr als nur die Weiterentwicklung eines Vorbildes.

Eine freie, farbig intensive Anverwandlung französischer Farbzerlegung hatten die jungen »Brücke«-Künstler auch bei *Cuno Amiet* sehen können, von dem 40 Bilder bereits 1905 in der Galerie Richter in Dresden ausgestellt waren. (1906 wurde er selbst Mitglied der »Brücke«.) Sein vielgestaltiges Werk spiegelt heterogene Einflüsse, schließt aber eigentlich immer eine kleinteiligere Farbgebung mit ihrer sichtbaren Pinselstruktur in größere, flächige Partien ein, die damit die Farbe von einer Zer-

36 S. den Katalogtext von Annegret Rittmann, S. 295–309.

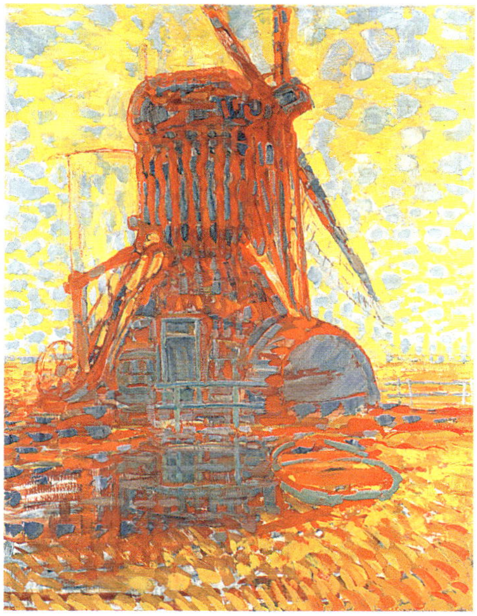

Abb. 6
Piet Mondrian,
»Windmühle im Sonnenlicht«,
1908, Öl auf Leinwand,
114 x 87 cm,
Haags Gemeentemuseum,
Den Haag

legung wegführt und zu einer homogeneren Ausbreitung zusammenfaßt. Hier spürt man noch das Vorbild der Kunst Gauguins und seiner Schüler, die Amiet während eines einjährigen Aufenthalts 1892/93 in Pont-Aven auch persönlich kennengelernt hatte, und auch eine Nachwirkung von Hodlers Konturen. Ab etwa 1904 verband er diese flächige Zusammenfassung mit einer breiter gemalten und leuchtenderen Farbigkeit.

Mondrian und der holländische »Luminismus«

In den Jahren 1908–1910 leuchtete die Malerei *Piet Mondrians* für einen kurzen Moment in vibrierenden Farben auf, übernahm tatsächlich die *Farbe* die Führung des Blicks und die Bestimmung des bildlichen Zusammenhangs, bevor dann unter dem Einfluß des Kubismus die integrierende *Form* (ihre Verschränkung des Innen und Außen) wieder die Oberhand gewann, die sie in den Bildern vor 1908, zumeist Landschaften, bereits einmal hatte. Nie mehr wird bei Mondrian die Farbe so eigenständig die Bildaussage bestimmen; die Konstruktion der Form hat später den *Koloristen* Mondrian zumindest überdeckt.[37]

In der »Windmühle im Sonnenlicht« (Abb. 6) durchdringt das glühende Rot den Körper der Mühle, nimmt ihm seine Festigkeit, die sich in dunkle, blaugraue Reste auflöst, stellt ihre aufragende Dunkelheit der lichten, großzelligen und offen sich ausbreitenden Gelb-Blau-Struktur des Himmels entgegen, dessen Gelb beinahe ohne räumlichen Abstand an die rot-dunkle Masse der Mühle anschließt. Ihr Rot fließt nach unten in den horizontal sich aus-

37 Dagegen wendet Cor Blok ein: »Ich bezweifle, ob ›die Konstruktion der Form später den Koloristen Mondrian zumindest überdeckt‹ hat. Wenn auch die Farbe sich später auf die Primärfarben beschränkt hat, so bleibt sie doch meines Erachtens für die Bildkonstruktion ebenso wesentlich wie die Form. Man braucht nur nachzuprüfen, wie nicht nur das Rot, Gelb und Blau, sondern sogar auch das Weiß und Schwarz von einem Bild zum anderen verschiedene Werte annehmen. In diesem Sinne erweist sich Mondrian in seinen späteren Arbeiten ebensosehr als Kolorist wie in den früheren. Nur hat er in seiner ›Neuen Gestaltung‹ das von ihm angestrebte Gleichgewicht von Farbe und Form, bei dem keines von beiden ›dominiert‹, erreicht. Ich möchte sogar seine ausschließlich in Schwarz und Weiß gemalten Kompositionen um 1930 als koloristisch bezeichnen!« (briefliche Mitteilung)

breitenden Boden aus und verbindet sich dort mit bräunlichen Gelbvibrationen, die sich wiederum nach oben hin an das Gelb des Himmels anschließen. Das dunkelblaue »Skelett« der Mühle setzt sich in die Wasserspiegelung nach unten hin fort und bindet so auch ein wenig das Blau des Himmels an sich, zu dessen Lichtheit und offener Struktur es zugleich konstrastiert. Nichts »ist«, nichts steht fest, sondern alles entsteht, verbindet und unterscheidet sich. Man sieht die Mühle als kraftvolle Unterscheidung der formal-farbigen Entwicklung gegenüber dem Himmel und dem Boden, als aufstrebende Bewegung und Ballung farbiger Dichte, und ebenso den Himmel als Grenzenlosigkeit in Bezug zur Struktur der Mühle, den Boden als Ausbreitung von »mühlenartiger«, dem Himmel entgegengesetzter Masse.

Alles ist Entwicklung aus dem anderen, hier nun weitgehend *farbige* Entwicklung. Die kleinformatige Vorstufe (Kat.Nr. 106) zeigt noch nicht jene Priorität der Farbe, wohl aber das formale Mittel, mit dem sie sich über die Form heraushebt: die zellenhafte Zerlegung. Alles ist noch tonig vereinheitlicht, doch aus der Gleichförmigkeit der Farbsetzungen treten bereits keimhaft ihre farbigen Unterschiede als visuelle Leitsignale hervor: ihre ganz leichten Annäherungen mehr zum Rot, mehr zum Gelb, mehr zum Blau hin.

Mit großer Delikatesse hat Mondrian in den Dünenbildern, Leuchtturm- und Kirchturmbildern, dem blau-roten »Zeeland-Bauern« oder der grün zugewachsenen Eingangswand des »Bauernhauses« jener Jahre solche sich durchdringenden Annäherungen und Abstoßungen von Farben malerisch entfaltet. Kein Maler jener Zeit hat die Farbe so körperlos gemacht – nicht nur durch Verflächigung der Gegenstände und Verschränkung mit ihrem Umfeld, sondern durch eine besondere Transparenz und Leuchtkraft, die von einer irritierenden gegenseitigen Steigerung der Farbwerte lebt. Dabei spielt oft eine zwiespältige Mehrdeutigkeit des Eindrucks mit, daß etwa warme und kalte Farben zu einer Fläche gehören oder ein helles Lila-Rosa der prismatischen Bestimmtheit entgegenwirkt. Aus diesen Annäherungen und Abstoßungen entstehen ganz neue, rein visuelle »Körper« und »Räume« – fast nur als Ereignisse der Farbe und des Sehens. Später (1909/10) dehnte Mondrian die farbigen Entmaterialisierungen auch großflächiger aus. Von dieser gestalterischen (Mondrian: »plastischen«) Durchdringung des Sichtbaren her sind dann auch seine theosophischen und spirituellen Interessen jener Jahre zu verstehen.

Diese körperlose Farbigkeit haben dann holländische Künstler wie *Leo Gestel* und *Jan Sluijters* für sich adoptiert. Auch bei ihnen lösen zugleich kalte und warme Farben innerhalb einer Motivfläche deren Körperlichkeit auf, und der anschließende Hintergrund kann aus der von ihm umschlossenen Form farbige und formale Elemente in sich »aufsaugen«. Die Berührungszone, traditionell die Kontur, hebt sich oft als starkfarbige Linie von beiden Zonen ab und verschweißt sie damit noch mehr als farbige, körperlose Werte.

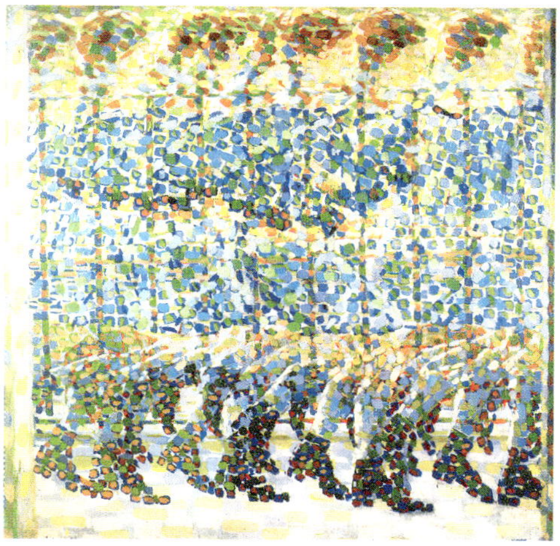

Abb. 7
Giacomo Balla, »Mädchen, auf einem Balkon laufend«, *1912, Öl auf Leinwand, 125 x 125 cm, Civica Galleria d'Arte Moderna, Raccolta Grassi, Mailand*

Italien

Bei den italienischen Künstlern stellt die bekannteste Annäherung an den Neoimpressionismus, *Giacomo Ballas* »Mädchen, auf einem Balkon laufend« von 1912 (Abb. 7), einen absoluten Einzelfall dar. Balla erreicht hier einmal mit Farbflecken, was er sonst mit repetitiven und rhythmischen Abfolgen von linear akzentuierten und kristallin verschliffenen Formen erreicht: das ruhelose Weitertreiben des Blicks. Farbe ist hier nicht Verdichtung, Kompaktheit, Akzentuierung und von dort aus wieder Ausbreitung, Weiterleitung, Auflösung. Den Zustand der Ruhe, des Vor-Augen-Stehens gibt es hier nicht. Daher kann die Farbe nicht zu sich selbst finden – und von dieser Identität aus zu Veränderungen »aufbrechen« –, sondern sie findet sofort und unhaltbar zu etwas anderem. Die blauen, gelben oder grünen Flecken wirken fast nur als Werte der Wiederholung (und Abwandlung) und nicht als Werte der Farbe. Sie ist allein ein Identifizierungs- und Unterscheidungsmoment der ebenso atomisierten und weiterleitenden Form.

Diese Verflüchtigung des Farbwerts in der weitertreibenden Dynamik seiner Anschauungsmomente ist auch bei den früheren Berührungen italienischer Künstler mit dem französischen Neoimpressionismus zu spüren. (Ballas »Mädchen, auf einem Balkon laufend« »zitiert« nachträglich den Neoimpressionismus und ist darin eher mit gleichzeitigen Ansätzen im Kubismus wie auch in Delaunays »Orphismus« vergleichbar, die ebenfalls bisweilen auf eine kleinteilige Punktstruktur als auf eine Möglichkeit unter vielen »zurückgriffen«.) Der italienische »Divisionismus« von Segantini oder *Pellizza da Volpedo* (Kat.Nr. 114) zu Ende des 19. Jahrhunderts verwendete zwar farbverschiedene Pinselstriche im malerischen Verband, doch nie in einem nebeneinander »stehenden« Fleckenmuster, sondern in sich überlagernden und weitertreibenden Pinsel-

bewegungen. Das gilt zumeist auch für die frühen Bilder (vor 1910) der späteren Futuristen (vgl. Kat.Nr. 115, 116).

Allein *Gino Severini*, der seit 1906 in Paris lebte, zeigt in einigen Bildern um 1908 klarer nebeneinandergesetzte kleinteilige Farbflecken (Kat.Nr. 117). Doch sie erzeugen ebenfalls weniger *farbige* Abstoßungen und Anziehungen (die Farbenergien sind durch die eher gedämpften und bereits gemischten Farbwerte ziemlich abgemildert). Wichtiger wird die Zerlegung in kleine, etwa homogen strukturierte Teilflächen. Sie kristallisieren sich aus dem Fleckengewimmel durch einzelne, kurze, meistens geradlinige Begrenzungen und durch Helldunkelunterschiede heraus. Doch diese vermeintlich flächigen »Ruhezonen« sind ebenso dynamisch wie die einzelnen Pinselstriche und Farbakzente bei den anderen frühen »Futuristen«: Sie bilden sich nur partiell, lassen mit ihren schrägen oder unfesten Rändern den Blick wieder ins Unfeste abgleiten, wo er dann aus den offenen Punktstrukturen neue Formansätze herauszuheben sucht. Die Farbflecken lassen die Vorgänge des Sehens in ihrer Suche nach heraushebbaren »Figuren« sozusagen selbst zersplittern. Hier bewegt sich keine Eisenbahn, kein laufendes Kind (die Motive stehen fest), sondern es bewegt sich unhaltbar unser Orientierung suchender Blick.

Klimt, Osteuropa

Die kleinteilig »punktierende« Fleckenstruktur war seit Seurat eine formsystematische; sie hielt gerade durch ihre gleichförmige Struktur *Abstand* zu den Motiven. In diese grundlegende Trennung zwischen Struktur und Gegenstand wurden dann auch solche Motive einbezogen, die im Impressionismus noch der fleckigen und vibrierenden malerischen Formauflösung entgegenkamen und daher von ihr sozusagen »mimetisch« dargestellt wurden: Reflektionen im Wasser, Blumenwiesen, Laubwerk ... Bei Seurat und Signac werden dann etwa die kleinen Sonnenlichtflecken im Wasser nicht mehr von den hellen Farbflecken dargestellt, sondern die Flecken bleiben im Verbund des »Systems« und verweisen von dieser Ebene aus auf jene andere der Natur.

Gustav Klimt hat in einigen Garten-(Landschafts-) Bildern eine gleichmäßige Farbfleckenstruktur verwendet, die in ihrer repetitiven Ausbreitung an den Neoimpressionismus erinnert (Kat.Nr. 118). Doch vollzieht er dabei nie jene grundlegende Trennung zwischen System und Natur; die Bilder leben vielmehr gerade von der Ambiguität zwischen malerischer Farbstruktur im Bild und realer Motivstruktur von Blättern und Blüten. Der Betrachter verliert im flächigen Farbenteppich das Motiv aus den Augen, das doch ständig und unweigerlich auch in diesem Farbmuster wieder auftaucht und die malerische Bildstruktur als »Darstellung« für sich vereinnahmt. So bewegen sich Bild und Gegenstand in unabschließbarer Annäherung aufeinander zu und durchdringen sich unauflösbar in ihrer wesensmäßigen Unvereinbarkeit.

Mit dieser Ambiguität, mit der die Fleckenstruktur sich immer *auch* im Motiv »verliert« und umgekehrt, hängt zusammen, daß Klimt die »neoimpressionistischen« Anklänge ausschließlich bei einem Motivbereich, nämlich bei Gartenlandschaften verwendete, und daß in ihnen die unterschiedlichen Motive auch unterschiedliche malerische Strukturen aufweisen.

Bei dem Ungarn *Joszef Rippl-Rónai* breitet sich die in etwa gleichförmige Fleckigkeit so locker, so wenig »streng« systematisch aus, daß sie als Malerei keine Distanz zu den Dingen herstellt (Kat.Nr. 120). Die Motive dienen lediglich als Anlaß für die flächigen, invariablen Farben und gleichartigen Pinselsetzungen. Nur das Muster der Umrisse deutet eine »dargestellte« Szene an, die ganz von malerischer Einheit und Direktheit bestimmt wird. Die Harmonie des Bildes entsteht nicht aus einer anderen Realität, die in sie eingeht, sondern die Realität entschwindet im Bild, sie vergeht in seiner Harmonie.

Der Slowene *Rihard Jakopič* läßt nicht nur das Motiv beinahe bis zur Unkenntlichkeit in der malerischen Struktur aufgehen, sondern er löst auch die Struktur beinahe bis zur homogenen Ununterscheidbarkeit auf. Die sich wiederholenden Pinselstriche vermitteln nicht Ordnung und System, sondern eine gewagte Annäherung an die Formlosigkeit. Nur andeutungsweise heben sich Farbklänge und Farbakzente aus der pastosen, wogenden malerischen Masse heraus. So wird das Bild zum Ausdruck des Unausdrückbaren, des Geheimnisses. Seine Unbegreiflichkeit ist hier nicht Ausnahme und Abweichung gegenüber einer klar erfassenden Wahrnehmung, sondern das Geheimnis ist selbst Grundlage der Wahrnehmung. Was sichtbar ist, »zeigt« sich in seiner Gestalt und Struktur als beinahe unerkennbar und undurchdringlich.

Kasimir Malewitschs kurzzeitige Annäherung an eine kleinfleckig strukturierende Malweise (Kat.Nr. 122, 123) eliminiert völlig den Aspekt des »Systems« und die damit verbundene Differenz zwischen Struktur und Motiv. Vorherrschend wird die Materialität der Farbe (in den Abbildungen ist das kaum wiederzugeben), die sich als pastose, stumpfe Masse beinahe zum Relief konkretisiert. Das vorherrschende Weiß unterstützt noch diesen Eindruck materieller Geschlossenheit. Nicht nur die Malstruktur, sondern auch die gegenständliche Abfolge der vergitternden Bäume betonen diese flächige Geschlossenheit und verstellen die Projektion einer Tiefe. Das Haus »dahinter« bietet einen Rest von darstellerischer Erkennbarkeit; doch dient sie nur dazu, diese materielle Konkretheit der Farbe »entstehen« zu lassen: Die Reste des Hauses dringen in den Flächen zwischen den Bäumen nach vorne.

Optische Trennung

Während weniger, aber entscheidender Jahre zwischen 1902 und 1908 bedeutete Signacs »zweiter« Neoimpressionismus, den er ab 1895 entwickelte und der die bildlichen Elemente prismatischer Farben und gleichwertiger Formzellen nachdrücklich betonte, für zahlreiche jüngere Künstler in ganz Europa einen Ausgangspunkt. Die farbige Zerlegung der Gegenstände machte für sie den Weg frei, diese bildlichen Elemente und Zusammenhänge noch deutlicher herauszustellen. Nie ging es ihnen um optische »Mischung«, sondern immer um optische Trennung. Aus der Zerlegung in einzelne, sichtbare Pinselstriche und klar unterschiedene »reine« Farbwerte konnte das Bild ganz anders aufgebaut werden: mit den eigenen Mitteln farbiger und formaler Entfaltung. Dabei ging jeder Künstler anders vor; er errichtete auf seine Weise die Zusammenhänge des Sehens. Doch die Homogenisierung des gegenständlichen Bildaufbaus und die Gestaltung eines Bildgefüges, das den Blick vor allem durch seine farbigen Zusammenhänge leitet, diese »émotion picturale«[38] verdanken die Künstler der europäischen Moderne in vielem Signac.

38 Signac verwendet den Begriff als Kapitelüberschrift in seinem späten Text, »Le sujet en peinture«, *Encyclopédie française*, hg. v. A. de Monzie, Bd. 14, 1935, wiederabgedruckt als Anhang in Signac, *Delacroix* (s. Anm. 16), S. 174–190. Signac unterscheidet hier das »Pittoreske« des Motivs vom »Pikturalen« der Malerei, das immer an erster Stelle stehen müsse. »Der Maler soll durch die Harmonien der Linien und Farben, die er nach seinen Bedürfnissen und seinem Willen bestimmen kann, Emotionen erzeugen, und nicht durch das Sujet. [...] Durch das Auge soll der Maler rühren und nicht durch die Literatur der Themen und Titel.« (Ebd., S. 182)

Paul Signac in der Zeit der Harmonie, 1892–1913

Marina Ferretti-Bocquillon

Für Paul Signac bedeuteten die Jahre von 1892, als er Saint-Tropez »entdeckte«, bis zu seinem Umzug nach Antibes 1913 eine ungewöhnlich glückliche Periode, eine »Zeit der Harmonie«: Während er die neoimpressionistische Technik zu einer ungezwungeneren Arbeitsmethode entwickelte, eröffneten sich ihm mit der Dekorationsmalerei neue Anwendungsbereiche, und seine theoretische Reflexion schlug sich 1898 in der Veröffentlichung von *D'Eugène Delacroix au néo-impressionnisme* nieder.

Als neuer Wortführer des Neoimpressionismus, der bereits in den Brüsseler Künstlerkreisen eine gewichtige Rolle gespielt hatte, gewann er in ganz Europa an Einfluß. Dank der Freundschaft mit Henry van de Velde nahm die Zahl seiner Ausstellungen zu, und der Kreis seiner Sammler in Deutschland erweiterte sich zusehends. Seine Mitarbeit in der Organisation des Salon des Indépendants brachte ihn mit vielen jungen Künstlern in Kontakt, bei denen sein Ansehen wuchs. Neue Galerien bemühten sich um sein Werk. Die 1899 bei Durand-Ruel durchgeführte Ausstellung war eine Art offizielle Anerkennung der jungen Malerei. Zu Beginn des 20. Jahrhunderts veranstalteten die Galerien Bing, Druet und Bernheim-Jeune Signacs erste Einzelausstellungen. 1908 zum Präsidenten der Société des Artistes Indépendants ernannt, galt er im Ausland als einer der Hauptvertreter der jungen französischen Malerei. In Deutschland, wo damals zahlreiche aufsehenerregende Ausstellungen zur zeitgenössischen Kunst stattfanden, waren seine Werke in großer Zahl vertreten. Die Kölner Sonderbund-Ausstellung von 1912 feierte ihn als einen der »Väter der Moderne« und räumte ihm einen Platz neben Vincent van Gogh, Edvard Munch, Paul Cézanne und Paul Gauguin ein.

Allerdings folgten die Jahre 1892–1895, die eine Wende in Leben und Schaffen des Künstlers und eine entschiedene Distanzierung von der vorhergehenden Zeit brachten, aufgrund einer Reihe von Ereignissen, deren unglückliches Zusammentreffen einen Augenblick lang die Zukunft des Neoimpressionismus verdüsterte. Hatten die heroischen Jahre bei Publikum und Kritik eine gewisse Anerkennung bewirkt, so stellten der Tod von Albert

Dubois-Pillet 1890 und von Georges Seurat 1891, aber auch Camille Pissarros Abwendung von der »neuen« Technik die mühsam errungenen Ergebnisse erneut in Frage. Gustave Geffroy kündigte den Untergang des Neoimpressionismus an:[1] »Demnächst wird das lästige, aufdringliche Verfahren den aufmerksamsten Blick, der zu jeder Prüfung bereit ist, unfehlbar verletzen.« Ein Brief Pissarros an seinen Sohn Lucien läßt die gleiche Erwartung erkennen:[2] »Gestern war ich bei Seurats Beerdigung; ich traf Signac, den dieses Unglück schwer getroffen hat. Ich glaube, Du hast recht; der Pointillismus ist am Ende angelangt.« Weitsichtig fügte der ehemalige Anhänger des Divisionismus allerdings hinzu, daß die Technik weitere Verwandlungen durchmachen dürfte, »die weitreichende Folgen für die Entwicklung der Kunst haben werden«. Durch den ausbleibenden Erfolg der »Boutique« in der Rue Laffitte entmutigt, beschloß schließlich Antoine de La Rochefoucauld 1894, seine Galerie zu schließen. Damit verlor die Gruppe der Neoimpressionisten ihr Pariser Schaufenster.[3] Im Jahr zuvor hatte in Brüssel zum letzten Mal der Salon des XX stattgefunden. Signac, der seit 1887 an den Ausstellungen der Gruppe teilgenommen hatte, sprach sich für die Auflösung aus; er engagierte sich in den Veranstaltungen der Nachfolgeorganisation Libre Esthétique nicht mehr im gleichen Maß.

Das neue Atelier

Für Signac war die Niederlassung in Saint-Tropez 1892 ein folgenreiches Ereignis. Für den 28jährigen begann ein neues Leben:[4] »Seit gestern wohne ich hier und kann mich vor Freude kaum fassen. Fünf Minuten vom Ort entfernt, hinter Pinien und Rosensträuchern versteckt, entdeckte ich ein hübsches möbliertes Häuschen. [...] Im Vordergrund die goldfarbene Meeresküste, die blaue See, deren Wellen an einen kleinen Strand schlagen, mein Strand, der zugleich ein guter Ankerplatz für Olympia ist. [...] Im Hintergrund die blauen Umrisse des Massif des Maures und des Massif de l'Estérel – all das gibt mir Arbeit für mein ganzes Leben – es ist das Glück, das ich soeben entdeckt habe.« Der Kauf der Villa La Hune 1898 und der Bau eines großen Ateliers 1901 sollten die erfolgreiche Umsetzung dieses Programms bestätigen.

Waren die ersten in Saint-Tropez entstandenen Bilder noch von der ständigen Erinnerung an Seurat geprägt, so kam in den 1895 gemalten Landschaften eine neue Freiheit zum Zug. Die Werke waren nun durch einen weniger systematischen Umgang mit den Farbkontrasten, eine großzügigere Pinselführung, die an die Stelle der Pünktelung der heroischen Zeit trat, und kräftigere Farben gekennzeichnet. Der Dichter Emile Verhaeren, der mit dem Maler befreundet war, würdigte diese Entwicklung in seiner Besprechung des Salon de la Libre Esthétique von 1896. Seine Begeisterung galt dem Bild »La

1 G. Geffroy, *La Vie artistique 1ère série*, Kap. XVII »Les Indépendants«, 10. April 1891, Paris 1899, S. 306–312.
2 J. Bailly-Herzberg (Hg.), *Correspondance de Camille Pissarro*, Bd. 3, Paris 1988, S. 54.
3 J. Rewald, »Extraits du journal inédit de Paul Signac I 1894–1895«, in *La Gazette des Beaux-Arts*, Juli–September 1949, S. 106.
4 Brief von P. Signac an seine Mutter, undatiert (Mitte Mai 1892), zit. von F. Cachin, *Signac & Saint-Tropez*, 1892–1913, Ausst.-Kat. Musée de l'Annonciade, Saint-Tropez, und Musée des Beaux-Arts, Reims 1992, S. 15.

Bouée rouge. Saint-Tropez« (1895, Musée d'Orsay, Paris):[5] »Es ist das hellste und herrlichste Seestück des Salons. Das handwerkliche Können ist gewachsen, die Spontaneität hat die allzu strengen Formeln gesprengt, der Glanz, die Fröhlichkeit und die scheinbare Bewegung der Farben lassen die Illusion einer klaren, präzisen Realität entstehen; dem Maler ist es gelungen, ein beschwingtes Lied aus Licht und sonnendurchglühter südlicher Lebenskunst anzustimmen.« Signacs Begabung zum kühnen Koloristen setzte sich immer deutlicher durch; mit dem Aquarell entdeckte er eine neue Ausdrucksweise. Der unbändige, ungestüme Charakter des Malers fand in dieser raschen Technik eine Freiheit, die der Neoimpressionismus eigentlich verbot. Camille Pissarro trieb ihn an und ermutigte ihn, sich freier auszudrücken:[6] »Ich empfehle Ihnen das Aquarell, es ist hilfreich, sehr praktisch, in ein paar Minuten kann man sonst unmögliche Dinge festhalten, die Wechselhaftigkeit eines Himmels, gewisse Transparenzen, unzählige Detailangaben, die eine langsame Arbeit nicht zu liefern vermag, da die Effekte so flüchtig sind.« Im Mai 1892, bei seiner Ankunft in Saint-Tropez, als der ungeduldige Künstler auf seine Leinwände und Malutensilien wartete und zur Untätigkeit verurteilt war, während er darauf brannte, seine Begeisterung für die mediterrane Landschaft in Bildern auszudrücken, begann er zu aquarellieren.[7] Am Ende des Jahres stellte er in den Salons des Hôtel Brébant »drei Aquarellskizzen« aus, und von da an waren die Aquarelle im Pariser Salon des Indépendants und im Brüsseler Salon de la Libre Esthétique regelmäßig neben seinen Gemälden vertreten. Offensichtlich fand Signac Vergnügen an diesen »leidenschaftlichen Duellen mit der Natur«, an den farbigen Notizen, die ihm anschließend bei seiner Atelierarbeit nützlich waren. Von 1902 an stellte er mit den Atelierbildern auch »Ölskizzen« aus, nach der Natur geschaffene Gemälde. Ihre lebhafte, temperamentvolle Machart erregte unweigerlich die Aufmerksamkeit der Sammler und der jungen Maler, die ein besonderes Gespür für die Farbe hatten.

Seine eigentlichen Gemälde schuf Signac jedoch im Atelier. Die Arbeit im Freien, ob es sich nun um Ölskizzen oder Aquarelle handelte, diente nur der Vorbereitung, der Zusammenstellung von Dokumentationsmaterial. Am 20. Juni 1894 schrieb er in sein Tagebuch:[8] »Es scheint mir viel logischer zu sein, in der Natur nur das auszuwählen und in einer schlichten Skizze, einer einfachen Notiz, festzuhalten, was einem in Linienführung und Farbe vollkommen erscheint [...], um es für ein Gemälde und nicht für eine Studie zu verwenden.« Signac, dessen Malerlaufbahn unter Monets Führung begonnen hatte, brach also mit dem impressionistischen Credo der Freilichtmalerei und kehrte zur klassischen Methode der im Atelier geschaffenen Landschaftskomposition zurück.

Die Lektüre der Tagebücher von Eugène Delacroix[9] brachte ihn auf die Idee, selbst ein Tagebuch zu führen, und bestärkte ihn in seinem Entschluß,

5 E. Verhaeren, »Le Salon de la Libre esthétique (deuxième article)«, in *L'Art moderne*, 8. März 1896, S. 74.

6 Brief von C. Pissarro an P. Signac, 30. August 1888, zit. in F. Cachin, *Signac*, Paris 1971, S. 73.

7 Brief von P. Signac an C. Pissarro, undatiert (Sommer 1892), zit. im Ausst.-Kat. der Librairie Charavay, April 1977, Nr. 3/151.

8 Tagebuch, 20. Juni 1894, Archives Signac.

9 Delacroix' Tagebücher erschienen in drei Bänden, Paris 1893–1895.

10 J. Rewald (s. Anm. 3), S. 101.

11 Tagebuch, 14. Juni 1894, Archives Signac.

12 *D'Eugène Delacroix au néo-impressionnisme* erschien zuerst auszugsweise in der *Revue blanche* von Mai bis Juli 1898 und in der deutschen Zeitschrift *Pan* von Mai bis Oktober 1898. Die erste vollständige Ausgabe wurde von den Editions de la Revue blanche 1899 veröffentlicht, die von Sophie Herrmann besorgte und von Eberhard von Bodenhausen durchgesehene deutsche Übersetzung kam 1903 heraus.

13 F. Cachin (Hg.), *D'Eugène Delacroix au néo-impressionnisme*, Paris 1978, S. 7.

14 So studierte er am 10. und 26. Dezember 1894 im Louvre italienische (Signorelli, Botticelli, Uccello) und englische (Constable, Bonington) Bilder. Am 27. April 1898 kaufte er in der Chalcographie du Louvre einen Stich nach den Arbeiten des Herkules von Poussin, um die Komposition des Werkes zu studieren. Vgl. J. Rewald (s. Anm. 3), S. 110 und 113 sowie unveröffentlichtes Tagebuch, 27. April 1898, Archives Signac.

15 Tagebuch, 27. April 1898, Archives Signac.

auf die Freilichtmalerei zu verzichten, die der geduldigen, präzisen Arbeit der Farbzerlegung kaum förderlich war. Delacroix' Marokkoreise – sechs Monate des Aquarellierens und Zeichnens – hatte dem bewunderten Maler eine überreiche Ernte gebracht, die ihn bis zum Ende seines Lebens mit Themen und Motiven versorgte. »Man darf nicht Genauigkeit und Wahrheit verwechseln«, stellte Signac fest,[10] »die Natur ist kein Modell, sondern ein Lexikon. [...] Nein, Monsieur Monet, Sie sind kein Realist. [...] Bastien Lepage kommt der Natur sehr viel näher als Sie! In der Natur gibt es keine blauen Schatten, keine violetten Personen. [...] Ihr großes Verdienst liegt gerade darin, sie so gemalt zu haben, wie Sie sie empfinden, aus Liebe zur schönen Farbe.« Abschließend stellte Signac fest: »Vor ein paar Jahren versuchte ich ebenfalls, den anderen durch wissenschaftliche Experimente zu beweisen, daß diese Blau-, Gelb- und Grüntöne in der Natur zu finden sind. [...] Heute begnüge ich mich mit der Behauptung: Ich male so, weil ich diese Technik für am besten geeignet halte, ein unübertrefflich harmonisches, lichtes und farbenprächtiges Ergebnis zu erzielen.« Zugleich hörte Signac auf, seine Werke mit Opusnummern zu versehen, da dieser Usus seinen Sinn verloren hatte; nun konnte er mehrere Gemälde gleichzeitig in Angriff nehmen oder ein vor Monaten oder Jahren festgehaltenes Motiv wieder aufnehmen und vertiefen.

Dieser zunehmenden Befreiung, die jedoch nie den Verzicht auf die neoimpressionistischen Gesetze bedeutete – die Zerlegung des Farbspektrums und die Reinheit der Farbe blieben stets die Grundlage von Signacs Technik –, ging eine vertiefte theoretische Analyse einher. Das Tagebuch des Künstlers setzt am 14. Juni 1894 mit dieser Reflexion ein:[11] »Es wäre ein leichtes, einen Aufsatz über Delacroix und die Neoimpressionisten zu verfassen. Unsere ganze Technik ist im Tagebuch beschrieben.« Vier Jahre später veröffentlichte Signac seine Abhandlung *D'Eugène Delacroix au néo-impressionnisme* (Abb. 1).[12] Dieses Manifest, das »bereits die Bedeutung einer Bilanz« hat[13] und den Neoimpressionismus in eine historische Perspektive stellt, beruht auf einer analytischen Reflexion, die von zahlreichen Besuchen von Ausstellungen und von französischen und ausländischen Museen genährt wurde.[14] »Man muß lernen, wenn man sich befreien will.«[15]

Die Zeit der Reisen

Die Jahre 1892–1913 waren für Signac eine Zeit ausgedehnter Reisen. Zuvor war er regelmäßig aufs Land gefahren, um aus Port-en-Bessin, Collioure oder Portrieux nach der Natur gemalte Landschaften zurückzubringen. Nun reiste er freier, auf der Suche nach »Effekten«, die er in Aquarell festhielt, und nach Museen, in denen er die Bestätigung für die Stichhaltigkeit der neoimpressionistischen Theorien fand und über deren Platz in der Geschichte der Malerei nachdachte. Nach vier Jah-

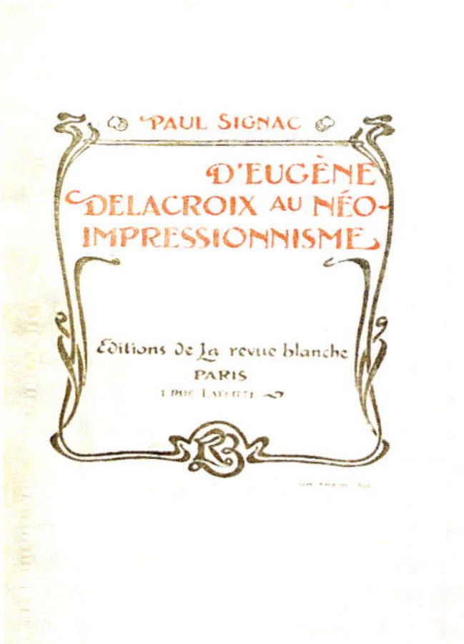

Abb. 1
Théo van Rysselberghe, Umschlag des Buches von Paul Signac D'Eugène Delacroix au néoimpressionnisme, *Paris 1899*

ren, in denen er ausschließlich in Saint-Tropez gemalt hatte, unternahm er mehrere Reisen, auf denen er neue Sujets wie den Mont-Saint-Michel, den Hafen von Marseille oder Konstantinopel entdeckte, aber auch unbekannte Museen besuchte. Die Wahl seiner Reiseziele ist aufschlußreich: Holland, Belgien, Italien und London (»wegen Turner«). Unterwegs stellte Signac, der stets methodisch vorging, eine Dokumentation mit Photographien und Künstlerlisten zusammen und notierte seine Eindrücke gewissenhaft in Hefte: die Komposition eines Bildes, das Nebeneinander von zwei Farben, Details eines Bauwerks oder einer Landschaft, Gedanken, die Einheimische oder Reisegefährten angeregt hatten.

»Der Verkauf der ›Pêche à la sardine‹ zu einem erbärmlichen Preis (400 F), doch an einen Freund Verhaerens, erlaubt mir die kleine Hollandreise«:[16] Nach der Eröffnung des Brüsseler Salon de la Libre Esthétique Ende Februar 1896 besuchte Signac, von Théo van Rysselberghe begleitet, Vlissingen (Flessingue), Volendam und Edam (Abb. 2). Von dieser Reise brachte er im Freien geschaffene Aquarelle und Zeichnungen mit, nach denen er sechs Ölbilder malte. 1906 kehrte er nach Holland zurück[17] und wohnte diesmal im Hotel Victoria in Rotterdam. Er besuchte Maasluis und Amsterdam, aquarellierte, wann immer er Zeit dazu fand, bewunderte die »herrliche Maas«, kaufte Rembrandt-Reproduktionen oder beschäftigte sich mit Johann Barthold Jongkind.

Italien war eines der Lieblingsziele des überzeugten Stendhal-Anhängers. Im Sommer 1896 bereiste Signac die ligurische Küste mit Ventimiglia, Bordighera und Genua. Mit seiner Mutter Héloïse war er bereits 1890 in Italien unterwegs gewesen und hatte Genua, Neapel, Rom und Florenz besucht, wo die beiden Théo van Rysselberghe trafen. 1904 besuchte er dieses Land erneut und hielt sich in Genua, Mai-

16 Brief an H.-E. Cross, undatiert, Archives Signac.
17 Die zweite Hollandreise fand von Mitte April bis Mitte Mai 1906 statt.

Abb. 2
Théo van Rysselberghe, »Paul Signac im Anblick von Zierikzee«,
Februar / März 1896, Farbkreide, 15,2 x 13 cm, Privatbesitz

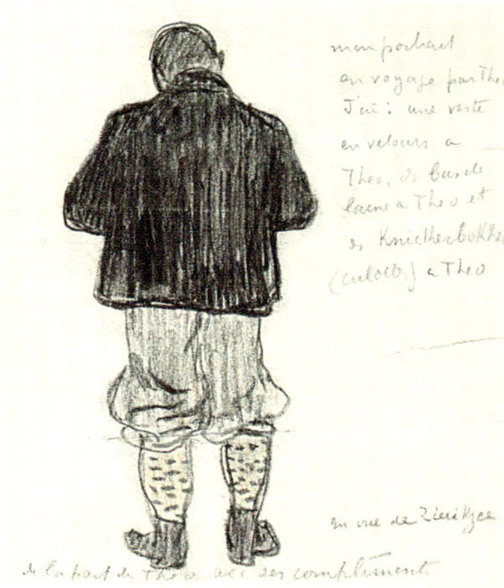

land, Verona und Venedig auf, wo er leidenschaftlich aquarellierte. Im Februar und März 1908 war er, von seiner Frau Berthe begleitet, wiederum in Venedig, nachdem die beiden zuvor Genua, Pisa, Florenz, Siena, Rom und Assisi aufgesucht hatten. Vermutlich traf er während dieser Reise mit Willy Finch und Théo van Rysselberghe zusammen, die ebenfalls in Italien unterwegs waren; im Oktober und November desselben Jahres hielt sich zudem Claude Monet in Venedig auf.

Anhand des Notizheftes der letzten Italienreise, das veröffentlicht wurde,[18] läßt sich gut verfolgen, wie der Künstler alles, was um ihn geschieht, mit amüsiertem Blick verfolgt; er notiert aufschlußreiche Anekdoten und findet in Museumsbildern und Kirchenfresken mehr denn je die Bestätigung für die Richtigkeit der neoimpressionistischen Regeln. Daneben setzt er seine historischen Studien fort und ordnet die moderne Kunst in die Geschichte der Malerei ein, als deren logische Fortführung. Signacs leidenschaftlicher Charakter drückt sich ungeniert aus, wenn er Gute und Schlechte voneinander scheidet. Verdienstvoll sei das Werk von Gozzoli, Guardi und Lorenzetti, in deren Nachfolge er Maurice Denis, Jongkind und den Zöllner Rousseau stellt. Zugleich sieht er Beziehungen zwischen Giotto und Cézanne oder Masaccio und Renoir. Zu den Verdammenswerten gehöre dagegen Tiepolo, dessen »Lumperei« zur »schlechten Wissenschaft« von Horace Vernet führe.

Von ganz anderer Art war sein Aufenthalt in Belgien. Mit seinem Umzug in die Villa Le Castelbéranger in Paris als Vorwand, bezog er einen Monat lang, vom 15. November bis 17. Dezember 1897, bei Théo van Rysselberghe in Brüssel Quartier. Diesmal suchte er nicht nach »Effekten« oder Motiven. Belgien kannte er bereits ausgezeichnet; seit 1887, als er in Begleitung von Seurat, der sein Bild »Un dimanche après-midi à l'île de la Grande Jatte« im Salon des XX vorstellte, nach Brüssel

18 F. Cachin, »Paul Signac, notes de voyage en Italie, février mars 1908«, in *Hommage à Michel Laclotte*, Paris 1994, S. 607–615.

gekommen war, hatte er mit Theo eine Schlüsselrolle für den künstlerischen Austausch zwischen der französischen und der belgischen Hauptstadt gespielt. Während er neue neoimpressionistische Anhänger warb und den Kreis der im Salon des Indépendants vertretenen belgischen Künstler erweiterte, suchte Theo in Paris nach Teilnehmern am Salon des XX.

In seinem Tagebuch vermerkte Signac den Besuch der Stahlwerke und Minen von Couillet bei Charleroi, den er mit Théo van Rysselberghe und Maximilien Luce unternahm. Sehr viel ausführlicher hielt er seine Besuche der Brüsseler Museen fest, bei denen ihn Emile Verhaeren begleitete. Im Musée d'art moderne empörte ihn die schlechte Hängung von Delacroix' Entwurf für die Deckenmalerei der Galerie d'Apollon im Louvre. Des weiteren besuchte er das Musée des sculptures, das Musée communal und das Musée d'art ancien. Signac bewunderte die Gemälde »Le Grisou« und »Le Puddleur« seines Freundes Constantin Meunier (»das moderne Drama«), doch in erster Linie fesselten ihn die alten Meister, wie Quentin Metsys, der »Maler der Maler«, mit seinem Triptychon. Darüber hinaus analysierte er eingehend Farbe und Komposition der Gemälde von Peter Paul Rubens.[19]

»Verkauf des ›Mont St Michel au soleil couchant‹ für 600 F an Herrn von Nostitz. Damit sind die Londonreise und die Turner-Freuden gesichert.«[20] Am 27. März 1898 schiffte sich Signac nach England ein, begleitet von Theo, der ihm behilflich war, die Möbel für Le Castelbéranger auszusuchen.[21] Bereits bei der Ankunft in Folkestone stellte er einen ausgesprochenen »Turner-Effekt« fest. Wie in Brüssel notierte der Maler jedoch in erster Linie die Eindrücke, die er bei seinen Besuchen der Londoner Museen gewann. Mit Farbstiften und Aquarellkasten in der Tasche besuchte er die National Gallery, wie das Reiseskizzenheft belegt, das vor kurzem in die Sammlung des Cabinet des arts graphiques des Musée du Louvre gelangte.[22] Er beobachtet die Entwicklung der Farben in einem Tafelbild von Filippino Lippi und bemerkt den Unterschied zwischen dem Veronese-Grün in dem ursprünglich durch einen Rahmen geschützten Bereich und dem gelblich-grünen Ton in der dem Licht ausgesetzten Zone.[23] Nebenbei notiert er einen Ausspruch Goethes, dem zufolge der Dichter jede schludrig ausgeführte Arbeit wie die Sünde haßte. Vor allem jedoch ziehen ihn die Gemälde Turners an. Er stellt fest, daß sie einen »unbestreitbaren Einfluß auf Delacroix«[24] ausübten, und macht zu jedem ausgestellten Gemälde präzise Notizen. Farben und Komposition werden eingehend studiert. Häufig ist ein Bild in zwei Skizzen festgehalten: mit Farbstift und in Aquarell. Manchmal sind beide Techniken miteinander verknüpft, z.B. bei »Aeneas und Dido«, dessen die Komposition bestimmende Farbtöne er mit raschem Blick notiert: Grün, Rosa, Zinnober, Blau, Violett und Gelb im Zentrum. Nach Paris zurückgekehrt, berichtete er am 18. April Charles Angrand, immer noch in heller Begeisterung, was er alles gesehen hatte: die

19 Tagebuch, Archives Signac.

20 Tagebuch, 25. Januar 1898, Archives Signac.

21 Ph. Thiébaut, »Art nouveau et néo-impressionnisme: les ateliers de Signac«, in *Revue de l'art*, 1991, Nr. 2, S. 75.

22 Paris, Musée du Louvre, Cabinet des arts graphiques, Fonds du musée d'Orsay, R.F. 50856, 26 x 13 cm.

23 Wahrscheinlich »Betender Engel«, Wynn Ellis Bequest, 1876.

24 J. Rewald, »Extraits du journal inédit de Paul Signac III 1898–1899«, in *La Gazette des Beaux-Arts*, Juli–August 1953, S. 31.

Abb. 3
Paul Signac, »Au Temps d'harmonie (L'Age d'or n'est pas dans le passé, il est dans l'avenir)«, *1893–1895, (In der Zeit der Harmonie. Das Goldene Zeitalter liegt nicht in der Vergangenheit, es liegt in der Zukunft), Öl auf Leinwand, 300 x 400 cm, Montreuil, Rathaus*

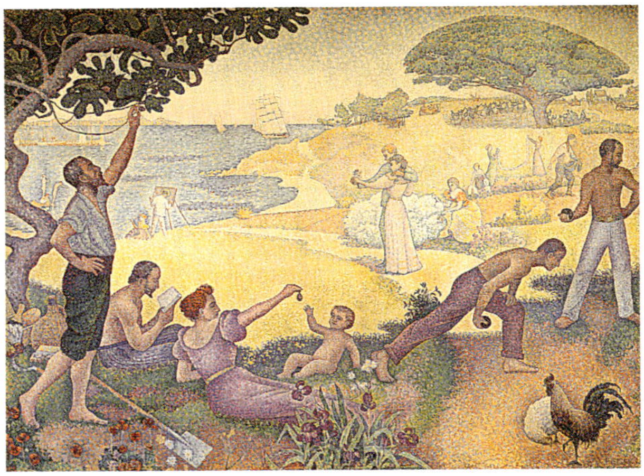

Marmorskulpturen des Parthenon, Ghirlandaio, Perugino, Pinturicchio, Signorelli, Mantegna, Raffael und das Spätwerk Turners:[25] »Es sind keine Bilder mehr, sondern Polychromien, Juwelen, *Malerei* im schönsten Sinne des Wortes.« Noch Jahre später, als er 1907 Konstantinopel besuchte, die letzte der großen europäischen Hafenstädte, die er – neben Marseille, Rotterdam, Genua und Venedig (Antwerpen und London fehlen) – malte, rief er bewundernd aus: »Ganz wie bei Turner!«

Die Dekorationsmalerei

Über diese Studienreisen vergaß Signac das Programm nicht, dem er sich mit seinem Umzug nach Saint-Tropez verschrieben hatte, zumal er sich nicht nur als Landschaftsmaler verstand. Ihm schwebte die Ausführung großer dekorativer Werke vor, was dem um die Jahrhundertwende weitverbreiteten Wunsch nach einem Gesamtkunstwerk entsprach. Kurz nach seiner Ankunft in Saint-Tropez begann er ein langfristig angelegtes Unternehmen, das die Dekorationsmalerei in den Mittelpunkt seiner ästhetischen und sozialkritischen Reflexionen stellte. Den Anfang bildeten die »Femmes au puits« (1892/93, Musée d'Orsay, Paris), gefolgt von »Au Temps d'harmonie« (1893–1895, Rathaus Montreuil, Abb. 3), »Les Démolisseurs« (1897–99, Musée municipal, Denain; Abb. 5) und den Skizzen für das Rathaus von Asnières (1900, Privatsammlung). Die erste dieser Arbeiten, »Femmes au puits«, deren Komposition bewußt oder unbewußt jene von Seurats »Cirque« wieder aufnimmt, zeugt von dem Einfluß, den der verstorbene Freund auf Signacs Kunst ausübte.[26] Sie läßt aber auch den entschiedenen Willen des Malers erkennen, der Farbe eine Kraft zu geben, die Seurats zarten Kompositionen völlig abgeht. Diese »Dekoration für eine Tafel im Halbdunkel«, wie der Katalog des Salon des Indépendants von 1893 vermerkt, sollte

25 Brief an Ch. Angrand, 18. April 1898, zit. von J. Rewald (s. Anm. 24), S. 32.
26 M. Ferretti-Bocquillon, in *Signac & Saint-Tropez* (s. Anm. 4), S. 32–39.

dem Raum, für den sie bestimmt war, Licht und Farbe bringen. Dem gleichen Zweck ist auch »Au Temps d'Harmonie« verpflichtet, das ehrgeizigste Werk des Malers. Das Bild, ein wahres »Forschungslabor«, nahm Signac voll in Anspruch und führte zu einer vertieften ästhetischen Reflexion. Während der Arbeit dachte er an Seurat und Puvis, wünschte sich ein Wiedersehen mit den Werken Michelangelos und fand bei Raffael »vergessene, sichere Regeln«.[27] »Au Temps d'Harmonie« ist ein ästhetisches und politisches Manifest. Dieses »Atelier« von Saint-Tropez, das so hell erstrahlt, wie Courbets Bild dunkel war, kündet von den Wünschen und Absichten des Malers, wie nicht nur die Selbstdarstellungen zeigen, die es enthält, sondern auch die Gegenwart von Berthe, die er damals soeben geheiratet hatte. Mit dem Bild feiert Signac Liebe, Mutterschaft, Studium und Lektüre, den Reigen der glücklichen jungen Leute, die Weisheit des lehrenden Greises, die Landwirtschaftsmaschinen, die dem Menschen die mühseligsten Arbeiten abnehmen, die reife Frucht, die gepflückt werden will, das Meer, das ein Freilichtmaler auf die Leinwand bannt. Den Rahmen dieses Goldenen Zeitalters bildet die Umgebung von Saint-Tropez: Ohne Mühe sind die Plage des Graniers, die Pinie von Bertaud, die Hafenmole und die Hügel des Massif des Maures zu erkennen.

Die Darstellung einer idealen Gesellschaft zeigt, daß Signac mehr als ein Staffeleimaler sein wollte. »Au Temps d'harmonie« drückt seinen Willen aus, an einem Kollektivwerk teilzuhaben, und steht im Zeichen eines damals beliebten anarchischen Ideals. Die meisten Freunde des Künstlers, wie Félix Fénéon, Maximilien Luce, Henry van de Velde oder Camille Pissarro, hatten ähnliche Absichten. Auch der belgische Dichter Emile Verhaeren träumte von einer – friedlichen – Befreiung des Individuums. Seine Rolle bei der Entstehung von Signacs großen Dekorationsarbeiten wurde bisher nicht gebührend gewürdigt. Signac empfand für Verhaeren, den er 1887 anläßlich des Salon des XX kennengelernt hatte und dem er das Bild »Le Ponton de la Félicité Asnières« (1886) schenkte, seit langem eine tiefe Bewunderung. Während der hier interessierenden Zeit intensivierten sich ihre Beziehungen. Mit »Au Temps d'harmonie« und mehr noch mit »Les Démolisseurs«, die mit dem ersteren, vervollständigt um »Les Haleurs« und »Les Constructeurs«, ein Ensemble bilden sollten, drückte Signac ein Ideal aus, das er mit dem Schriftsteller teilte.[28]

Im Zusammenhang mit der Lektüre von Verhaerens *Les Villages illusoires* schrieb der Maler in sein Tagebuch:[29] »Er ist der beste Dichter für Regen, Wind, Sturmestosen, Leiden und Unheil [...], wobei stets die Hoffnung auf ein Goldenes Zeitalter voller Ruhe, Glück und Sonnenschein bestehen bleibt.« Zu jener Zeit vollendete Signac das große Bild, das im Salon des Indépendants von 1895 ausgestellt wurde. Vermutlich kehrte es danach wieder in das Atelier des Malers zurück, das dieser im Sommer 1895 Verhaeren zur Verfügung stellte.[30] Anläßlich der Aus-

27 M. Ferretti-Bocquillon, in *Signac & Saint-Tropez* (s. Anm. 4), S. 50–59.
28 Tagebuch, 9. Juni 1896: »Ich begann nach dem Gedächtnis eine Skizze meines großen Gemäldes, um mich für die Skizzen meiner nächsten Bilder vorzubereiten: Les Haleurs, Les Démolisseurs, Les Constructeurs.« Archives Signac.
29 Tagebuch, 11. Februar 1895, J. Rewald (s. Anm. 3), S. 116.
30 Briefe von Théo van Rysselberghe, Archives Signac: Verhaeren befand sich am 9. Juni 1895 im Atelier.

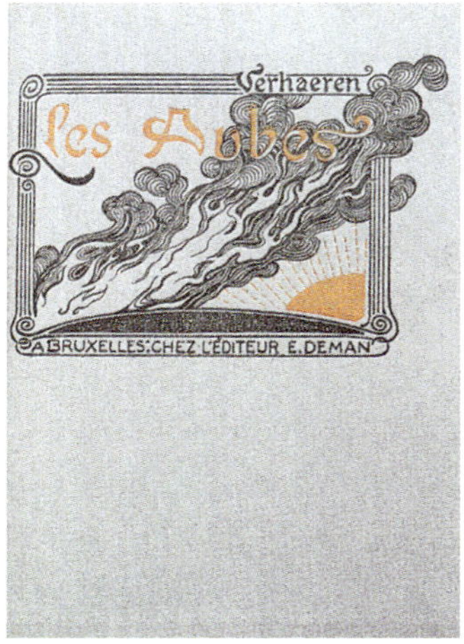

Abb. 4
Emile Verhaeren,
Les Aubes, *1898, Titelseite von Théo van Rysselberghe*

stellung des Bildes im Salon de la Libre Esthétique des folgenden Jahres gab der Dichter sein Urteil über »Au Temps d'harmonie« ab, das er als Versuch einer neuen Dekoration bezeichnete. Er bedauerte die möglicherweise allzusehr betonte Rolle der Theorie der Linien, stellte jedoch fest:[31] »Auf diese Ästhetik ruhiger, gemächlicher Kurven, auf diese weiten Flächen voll klarer, einfacher Szenen richten jene ihr Augenmerk, die ein Tafel- oder Staffeleibild nicht mehr zu befriedigen vermag.« Diese Äußerung läßt zwar noch freundschaftliches Wohlwollen erkennen, doch keine Spur mehr von der Begeisterung, die Verhaeren noch für »La Bouée rouge« gezeigt hatte.

Am 22. August 1895 notierte Signac in sein Tagebuch:[32] »Verhaeren schreibt, daß er mir seinen neuen Gedichtband widmet, den er soeben in meinem Atelier verfaßt hat.« 1896 erschienen jedoch zuerst *Les Villes tentaculaires* und *Les Heures claires.* Das Signac gewidmete Werk, *Les Aubes* (Abb. 4), wurde erst 1898 veröffentlicht;[33] dieser dritte und letzte Teil einer Reihe, die mit *Les Campagnes hallucinées* und *Les Villes tentaculaires* begonnen worden war, ist keine Gedichtsammlung, sondern ein lyrisches Drama, das die Stadt Oppidomagne zum Schauplatz hat. In der vom Feind umzingelten Stadt empört sich das Volk. Hérénien, der Held, drückt »den Zorn der Städte und die Ängste des Landes« aus. Als nach erfolgreicher Revolution der Friede wieder eingezogen ist, streifen ausgelassene Gruppen durch die Stadt und singen: »Echte Kerle sind jene, die ohne großes Bekümmern / Alte Hoffnungen und morsche Macht zertrümmern.« Die von Signac gemalten »Démolisseurs« oder Abbrucharbeiter (Abb. 5) gleichen diesen »echten Kerlen« aufs Haar. Dieses 1897 geschaffene Bild ist das »engagierteste« Werk des Malers.[34] Am Ende des Jahres hielt sich Signac in Brüssel auf, wo er Verhaeren besuchte und seine Absicht verkündete, »Au Temps d'harmonie« dem

31 E. Verhaeren (s. Anm. 5), S. 74.
32 Tagebuch, 22. August 1895, Archives Signac.
33 E. Verhaerens *Les Aubes* erschien am 30. Januar 1898 in den Editions Deman in Brüssel, Umschlagentwurf von Théo van Rysselberghe.
34 Signac begann »Les Démolisseurs« am 4. Januar 1897; vgl. Tagebuch, Archives Signac.

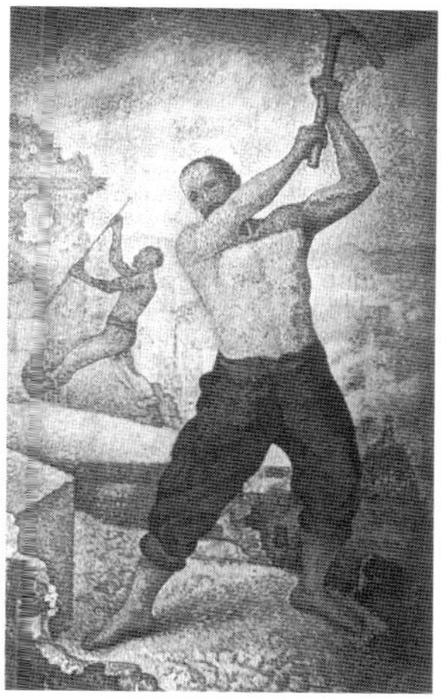

Abb. 5
Paul Signac,
»Les Démolisseurs«, *1897–1899, (Die Abrißarbeiter), Öl auf Leinwand, 250 x 150 cm, Denain, Musée municipal*

von Victor Horta erbauten Volkshaus in Brüssel zu schenken, ein Angebot, auf das der Architekt jedoch nicht einging.[35]

Verhaeren zog 1898 nach Paris und traf dort regelmäßig mit Signac zusammen. Dieser vermerkte beispielsweise am 1. Januar 1899 in seinem Tagebuch:[36] »Mit Verhaeren gesprochen«, und am 2. Januar: »Die ›Démolisseurs‹ wieder aufgenommen«, dien er zwei Jahre zuvor begonnen hatte. Obwohl Signac an seinen Dekorationsprojekten festhielt, hatte er doch beträchtliche Schwierigkeiten, sie zu Ende zu führen. Am 11. November 1900 beschloß er,[36] sein Angebot zurückzuziehen, da der »Linienzieher des Volkshauses unfähig war, in sechs Monaten die Zeit zu finden, die vier Tafeln, die den Rahmen für meine Dekoration bilden sollten, installieren zu lassen.« Hortas Ablehnung war um so verletzender, als Signac einen vollständigen Zyklus zur Illustration der anarchischen Ideale plante; zudem war der Architekt keineswegs prinzipiell gegen Dekorationsmalerei eingestellt.[37] Im folgenden Jahr wurde »Les Démolisseurs« mit dem Vermerk »Tafel für ein Volkshaus« im Salon des Indépendants ausgestellt; »Les Haleurs« und »Les Constructeurs« gelangten dagegen nie zur Ausführung. Unter der folgenden Nummer des Salonkataloges erscheint das »abgelehnte Projekt für die Dekoration des Rathauses von Asnières«. Aufgrund dieser enttäuschenden Erfahrungen wandte sich Signac von der Dekorationsmalerei und von großformatigen Werken ab und konzentrierte sich völlig auf Landschaften. In diesem Bereich erzielte er denn auch beachtliche Erfolge, und seine Bilder fanden, vor allem dank der Bemühungen des in Deutschland tätigen Architekten Henry van de Velde, zahlreiche Abnehmer.

Van de Velde und Deutschland

Der seit 1900 in Deutschland tätige

35 Ph. Thiébaut (s. Anm. 21), S. 72–73.
36 Tagebuch, zit. von Ph. Thiébaut (s. Anm. 21), S. 73.
37 Victor Horta wandte sich an van Rysselberghe, der 1902 »La Lecture du jardin« für das Hôtel Solvay malte. Van Rysselberghe interessierte sich ebenfalls für die Dekorationsmalerei: »L'Heure embrasée«, 1897, Kunstsammlungen zu Weimar, läßt sich, was Format und mediterranen Rahmen, aber auch seine Intentionen betrifft, mit »Au Temps d'Harmonie« vergleichen.

Abb. 6
Brief von Henry van de Velde an Paul Signac, 31. Mai 1890, Archives Signac

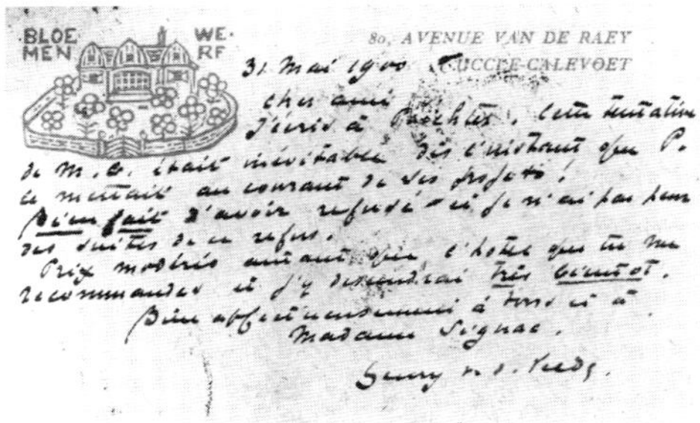
BLOEMEN WERF
80, AVENUE VAN DE RAEY
UCCLE-CALEVOET

Architekt und Innenarchitekt Henry van de Velde war in der hier interessierenden Zeit eine der Schlüsselfiguren für die Verbreitung der Bilder seines alten Freundes Signac. In seinen Erinnerungen fixiert van de Velde den Beginn dieser »lebhaften und spontanen« Freundschaft auf den Salon des XX von 1888; seine Bewunderung galt damals Signacs »dreizehn Landschaften von unübertrefflicher Schönheit und von einer empfindsamen und beschwingten Sicherheit in der Ausführung, die einen deutlichen Gegensatz zu Seurats Zurückhaltung und Disziplin bildete«.[38] Als der betagte Architekt jedoch seine Memoiren verfaßte, waren die Ereignisse, von denen er berichtet, ferne Erinnerungen. Zwar dürften sich die beiden neoimpressionistischen Maler schon 1888 gut gekannt haben, doch scheint sich ihre Beziehung, wenn man dem Briefwechsel Glauben schenken will, erst um die Jahrhundertwende intensiviert zu haben. Signac beherbergte van de Velde, wenn dieser nach Paris kam, und der Besucher erinnert sich, »in einem emaillierten Eisenbett in der Mansarde [geschlafen zu haben], in der Seurats letzte große Komposition, ›Le Cirque‹, an der Wand hing«.[39] Diskret verschweigt van de Velde in seinen Memoiren die große Zahl neoimpressionistischer Bilder, die durch seine Vermittlung verkauft wurden. Er war es denn auch, der Signacs Werk in Deutschland bekannt machte (Abb. 6).

Wie Verhaeren teilte er Signacs Empfindungsweise und seine politischen Ideen. Als ebenfalls überzeugter Anarchist verkündete er die Freiheit des Individuums, das lernen muß, seinen Lebensrahmen zu gestalten und sein eigenes »Heim«, Spiegel des individuellen Denkens und Wollens, zu schaffen. Er träumte von einer neuen, mit der Natur versöhnten Gesellschaft, die mit deren Rhythmen in Einklang stünde, einer Natur, die in vielerlei Hinsicht Signacs südfranzösischem Eden gleicht.[40] Van de Velde gab

38 A. van Loo (Hg.), *Henry van de Velde. Récit de ma vie*, Bd. 1, Brüssel 1992, S. 117 und 158.
39 A. van Loo (Hg.), *Henry van de Velde. Récit de ma vie*, Bd. 2, Brüssel 1995, S. 321.
40 A. van Loo (s. Anm. 38), S. 28.

jedoch die Staffeleimalerei und den Neoimpressionismus auf, da er die Harmonie auf einer allgemeineren Ebene zu verwirklichen suchte. Das Haus Bloemenwerf, das er sich in Brüssel baute und im Februar 1896 bezog, diente ihm als Manifest und Schaufenster zugleich.

Signac zeigte zwar echtes Engagement für die Dekorationsmalerei, war jedoch viel zurückhaltender gegenüber der Mode der angewandten Kunst, die damals die Salons für Malerei überschwemmte, zumal der Neoimpressionismus eine Reihe von Anhängern an sie verlor, neben Henry van de Velde auch Willy Finch, der sich zu Beginn der 1890er Jahre ganz der Keramik zuwandte.[41] Signac schätzte jedoch, ohne sich verstellen zu müssen, die Arbeiten seines Freundes van de Velde,[42] an den er sich 1910 wandte, als er für den Bau seines Segelbootes »Sindbad« Handgriffe, Scharniere und ähnliche Elemente brauchte, die »einfach, robust, praktisch und schön, kurz typisch van de Velde« sein sollten.[43]

Van de Velde bedachte Signacs Malerei stets mit bewundernden Worten. Zu seiner Sammlung gehörten zwei Studien der »Samois«-Reihe und »Saint-Tropez, La Ville et les pins« (1902, Privatsammlung), ein Bild, das durch Tausch in seinen Besitz gelangt war. Im August 1903 schrieb er an Signac:[44] »Eines Deiner Bilder zu besitzen! [...] Eine Deiner kleinen Skizzen, die ich in Crefelfd [sic] erwerben konnte, ruft bereits einen Lebenstumult in meinem Wohnzimmer hervor. [...] Von den ausgestellten Bildern zeigt jenes, das mir am besten gefällt, dunkle Pinien, ein Dorf (St Tropez) erglänzt im unteren Bereich, und das Meer erstreckt sich in der Ferne. Das Bild ist von überwältigender Pracht und von unermeßlich wertvoller Substanz.« Ebenfalls durch Tausch kam »Marseille le vieux port« (1906, Privatsammlung) in seinen Besitz.[45] Im Gegenzug erhielt Signac einen Bratspieß, einen Fischtopf und eine elegante silberne Fischkelle.[46] Darüber hinaus stellte der Architekt ein Bild Signacs, »Mont Saint-Michel. Soleil couchant« (1897, Privatsammlung, Kat.Nr. 11), in den Mittelpunkt der Wohnungseinrichtung, die er für einen seiner ersten deutschen Kunden, Alfred von Nostitz, schuf. Das Bild, dessen Verkauf Signac 1898 die »Londonreise und die Turner-Freuden« ermöglicht hatte, war im Jahr 1900 Gegenstand eines Briefwechsels zwischen van de Velde, der noch in Brüssel lebte, und von Nostitz, dessen Berliner Junggesellenwohnung er einrichtete.[47] Zuerst ging es um die Aufhängung des Bildes in der Bibliothek: »In diesem Fall müßte man es über das Möbel mit den Stichen hängen. [...] Ich halte dies für einen schönen Ort und ein gutes Mittel, diese Raumecke aufzuwerten. Man dreht den Kopf gern nach rechts, und Sie hätten dort einen überzeugenden Anziehungspunkt.« Sodann heißt es: »Mein Lieber, Sie machen den Vorschlag, mir den ›Signac‹ zu schicken, aufgrund der Schwierigkeiten, die Sie befürchten, zwischen Bild und Möblierung eine Harmonie zu schaffen. Ich zögerte lange, dieses Opfer anzunehmen, doch ich würde es wahrlich nicht

41 Tagebuch, zit. von Ph. Thiébaut (s. Anm. 21), S. 74.
42 Am 16. Juli 1898 vergleicht Signac in seinem Tagebuch zwei Tapetenmuster von van de Velde und Aubert. Das erstere scheint ihm besser zu sein: »Synthetische Dahlien und Arabesken bildende Blätter. Jede Blüte, jedes Blatt ist in winzige Punkte zerlegt. Das Ganze bildet eine vibrierende Tonalität.« – Eine neoimpressionistische Definition der Dekorationskunst.
43 Brief von P. Signac an H. van de Velde, Brüssel, Bibliothèque royale de Belgique, Fonds Henry van de Velde, X 1726 / 9, zit. von Ph. Thiébaut (s. Anm. 21), S. 77.
44 Brief von H. van de Velde an P. Signac, Weimar, 25. August 1903, Archives Signac.
45 Brief von H. van de Velde an P. Signac, Weimar, 17. Februar 1907: »Bei der Rückkehr finde ich Dein Bild vor!« Archives Signac.
46 Ph. Thiébaut (s. Anm. 21), S. 77.
47 Brief von H. van de Velde an A. von Nostitz, Brüssel, Galerie de l'Ecuyer.

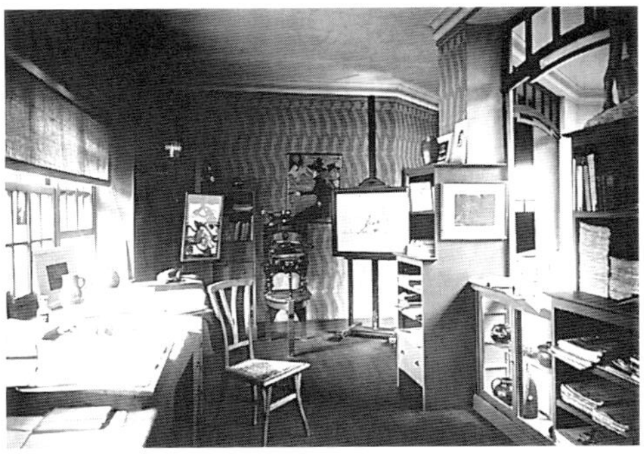

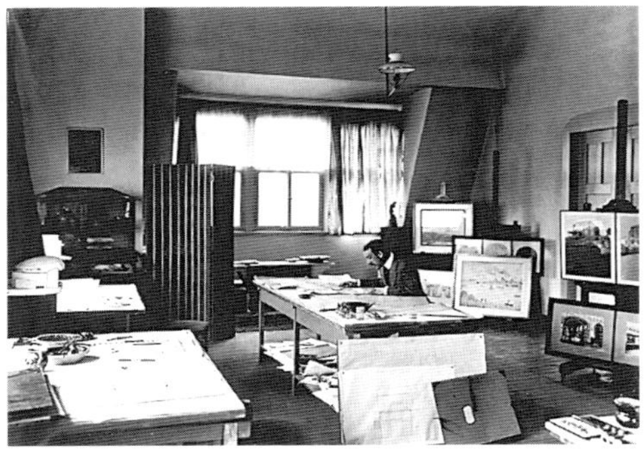

Abb. 7
Das Atelier von Henry van de Velde im Bloemenwerf (1900), Foto, Brüssel, Archives et musée de la littérature, Bibliothèque royale Albert Ier

Abb. 8
Das Atelier von Henry van de Velde in Weimar, um 1903/04, Foto, Brüssel, Bibliothèque de l'Ecole supérieure des arts visuels de la Cambre

wagen, die Verantwortung für eine solche Abstimmung auf mich zu nehmen, ohne das Bild vor Augen zu haben. Es dürfte in der Tat schwierig sein, einen überleitenden Ton zwischen dem Orange und Violett des Bildes und dem mattroten Holz zu finden. Doch vertrauen Sie mir, ich werde Holz und Bild nebeneinanderhalten und über beide meditieren und sicher eine Lösung finden.« Anschließend bat er Alfred von Nostitz, das Bild direkt zu ihm nach Hause zu schicken, nicht ins Atelier, was gefährlich wäre. Eine Photographie von van de Veldes Arbeitszimmer im Haus Bloemenwerf beweist, daß dies tatsächlich so geschah: Man sieht den »Mont-Saint-Michel« auf einer Staffelei neben dem Schreibtisch des Architekten stehen (Abb. 7). Auf einer anderen Photographie, diesmal des Weimarer Ateliers von van de Velde um 1903 (Abb. 8), erkennt man das sehr schöne Gemälde »Pont de Grenelle« von Signac (1899, Amos Andersonin Taideomuseo, Sigurd Frosterus Foundation, Helsinki; Abb. 9) mit dem Eifelturm und den geschwungenen Rauchentwicklungen aus den Fabrikschornsteinen. Signac hatte dieses Bild an den deutschen Händler Hermann Paechter verkauft; dann gehörte es dem finnischen Architekten Sigurd Frosterus (1876–1956), der 1903/04 Mitarbeiter van de Veldes war. Als Liebhaber neoimpressionistischer und fauvistischer Malerei besaß Frosterus in seiner Sammlung, die heute im Amos Andersonin Taideomuseo von Helsinki gezeigt wird, hervorragende Werke von Finch, van Rysselberghe, Cross, Henckell, Valtat und Vlaminck.

So führte Henry van de Velde die neoimpressionistische Malerei bei seinen deutschen Kunden ein, noch bevor er selbst sich in Deutschland niederließ. Die Namen seiner Kunden und Freunde, wie Kessler, Osthaus, die Galerien Keller & Reiner und Cassirer, sind zugleich jene der deutschen Sammler und Händler der Signacschen Bilder. In seinen Memoiren schildert van de

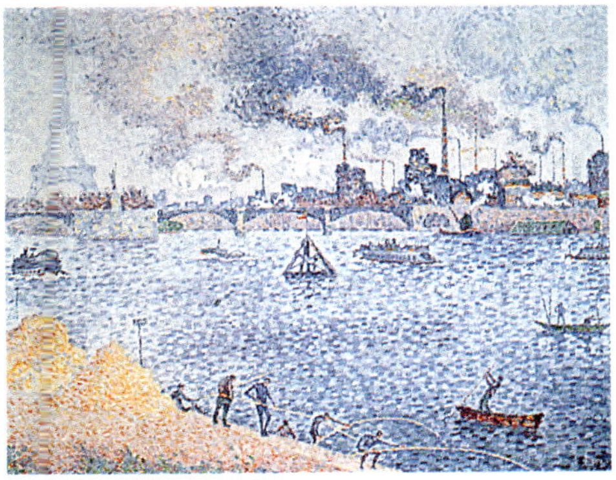

Abb. 9
Paul Signac,
»Pont de Grenelle«, *1899, Öl auf Leinwand, 62 x 78 cm, Helsinki, Amos Andersonin Taideomuseo, Sigurd Frosterus Foundation*

Velde das von der Moderne begeisterte Berlin jener Jahre, wo »eine Welle leidenschaftlicher Hingerissenheit all jene erfaßt hatte, die in jeder neuen Veranstaltung ein Ereignis sahen«.[48] In dieser für alles Neue aufgeschlossenen Kunstszene wurde Signac rasch zu einem der wichtigsten Akteure.

Am 28. Dezember 1897 nahm Signac in nach der Belgienreise und dem Einzug in Le Castelbéranger die Eintragungen sein Tagebuch wieder auf. Wie er vermerkte, hatte er mit Théo van Rysselberghe den deutschen Kunsthistoriker und Kritiker Julius Meier-Graefe besucht.[49] Am nächsten Tag erhielt er in seinem neuen Atelier den ersten Besuch von Harry Graf Kessler, »ein junger deutscher Kunstliebhaber, der mich um eine Lithographie für die Zeitschrift *Pan* bat. Er scheint ein Kenner zu sein, ein feinsinniger Freund der Farbe und des Lichtes. Er war entzückt von den herrlichen Zeichnungen Seurats und kaufte von mir ein Ölbild und drei Aquarelle. Er verstand die besten auszuwählen. Er schlägt uns die Durchführung einer Ausstellung in Berlin vor.« Am 2. Januar 1898 erwarb Kessler Seurats Bild »Les Poseuses«. »Hier albert man herum, sie aber studieren ernsthaft und verstehen.« Am 3. Januar besuchte Signac mit Kessler Seurats Witwe; am Abend »angenehmer Besuch van de Veldes, der vom Kunstkritiker Maier Graef [sic] begleitet war«. Harry Graf Kessler[50] besaß auch Seurats »Le Crotoy. Aval« und Gemälde von Bonnard, van Gogh und anderen Künstlern. Die Versteigerung seiner Sammlung am 16. Mai 1908 bei Drouot war ein wichtiges Ereignis der Pariser Kunstszene, über das André Gide in seinem Tagebuch berichtet.[51] Das in Signacs Tagebuch erwähnte Ölbild ist zwar nicht identifiziert, doch besaß Kessler eine repräsentative Gruppe Signacscher Bilder: »Le Vieux port. La tour St Jean. Marseille« (1898, Sammlung Victor Pastor, Monaco) und »Sortie du port de Marseille« (1898, heutiger Standort unbekannt), beide in der Galerie

48 A. van Loo (s. Anm. 39), S. 51.

49 Julius Meier-Graefe (1867–1935), Schriftsteller und Kunstkritiker, Mitbegründer der Zeitschrift *Pan*, verfaßte u.a. »Der moderne Impressionismus«, in *Die Kunst*, Berlin 1903–1904, S. 1–17; *Entwicklungsgeschichte der modernen Kunst*, Stuttgart 1904; Herausgeber der Zeitschrift *Modern Art*, London 1908; kaufte Seurats Bild »Le Chahut«.

50 J. Rewald, »Extraits du journal inédit de Paul Signac II 1897–1898«, in *La Gazette des Beaux-Arts*, April 1952, S. 271–274; über Harry Graf Kessler vgl. A. van Loo (s. Anm. 38), S. 351.

51 A. Gide, *Journal*, 1889–1939, Paris S. 266–267.

Druet in Paris erworben; »Samois. Brume du matin« (1901, Nationalgalerie, Prag), im Salon des Indépendants von 1902 erworben; »Le chaland. Samois« (1901, Privatsammlung, Paris, Kat.Nr. 13), vermutlich 1904 in der Weimarer Ausstellung erworben; »Fanale de traghetto. Venise« (1905, Privatsammlung).

Kesslers Ankäufe waren überdies ständig in Weimar ausgestellt:[52] »In einem hohen gelben Haus, das einer Scheune gleicht, gruppiert eine Kunstgewerbeschule um einige gute Maler zahlreiche Schüler. [...] Graf Kessler, Leiter der Schule und einer der besten Kenner der zeitgenössischen französischen Malerei, bemüht sich mit allen Kräften um eine ständige Ausstellung. [...] Das Gebäude besitzt einen großen hellen Saal mit grauer Tapete an den Wänden.« Der Berichterstatter, der Westschweizer Schriftsteller Charles-Ferdinand Ramuz, erwähnt zudem die ungewöhnliche Hängung: »Die Bilder sind tief in einer Reihe gehängt, davor ein oder zwei Sessel.« Mit Kessler hat Signac einen leidenschaftlichen Sammler und zudem angesehenen Kunstvermittler gefunden. Dank seiner kam es in Deutschland zu zahlreichen neoimpressionistischen Ausstellungen. Am 20. Juli 1898 notierte Signac in sein Tagebuch, die Berliner Galerie Keller & Reiner hätte ihn eingeladen, im November in ihrer Galerie auszustellen. Die Berliner Schau wurde vom 22. Oktober bis zum 2. Dezember gezeigt und war die erste Gruppenausstellung der Neoimpressionisten in Deutschland. In ihrem Rahmen wurde ein unentgeltlicher Sonderdruck der gekürzten und ins Deutsche übersetzten Abhandlung *D'Eugène Delacroix au néo-impressionnisme* ausgelegt. Die Übersetzung war zuerst in der Zeitschrift *Pan* erschienen, die auch neoimpressionistische Lithographien veröffentlichte.

Die Galerie Keller & Reiner veranstaltete zu Beginn des Jahres 1901 eine zweite Ausstellung, mit der Signac offenbar nicht sehr zufrieden war. Am 1. Februar 1901 notierte er:[53] »Die Berliner Ausstellung war eine Pleite: schlechte Organisation, ungenügende Präsentation – unsere Bilder nicht gruppiert, Theos Bilder mit Cross angeschrieben usw. Mit Mühe verkaufen wir jeder ein Bild (von mir ›La Seine à St Cloud‹ für 650 F an ein von einem Privatsammler gegründetes Museum in Hagen). Von Berlin gehen unsere Bilder nach Dresden zu Gutbier.« In einem Schreiben an Signac bestätigte die Galerie, daß sie die Gemälde an Gutbier in Dresden geschickt habe. Sie gab ihren Wunsch bekannt, »Port en fête« (1895, verschollen) zu erwerben, und zeigte sich erstaunt, daß Signac sich über ihre Ausstellung beklagt hat. Man hoffte, er würde seine Meinung ändern, wenn er mit van de Velde gesprochen habe, der sehr zufrieden war, doch gab man zu, daß der Katalog Lücken aufwies.[54]

Der Käufer von »Saint-Cloud« (1899, Museum Folkwang, Essen, Kat.Nr. 2), Karl Ernst Osthaus,[55] war damals dabei, beraten von Henry van de Velde, die Sammlung des Museums Folkwang aufzubauen. Der privaten Institution, die bis 1922 in Hagen angesiedelt war, gehörte ein weiteres

52 Ch.-F. Ramuz, in *La Plume*, 15. April 1904, S. 467–470.
53 Tagebuch, 1. Februar 1901, Archives Signac.
54 Brief der Galerie Keller & Reiner an P. Signac, Berlin, 8. März 1901, Archives Signac.
55 Karl Ernst Osthaus (1874–1921) baute ein naturhistorisches Museum in Hagen, als er Henry van de Velde kennenlernte, der ihn überzeugte, einen Teil seines Museums der Kunst zu widmen; vgl. A. van Loo (s. Anm. 38), S. 389.

bedeutendes Werk Signacs, »Port de Saint-Tropez« (1901, National Museum of Western Art, Tokyo).[56]

Der Dresdener Kunsthändler, der die Ausstellung von Keller & Reiner übernahm, Ludwig Wilhelm Gutbier, war einer der ersten, der auch »alte« Bilder erwarb; seine Ankäufe fanden vor allem 1901 und 1902 statt.[57] In Dresden stieß die Ausstellung auf ebenso geringes Interesse wie in Berlin, wie Gutbier am 1. April 1901 in einem Brief an Signac feststellen mußte:[58] »Zu meinem großen Bedauern muß ich Ihnen mitteilen, daß es mir trotz aller Bemühungen nicht gelungen ist, etwas zu verkaufen. Einzig Herr von Bodenhausen möchte gern ›Les Pins de Bertrand‹ erwerben. [...] Ich selbst würde gern als Erinnerung an diese ergebnislose Einführung ›Capo di Noli‹, ›Petit port de Marseille‹ und ›Seine à Nantes‹ [sic] behalten.« Dabei handelte es sich um die Gemälde »Le Pin de Bertaud« (1899/1900, Sammlung Alain Delon), »Capo di Noli« (1898, Wildenstein Gallery, New York), »Entrée du port de Marseille« (1898, Kröller-Müller Museum, Otterlo, und »Mantes« (1899/1900, Kröller-Müller Museum, Otterlo) als Leihgabe im Van Gogh Museum, Amsterdam, Kat.Nr. 12). Überdies vermerkte Signac am 2. Juni 1902 in sein Tagebuch: »An Gutbier vier Bilder verkauft, davon ein altes, ein Aquarell, fünf Radierungen für 1400 F. Weitere zehn übernimmt er in Kommission.« Die vier Gemälde sind »Portrieux Le Port. Soleil couchant Opus 184« (1888, heutiger Standort unbekannt); »Saint-Tropez. L'orage« (1895, Musée de l'Annonciade, Saint-Tropez, Kat.Nr. 5), später an Ivo Hauptmann für seinen Vater Gerhart verkauft;[59] »Rouen« (1899/1900, Privatsammlung, Schweiz) und »La Pointe. St Tropez« (1901, Privatsammlung, Japan), beide an Dora von Bodenhausen verkauft.

In der Folge kamen in Deutschland zahlreiche neoimpressionistische Ausstellungen zustande. Anzuführen ist zunächst die Ausstellung, die im Januar 1903 in der Filiale der Galerie Cassirer in Hamburg[60] stattfand (Abb. 10) und im März in Berlin gezeigt wurde. Die von Harry Graf Kessler 1903 in Weimar organisierte Ausstellung *Deutsche und französische Impressionisten und Neo-Impressionisten* wurde im Februar 1904 unter dem Titel *Der französische Impressionismus* in Krefeld gezeigt. Signac war in ihr mit einer schönen Werkgruppe von Gemälden, Aquarellen, Ölskizzen und Lithographien vertreten. Am 18. April 1905 berichtete Henry van de Velde seinem Freund:[61] »Bodenhausen kaufte soeben Deine große Ansicht von Venedig, die in der Weimarer Ausstellung zu sehen war, und meine Freunde, die Esche, erwarben Deine Schweizer Ansicht. Der Maler Hofmann kaufte zwei oder drei Deiner Ansichten von Antibes und hätte liebend gerne alle sechs genommen.« Signacs Werke fanden also in Deutschland guten Anklang ... Nennen wir unter den Kunsthändlern noch Hermann Paechter, ein Original, an dessen Liebenswürdigkeit und Großzügigkeit sich eine ganze Generation von Berliner Künstlern und Sammlern erinnert.[62] Den Memoiren van de Vel-

56 Vom Museum Folkwang in Essen verkauft, gehört das Bild seit 1987 dem National Museum of Western Art in Tokyo.

57 Ludwig Wilhelm Gutbier (1873–1951) handelte für die Galerie Arnold in Dresden, deren Besitzer er war; vgl. A. van Loo (s. Anm. 38), S. 345.

58 Brief von L. W. Gutbier an P. Signac, 1. April 1901, Archives Signac.

59 G. Hauptmann (1862–1946), Dramatiker und Schriftsteller, Hauptvertreter des Naturalismus, Literaturnobelpreis 1912. Sein Sohn Ivo (1886–1973) war Maler, doch kein Schüler Signacs.

60 Paul Cassirer (1871–1947), Verleger und Kunsthändler, gründete zusammen mit seinem Vetter Bruno Cassirer (1872–1941) in Berlin einen Verlag und eine von Henry van de Velde eingerichtete Galerie. Paul trennte sich 1901 von Bruno Cassirer, der die Zeitschrift *Kunst und Künstler* gründete.

61 Brief von H. van de Velde an P. Signac, Weimar, 18. April 1905, Archives Signac. Die erwähnten Bilder sind: »Brume rose. Isola di San Giorgio (Venise)«, 1904, Privatsammlung; vermutlich »Les Diablerets«, 1903, Privatsammlung; »Antibes 7h du matin«, 1903, Privatsammlung, Schweiz; »Antibes 8h du matin«, 1903, Privatsammlung, Schweiz.

62 Hermann Paechter (1839–1902) war Mitglied der Genossenschaft »Pan«, die die gleichnamige Zeitschrift herausgab.

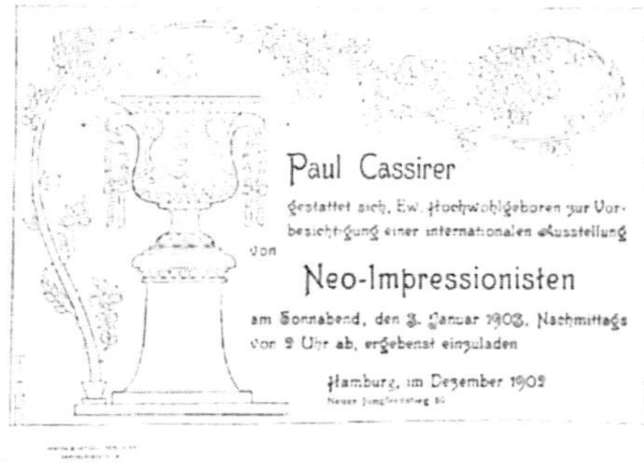

Paul Cassirer

gestattet sich, Ew. Hochwohlgeboren zur Vorbesichtigung einer internationalen Ausstellung von

Neo-Impressionisten

am Sonnabend, den 3. Januar 1903, Nachmittags von 2 Uhr ab, ergebenst einzuladen

Hamburg, im Dezember 1902

Abb. 10
Einladungskarte zur Ausstellung Neo-Impressionisten, *Galerie Paul Cassirer, 1903, Archives Signac*

des zufolge war er der erste, der in Deutschland neoimpressionistische Bilder zeigte, trotz der Mißbilligung von seiten Max Liebermanns. Zu seinen Kunden gehörte auch der bereits mehrfach erwähnte Baron Bodenhausen.[63]

Eberhard und Dora von Bodenhausen erwarben zwischen 1901 und 1909 eine bedeutende Werkgruppe Signacs, die aus zwölf Gemälden bestand. Ihre ersten Käufe erfolgten in Deutschland: »Terrasse de Meudon« (1899, Privatsammlung), durch Paechters Vermittlung; «Le Pin de Bertaud« (1899/1900, Sammlung Alain Delon), im April 1901 in der von Gutbier veranstalteten Ausstellung erworben; »Rouen« (1899/1900, Privatsammlung, Schweiz), in derselben Galerie gekauft; desgleichen im folgenden Jahr »Saint-Tropez. La Pointe« (1901, Privatsammlung, Japan). Im Jahr 1903 überarbeitete Baron Bodenhausen die von Sophie Herrmann besorgte deutsche Übersetzung von Signacs Abhandlung *D'Eugène Delacroix au néo-impressionnisme*. In der Folge kaufte das Paar direkt in Paris: »Antibes. Matin« (1903, Privatsammlung, Mailand), in der Galerie Druet erworben, die den beiden auch anläßlich der Weimarer Ausstellung »Brume rose Isola di San Giorgio (Venise)« (1904, Privatsammlung) verkaufte. In der Galerie Bernheim-Jeune erwarben sie 1908 vier Gemälde: »Overschie. Le canal« (1906, Ohara Museum of Art, Kurashiki, Japan); »La Corne d'or. Les minarets« (1907, heutiger Standort unbekannt); »La Corne d'or. Soir« (1907, Privatsammlung); »Venise. Brume« (1908, Niedersächsisches Landesmuseum, Hannover). Schließlich ergänzte »Antibes. Route du Cap« (1909, heutiger Standort unbekannt) die Sammlung.

Im Mai 1902 notierte Signac das Zusammentreffen mit Hugo von Tschudi,[64] einer weiteren Persönlichkeit, die für ihn wichtig werden sollte:[65] »De Tchudi [sic], Direktor des Berliner Museums, der eigens nach Paris gekommen ist, um den Salon des Indépendants zu

63 Eberhard von Bodenhausen (1868–1918), Kunsthistoriker, Jurist und Industrieller, einer der ersten Kunden van de Veldes, Freund Kesslers, Mitarbeiter der Zeitschrift *Pan*; vgl. A. van Loo (s. Anm. 38), S. 341 und 344.
64 Hugo von Tschudi (1843–1911); vgl. *Manet bis van Gogh. Hugo von Tschudi und der Kampf um die Moderne*, Ausst.-Kat. Alte Nationalgalerie, Berlin 1996–1997.
65 Tagebuch, 4. Mai 1902, Archives Signac.

besuchen – so etwas macht man nur in Deutschland –, kauft mir vier Ölbilder und drei Aquarelle ab. Und ein ebenfalls deutscher Maler, Curt Herrman [sic], erwirbt zwei Farblithographien von mir, doch nur um sie, glaube ich, als Vorlage zu benützen.« Die vier erwähnten Ölbilder sind die »Samois«-Ansichten, die heute der Münchner Neuen Pinakothek gehören. Da Kaiser Wilhelm II. Tschudis Vorliebe für die impressionistische französische Malerei nicht teilte, forderte er 1909 dessen Rücktritt als Direktor der Nationalgalerie. Tschudi wurde in der Folge Generaldirektor der Bayerischen Staatsgemäldesammlungen in München. Die Kunsthistoriker kennen ihn als vorbildlichen Museumskonservator, als Freund der modernen Malerei und als großen Liebhaber Manets, dem er 1903 eine Monographie widmete. Die Münchner Pinakothek verdankt ihm, neben anderen Meisterwerken, den Erwerb von Manets »Déjeuner dans l'atelier«, die Berliner Nationalgalerie Manets »Dans la serre«. Tschudi war überdies einer der ersten, die sich für Matisse interessierten.

Der neoimpressionistische Maler Curt Herrmann[66] war ebenfalls ein Freund und Kunde Henry van de Veldes. Seine Frau, Sophie Herrmann, übersetzte Signacs Abhandlung *D'Eugène Delacroix au néo-impressionnisme* ins Deutsche. Das Paar, das Werke von Signac sammelte, erwarb zwischen 1903 und 1907: »Saint-Tropez. Le phare« (1895, Privatsammlung, Kat.Nr. 4), 1903 in der Galerie Cassirer in Hamburg ausgestellt; »La Passerelle Debilly. Etude« (1903, Privatsammlung); »Antibes. Matin« (1903, heutiger Standort unbekannt), 1906 in Berlin ausgestellt; »Venise étude« (1904, heutiger Standort unbekannt), 1906 erworben.

Sämtliche Sammler aufzuführen, die sich im deutschsprachigen Raum für Signac interessierten, würde zu weit führen; erwähnen wir unter den berühmtesten noch Hugo von Hofmannsthal, der laut Brief van de Veldes an Signac »den Wunsch ausdrückte, einen ›Signac‹ zu besitzen. Er verehrt Deine Venedig-Ansichten.«[67]

Van de Veldes Hilfe reichte über die deutschen Grenzen hinaus. Auf seine Vermittlung ging vermutlich Signacs Kontakt mit der Galerie Uiterwijk in Den Haag zurück, deren Inneneinrichtung der Architekt 1898 geschaffen hatte. Später war er darum besorgt, daß der Neoimpressionismus in der Sammlung von Frau Kröller-Müller angemessen vertreten ist, für die er das künftige Museum in Otterlo plante.

Bereits im Jahr 1900 war Signac in der Wiener Secession präsent. Willy Finch, ebenfalls ein ehemaliger belgischer Neoimpressionist, organisierte 1904 die Ausstellung impressionistischer und neoimpressionistischer Malerei in Helsinki. In London nahm Signac 1910 an der Ausstellung *Manet and the Post-Impressionists* der Grafton Gallery teil. In Paris war er zu einer der Schlüsselfiguren des Kunstbetriebs geworden. Für seine »Verdienste um die Brüsseler Ausstellung«, d.h. für die Leitung der Sektion der französischen Malerei an der Brüsseler Weltausstellung 1910, wurde er in die Ehrenlegion aufgenommen.

66 Curt Herrmann (1854–1929), neoimpressionistischer Maler, Mitglied der Berliner Sezession, Kunde und Freund van de Veldes.

67 Briefe von H. van de Velde an P. Signac, Weimar, 18. Februar 1906 und 1. März 1906: »Herr von Hofmannsthal möchte ein Bild erwerben.« Ob der Kauf tatsächlich zustande kam, ist unbekannt.

Abb. 11
Théo van Rysselberghe, Titelseite des Austellungskatalogs in der Galerie Durand-Ruel, März 1899, Archives Signac

Abb. 12
Théo van Rysselberghe, Titelseite des Ausstellungskatalogs von Werken Paul Signacs, Galerie de l'Art nouveau, Bing, Juni 1902, Archives Signac

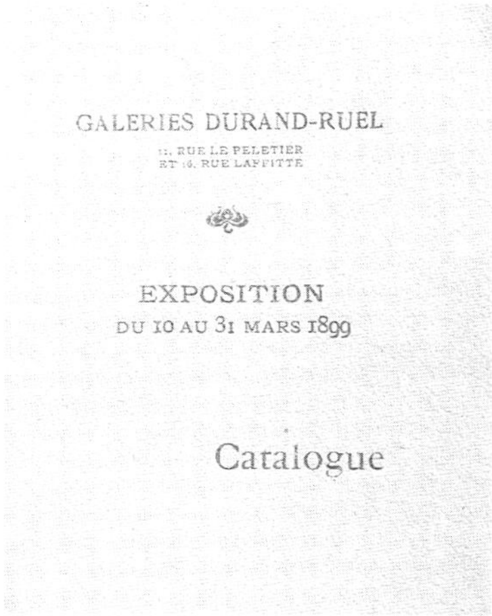

GALERIES DURAND-RUEL
11, RUE LE PELETIER
ET 16, RUE LAFFITTE

EXPOSITION
DU 10 AU 31 MARS 1899

Catalogue

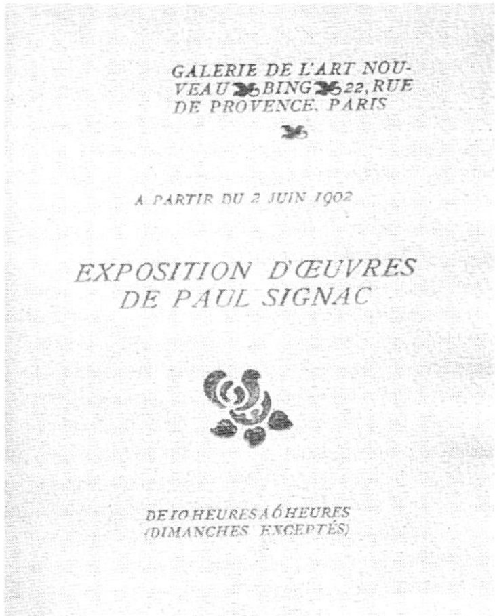

GALERIE DE L'ART NOUVEAU BING 22, RUE DE PROVENCE, PARIS

A PARTIR DU 2 JUIN 1902

EXPOSITION D'ŒUVRES DE PAUL SIGNAC

DE 10 HEURES A 6 HEURES
(DIMANCHES EXCEPTÉS)

In Paris

Seit der ersten Ausstellung, die 1892/93 von den jungen Neoimpressionisten in den Salons des Hôtel Brébant durchgeführt worden war, hatte sich die Gruppe weithin einen Namen gemacht. Die von Antoine de La Rochefoucauld subventionierte »Boutique« in der Rue Laffitte bestand nur kurze Zeit und brachte nicht die gewünschten Ergebnisse. Doch die Beteiligung der Gruppe an der Ausstellung junger Maler, die 1899 in der Galerie Durand-Ruel stattfand (Abb. 11), bedeutete gleichsam die offizielle Anerkennung. Signac war mit elf Bildern vertreten; sein Portrait am Steuerruder der »Olympia« beherrschte zudem die Werkgruppe von Théo van Rysselberghe.[68] Bei den angesehenen Sammlern und Kritikern hatte sich sein Ruf gefestigt. Denys Cochin (1851–1922), dessen Sammlung Werke von Manet, van Gogh und Cézanne umfaßte, hatte bereits im Mai 1898 bei Drouot »Comblat le Château. La vallée. Opus 163« (1887, Sammlung Mr. & Mrs. Benno C. Schmidt, New York) und »Maisons du port. Opus 237« (1892, Privatsammlung, USA) erworben. Bei Durand-Ruel kaufte er das schöne »Bassin de Flessingue (vert)« (1896, heutiger Standort unbekannt). Der Kunstkritiker Gustave Coquiot, der Signacs Werk bisher nicht beachtet hatte, fand nun lobende Worte in *Gil Blas* – »In einem weiteren Raum, den sie mit Sonnenschein füllen, Bilder von Paul Signac und einigen Neoimpressionisten« – und in *La Vogue*: »Signac vermag die Formen unter den Strahlen der Sonne präzise zu gestalten und ihnen ein herrliches Gleichgewicht zu geben. Er hat einen natürlichen Sinn für Größe.«[69] Der schmeichelhafteste Kommentar, verfaßt von Thadée Natanson, erschien jedoch in der *Revue blanche*:[70] »Signac ist es gelungen, die divisionistische Technik erfolgreich zu legitimieren. Dank ihm dürfte sie kein Talent mehr in Verlegenheit bringen.«

68 Tagebuch, 27. Januar 1899: »Bei Redon für unsere Ausstellung: Man überreicht uns dort ein Schreiben der Galerie Durand-Ruel, die uns unentgeltlich drei Räume für die Einrichtung unserer Ausstellung zur Verfügung stellt.« Archives Signac.

69 G. Coquiot, »La Vie artistique«, in *Gil Blas*, 18. März 1899, S. 2; »La Vie artistique II. Signac, Luce, Cross«, in *La Vogue*, Nr. 4. April 1899, S. 57–58.

70 Th. Natanson, »Une date dans l'histoire de la peinture. Mars 1899«, in *La Revue blanche*, April 1899, Nachdruck 1968, S. 504–512.

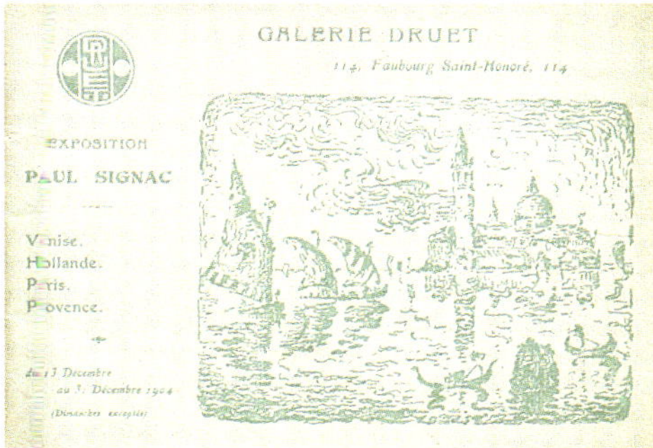

Abb. 13
Titelseite des Austellungs-katalogs Paul Signac *in der Galerie Druet, Dezember 1904, Archives Signac*

Der Bericht schließt mit der von Humor geprägten Feststellung: »Ein Beweis, der von Klarheit funkelt.«

Die erste Einzelausstellung des Künstlers fand 1902 in der von Siegfried Bing geleiteten Galerie de l'Art nouveau in Paris statt (Abb. 12). Arsène Alexandre verfaßte das Katalogvorwort. Signac stellte neun Gemälde, zwölf Ölskizzen und hundert Aquarelle aus. Den Durchbruch brachten jedoch die Ausstellungen in der Galerie Druet. Im November 1903 berichteten die Zeitungen über die Eröffnung des »prächtigen Geschäftes« von Druet, in dem die Werke der Neoimpressionisten präsentiert werden sollten.[71] Am 13. Dezember 1904 wurde in der Galerie eine Signac-Ausstellung eröffnet (zwanzig Gemälde, zehn Ölksizzen und zwanzig Aquarelle; Abb. 13). Félix Fénéon, der scharfsinnige Freund des Malers, hatte das Katalogvorwort geschrieben, das mit der Paraphrase eines Goethe-Zitats zu Claude Lorrain schloß: »Diese Bilder sind von größter Wahrheit, ohne Schatten der Wirklichkeit. [...] Das ist echter Idealismus.« Dank Druet gewann Signac neue Verehrer, die nicht ohne Einfluß waren. Gustave Fayet (1865–1925), Maler und künftiger Konservator des Musée des Beaux-Arts in Béziers, war zugleich ein bedeutender Sammler postimpressionistischer Gemälde. Seine Sammlung umfaßte Werke von Gauguin, Redon und van Gogh. Bei Druet erwarb Fayet mehrere Bilder Signacs: »La Voile verte (Venise)« (1904, Musée d'Orsay, Paris), »Le canal de la Giudecca, Matin (Venise)« (1905, Stiftung E. G. Bührle, Zürich), »Les Cyprès de Ste Anne« (1905, heutiger Standort unbekannt) und »Le Sentier de douane« (1905, Musée des Beaux-Arts, Grenoble, Kat.Nr. 19).

Emile Mayrisch (1862–1928) war ebenfalls eine interessante Persönlichkeit. Bei dem luxemburgischen Industriellen und seiner Frau Aline de Saint-Hubert, genannt Loup, ging die französisch-deutsche geistige Elite aus

71 *L'Occident*, Dezember 1903.

und ein. Zu ihren Freunden gehörten die van Rysselberghe, André Gide, Jacques Copeau, Paul Valéry und viele andere. Als Gründerin des Luxemburger Roten Kreuzes vermachte Aline ihre Sammlung dieser Institution, die sie als Leihgabe in den Musées de l'Etat de Luxembourg deponierte.[72] Die beiden kauften ihren ersten Signac, »Saint-Cloud« (1903, Privatsammlung), in der Galerie Druet und erwarben bei Bernheim-Jeune durch Vermittlung von Théo van Rysselberghe »Voiles au sec. Matin (Saint-Tropez)« (1906, heutiger Standort unbekannt) und »Venise. Matin« (1908, heutiger Standort unbekannt).

Das Interesse, das Cherfils, ein bedeutender Sammler und Turner-Spezialist, Signacs Werk entgegenbrachte, mußte den Maler ganz besonders berühren. In der Galerie Druet erwarb Cherfils vor allem Werke mit »Turnerschen« Sujets: »Voiles dans la brume. Canal de la Giudecca (Venise)« (1904, Privatsammlung) und »Laguna. Voile jaune (Venise)« (1904, Musée des Beaux-Arts et d'Archéologie, Besançon), beide in der Ausstellung von 1904, sowie später »Grand canal. Venise« (1905, Toledo Museum of Art, Toledo, Ohio).

Im Jahr 1906 schloß Félix Fénéon, Signacs treuer Freund, einen Vertrag mit der Galerie Bernheim-Jeune ab, der ihm die Geschäftsleitung für die französische Malerei übertrug. Am 21. Januar 1907 begann Fénéon seine Tätigkeit mit der Eröffnung einer Signac-Ausstellung. Paul Adam hatte das Vorwort zum Katalog geschrieben, in dem der Künstler jedes ausgestellte Bild mit einer Zeichnung reproduzierte. Diese Ausstellung sollte die bedeutendste bleiben, die für Signac zu seinen Lebzeiten ausgerichtet wurde. Bei diesem Anlaß erwarb die belgische Malerin Anna Boch »Saint-Tropez. La Calanque« (1906, Kat.Nr. 22), das sie den Musées Royaux d'Art et d'Histoire in Brüssel vermachte. Aufgrund seiner Beziehungen zur Galerie Druet verkaufte Signac seine Bilder nun mit schöner Regelmäßigkeit. Fénéon organisierte Einzel- und Gruppenausstellungen, in denen die Werke seines Freundes vertreten waren. Überraschend ist beispielsweise die Schau *D'après les maîtres* von 1910, in der Signac Zeichnungen nach Werken der von ihm bewunderten Meister präsentierte: Cimabue, Delacroix, Lorrain, Poussin, Tintoretto und vor allem Turner. Doch war Signac nun für viele selbst ein anerkannter Meister.

Der »Vater der Indépendants«, wie ihn Marcel Sembat zu Beginn des neuen Jahrhunderts nannte,[73] stand im Mittelpunkt sämtlicher Strömungen der modernen Kunst. 1905 organisierte er die Seurat- und van Gogh-Retrospektiven, die sich nachhaltig auf die Entwicklung der jungen Maler auswirkten. Für viele war sein Vorbild der unerläßliche Bezugspunkt, wenn es um die Befreiung der Farbe ging, von der die Mehrheit der damaligen Avantgarde geprägt war. 1911 erschien eine neue Ausgabe von *D'Eugène Delacroix au néo-impressionnisme*.[74] Guillaume Apollinaire begrüßte diese »wohlfeile Ausgabe der Broschüre [...]. Signacs Büchlein ist ein Meilenstein in der Geschichte der zeitgenössischen Kunst.«[75]

72 Aline Mayrisch veröffentlichte auch Aufsätze in *L'Art moderne* und *La nouvelle revue française*; zudem unterstützte sie das Théâtre du Vieux-Colombier in Paris und das Théâtre du Marais in Brüssel.
73 Brief von M. Sembat an P. Signac, Archives Signac. Signac war seit 1908 Präsident der Société des artistes indépendants in Paris.
74 P. Signac, *D'Eugène Delacroix au néo-impressionnisme*, Paris 1911, Umschlagentwurf von Théo van Rysselberghe.
75 G. Apollinaire, in *L'Intransigeant*, 7. August 1911.

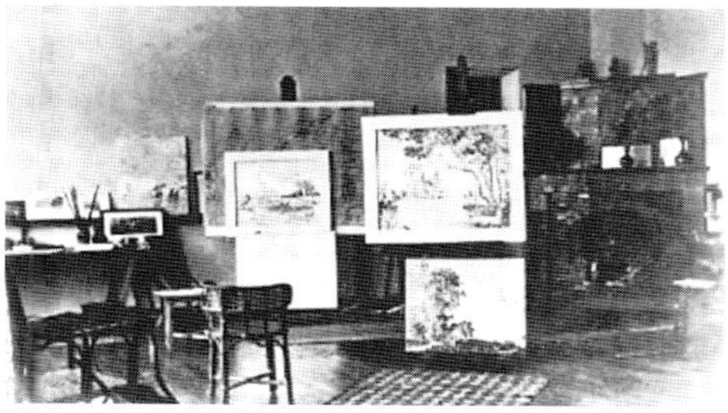

Abb. 14
Das Atelier von Signac in La Hune (1903), Foto, Archives Signac

Das Atelier der Villa La Hune (Abb. 14) erscheint wie eine südfranzösische Außenstelle dieser jungen Malerei. Als beliebter Treffpunkt und Arbeitsort der jungen theoriefreudigen Maler war es eine einflußreiche Drehscheibe für die Verbreitung des Divisionismus und der in *D'Eugène Delacroix au néo-impressionnisme* vertretenen Lehren. War im Atelier von Farbtheorie die Rede, so hatte man dabei die in Arbeit befindlichen Gemälde, die freien vorbereitenden Skizzen, die Zeichnungen und Aquarelle, sämtliche Farbskalen Signacs vor Augen.

Die neoimpressionistischen Freunde kamen wie selbstverständlich vorbei: Luce, van Rysselberghe und Cross, der in der Nachbarschaft lebte, waren vertraute Gäste. Die »zweite neoimpressionistische Generation« – Lucie Cousturier, Henri Person, Jeanne Selmersheim-Desgrange und Juliette Cambier – ließ sich von Signac unterweisen. La Hune stand den unterschiedlichsten Malern offen: Maurice Denis wurde 1906 , Willy Finch 1908 empfangen. Im folgenden Jahr malte Francis Picabia in Saint-Tropez neoimpressionistische Bilder. Schon 1905 hatte Louis Vauxcelles in *Gil Blas* belustigt festgestellt, als er über seinen Besuch des Salon d'Automne berichtete:[76] »Camoin war ebenfalls in Saint-Tropez zu Besuch. Alle weilten sie dort, wie ein Schwarm Zugvögel. Im Frühjahr 1905 malte und diskutierte eine tüchtige kleine Künstlerkolonie an diesem bezaubernden Ort: Signac, Cross, Manguin, Camoin, Marquet.«

Der berühmteste Gast in La Hune war zweifellos Henri Matisse. Die Geschichte ist bekannt: Nachdem Matisse den Sommer 1904 in Saint-Tropez verbracht hatte, malte er »Luxe, calme et volupté« (1905, Musée d'Orsay, Paris). Damit erprobte er in ziemlich freier Weise die divisionistische Technik und bezog sich deutlich auf »L'Air du soir« (1893/94, Musée d'Orsay, Paris) von Henri Edmond Cross. Über den neuen Anhänger höchst erfreut, kaufte Signac »Luxe, calme et volupté« und hing es in seinem Speisezimmer gegenüber von

76 L. Vauxcelles, in *Gil Blas*, 17. Oktober 1905.

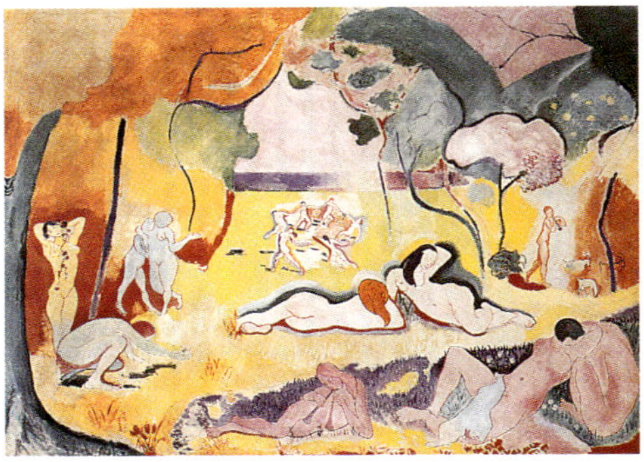

Abb. 15
Henri Matisse,
»Le Bonheur de vivre«,
1905,
Öl auf Leinwand, Merion,
Barnes Foundation

»L'Air du soir« auf.[77] Im folgenden Jahr schuf Matisse »Le Bonheur de vivre« (1905/06, Barnes Foundation, Merion, Pennsylvania; Abb. 15), das er 1906 im Salon des Indépendants ausstellte. Mit diesem Bild verzichtete er unmißverständlich auf die neoimpressionistische Technik, was Signac als Verrat empfand. Für Matisse setzte die Reinheit der Farbe keine Zerlegung voraus, und seine Arabesken entfalten sich frei über die Bildfläche. Dennoch hat Matisses mediterrane Schäferszene Signac viel zu verdanken. Der Lobpreis auf Liebe, Ernte und Ruhe erinnert in mehr als einer Hinsicht an »Au Temps d'harmonie«. Der Reigen, der zu einem zentralen Thema bei Matisse werden sollte, erscheint hier zum ersten Mal und versetzt das Bild in Schwung; man könnte ihn fast als verstärktes Echo auf Signacs jugendliche Tanzrunde bezeichnen. Indem Matisse jedoch seine Figuren hüllenlos zeigt, enthebt er sie der Zeitlichkeit; zudem ist das Werk nicht mehr mit dem sozialen Anspruch belastet, den Signac seinem Gemälde mitgegeben hatte. Diesmal handelt es sich um nichts weiter als eine Hymne auf das Leben und das Mittelmeer.

Im Jahr 1913 verließ Signac La Hune, um sich mit seiner neuen Gefährtin, Jeanne Selmersheim-Desgrange, die ihm soeben eine Tochter, Ginette, geboren hatte, in Antibes niederzulassen. Der Krieg zwischen Frankreich und Deutschland war für ihn ein unüberwindlicher Schock; seinem pazifistischen Ideal getreu, verzichtete er endgültig auf das hedonistische Programm der Zeit der Harmonie. Wenn ihn die Organisation des Salon des Indépendants nicht in Paris festhielt, reiste er, mit Farbstiften und Aquarellkasten in der Tasche, durch Frankreich. Unermüdlich notierte er sämtliche Details, die sich seinem leidenschaftlich beobachtenden Blick boten. Für Signac hatte ein neues Leben als umherstreifender Aquarellmaler begonnen.

77 Tauschgeschäft mit Matisse gegen »500 F in Gold und ein Bild seiner Wahl«; Matisse wählte »La Maison verte. Venise«, 1905, Sammlung Hilde Gerst, New York.

Dank
Mr. Caron, Konservator am Museum von Denain
Mme Régine Carpentier, Bibliothekarin an der Ecole supérieure des arts visuels de la Cambre, Brüssel
Mrs. Grengler, Documentation du musée national d'histoire et d'art du Grand-Duché de Luxembourg
Mme Jacqueline Hyde, Fotografin
Mr. Fabrice van de Kerkhove, Konservator an Archives et Muée de la Littérature Bibliothèque royal Albert Ier, Brüssel
Mme Marie-Pierre Salé, Konservatorin am Musée d'Orsay, Paris
Mme Monique Nonne, Dokumentarin am Musée d'Orsay, Paris

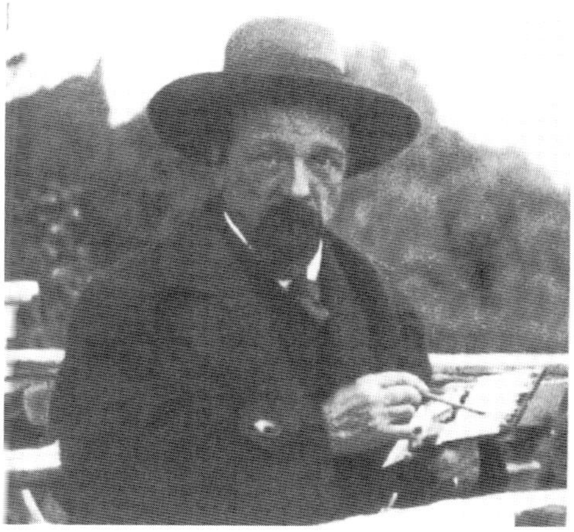

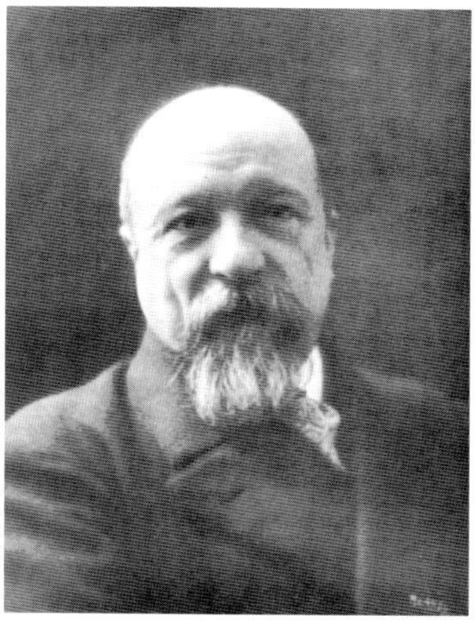

Signac, Foto, gegen 1912

Signac, Foto, 20er Jahre

Paul Signac

(1863 Paris – 1935 Paris)

1882 Im ersten Atelier am Montmartre entstehen Gemälde unter dem Einfluß von Monet. Er besucht das Atelier libre de Bing und das Cabaret du Chat Noir.
1884 Erster Salon des Artistes Indépendants, an dem er jährlich teilnehmen wird. Begegnung mit Georges Seurat.
1885 Begegnung mit Pissarro, der sich der neoimpressionistischen Malerei annähert.
1886 Es entstehen im März / April erste divisionistische Bilder. Teilnahme an der 8. Impressionismus-Ausstellung in Paris, Rue Laffitte. Begegnung mit Vincent van Gogh in Paris. Van Gogh übernimmt die pointillistische Pinseltechnik, ohne aber die Farbtöne zu zerlegen.
1888 Erste Teilnahme am Salon des XX in Brüssel. Beginn der Freundschaft mit Henry van de Velde.
1889 Beschäftigung mit den Farbgesetzen von Charles Henry.
1891 Tod Seurats. Aufenthalt in Concarneau (Bretagne).
1892 Er organisiert Seurat-Retrospektiven in Brüssel und Paris. Es entstehen erste Aquarelle. Trifft mit seinem Segelboot »Olympia« in Saint-Tropez ein (Mai). Von nun an weilt er im Winter in Paris und verbringt nach Ende des Salon des Indépendants den Sommer in Saint-Tropez.
1894 Lektüre des Tagebuchs von Delacroix (*Journal de Delacroix*). Er verwirft die Freilichtmalerei und hört auf, seine Werke als »Opus« zu numerieren. Arbeit an dem großformatigen Programmbild »Au Temps d'harmonie«, einer Allegorie idealer gesellschaftlicher Zustände. Teilnahme am ersten Salon da la Libre Esthétique in Brüssel, an dem er sich auch weiterhin regelmäßig beteiligt.
1895 Er vergrößert den punktförmigen Farbauftrag zu breiteren, leuchtenderen Farbflecken.
1896 Erste Aufzeichnungen für seine Schrift *D'Eugène Delacroix au néo-impressionnisme*. Reisen nach Holland und Italien.
1897 Reise zum Mont Saint-Michel. Erste lithographische Versuche. Er kauft die Villa »La Hune« in Saint-Tropez.
1898 Reise nach London. Veröffentlichung von *D'Eugène Delacroix au néo-impressionnisme* in drei Folgen der Zeitschrift *La Revue blanche* und einer ins Deutsche übersetzten Zusammenfassung in der Zeitschrift *Pan*. Die französische Buchausgabe wird im folgenden Jahr bei *La Revue blanche* erscheinen, die deutsche Ausgabe 1903. Durch Vermittmung Harry Graf Kesslers stellt er mit anderen Neoimpressionisten in der Galerie Keller & Reiner in Berlin aus, der ersten neoimpressionistischen Ausstellung in Deutschland (22. Okt.–2. Dez.).
1899 Ausstellung bei Durand-Ruel, Paris.
1901 Zweite Neoimpressionismus-Ausstellung in der Galerie Reiner & Keller in Berlin, anschließend in der Galerie Arnold in Dresden.

Mr. Robert McDonald Parker, Kunsthistoriker
Mme Marie-Pierre Salé, Konservatorin am Musée d'Orsay, Paris
Mme Arlette Sérullaz, Konservatorin am Cabinet des arts graphiques du musée du Louvre, Paris
Mme Anne Van Loo, Commission royale des monuments et des sites, Brüssel
Mr. Gilber Weynanas, Galerie de l'Ecuyer in Brüssel

Abb. 16
Théo van Rysselberghe, »Signac auf seinem Boot«, *1896, Öl auf Leinwand, Privatbesitz*

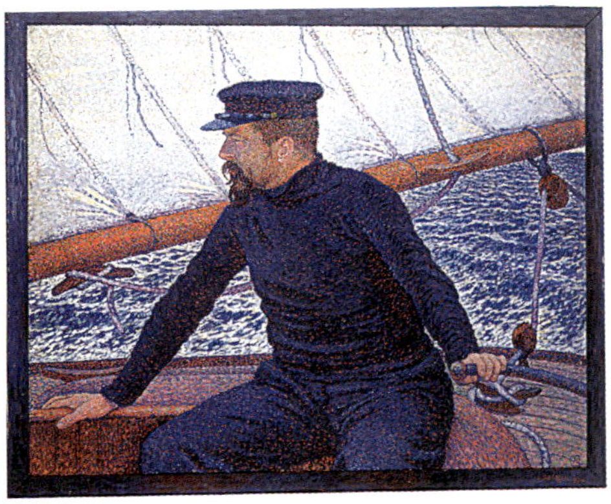

1902 Einzelausstellung in der Galerie de l'Art nouveau (Siegfried Bing), Paris (Juni). Ausstellung in der Galerie Arnold in Dresden und im Kaiser Wilhelm-Museum in Krefeld (April).
1903 Ausstellung der *Neoimpressionisten* in der Galerie Cassirer in Hamburg (Januar) und in Berlin (März). Ausstellung im Museum in Weimar zusammen mit Denis, Cross, Signac, van Rysselberghe, Vuillard und Bonnard (Sommer).
1904 Reise nach Venedig. Matisse verbringt den Sommer in Saint-Tropez und beschäftigt sich im Austausch mit Signac und Cross mit neoimpressionistischen Malmethoden. Ausstellung mit anderen Neoimpressionisten in der Galerie Arnold in Dresden. »Phalanx«-Ausstellung neoimpressionistischer Arbeiten in München (27. März.–1. Mai 1904). Einzelausstellung in der Galerie Druet in Paris (13.–31. Dez.).
1906 Teilnahme an der Ausstellung der Berliner Sezession mit zehn Werken (Frühjahr). Wanderausstellung *Französische Künstler* (Sept. 1906–Jan. 1907) in den Kunstvereinen München, Frankfurt, Karlsruhe, Stuttgart und der Galerie Arnold in Dresden.
1907 Einzelausstellung in der Galerie Bernheim-Jeune, Paris (21. Jan.–2. Febr.).
1908 Präsident der »Société des Artistes Indépendants«. Die erste Ausstellung *Das Goldene Vlies* in Moskau zeigt u.a. drei Gemälde von Signac (18. April– 24. Mai).
1910 Sonderbund-Ausstellung Düsseldorf, Teilnahme mit sechs Werken (10. Juli–9. Okt.).
1911 *Exposition de peintures et d'aquarelles de Henri Edmond Cross et Paul Signac*, Galerie Druet, Paris (19 Juni–3 Juli).
1912 Teilnahme an der internationalen Sonderbund-Ausstellung in Köln mit 18 Werken (25. Mai–30. Sept.).

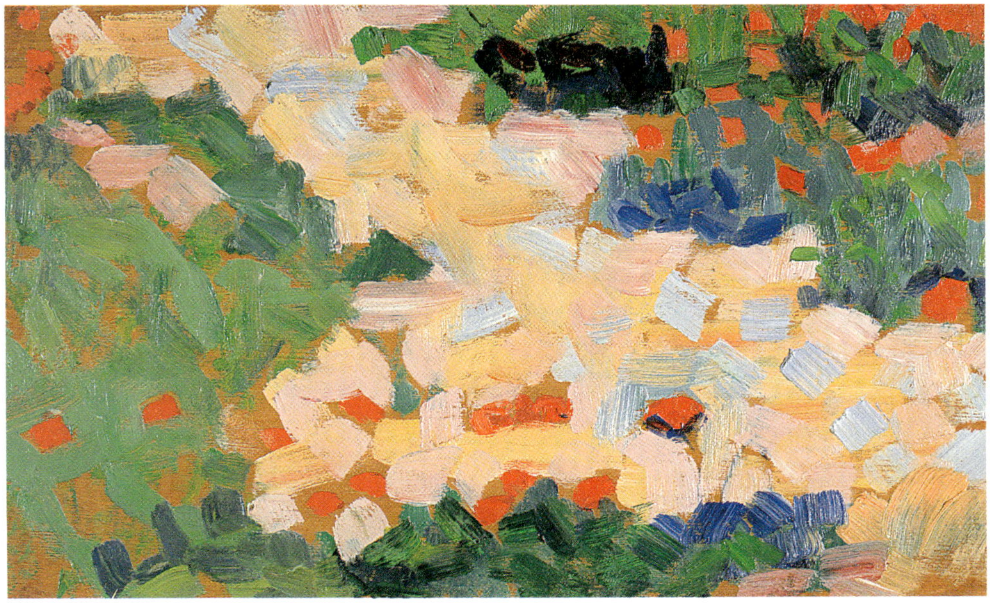

3 **Paul Signac,**
»Au Temps d'harmonie, étude des coqueliquots«, *1894*
(Im Zeitalter der Harmonie. Studie der Mohnblumen)
Öl auf Holz, 15 x 24 cm
Aus dem Atelier des Künstlers
Privatbesitz

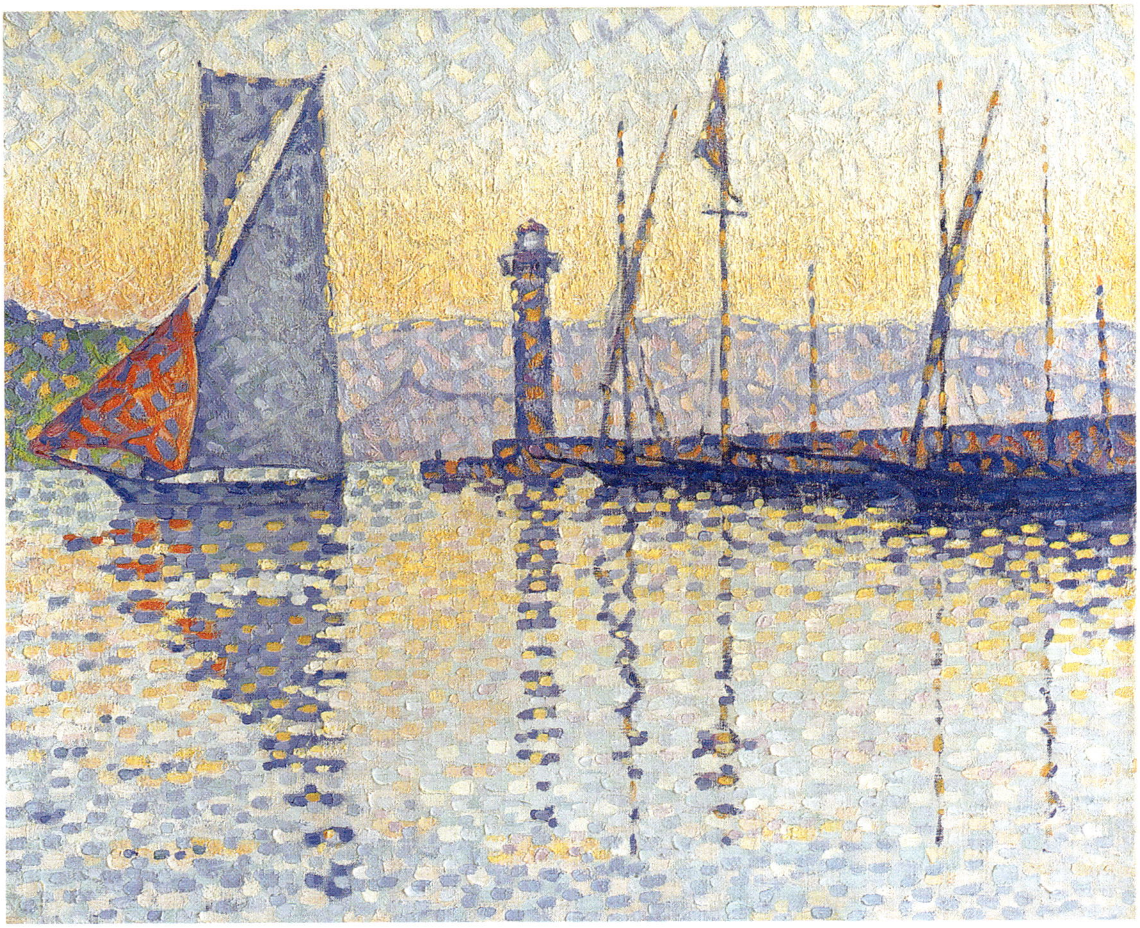

4 ***Paul Signac,***
»Saint-Tropez. Le Phare«, *1895*
(Saint-Tropez. Der Leuchtturm)
Öl auf Leinwand, 46 x 55 cm
bez. Rückseite: »L'entrée du port P. Signac«
1898 erworben von Curt Herrmann aus dem Atelier des Künstlers.
Privatbesitz

Frühe Ausstellungen: 1903 Ausstellung in der Galerie Bruno Cassirer in Hamburg (N°74 »St. Tropez«), anschließend bei Cassirer in Berlin.

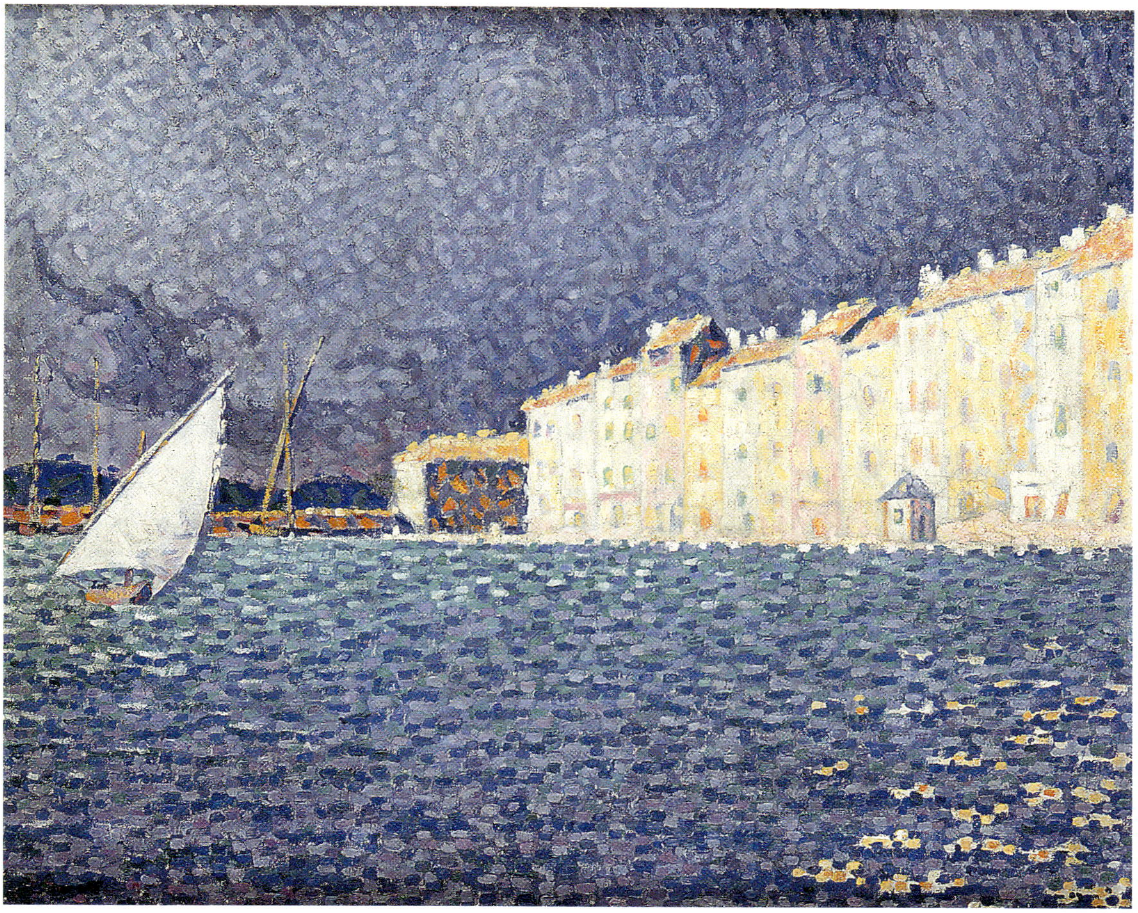

5 ***Paul Signac,***
***»Saint-Tropez. L'Orage«**, 1895*
(Saint-Tropez. Gewitter)
Öl auf Leinwand, 46 x 55 cm
bez. u. li.: »P. Signac 95«
Musée de l'Annonciade, Saint-Tropez G

1902 erworben von Gutbier, Galerie Arnold in Dresden, später erworben von dem neoimpressionistischen Maler Ivo Hauptmann in Hamburg für seinen Vater Gerhart Hauptmann.

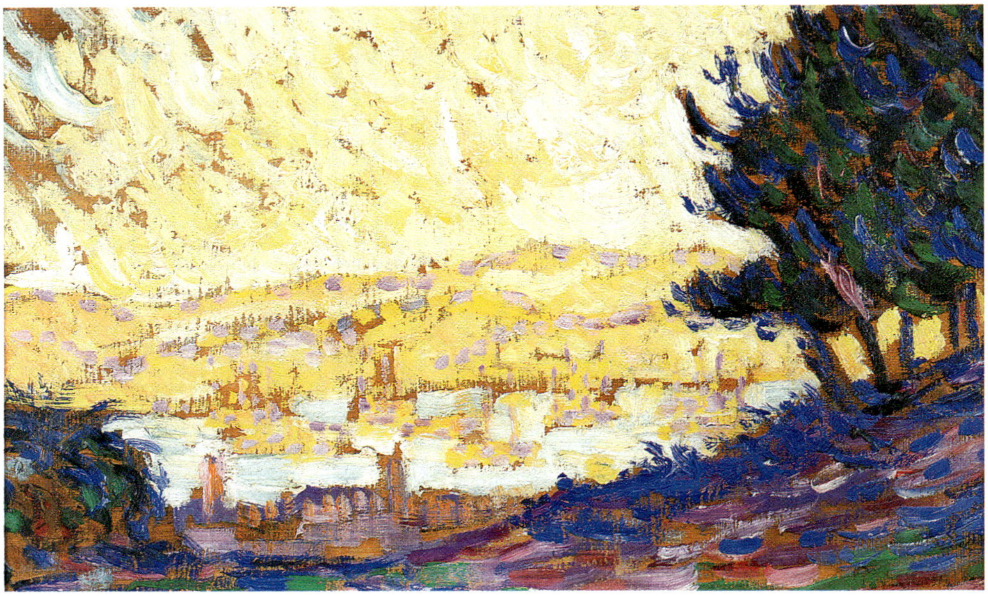

6 ***Paul Signac,***
»Soleil couchant sur la ville – Etude (Saint-Tropez)«*, um 1896*
(Sonnenuntergang über der Stadt – Studie)
Öl auf Holz, 16 x 25,1 cm
Musée de Grenoble, Legat Pierre Collart 1995

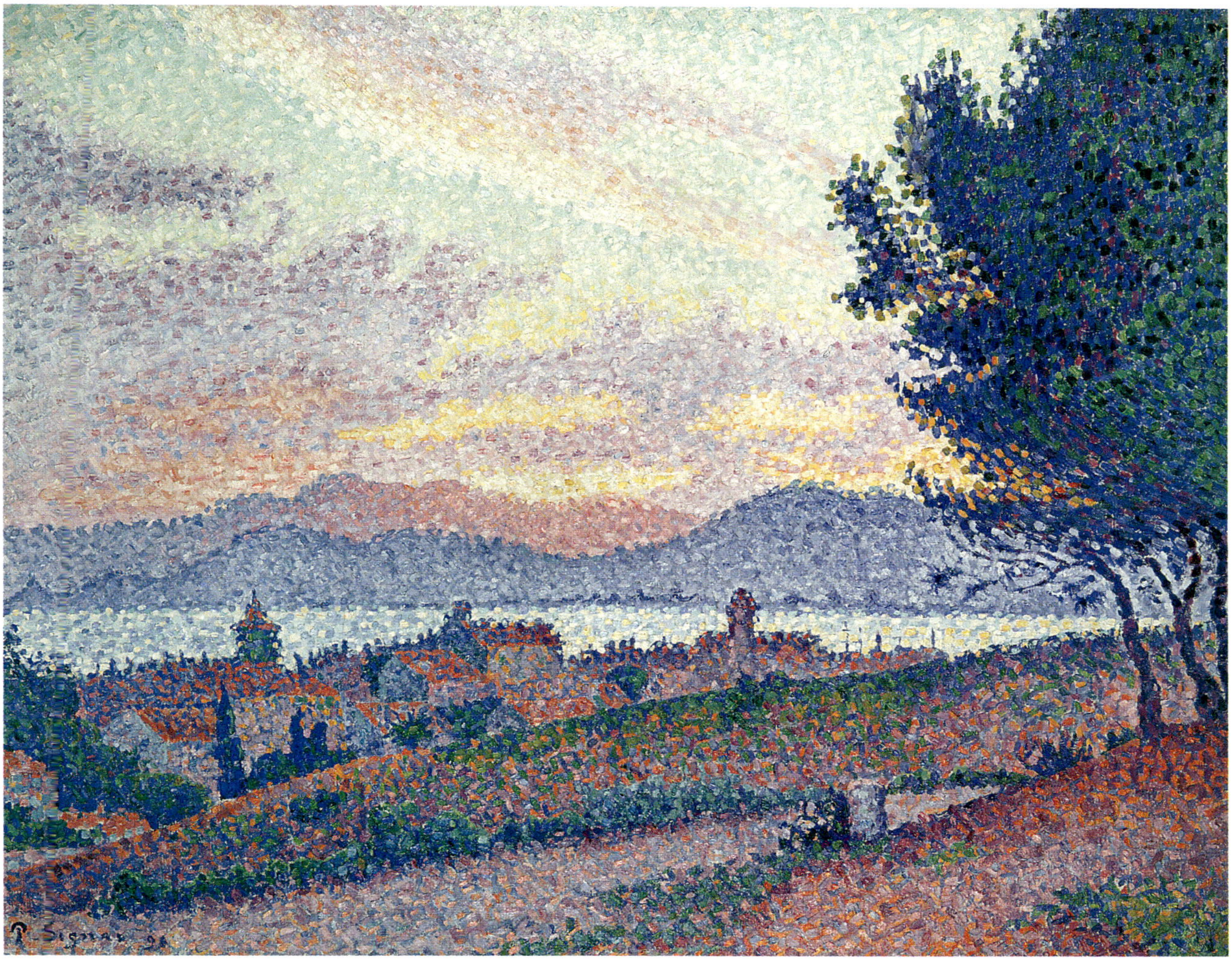

7 ***Paul Signac,***
»Saint-Tropez. Coucher de soleil au bois de pins«, *1896*
(Saint-Tropez. Sonnenuntergang beim Pinienwald)
Öl auf Leinwand, 65 x 81 cm
bez. u. li. »P. Signac 96«
Musée de l'Annonciade, Saint-Tropez M, G

Frühe Ausstellungen: 1897 Salon des Indépendants; 1904 Galerie Druet; 1907 Galerie Bernheim-Jeune.

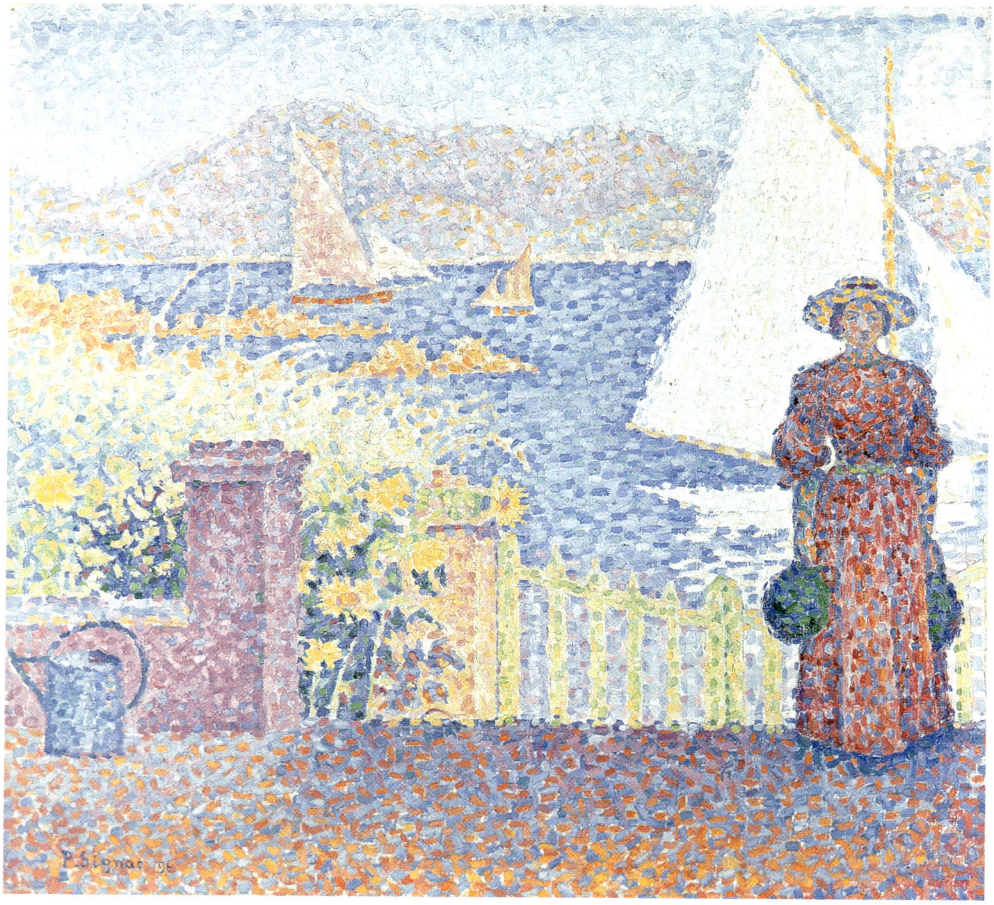

8 ***Paul Signac,***
»Le Portail. Saint-Tropez«*, 1896*
(Die Pforte. Saint-Tropez)
Öl auf Leinwand, 46,5 x 49,5 cm
bez. u. li.: »P. Signac 96«
Muzeul National de Arte al Romaniei, Bukarest

1906/7 Wanderausstellung *Französische Künstler* in München, Frankfurt, Dresden, Karlsruhe, Stuttgart. 1912 Erwerbung durch Anastase Simu für das Museum von Simu in Bukarest.

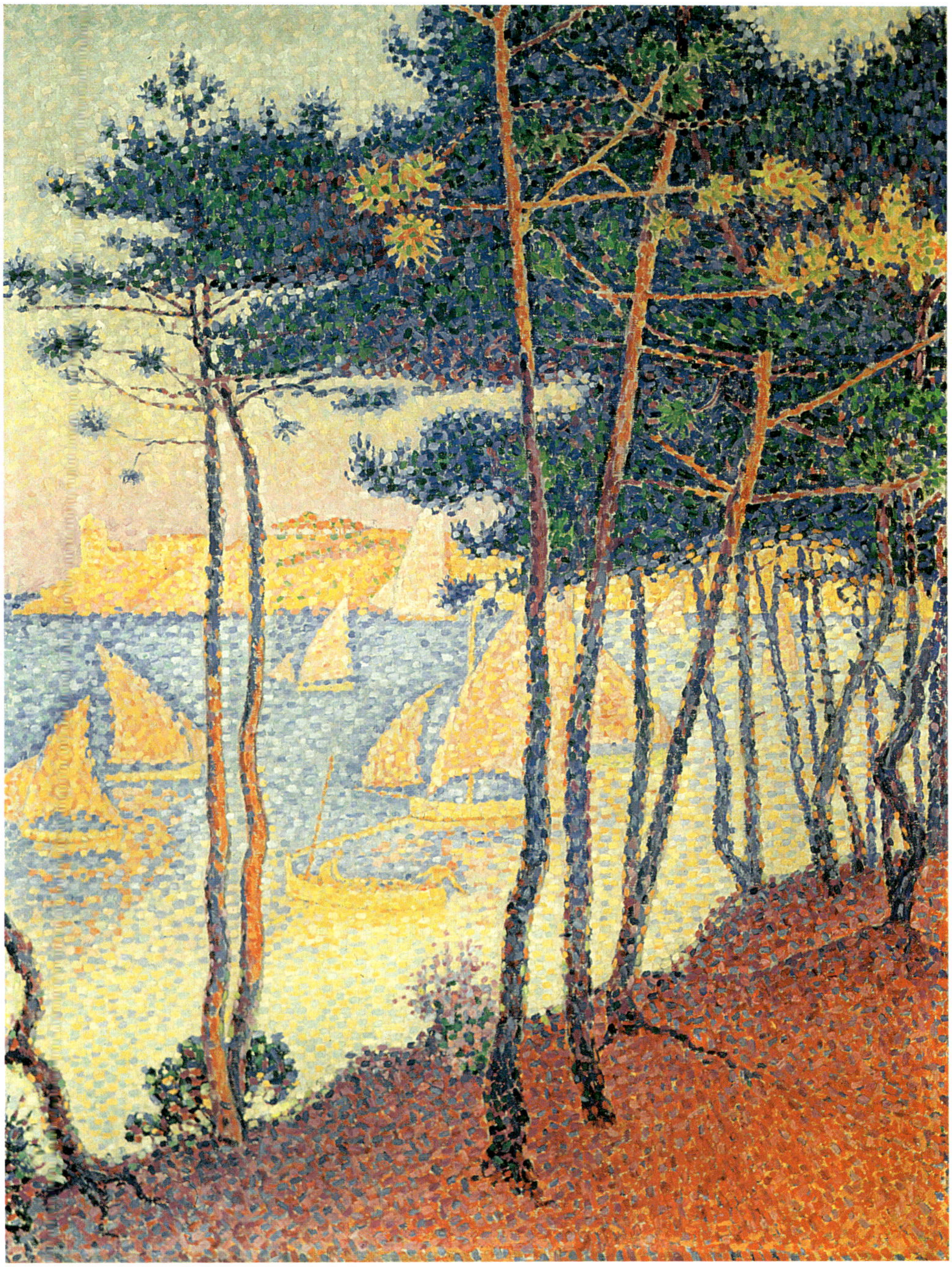

9 **Paul Signac,**
»Voiles et pins«, *1896*
(Segel und Pinien)
Öl auf Leinwand, 81 x 59 cm
Privatbesitz M

Tagebucheintragung vom 16.10.1896: »J'ai composé entièrement ce tableau, pris un tronc d'arbre ici, une branche de pin là, la colline c'est la pointe de Saint-Pierrre et elle se termine par la jolie tour dont j'ai un croquis à Port Man«.

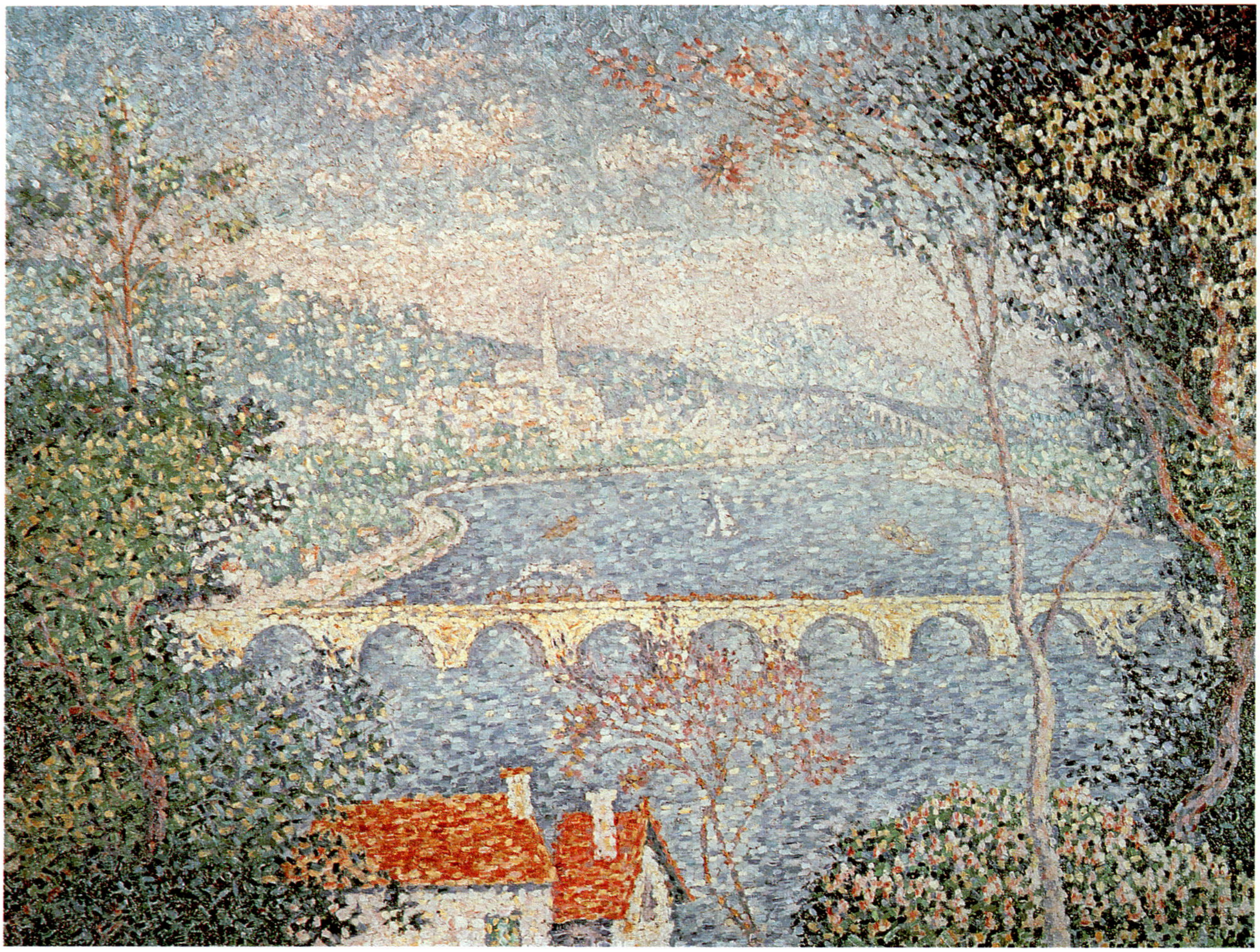

10 ***Paul Signac,***
***»Bellevue«**, 1899*
Öl auf Leinwand, 73 x 92 cm
bez. u. re.: »P. Signac 99«
Privatbesitz

Frühe Ausstellungen: 1902 Galerie Bing, Paris; 1904 Galerie Druet, Paris; 1907 Galerie Bernheim-Jeune in Paris und Kaiser Wilhelm-Museum in Krefeld; 1910 Grafton Galerie, London; 1912 Internationale Sonderbundausstellung in Köln. 1908 erworben von Eberhard von Bodenhausen; 1910–1917 wieder im Besitz von Bernheim-Jeune.

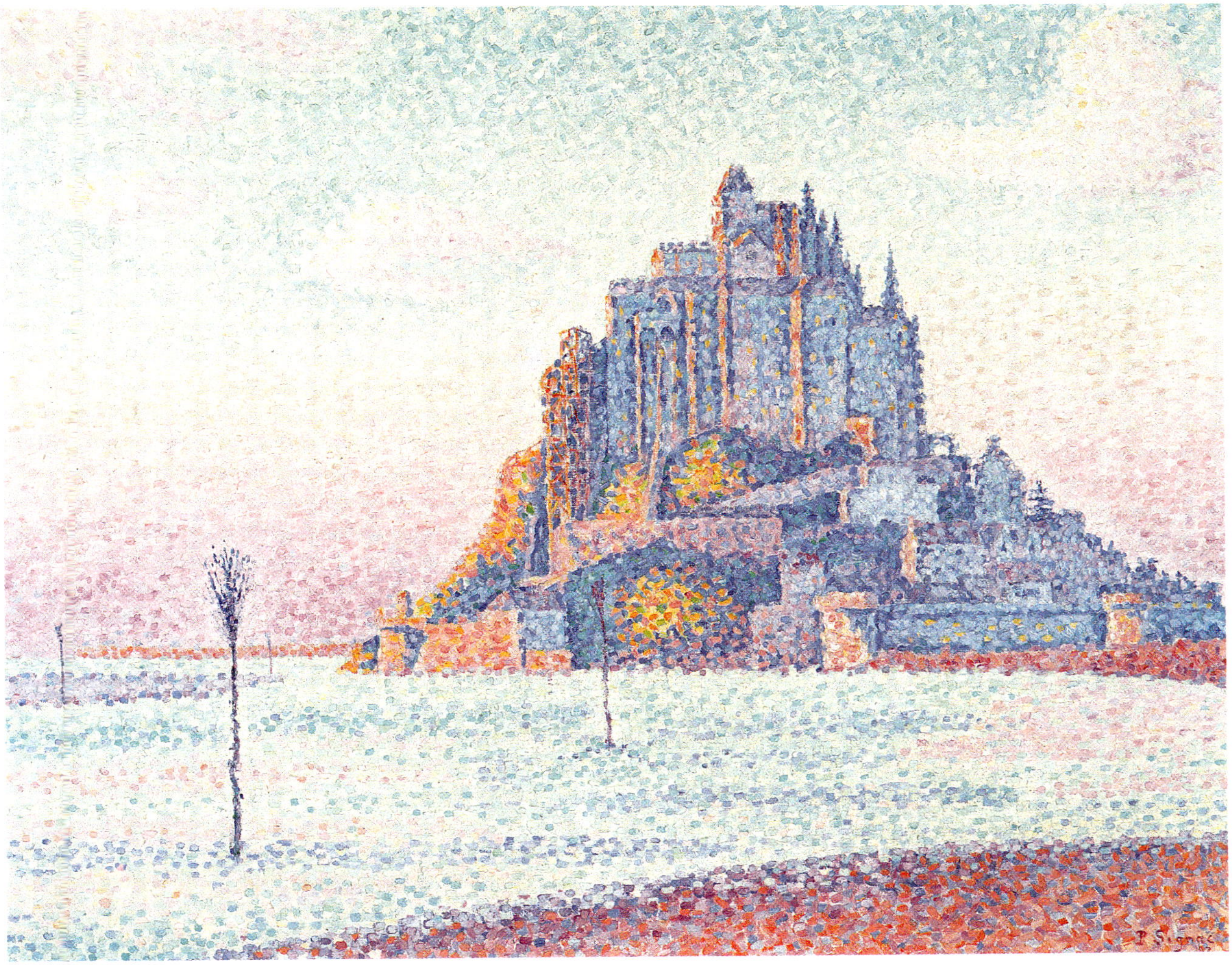

11 ***Paul Signac,***
»Mont Saint-Michel. Soleil couchant«*, 1897*
(Mont Saint-Michel bei Sonnenuntergang)
Öl auf Leinwand, 65,6 x 81,3 cm
Privatbesitz M, G

Im Januar 1898 erworben von Alfred von Nostitz in Berlin (s. Aufsatz Ferretti-Bocquillon, S.00, 00); Ausstellungen: 1898 Galerie Keller & Reiner, Berlin; 1901 Galerie Arnold, Dresden; 1904 Galerie Druet, Paris.

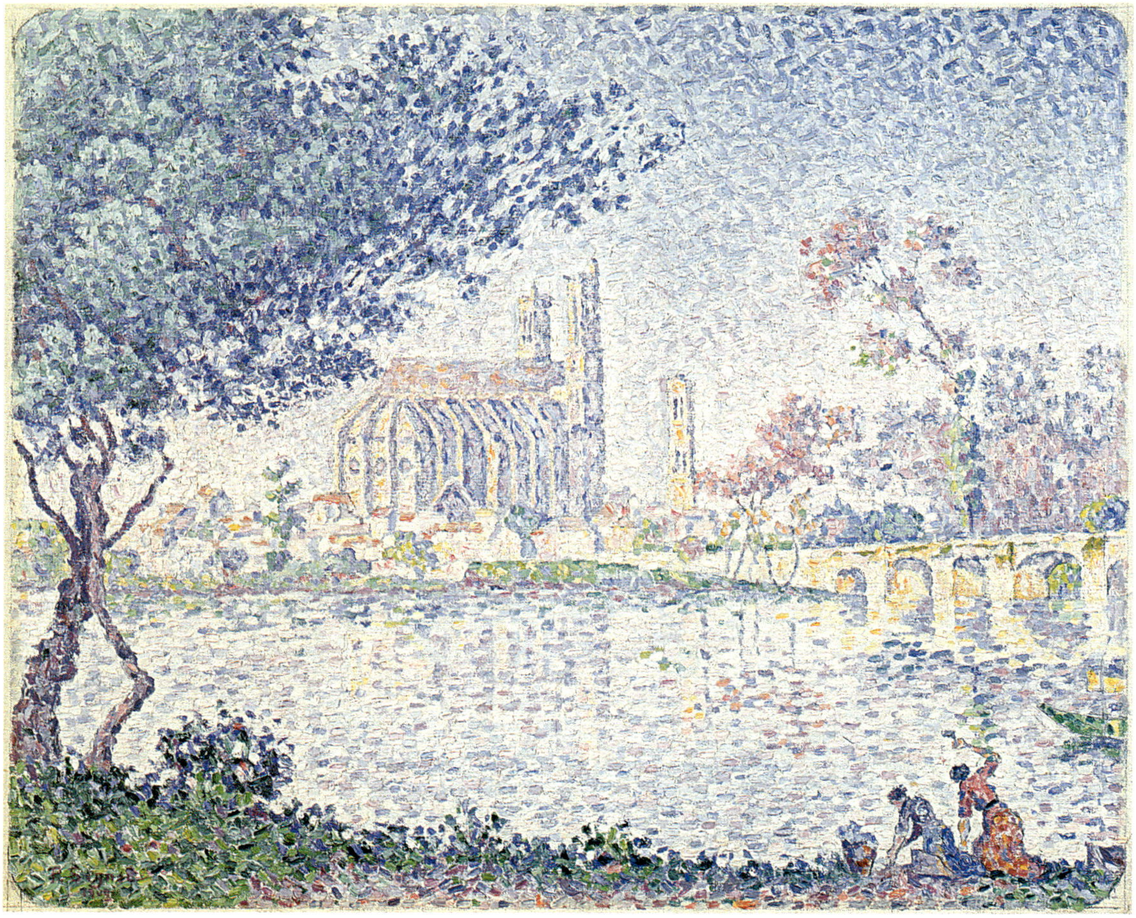

12 ***Paul Signac,***
»Mantes«, *1900*
Öl auf Leinwand, 46 x 55 cm
bez. u. li: »P. Signac 1900«
Kröller-Müller Museum, Otterlo, NL, als Leihgabe im Van Gogh Museum Amsterdam

1901 erworben von Gutbier (Galerie Arnold) in Dresden; wahrscheinlich 1904 Ausstellung in der Galerie Arnold in Dresden (N° 30 »Seine bei Mantes«).

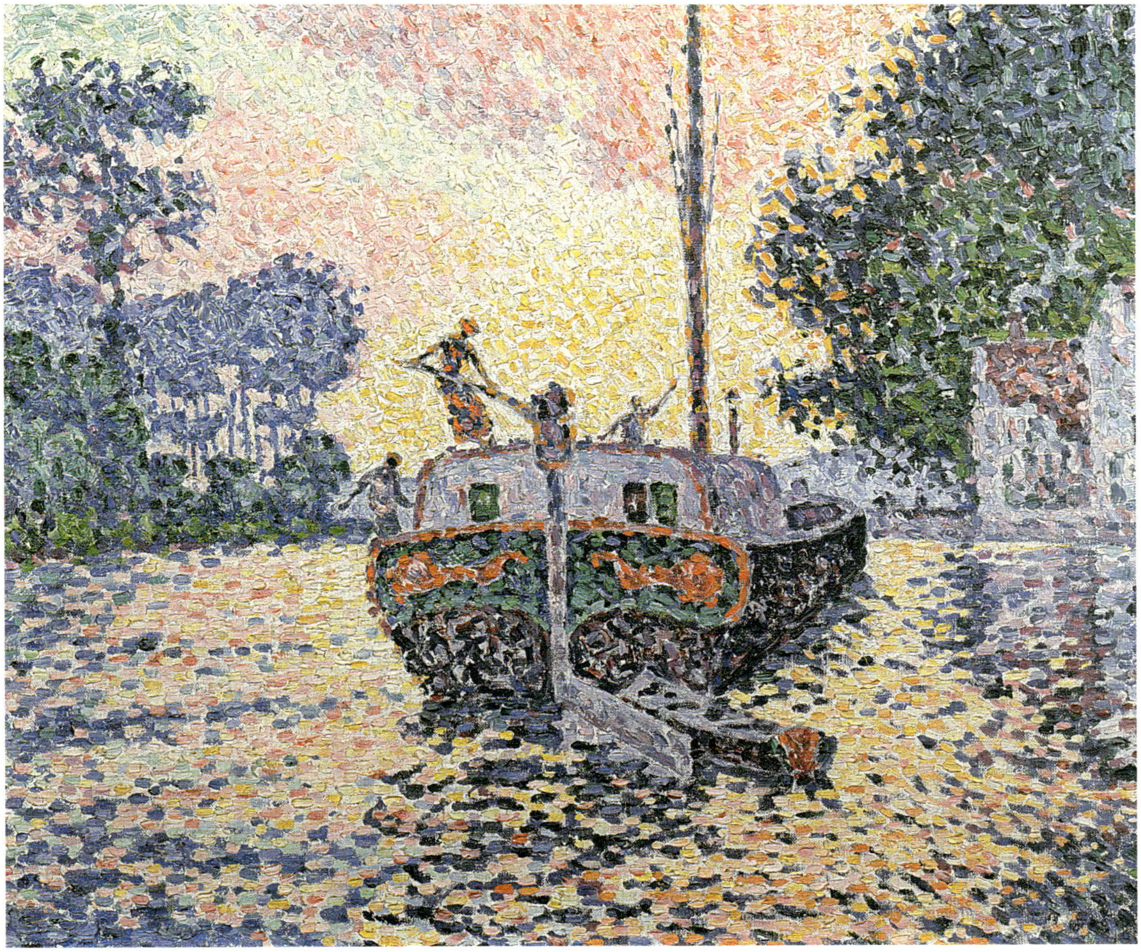

13 ***Paul Signac,***
»Le Chaland. Samois«*, 1901*
(Lastkahn)
Öl auf Leinwand, 46 x 55 cm
bez. u. re.: »P. Signac 1901«
Privatbesitz, Paris

1902 erworben von Harry Graf Kessler; 1903 Ausstellung im Museum in Weimar; 1911 Ausstellung in der Galerie Druet, Paris.

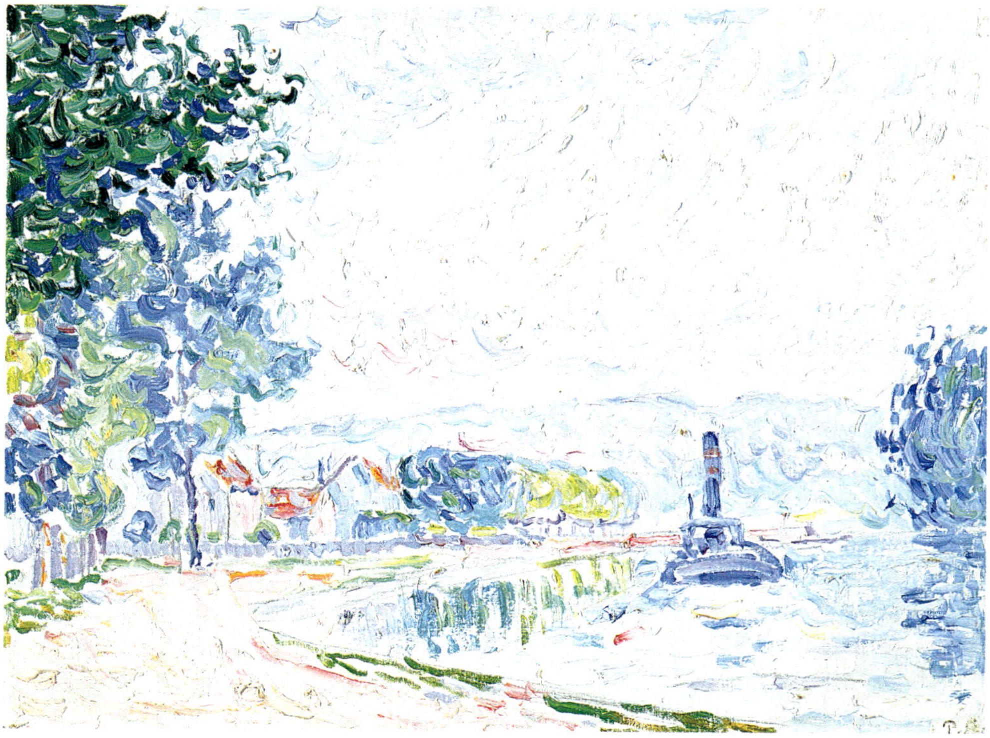

14 ***Paul Signac,***
»La Seine à Samois, Matin«*, 1900*
(Morgen an der Seine bei Samois)
Öl auf Leinwand über Pappe,
26,7 x 34,5 cm
bez. u. re.: »P. S.«
Staatsgalerie Stuttgart

1902 Ausstellung in der Galerie Bing, Paris; 1904 Ausstellung im Kaiser Wilhelm-Museum in Krefeld (*Der Französische Impressionismus*), dort erworben von Henry van de Velde, bis 1930 in dessen Besitz.

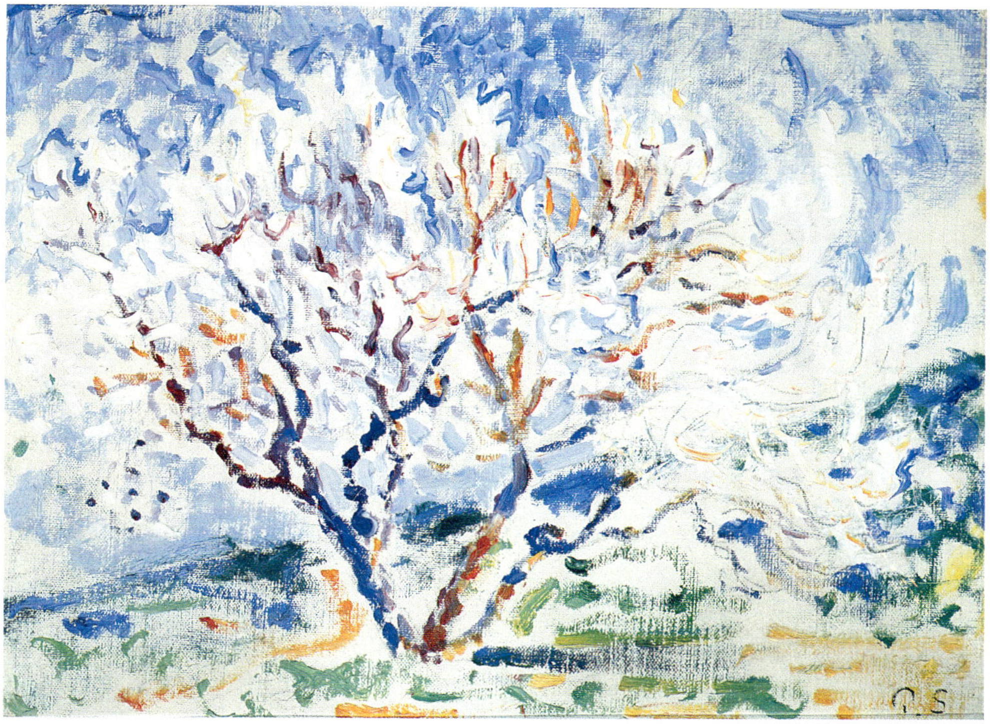

15 ***Paul Signac,***
*»**Arbre en fleurs. (Amandier blanc)**«, 1904*
(Blühender Mandelbaum)
Öl auf Leinwand, 27,6 x 34 cm
bez. u. re.: »P.S.«
Privatbesitz

Ausstellungen: 1904 Galerie Druet, Paris; 1906 Berliner Sezession, Berlin (N° 251 »Blühende Mandelbäume«).

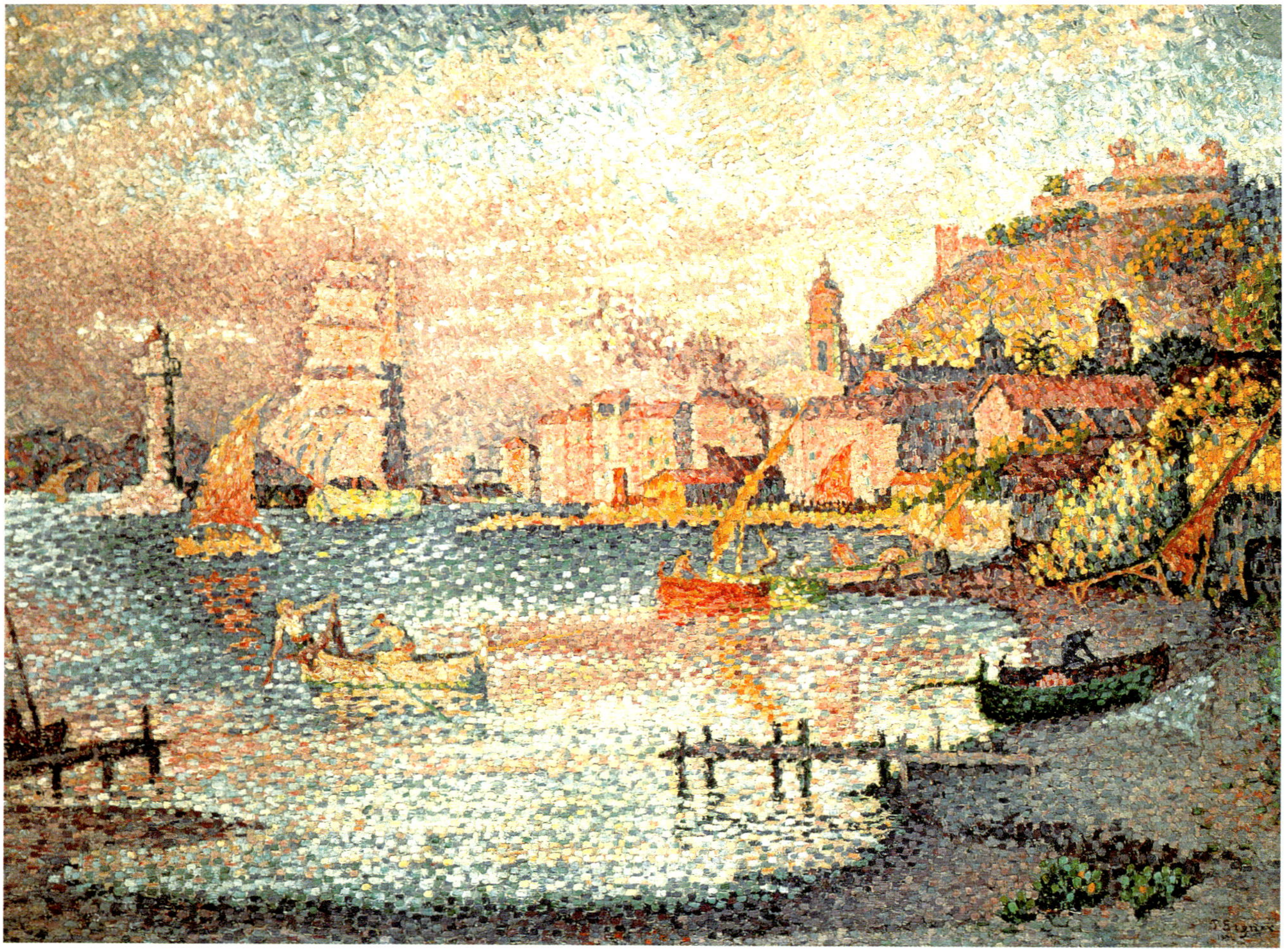

16 ***Paul Signac,***
»Sortie du port de Saint-Tropez«,
1901 / März 1902
(Ausfahrt des Hafens von Saint-Tropez)
Öl auf Leinwand, 89 x 116 cm
bez. u. re.: »P. Signac 1902«
Privatbesitz

Ausstellungen: 1904 »La Libre Esthétique«, Brüssel (N° 155); 1907 Galerie Bernheim-Jeune, Paris (N° 19).

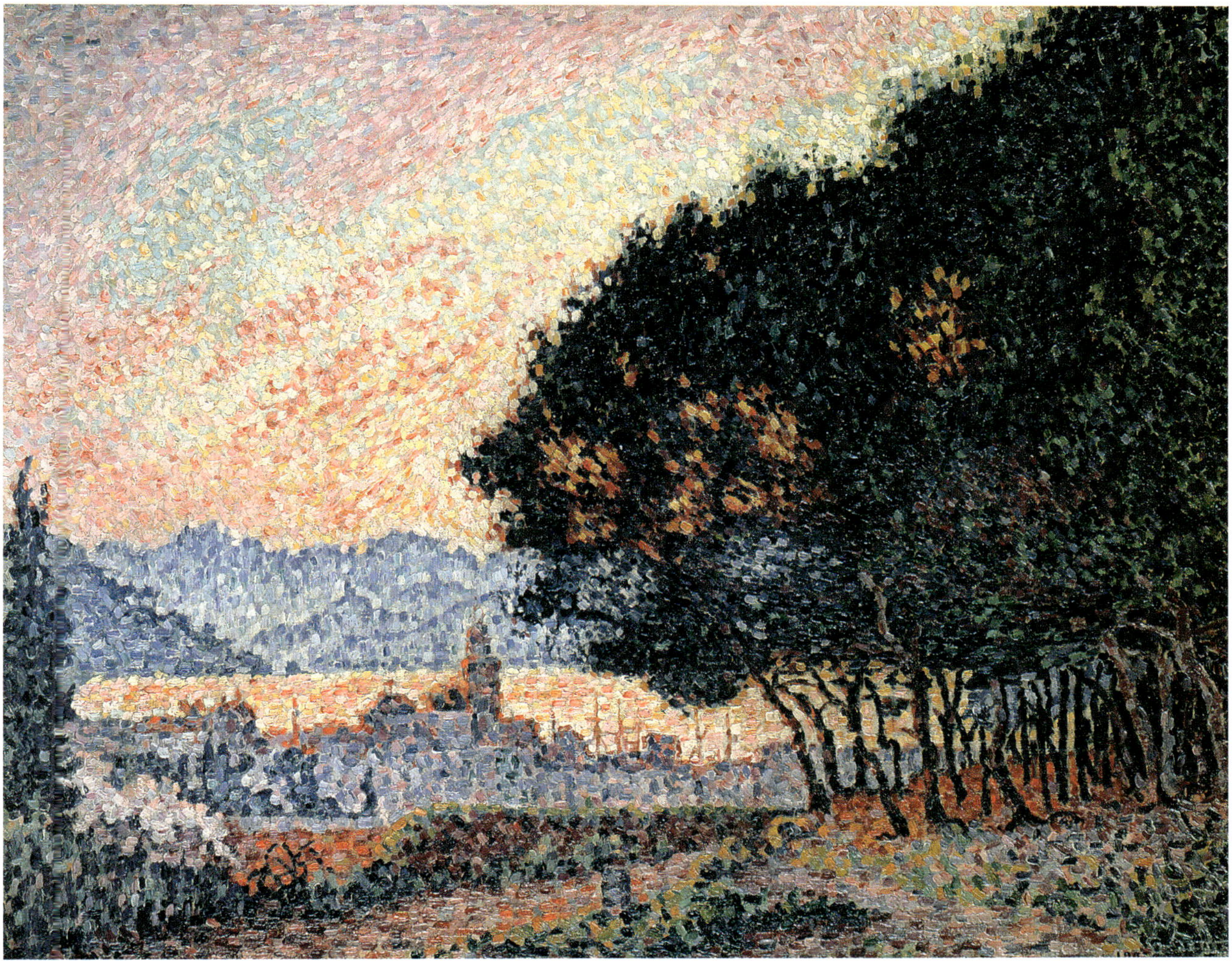

17 ***Paul Signac,***
***»Saint-Tropez. La Ville et les pins«**, 1902*
(Saint-Tropez. Stadt und Pinien)
Öl auf Leinwand, 65 x 81 cm
bez. u. re.: »P. Signac 1902«
Privatbesitz Deutschland, Courtesy by Galerie Salis u. Vertes, München M

Sammlung Henry van de Velde (Notiz von Signac: »échange avec Henri Van de Velde«); Ausstellungen: 1903 Salon des Indépendants, Paris; 1907 Galerie Bernheim-Jeune, Paris.

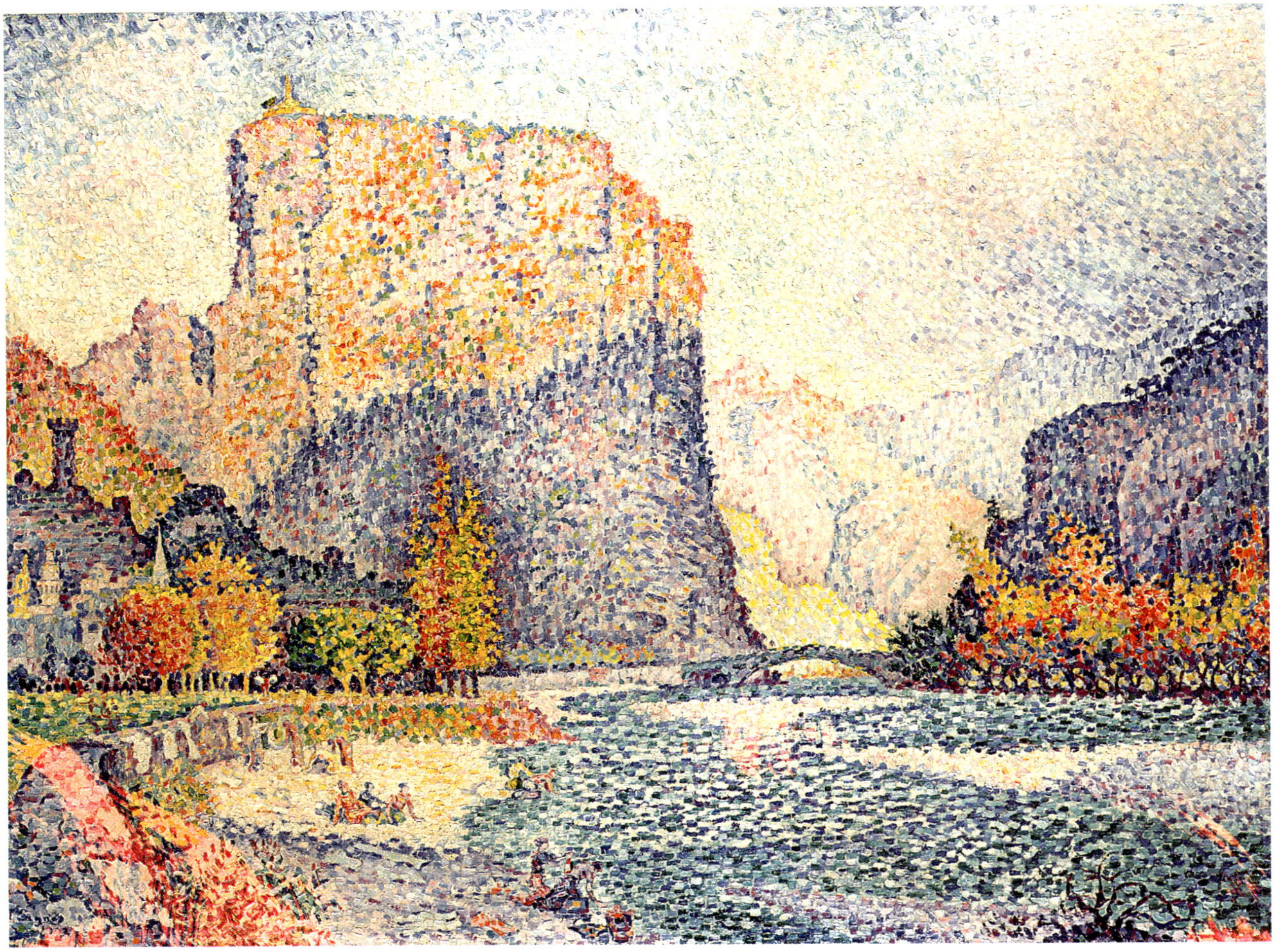

18 ***Paul Signac,***
***»Castellane«**, 1902/03*
Öl auf Leinwand, 89 x 116 cm
bez. u. li.: »P. Signac 1902«
Privatbesitz

Ausstellungen: 1903 Salon des Indépendants, Paris; 1906/7 Wanderausstellung *Französische Künstler* in München, Frankfurt, Dresden, Karlsruhe, Stuttgart (N°114)

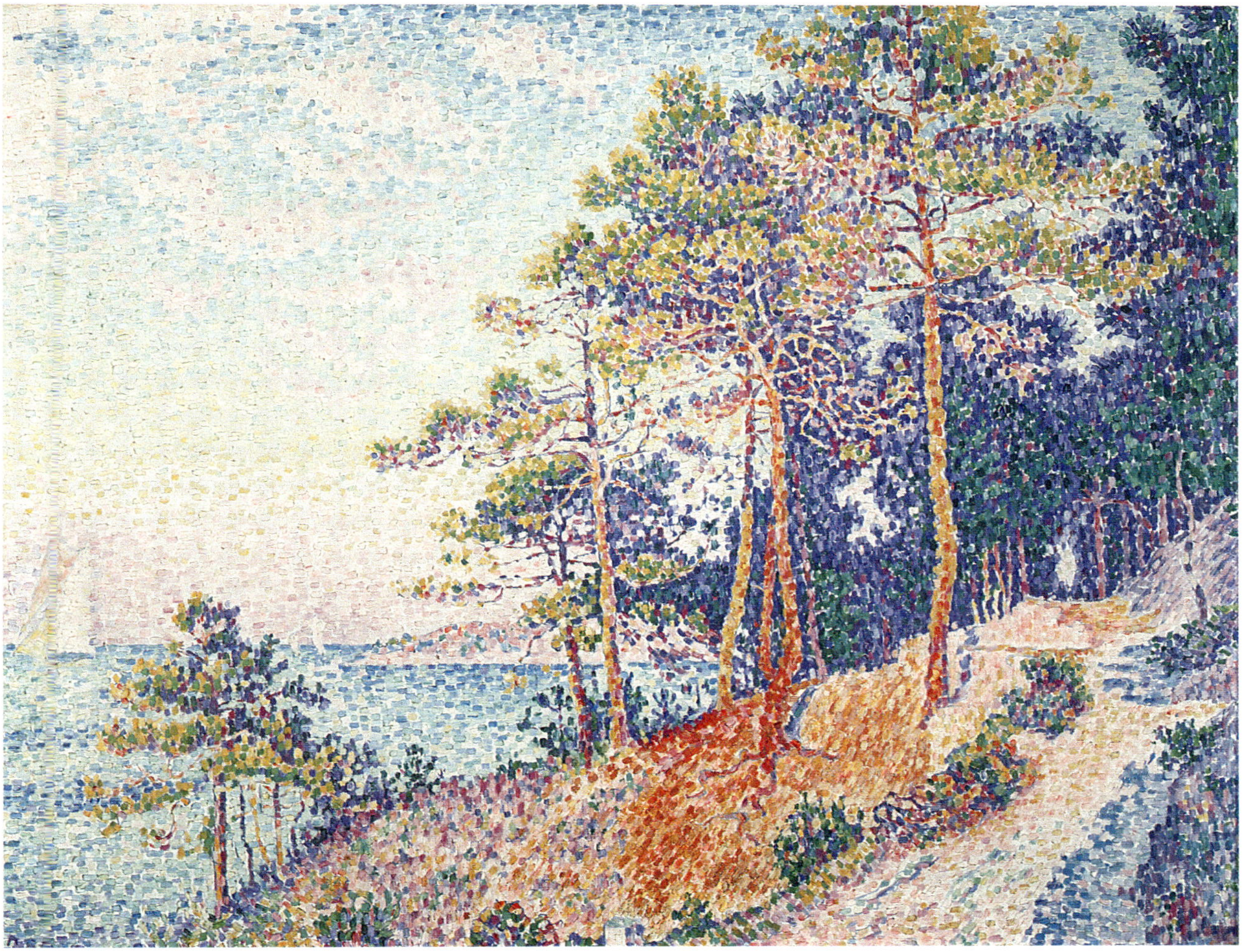

19 ***Paul Signac,***
»Le Sentier de douane«*, 1905*
(Grenzweg)
Öl auf Leinwand, 73 x 92 cm
bez. u. li.: »P. Signac 1905«
Musée de Grenoble, Legat Pierre Collart 1995

1907 Ausstellung in der Galerie Bernheim-Jeune, Paris.

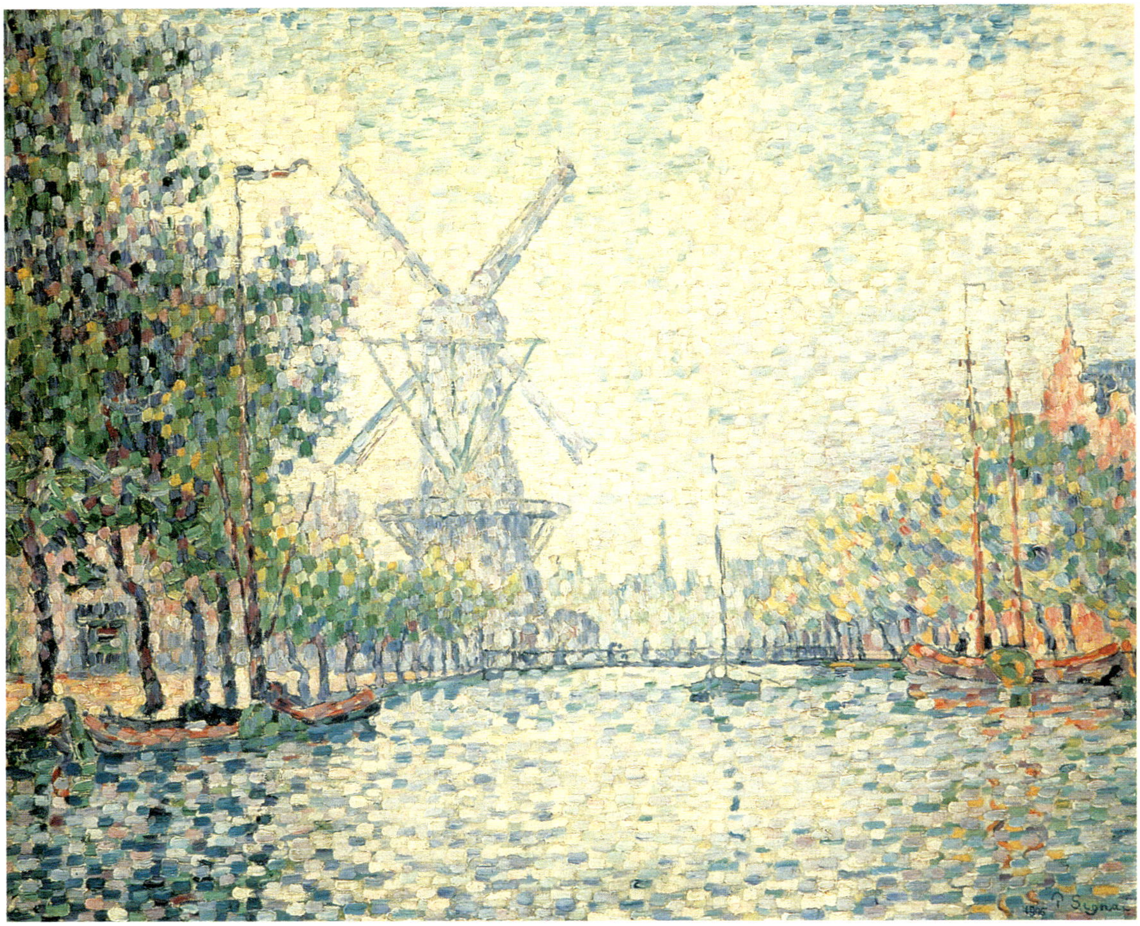

20 ***Paul Signac,***
»Rotterdam. Le Moulin. Le Canal le matin«*, 1906*
(Rotterdam. Mühle. Kanal am Morgen)
Öl auf Leinwand, 46 x 54,5 cm
bez. u. re: »1906 P. Signac«
Kröller-Müller Museum, Otterlo NL

1907 Ausstellung in der Galerie Bernheim-Jeune, Paris.

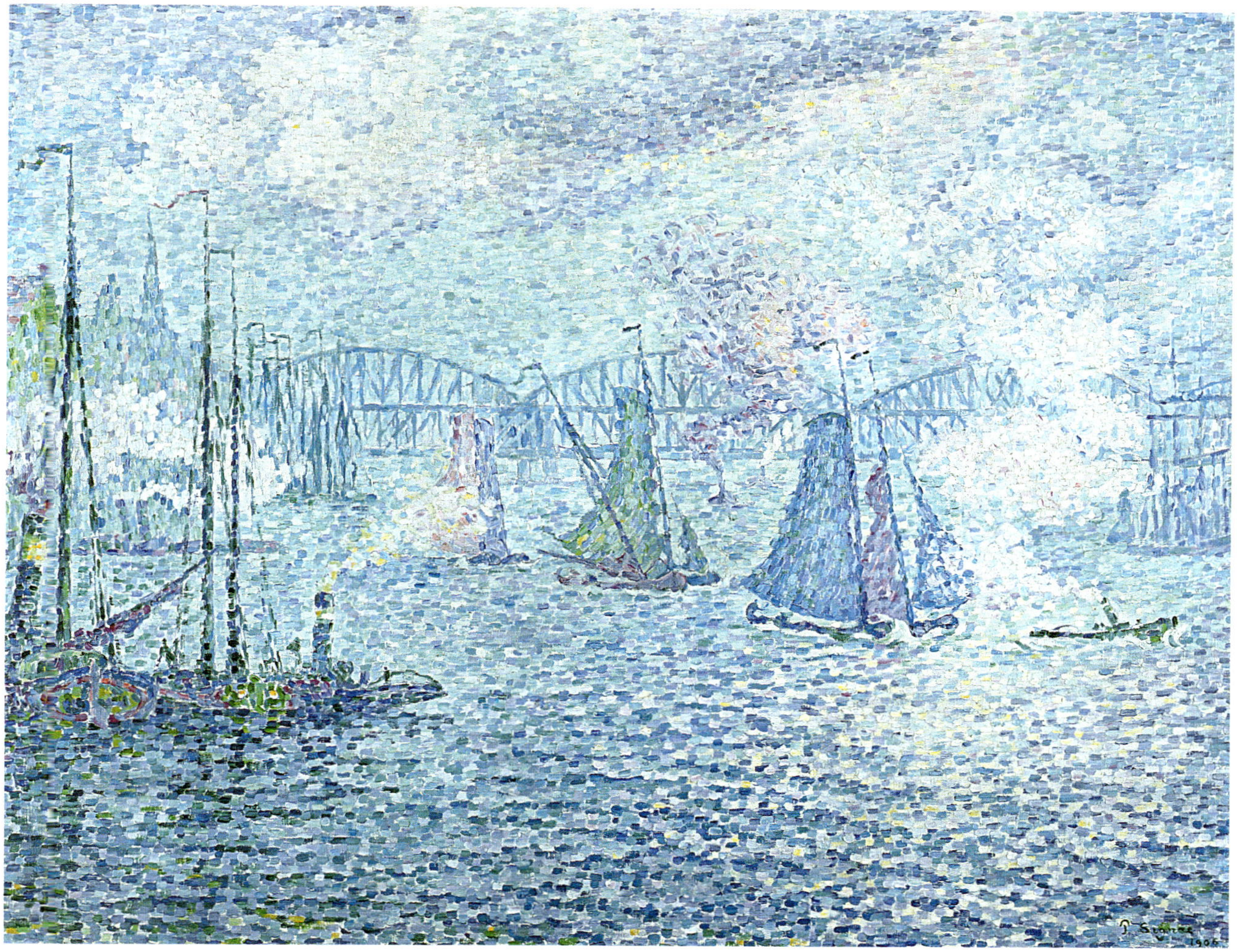

21 ***Paul Signac,***
»Rotterdam. La Meuse«*, 1906*
(Rotterdam. Die Maas)
Öl auf Leinwand, 72 x 92 cm
bez. u. re.: »P. Signac 1906«
Privatsammlung, Schweiz M, G

1907 Ausstellung in der Galerie Bernheim-Jeune, Paris.

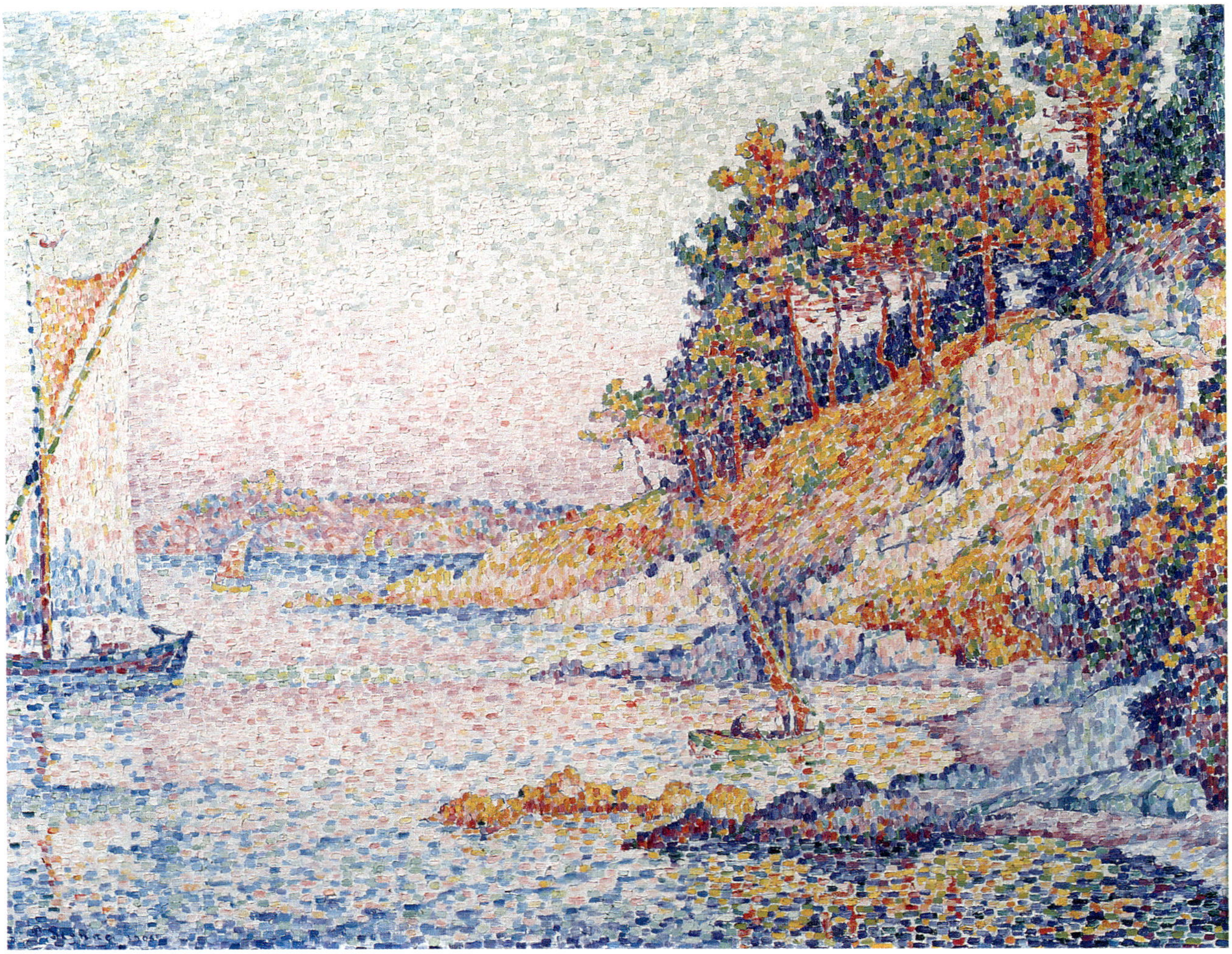

22 ***Paul Signac,***
»Saint-Tropez. La Calanque«*, 1906*
(Saint-Tropez. Die Bucht)
Öl auf Leinwand, 73 x 92 cm
bez. u. li.: »P. Signac 1906«
Musée royaux des Beaux-Arts de Belgique, Brüssel M, G

1907 Ausstellung in der Galerie Bernheim-Jeune, Paris, dort erworben von Anna Boch.

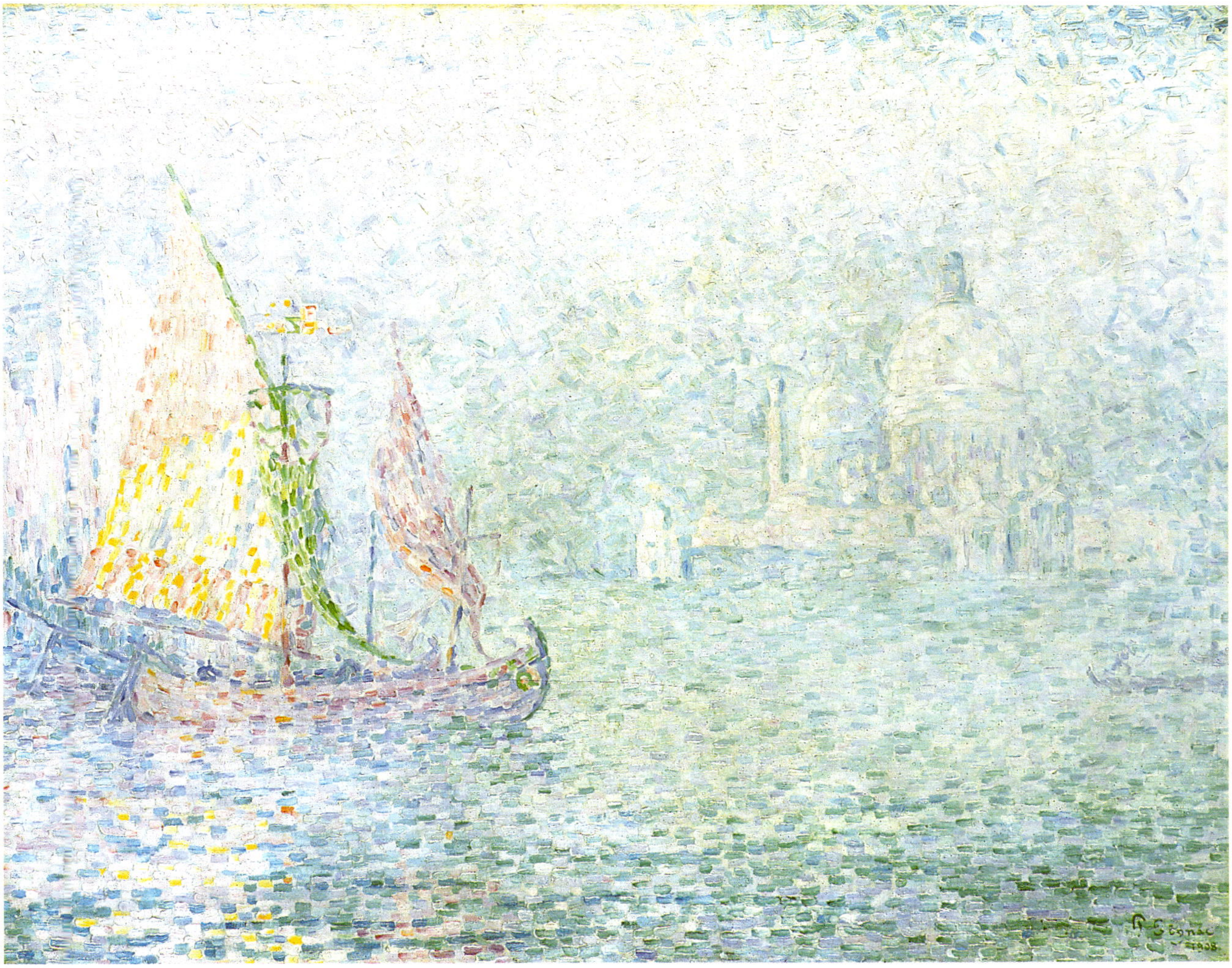

23 ***Paul Signac,***
***»Venise. Brume«**, 1908*
(Venedig bei Nebel, S. Maria della Salute)
Öl auf Leinwand, 65,3 x 81 cm
bez. u. re.: »P. Signac 1908«
Niedersächsisches Landesmuseum
Hannover M, W

1908 Ausstellung in der Galerie Bernheim-Jeune, Paris, dort erworben von Eberhard und Dora von Bodenhausen; 1912 Internationale Sonderbund-ausstellung in Köln (N° 200).

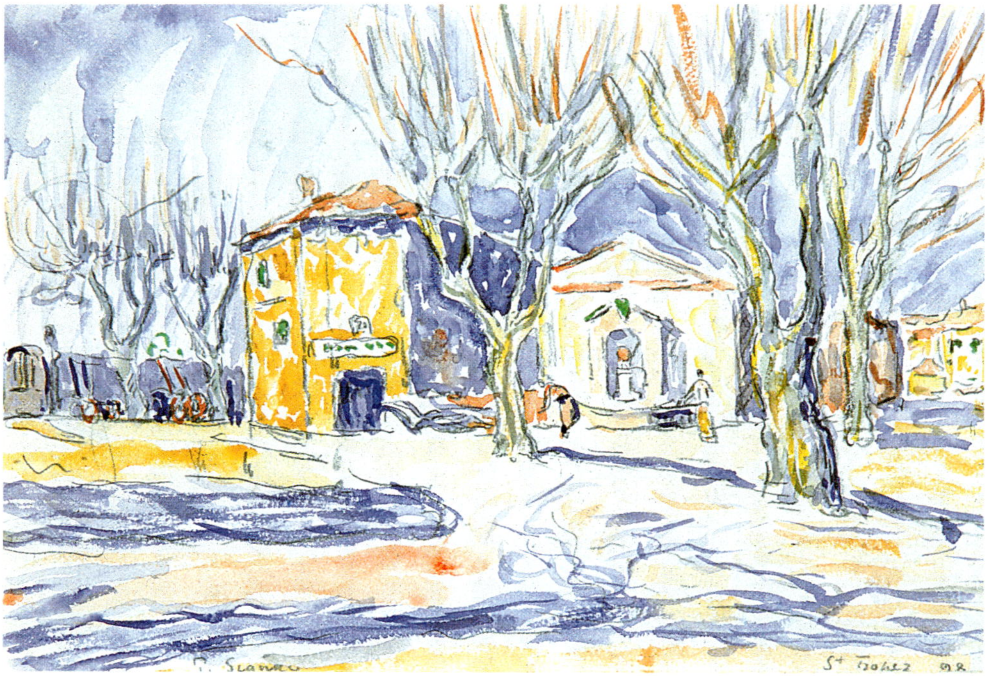

24 ***Paul Signac,***
»Paysage de Saint-Tropez«, *1898*
(Landschaft bei Saint-Tropez)
Aquarell, 17 x 25 cm
sig. u. li: »P. Signac«, bez. und dat. u. re.
»St. Tropez 98«
Galerie Salis, Salzburg

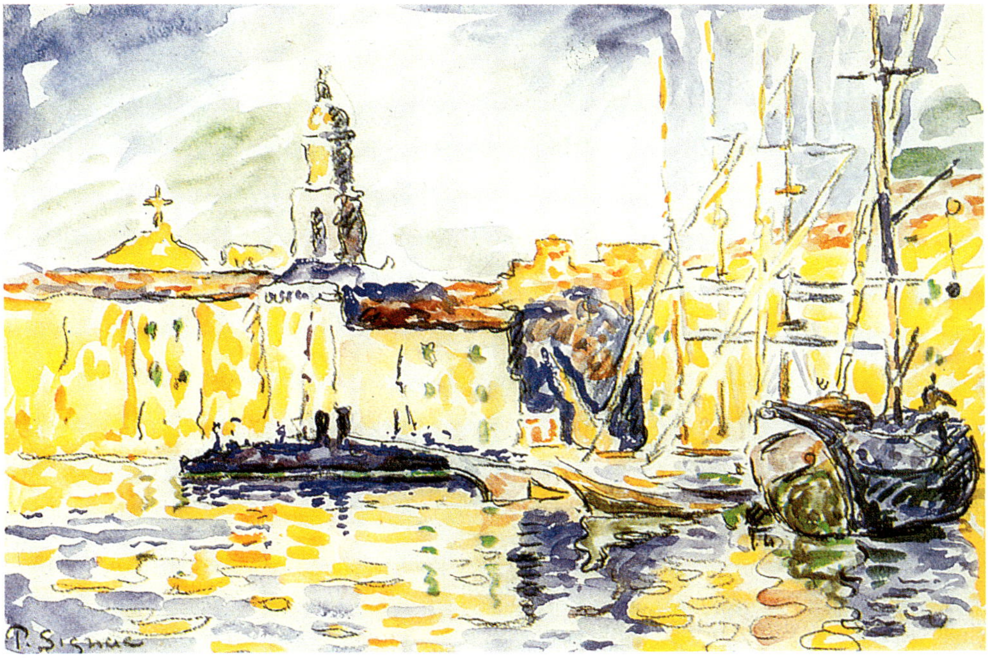

25 ***Paul Signac,***
***»Le Port. Saint-Tropez«**, um 1900*
(Hafen. Saint-Tropez)
Aquarell, Gouache und schwarze Kreide,
16,5 x 24,6 cm
sign. u. li.: »P. Signac«
Privatbesitz

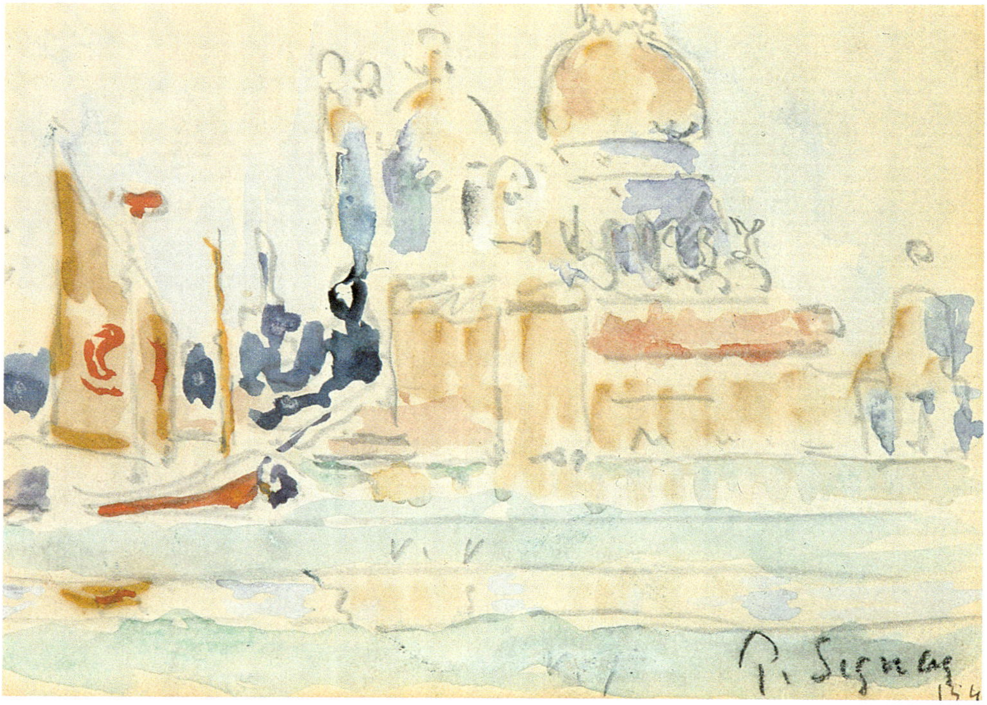

26 ***Paul Signac,***
»Vue sur S. Maria della Salute«*, 1905/1908*
(Venedig. Blick auf S. Maria della Salute)
Aquarell über Bleistift, 10,2 x 14 cm
sign. u. re.: »P. Signac«
Gustav-Lübcke-Museum, Stadt Hamm
Leihgabe aus Privatbesitz

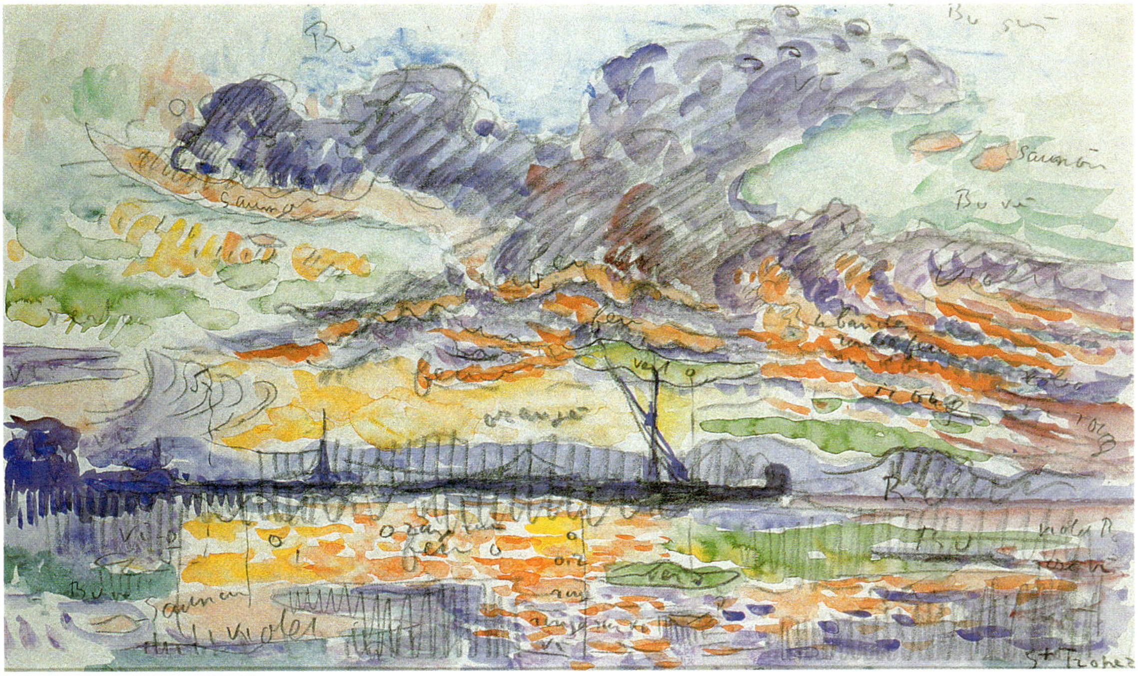

27 **Paul Signac,**
»Saint-Tropez. Entrée du port«, *um 1905*
(Saint-Tropez. Einfahrt zum Hafen)
Bleistift und Aquarell, 25 x 40,6 cm
Privatbesitz

Zu Signacs Farblithographien

Eberhard W. Kornfeld

Als Félix Fénéon in seinem Text »L'impressionnisme aux Tuileries« auf die bevorstehende Veröffentlichung des *Cercle chromatique* hinwies, hatte der Gelehrte und Kunstkenner Charles Henry, ein Mitarbeiter der Zeitschrift *La Vogue*, bereits *L'introduction à une esthétique scientifique* publiziert. Paul Signac war Henrys Theorien sehr zugetan, wie die Abbildung einer seiner Lithographien auf der Rückseite des Programms des *Théâtre Libre* von 1888 bestätigt, auf der »Application du Cercle chromatique de Mr. Charles Henry« (Anwendung des Farbkreises von Charles Henry) zu lesen ist. Letzten Endes war Signac der einzige Neoimpressionist, der die wissenschaftlichen Theorien des Divisionismus auf die Druckgraphik anwandte und ein beachtliches, diesen Prinzipien folgendes graphisches Werk schuf. Hippolyte Petitjean und Henri-Edmond Cross folgten ihm kurz darauf etwas zögerlich mit einigen Lithographien, während sich Maximilien Luce nie für die divisionistische Technik bei der Ausführung seiner Farblithographien entscheiden konnte.

Die auf der Rückseite des Theaterprogramms abgebildete Farblithographie ist die erste, mit der es einem Maler, der sich als Anhänger der wissenschaftlichen Theorien des Neoimpressionismus zu erkennen gab, gelang, auf einfache Art technische Probleme zu lösen, wie die Ausführung des männlichen Kopfes im Kreis beweist.

Auf Ersuchen von André Marty, dem Herausgeber der Graphikmappen *L'Estampe originale*, beschäftigte sich Signac sechs Jahre später ein weiteres Mal mit diesem Verfahren. Die erste Fassung von »La Vue de Saint-Tropez« wurde verworfen, es sind nur ein paar Probeabzüge erhalten. Die zweite Version wurde in der siebten Mappe veröffentlicht. Nachdem der Künstler seine zweite Radierung geschaffen hatte, beauftragte ihn der Verleger Gustave Pellet, der in den beiden folgenden Jahren die großformatigen Lithographien Henri Toulouse-Lautrecs veröffentlichte, mit einer Reihe von Farblithographien. Während die für *L'Estampe originale* 1894 ausgeführte Lithographie »La Vue de Saint-Tropez« eher impressionistisch geprägt und hinsichtlich der Thesen des Neoimpressionismus bzw. Divisionismus, von denen das Werk auf dem Theaterprogramm

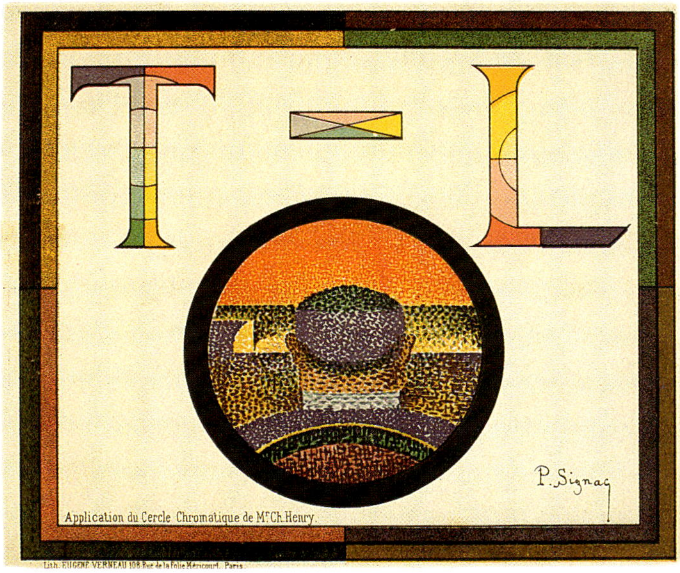

LE
Théâtre Libre
SAISON 1888-89

5me Soirée
Jeudi 31 Janvier 1889, à 9 h. très précises
AU THÉATRE DES MENUS-PLAISIRS
14, Boulevard de Strasbourg, 14

LES RÉSIGNÉS

Pièce en trois actes, en prose.

Charmeretz	MM. Mayer	*Henriette Lalurange*	Mlles Ducal
Bernaud	Antoine	*Mme Harquenier*	Barny
Piétrequin	Laury	*Marceline*	Dorsy

L'ÉCHÉANCE

Pièce en un acte, en prose.

Samuel Tabard	MM. Antoine	*Valentine Tabard*	Mlle Dorsy
Galabert	Collé	*Fransson*	M. Pinsard

De la part de MM. Henry CÉARD et Jean JULLIEN

28 ***Paul Signac,***
»Application du Cercle chromatique de Mr. Ch. Henry«
(Anwendung des Farbkreises von Charles Henry)
Farblithographie, Darst. 15,5 x 18 cm
Wvz. Kornfeld-Wick Nr. 4
Rückseitig Programm des »Théâtre Libre«
Sammlung E.W.K., Bern

kündete, einen Rückschritt darzustellen schien, bestätigen die Blätter der von Pellet in Auftrag gegebenen Reihe den Triumph der neuen Konzeption.

In derselben Manier schuf Signac 1897 eine »Vue de Saint-Tropez« für den Verleger Ambroise Vollard und 1898 eine »Vue du Port de Flessingue« für die deutsche Zeitschrift *Pan*. Neben diesen Farblithographien, die seinen Ruhm als Graphiker begründeten, muß eine Reihe von Kupferstichen mit Landschaftsdarstellungen von hoher technischer Reife und außergewöhnlicher Qualität erwähnt werden. Indem Signac die Lithographietechnik an die Prinzipien des Neoimpressionismus anpaßte und zugleich seine Meisterschaft im Kupferstich bewies, schuf er eine Zahl graphischer Blätter, die zu den schönsten der Jahre um 1900 zählen.

Die vorbereitenden Arbeiten für schließlich nicht ausgeführte Lithographien gewähren Einsicht in den Arbeitsprozeß zur Herstellung divisionistischer Farblithographien. Der Maler legte jeweils ein Pauspapier über eine Studie oder Skizze und hielt darauf den Umriß eines jeden einzelnen gleichfarbigen Tupfers fest (Kat.Nr. 42). Für jede Farbe fertigte er auf diese Weise ein besonderes Blatt an. Je nach Sujet entstanden vier bis fünf Pausen, die nacheinander auf den zuvor vorbereiteten Stein übertragen wurden. Schließlich ließ er Probeabzüge herstellen, auf die er Anweisungen für die Korrektur der Farbwerte oder der Feineinstellung der Druckpresse notierte (Kat.Nr. 32, 40).

Ein Kuriosum sei noch erwähnt: Im Jahr 1893 ließ Paul Signac Abzüge einer auf Zink oder Stein übertragenen Strichzeichnung des Golfes von Grimaud drucken, mit deren Hilfe er rasch zu verschiedenen Tageszeiten Farbwerte in Aquarell festhalten konnte.

Der Text ist ein Auszug aus der Einführung zum Werkverzeichnis von Signacs Graphischem Werk: E. W. Kornfeld und P. A. Wick, *Catalogue raisonné de l'œuvre gravé et lithographié de Paul Signac*, Bern 1974.

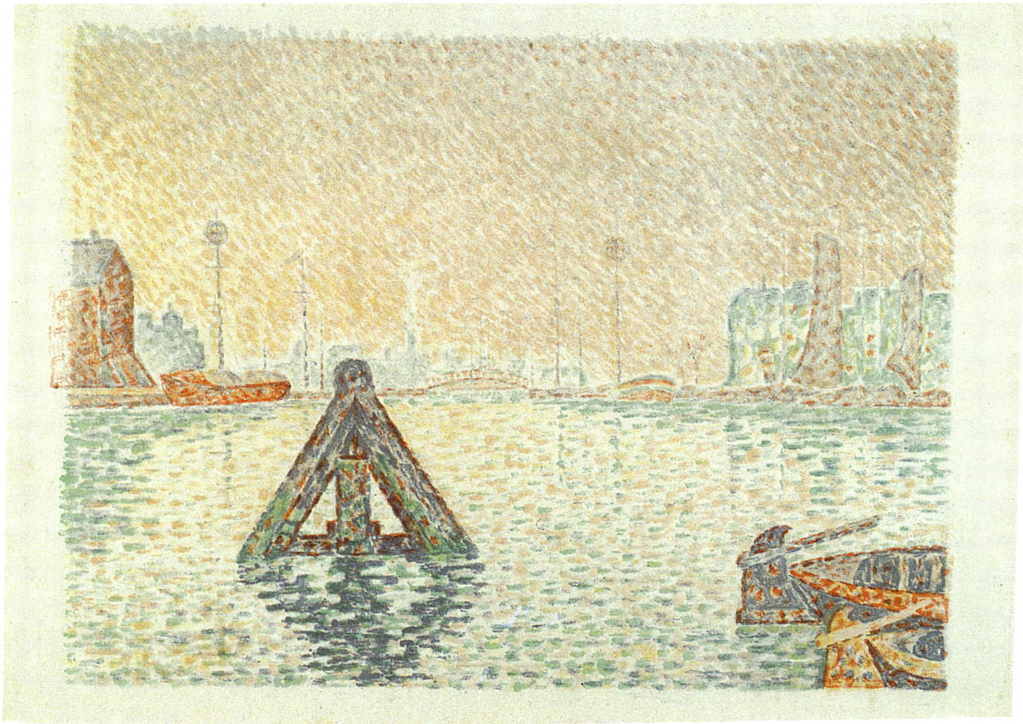

29 ***Paul Signac,***
»En Hollande – La Balise«*, 1894 (1897/1898)*
(In Holland – Die Bake)
Farblithographie, Darst. 32,5 x 42,6 cm
Wz. Kornfeld-Wick Nr. 8/1 (v. III)
Probedruck auf »Chine volant«
Sammlung E.W.K., Bern

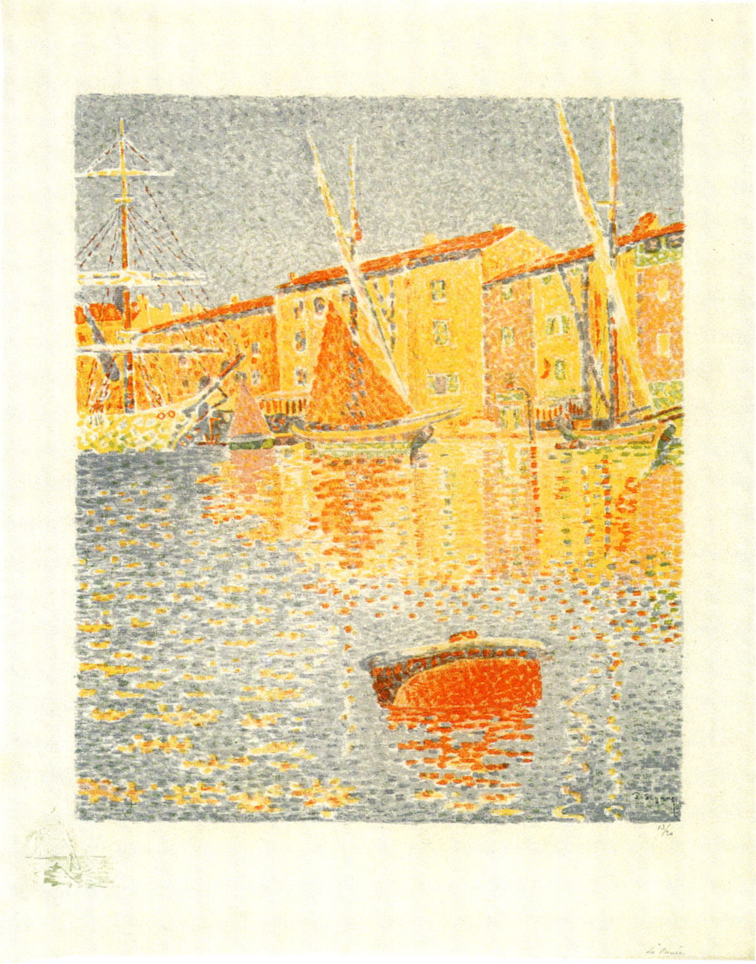

30 ***Paul Signac,***
»La Bouée (Saint-Tropez: Le Port)«*, 1894*
(1897/1898)
(Die Boje. Hafen in Saint-Tropez)
Farblithographie, Darst. 40,3 x 32,7 cm
Wvz. Kornfeld-Wiek Nr. 9/II (von III)
Sammlung E.W.K., Bern

Mit der Remarque in Grün gedruckt, unten links. Unten rechts in der Darstellung in Bleistift signiert, darunter auf 20 numeriert (13/20).

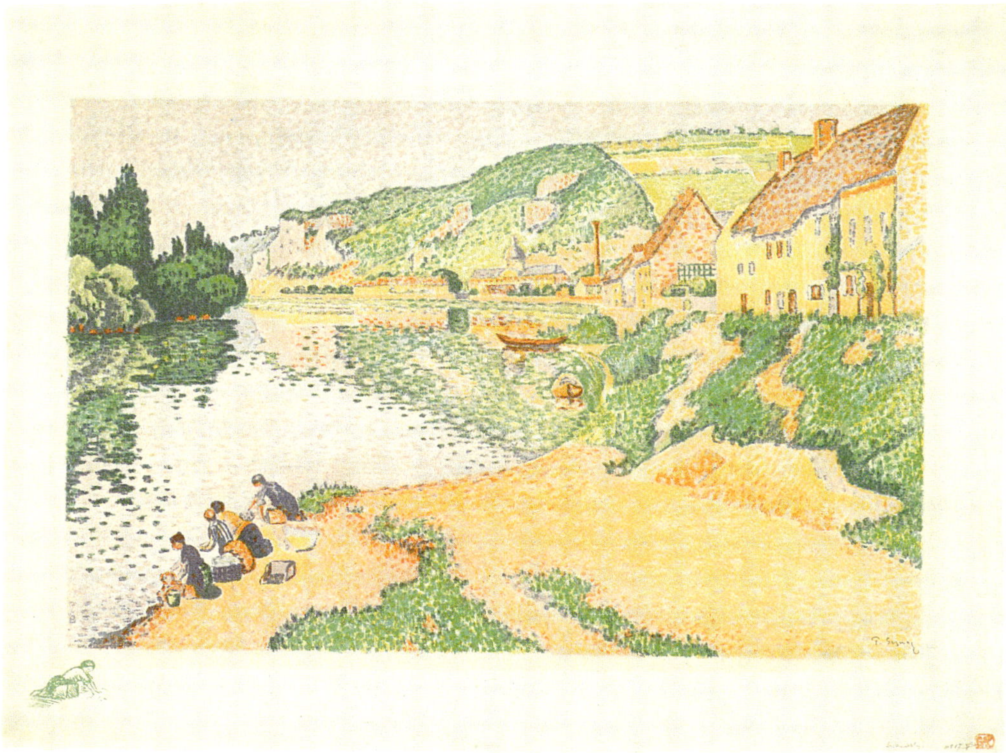

31 **Paul Signac,**
»Les Andelys«, *1895 (1897/1898)*
Farblithographie, Darst. 30,3 x 45,3 cm
Wvz. Kornfeld-Wiek Nr. 10/II (v. III)
Sammlung E.W.K., Bern

Mit der Remarque, in Grün gedruckt, unten links. Unten rechts in der Darstellung in Bleistift signiert, im Unterrand rechts in Tinte numeriert (17), mit der Paraphe und dem Stempel von Pellet.

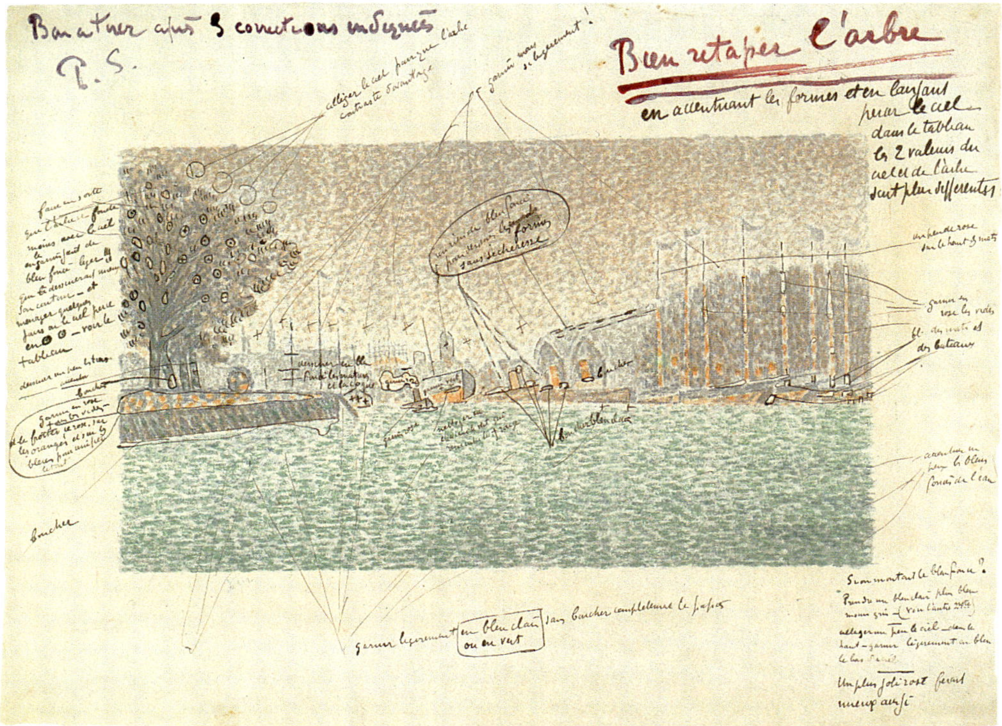
Bon à tirer après les corrections indiquées
P.S.
Bien retaper l'arbre
en accentuant les formes et en laissant
percer le ciel
dans le tableau
les 2 valeurs du
ciel et de l'arbre
sont plus differentes

32 ***Paul Signac,***
*»****A Flessingue****«, 1895 (1897/1898)*
(In Vlissingen)
Farblithographie, Darst. 23,7 x 40,5 cm
Wvz. Kornfeld-Wiek Nr. 11/II (v. III)
Sammlung E.W.K., Bern

Probedruck mit zahlreichen Anmerkungen des Künstlers für den Drucker und dem »Bon à tirer après les corrections indiquées. P.S.«

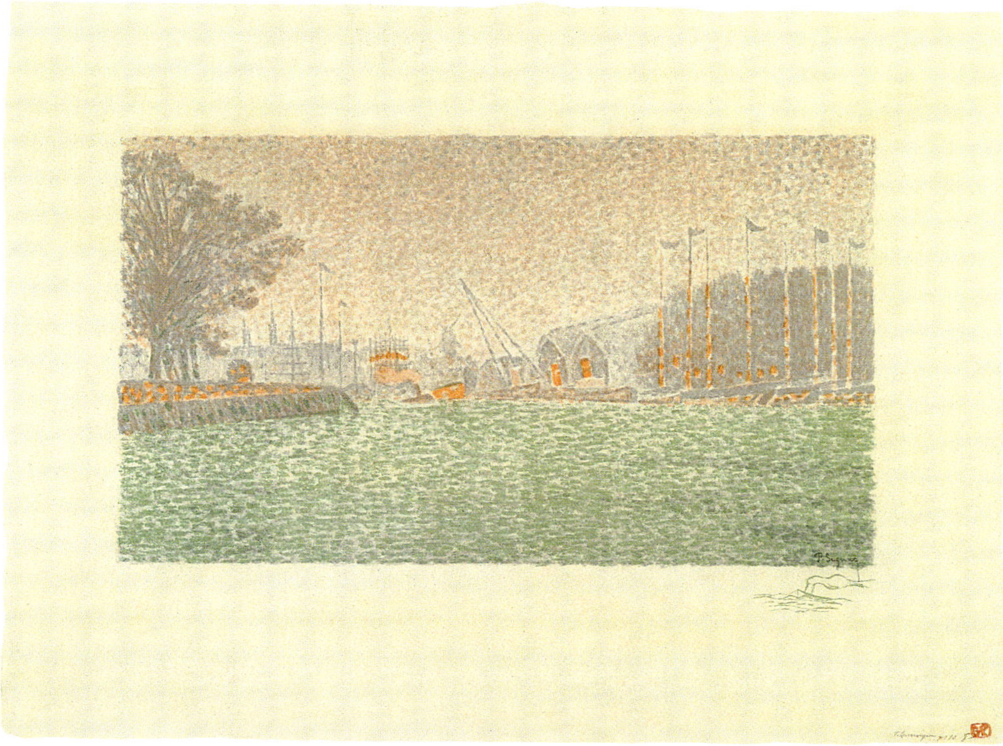

33 **Paul Signac,**
*»A **Flessingue**«, 1895 (1897/1898)*
(In Vlissingen)
Farblithographie, Darst. 23,7 x 40,5 cm
Wvz. Kornfeld-Wiek Nr. 11/II (v. III)
Sammlung E.W.K., Bern

Mit der Remarque, in Grün gedruckt, unten rechts. Unten rechts in der Darstellung in Bleistift signiert. Im Unterrand rechts in Tinte numeriert (10), mit der Paraphe und dem Stempel von Pellet.

34 ***Paul Signac,***
»Les Bateaux«*, 1895 (1897/1898)*
(Boote)
Farblithographie, Darst. 23,5 x 39,8 cm
Wvz. Kornfeld-Wiek Nr. 13/I (v.II)
Probedruck, unten rechts bez. »Essai«
Saint-Tropez: Le Port, 1897/98
Farblithographie, 43,5 x 33 cm
Sammlung E.W.K., Bern

35 ***Paul Signac,***
»Les Bateaux«*, 1895 (1897/1898)*
(Boote)
Farblithographie, Darst. 23,5 x 39,8 cm
Wvz. Kornfeld-Wiek Nr. 13/II (v.II)
Sammlung E.W.K., Bern

Mit der Remarque in Grün gedruckt, unten rechts.
Unten rechts in der Darstellung in Bleistift signiert,
links neben der Remarque auf 20 numeriert (16/20)

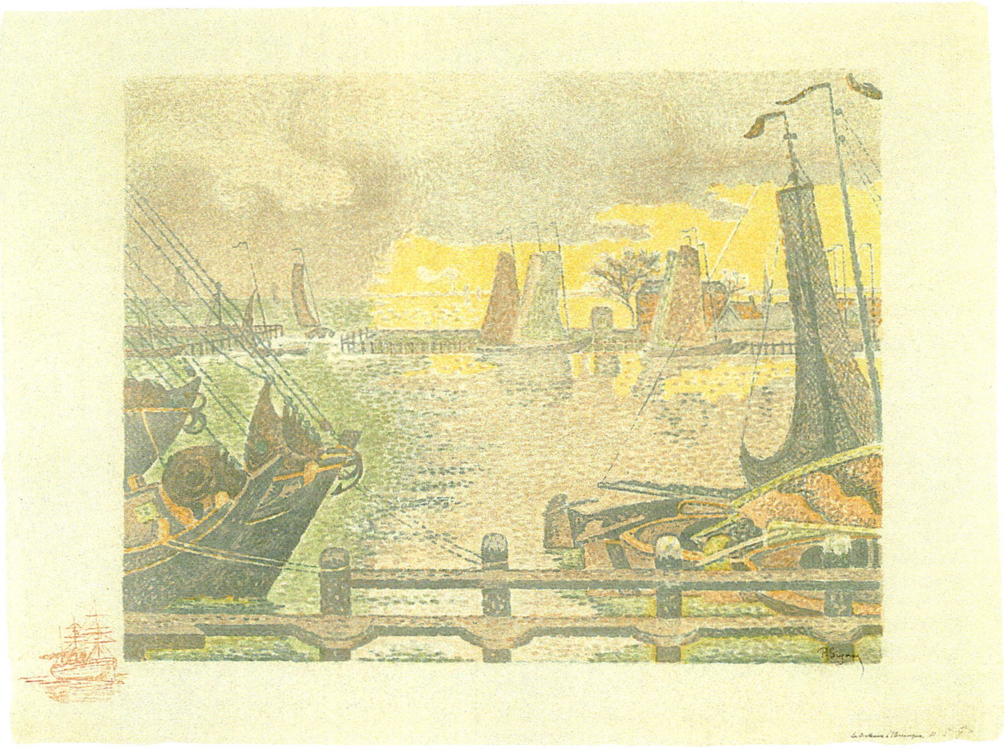

36 ***Paul Signac,***
***»Les Bateaux à Flessingue«**, 1895*
(1897/1898)
(Boote in Vlissingen)
Farblithographie, Darst. 32,3 x 40,2 cm
Wvz. Kornfeld-Wiek Nr. 12/III (v. VI)
Sammlung E.W.K., Bern

Mit der Remarque, in Rot gedruckt, unten links. Unten rechts in der Darstellung in Bleistift signiert. Im Unterrand rechts in Tinte numeriert (8), mit der Paraphe von Pellet.

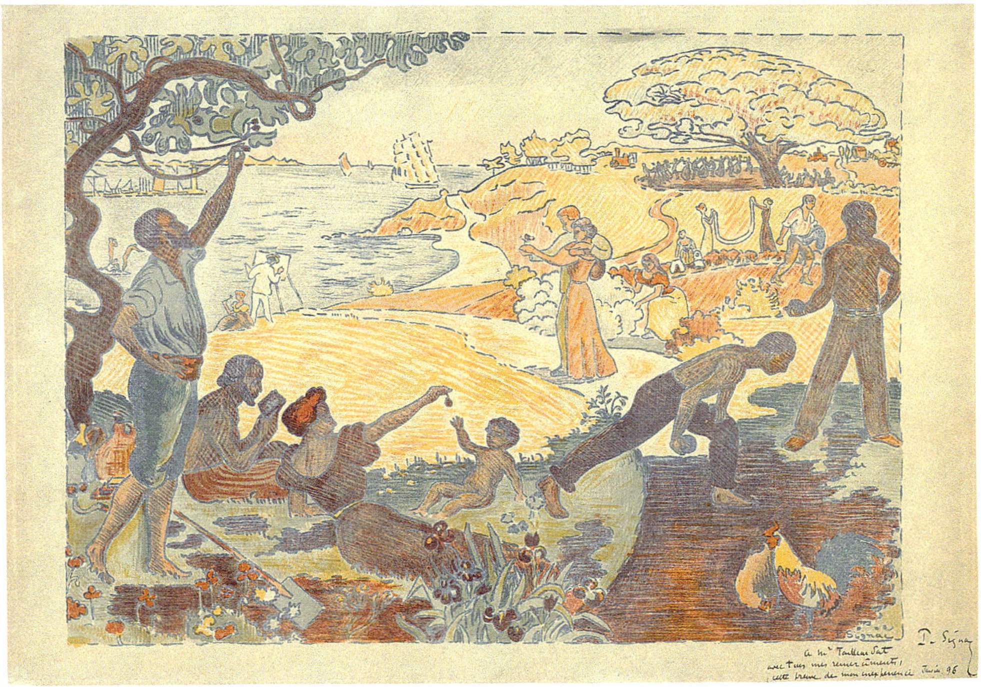

37 ***Paul Signac,***
»Au Temps d'harmonie (La Joie de Vivre – Dimanche au Bord de la Mer)«*, 1895/96*
(Im Zeitalter der Harmonie)
Farblithographie, Darst. 37,6 x 50,2 cm
Wvz. Kornfeld-Wiek Nr. 14
Dediziert: »A Mr. Tailliardat / avec tous mes remerciements / cette preuve de mon inexpérience Janvier 96 / P. Signac«
Sammlung E.W.K., Bern

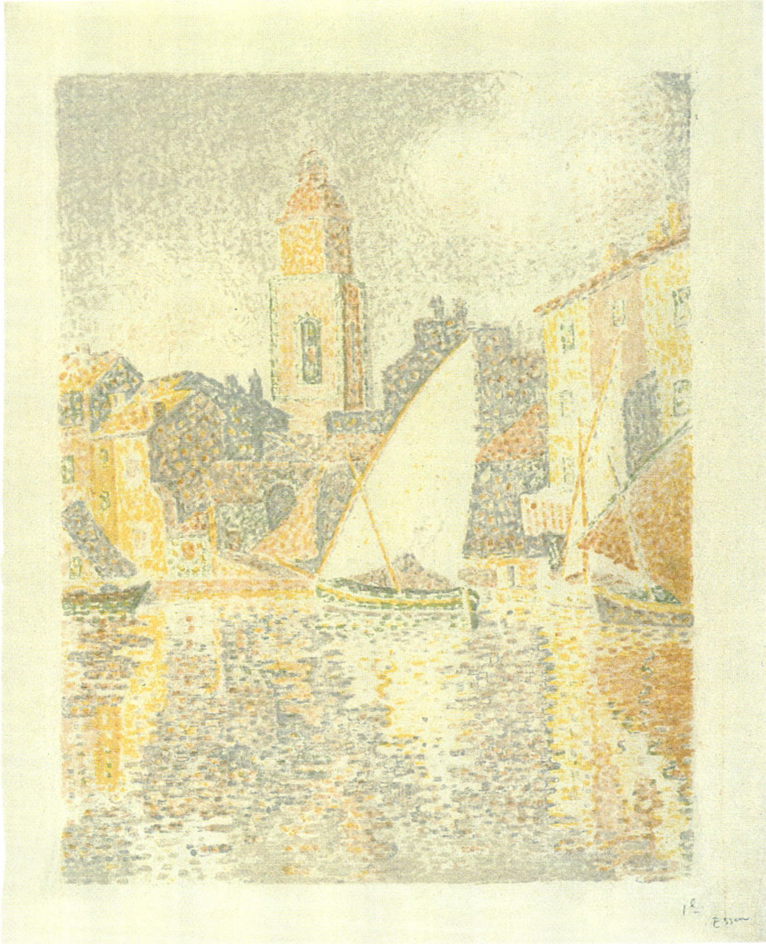

38 **Paul Signac,**
*»**Saint-Tropez: Le Port**«, 1897/1898*
(Saint-Tropez: Hafen)
Farblithographie, Darst. 43,5 x 33 cm
Wvz. Kornfeld-Wiek Nr. 19/a (v.b.)
Probedruck, unten rechts bezeichnet: »1^e^ Essai«
Sammlung E.W.K., Bern

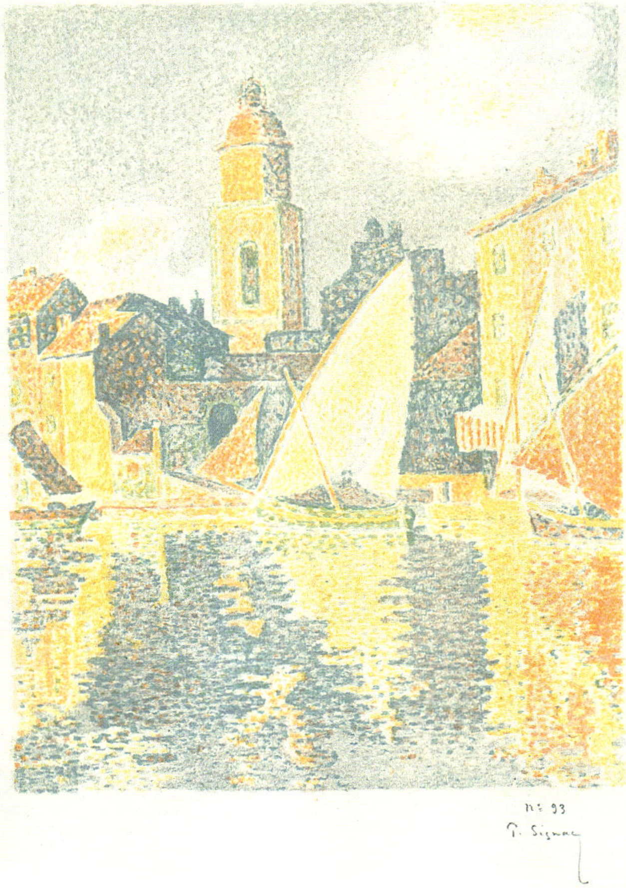

39 ***Paul Signac,***
»Saint-Tropez: Le Port«*, 1897/98*
(Saint-Tropez: Hafen)
Farblithographie, Darst. 43,5 x 33 cm
Wvz. Kornfeld-Wiek Nr. 19/b
Unten rechts in Bleistift numeriert (no 93), darunter signiert
Sammlung E.W.K., Bern

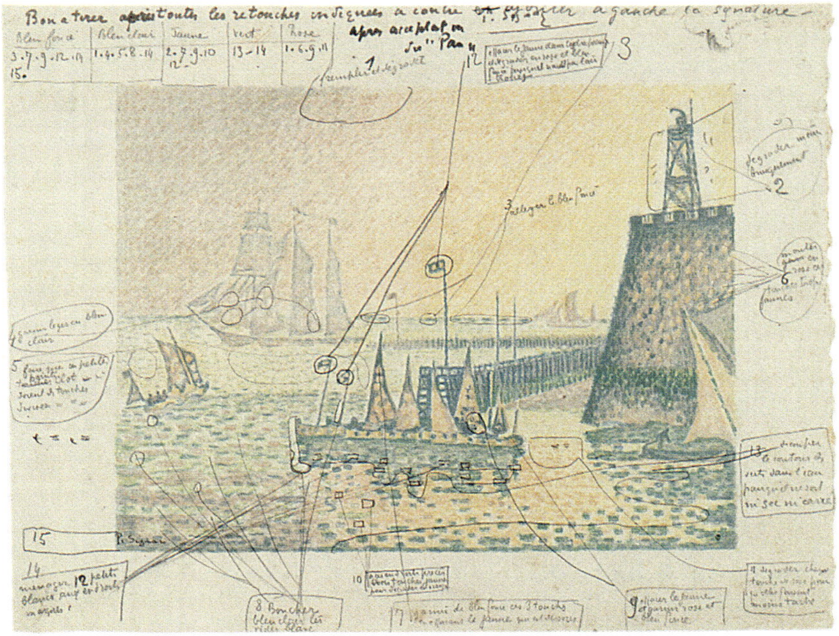

40 ***Paul Signac, »Le Soir«****, 1898*
(Abend)
Farblithographie, Darst. 20,2 x 26,1 cm
Wvz. Kornfeld-Wiek Nr. 20/1 (v. II/e)
Probedruck mit zahlreichen Anmerkungen des Künstlers und dem »Bon à tirer après toutes les retouches [...] P.Signac«
Sammlung E.W.K., Bern

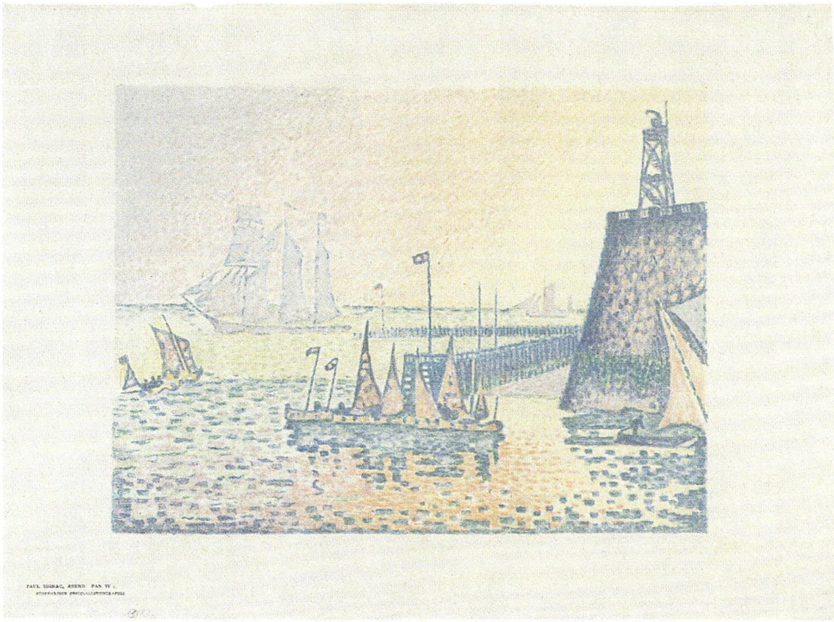

41 ***Paul Signac, »Le Soir«****, 1898*
(Abend)
Farblithographie, Darst. 20,2 x 26,1 cm
Wvz. Kornfeld-Wiek Nr. 20/IId (v./e)
Pan-Ausgabe, im Unterrand links mit der typographischen Schrift. »Paul Signac, Abend Pan IV/1. Fünffafrbige Originallithographie«
Sammlung E.W.K., Bern

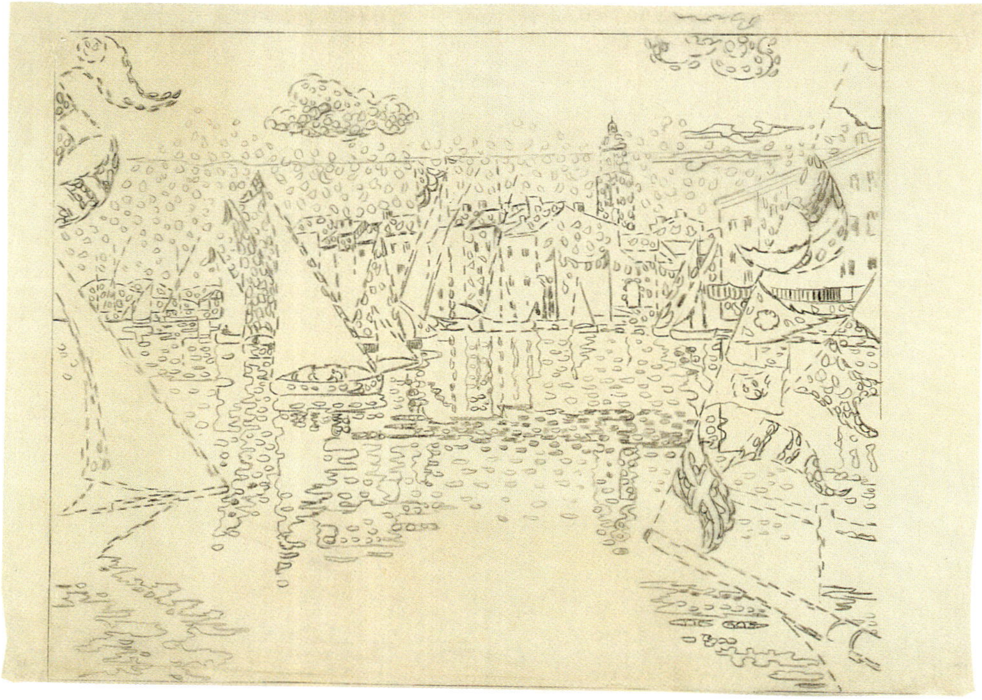

42 ***Paul Signac,***
»Le Port de Saint-Tropez«
(Hafen von Saint-Tropez)
Lithokreide auf »papier à reporter«, Darst. 34,5 x 47,4 cm
Die Zeichnung gibt die Auswahl der Linien und Farbflecken für eine Druckplatte (eine Farbe) an; für eine nicht ausgeführte Lithographie.
Sammlung E.W.K., Bern

»In Versen malen« – Henri Edmond Cross

Isabelle Compin

Auszüge aus der Monographie
H. E. Cross, Paris 1964

[...] Henri Edmond Cross hatte die Entstehung des Neoimpressionismus miterlebt und dabei aus der Nähe – beispielsweise an den Werken, die im Salon des Indépendants gezeigt wurden – mitverfolgen können, wie die verschiedenen Künstler nach zufriedenstellenden Lösungen suchten. So war es ihm möglich gewesen, Jahr für Jahr Seurats Bilder zu analysieren, Signacs Entwicklung zu verfolgen oder die Versuche der jeweils frisch bekehrten Anhänger des Neoimpressionismus zu begutachten.

Dank seiner guten Beziehungen zu den Neuerern konnte er auch häufig mit ihnen diskutieren und einen nützlichen Meinungsaustausch pflegen. So unterhielt er sich insbesondere mit Georges Seurat; in seinen Notizheften findet sich die Erinnerung an eines dieser Gespräche:[1] »Seurat sagte gestern morgen zu mir und Angrand, daß ihn seine Überzeugung dazu führe, die Farbwerte vor den Linien festzulegen, daß es ihm nie in den Sinn käme, ein Bild mit der zeichnerischen Anlage zu beginnen. Zudem veränderten, fügte er hinzu, die Farben der Dinge ihre Zeichnung.«

Der Anschauungsunterricht und die mündlichen Auskünfte, die Cross von den Neoimpressionisten erhielt, scheinen so umfassend gewesen zu sein, daß er ohne jedes Experiment auskam: Bereits das erste divisionistische Werk – das Bildnis »Madame H. F.« (Madame Cross), das er 1891 malte (Nr. 29)* – beweist, daß er die Technik von Anfang an vollkommen beherrschte. Die Lektion jener, die ihm auf dem Weg des Neoimpressionismus vorausgegangen waren, hatte er so gut assimiliert, daß er sämtliche Tücken des von ihm zum erstenmal erprobten Verfahrens zu meistern verstand. [...]

Sehr viel weiter ging Cross in Landschaftsstudien wie »Les Iles d'or«, um 1891/92 (Nr. 36; Abb. 1), ein Werk, in dem er, der Notwendigkeit entledigt, ein vollendetes Gemälde zu schaffen, in drei parallelen Zonen – Strand, Meer und Himmel – eine atemberaubende Analyse der Phänomene, der Farbe und des Lichts unternahm.

Wie Seurat und die anderen Anhänger des Neoimpressionismus setzte Cross beinahe gleich große runde Punkte in fast demselben Abstand auf die Leinwand, die von diesen bedeckt

* Die Nummern verweisen auf das Werkverzeichnis der Verfasserin in Isabelle Compin, *Henri Edmond Cross*, Paris 1964, S. 83–345.

1 Veröffentlicht in *Bulletin de la Vie artistique*, 15. September 1922, S. 425. [Die Anmerkungen sind hier neu fortlaufend durchnumeriert.]

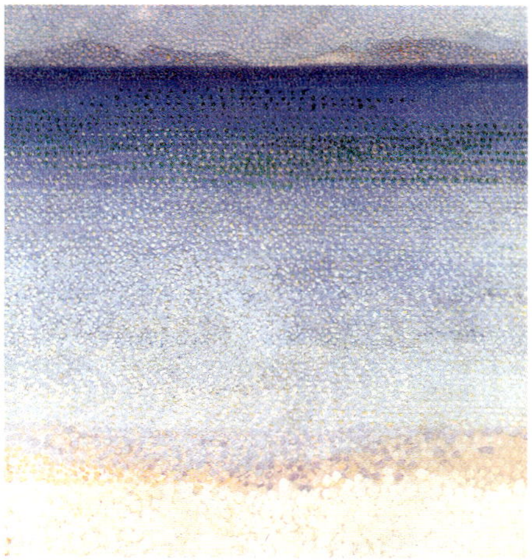

Abb. 1
Henri Edmond Cross, »Die goldenen Inseln«, *um 1891/92, Öl auf Leinwand, 60 x 55 cm, Musée national d'Art Moderne, Centre Georges Pompidou Paris*

wird oder gelegentlich, zur Auflockerung oder Vereinfachung des Bildes, die Grundierung zu erkennen gibt. Diese Machart ist gewollt unpersönlich, da sie ausschließlich dazu dient, den Farbton zu zerlegen, um die richtige Mischung auf der Netzhaut zu erzielen. Allerdings entwickelte Cross zudem ein offenbar eigenständiges und eigenwilliges Verfahren, das darin besteht, in manchen Bildzonen die Farbe in kleinen, deutlich abgesetzten, linienförmig angeordneten Punkten aufzutragen. Es ist beispielsweise im Meer zu erkennen, das in [...] »Les Vendanges« von 1892 (Nr. 34) den Hintergrund füllt und zu dem »Les Iles d'Or« eine vorbereitende oder weiterführende Studie ist.

Cross' Farbtöne sind rein, doch verhalten, da er die Farben stark mit Weiß mischte. Zu jenem Zeitpunkt suchte der Maler das Licht durch aufgehellte Töne wiederzugeben, weil er beobachtet hatte, daß das helle Licht die Farben absorbiert. [...] Anstelle kräftiger Wirkungen bevorzugte er – zur gleichen Zeit und aus den gleichen Gründen wie Signac – ein nuanciertes Spiel mit ein paar Grundtönen, wie Rosa, Blaßblau, Mattgrün und Sandgelb, die er endlos variierte und zu zarten, gedämpften, äußerst raffinierten Harmonien kombinierte und damit seinen Bildern Ruhe und Poesie verlieh.

Die Leuchtkraft der von ihm verwendeten reinen Farben milderte Cross nicht nur durch die Beimischung von Weiß, sondern auch durch ihre Kombination auf der Leinwand. So suchte er häufig, Graueffekte nicht durch Pigmentmischungen auf der Palette, die im Neoimpressionismus verpönt waren, sondern durch eine Mischung im Auge zu erzielen, indem er beispielsweise Komplementärfarben in einer gleichen Anzahl von Punkten nebeneinandersetzte oder eine rosa Fläche mit grünen Punkten höhte. [...]

Diese dekorative Malweise, die z.T. an die Kühnheiten der damals in Europa beliebten japanischen Kunst erinnert, erreichte ihren Höhepunkt in »L'Air du

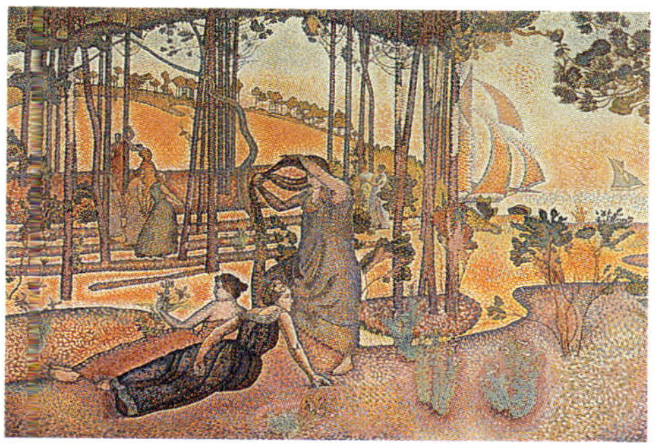

Abb. 2
Henri Edmond Cross, »Abendlied«, *1893/94, Öl auf Leinwand, 116 x 165 cm, Musée d'Orsay Paris*

soir«, 1893/94 (Nr. 42; Abb. 2), ein ungewöhnliches Gemälde, das in Cross' Werk eine Sonderstellung einnimmt. Alles in dieser großen Komposition ist vom Willen zur Stilisierung und Vereinfachung sowie vom Wunsch nach Monumentalität getragen. Die hohen, geraden, glatten Baumstämme werfen Schatten mit deutlichen Konturen auf den Boden. Das Spiel aus Vertikalen und Horizontalen steht im Gegensatz zu den geschwungenen Linien, die den Hügelzug, die Unebenheiten des Geländes im Vordergrund, die Segel des Bootes und die Röcke der liegenden Frauen kennzeichnen. In Geist und Komposition steht Cross hier Puvis de Chavannes nahe, und der Ausdruck »modernistischer Puvis«, den Félix Fénéon für Seurats Bild »Un dimanche après-midi à l'île de la Grande Jatte« prägte, könnte auch auf Cross' Gemälde zutreffen, in dem sich die Inspiration des von Puvis für das Hôtel Bonnat geschaffenen »Doux Pays« wiederfindet. Cross rückt überdies den »Nabis« näher, denn sein Bild hat gewisse Ähnlichkeiten mit Werken von Maurice Denis, z.B. mit dem zur gleichen Zeit entstandenen Gemälde »Les Muses«. [...]

Im Jahr 1895 unternahm Cross neue Versuche. Signacs aufmerksamem Blick blieb dieser Wandel nicht verborgen, und zu zwei der von Cross bei Bing präsentierten Gemälden notierte er:[2] »Wir lassen die harte und nützliche Zeit der Analyse hinter uns, in der alle unsere Studien sich glichen, und gelangen in die Zeit persönlichen, vielfältigen Schaffens.« [...]

Seine damaligen Werke haben ungeachtet der thematischen Verschiedenartigkeit ein gemeinsames Kennzeichen: Sie stellen Szenen in der freien Natur dar, die in volles Sonnenlicht getaucht sind. Selbst wenn die Figuren den Naturelementen den ersten Rang streitig machen, spielen die letzteren eine wichtige Rolle; selbst wo sie nur den Hintergrund zu bilden scheinen, sind sie ein notwendiger Faktor für Komposition und Harmonie.

2 P. Signac, Tagebuch, 1. September 1895, zit. von J. Rewald, »Extraits du journal inédit de Paul Signac I 1894–1895«, in *La Gazette des Beaux-Arts*, Juli – September 1949.

Wie in den Bildern der vorhergehenden Jahre ist auch hier die Sonne von großer Bedeutung. Allerdings geht es Cross nun nicht mehr um die möglichst exakte Darstellung ihrer Wirkungen. Den Prinzipien der Farbzerlegung bleibt er zwar treu, doch sucht er, fest davon überzeugt, daß das Licht darzustellen ein Ding der Unmöglichkeit sei, seine Absicht durch eine Verstärkung der Nuancen nur noch anzudeuten. Wie Maurice Denis schreibt,[3] ist »die Sonne für ihn kein Lichtphänomen mehr, das alles entfärbt und ausbleicht, sondern Mittelpunkt der Harmonie, die die Farben der Natur entfacht, die komplexesten Farbskalen ermöglicht und sämtliche chromatische Extravaganzen rechtfertigt«.

Dies mag der Grund sein, daß die Farbnuancierungen in Cross' Werk ab 1895 kräftiger wurden. Da ihn die realistische Wiedergabe des Lichts weniger beschäftigte, verzichtete er auf die Aufhellung der Farben und gab die Gewohnheit, den reinen Farben Weiß beizumischen, [...] allmählich auf. [...] Anstatt das Phänomen der Farbabsorption durch das Licht zu studieren, schuf er nun kräftige Farbharmonien. [...]

Wie man sieht, hatte Cross keine Angst vor breitem Farbauftrag, der dem Ton mehr Leuchtkraft verleiht. Dies gilt insbesondere für die von ihm geschätzten goldgelben Töne, die, in hastigen, sich überlagernden Strichen aufgetragen, im Hintergrund von Bildern wie »La Plage de Saint-Clair« (Kat.Nr. 45) erglänzen. [...]

Gewöhnlich verband Cross dunkle Werte mit kalten Farben und behielt in den hellen Tönen warme Nuancen bei. So findet man in seinen damaligen Bildern nur wenig Rot, doch zahlreiche Rosatöne. Was die Verteilung der Werte auf der Leinwand betrifft, steht häufig ein dunkler Vordergrund im Gegensatz zu hellen Hintergründen. Des öfteren ist im Vordergrund eine große Form, ein Baum oder eine Figur, dargestellt, deren dunkle Masse sich von einem besonnten Hintergrund abhebt, ein dekoratives Verfahren, das dem Bild Zusammenhalt gibt und den Raum in gestaffelte Ebenen gliedert.

Zu den Gegensätzen der Nuancierungen und Wertigkeiten kommt das Linienspiel hinzu: die Vertikalen der Pinienstämme, die Horizontale des Meers, die Kurven und Arabesken der Mittelmeerbuchten, Pinienzweige, Gewänder oder Gestik der Figuren.

Die seit 1895 entstandenen Gemälde unterscheiden sich von Cross' frühen neoimpressionistischen Bildern nicht nur in der Farbgebung, sondern auch in der Ausführung. Da ihm nicht mehr an der Wiedergabe des Lichts und der Rekonstruktion der natürlichen Farbwerte durch die Mischung ihrer Bestandteile auf der Netzhaut gelegen war, konnte er auf den »Punkt« verzichten, wie dies auch Signac zur gleichen Zeit und aus gleichen Gründen tat. Um die Vorteile der Farbzerlegung und Kontrastierung nicht zu verlieren, trug Cross seine Farben zwar weiter in abgesetzten Tupfen und Strichen auf, doch waren diese nun größer, was eine freiere und zugleich raschere Ausführung erlaubte. [...]

3 M. Denis, Vorwort zum Katalog der Cross-Ausstellung, Galerie Bernheim-Jeune, Paris 1907.

Die zwischen 1895 und 1903 geschaffenen Bilder zeigen nicht nur, wie Cross zu einer neuen, persönlichen Malerei gelangte, sondern lassen auch die künstlerische Krise erkennen, die er damals in der Auseinandersetzung mit dem, was er das »ewige Dilemma« oder die »unaufhörliche Debatte« nannte, zu bewältigen hatte.

Nach Seurat und gleichzeitig mit Signac sah sich Cross gezwungen, einen inneren Konflikt zu lösen und sich zu entscheiden, ob er dem Motiv und der Natur treu bleiben oder seinem Wunsch nachgeben sollte, Neues zu schaffen und erfinderisch tätig zu sein. Wie er befürchtete, bestand dabei die Gefahr, entweder der Nachahmung oder der Abstraktion zu verfallen. Cross war sich im unklaren, welche dieser gegensätzlichen Tendenzen seiner Persönlichkeit besser entspricht. »Zur Selbsterkenntnis zu gelangen«, seufzte er 1904 in einem Brief an Charles Angrand,[4] »ist ein wertvoller und *seltener* Gewinn. Die meisten verharren bis an ihr Lebensende in Zweifeln und Unruhe. Was für eine Qual! Es geht nicht darum, einem schönen Weg zu folgen, sondern darum, *seinen eigenen Weg* zu finden. Wie Nietzsche sagt: ›Werde, der du bist.‹ Doch wie viele Stunden des Zweifels braucht es für eine einzige Stunde Gewißheit!« [...]

Fühlte sich Cross zu jenem Zeitpunkt von einer imaginativen und dekorativen Kunst angezogen, so wagte er es doch nicht ganz, seine hartnäckigen realistischen Skrupel beiseite zu schieben. Deshalb fehlt es den Werken jener Zeit manchmal an organischer Einheit. Doch [...] abgesehen von diesen Unschlüssigkeiten, zeigen chromatische Kühnheiten, daß er sich hinsichtlich der Farbe eindeutig für den Irrealismus entschieden hatte, für den »Stil der reinen Farbe«, den ihm Maurice Denis zusprach. [...]

Als sich der Neoimpressionismus in der öffentlichen Meinung durchzusetzen begann, bestand er eigentlich bereits nicht mehr – dieses Paradox hatte bereits die Geschichte des Impressionismus gekennzeichnet und trat hier zum zweitenmal in Erscheinung. Der Durchbruch des Neoimpressionismus erfolgte 1899 und hing mit zwei für die Geschichte der Kunstrichtung bedeutenden Ereignissen zusammen.

Das erste betraf Signacs Abhandlung *D'Eugène Delacroix au néoimpressionnisme*. Der Text, der von Mai bis Juli 1898 in drei Ausgaben der Zeitschrift *La Revue blanche* erschienen war,[5] kam im folgenden Jahr in Buchform heraus. Nebenbei sei erwähnt, daß auch Cross indirekt an der Entstehung der Abhandlung beteiligt war. Zur gleichen Zeit, als Robert de La Sizeranne, mit dem er bekannt war, dem französischen Publikum John Ruskin näherbrachte, übersetzte Cross dessen *Elements of Drawing* ins Französische, vermutlich auch um Signac in seiner Arbeit behilflich zu sein, denn dieser bezieht sich in seinem Text häufig auf diese *Elemente der Zeichenkunst* und bringt im 7. Kapitel mit dem Titel »Zeugnisse« ein ausführliches Zitat.

Das zweite für die Neoimpressionisten wichtige Ereignis des Jahres 1899 war ihre erfolgreiche Teilnahme an der

4 Unveröffentlichter Brief von H.-E. Cross an Ch. Angrand, 3. Sept. 1904.

5 *La Revue blanche*, 1. Mai, 15. Mai und 1. Juli 1898.

Abb. 3
Henri Edmond Cross, »Schattiger Strand«, *1902, Öl auf Leinwand, 114 x 146 cm*

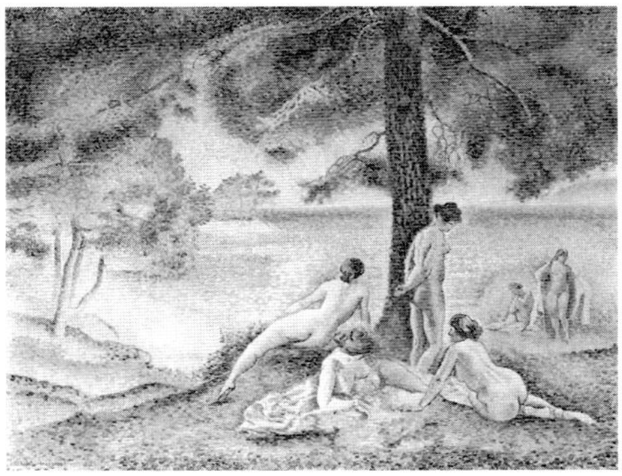

Ausstellung junger Maler, die vom 10. bis 31. März in der Galerie Durand-Ruel in Paris zu sehen war. [...]

In Deutschland fand der Neoimpressionismus bei ein paar ausgewiesenen Kennern, wie Julius Meier-Graefe und Otto von Tschudi, Aufmerksamkeit. Den gleichen Personen war es bereits gelungen, dem Impressionismus auf dem anderen Rheinufer Anerkennung zu verschaffen. Unterstützung fanden die Neoimpressionisten zudem bei einigen Kunstliebhabern und Sammlern, unter denen damals Harry Graf Kessler für Cross der wichtigste war.

Im Herbst 1898 erschien auf Kesslers Veranlassung in der Zeitschrift *Pan*, die eine Vorreiterrolle für die moderne Kunst und Literatur spielte, eine Teilübersetzung des Textes, den Signac kurz zuvor in der *Revue blanche* veröffentlicht hatte, begleitet von Originalgraphiken einiger Neoimpressionisten, darunter eine Farblithographie von Cross mit dem Titel »Les Champs-Elysées«. Kurz danach führte Kessler in Berlin eine neoimpressionistische Ausstellung durch, die Bilder von Seurat, Luce, Signac, van Rysselberghe, Angrand und Cross vereinte. [...]

Cross fand [...] in Harry Graf Kessler einen seiner ersten überzeugten Sammler, der, von den 1902 im Salon des Indépendants gezeigten Bildern begeistert, bei ihm ein großes Gemälde in Auftrag gab. Cross arbeitete im Juli und August 1902 an »La Plage ombragée« (Nr. 97; Abb. 3), wie er das Werk nannte, und vollendete es im Herbst. Das in goldfarbener Harmonie erstrahlende Bild zeigt nach Cross' eigenen Worten »Frauen im gezackten Schatten einer Pinie an einem Mittelmeerstrand während eines schönen Sommernachmittags«.[6] [...]

1901 hatten Cross und die Neoimpressionisten ein weiteres Mal in Berlin, diesmal in der Galerie Keller und Reiner, ausstellen können, wobei Cross offenbar ein Bild verkaufte. Weitere Förderung wurde ihm von dem Berliner Kunsthändler Paul Cassirer zuteil,

6 Unveröffentlichter Brief von H.-E. Cross an Ch. Angrand, 12. Aug. [1902].

dank dessen unermüdlicher Tätigkeit zahlreiche französische Gemälde den Weg in deutsche Sammlungen fanden. Er war es auch, der im Januar 1903 in Hamburg und anschließend in Berlin eine neoimpressionistische Ausstellung veranstaltete, in der Cross mit acht Gemälden – »L'Enfant au jardin« und sieben im Sommer entstandenen kleineren Bildern – vertreten war. [...]

Venedig, Umbrien und wie stets die Küste der Provence waren die Orte, von denen sich Cross zwischen 1903 und 1909 für seine Malerei anregen ließ, ob es sich nun um reine Landschaften handelte oder um Freilichtkompositionen, in denen die Natur den Rahmen für große Figuren bildet, insbesondere für weibliche Akte. Damit sind seine beiden damaligen Lieblingsthemen genannt, und in thematischer Hinsicht gibt es auch kaum Unterschiede zwischen den Werken vor und nach 1903.

In der Malweise weichen sie dagegen stark voneinander ab. Während Cross in den Jahren 1895–1903 auf der Suche nach seinem eigenen Weg Naturtreue und dekorative Absichten miteinander in Einklang zu bringen suchte, wagte er ab 1903 immer entschiedener, die erste zugunsten der zweiten aufzugeben. In aller Klarheit und ganz bewußt entschied er sich, um den treffenden Ausdruck von Maurice Denis zu zitieren, für eine »Kunst der Synthese und der Einbildungskraft«. [...]

Für sich allein betrachtet, ist Cross' Hinwendung zu einem gleichmäßigen, eher großzügigen Pinselstrich, der sich nicht für eine wirklichkeitsgetreue Wiedergabe von Formen und Farben eignet, in mehr als einer Hinsicht aufschlußreich. Andererseits fand der Maler in den Phänomenen und Aspekten der Natur, auf die sich seine Bilder beziehen – Lichteffekte, Arabesken einer Wolke oder eines Pinienastes, grüne Hügelzüge –, die Vorlage für Entwicklungen, die zunehmend im Zeichen lyrischer Imagination standen. Hinsichtlich der Farben suchte er nicht mehr ausschließlich nach harmonischen Beziehungen zwischen Tönen, sondern wollte darüber hinaus in und mit ihnen Gefühle ausdrücken. In ihrer Cross-Monographie weist Lucie Cousturier auf dieses Faktum hin:[7] »Cross' Werk, das man voreilig für allzu rational und unterkühlt dekorativ hielt, ist zutiefst menschlich. Jenen, die die Nuancierung für ein liebenswertes Element der Vielfalt halten, wird er die große expressive Kraft seiner Dominanten und Zusammenstellungen beweisen, das rigorose Verhältnis zwischen seinen Spannungen und Reibungen einerseits und den präzisesten Phasen unserer Emotionen andererseits.« Nicht von ungefähr stellte Cross im Juli 1904 nach dem Besuch der Ausstellung alter französischer Meister, von einigen Tapisserien begeistert, fest:[8] »Die wunderbaren Künstler folgten dem gleichen Prinzip: Akkorde von Tönen, die eine Orchestrierung bewirken, die verschiedenen menschlichen Gefühlen entspricht.« [...]

Die Entschlossenheit, mit der Cross seiner persönlichen Phantasie freien Lauf ließ, kommt in den 1906 im Salon des Indépendants ausgestellten Werken voll zum Zug. Allein schon die Titel –

7 L. Cousturier, *H. E. Cross*, Paris 1932, S. 5.
8 Unveröffentlichter Brief von H.-E. Cross an Ch. Angrand [7. Juli 1904].

»Faune« (Nr. 142; Kat.Nr. 49), »Nymphes« (Nr. 144) und »Fuite des Nymphes« (Nr. 147) – lassen Cross' Wunsch erkennen, über die Alltagsrealität hinauszugelangen. [...]

Mythologische Anspielungen und die dem Akt zugewiesene Bedeutung (zuvor hatte dieser nur in den »Baigneuses« von 1899 und in »La Plage ombragée« von 1902 so viel Raum erhalten) sind nicht die einzigen Neuerungen, die diese Bilder kennzeichnen. Nie zuvor waren Form und Farbe so vereinfacht worden: Übergänge und Abstufungen sind absichtlich reduziert (so ist der Schatten der Bäume auf den orangefarbenen Körperpartien in violetten und grünen Tupfen wiedergegeben, die mit keinem einzigen lokalen Ton vermischt sind). Rein und kraftvoll leuchtet die Farbe, in präzisen, rechteckigen, breiten Einzelstrichen gesetzt, die gemäß den Regeln der antiken Mosaiktechnik dem Kontur der Figuren folgen und dazwischen die Leinwand hervortreten lassen.

Die Bilder strahlen den Eindruck sinnlicher Freude aus, und angesichts ihrer scheinbaren Spontaneität vergißt man leicht, daß der Malakt für Cross auf Meditation beruhte, auf dem Bemühen, die Lösung für ein Problem zu finden. Gerade im Zusammenhang mit diesen mythologischen Szenen von 1906 hebt er mit gewissem Humor den mathematischen Aspekt seiner Suche hervor, wenn er gegenüber Angrand meint:[9] »Ich habe meine Gleichungen im voraus so gut wie möglich aufgestellt, und während meiner Berechnungen (die Maler würden ›während der Ausführung‹ sagen) schien es mir, als ob sich die Schlußfolgerungen mit größerer Leichtigkeit ergäben.«

Diese mythologischen Bilder sind allerdings nur das Vorspiel zu einer bemerkenswerten Reihe von Landschaften und Kompositionen, die er zwischen Juni 1906 und Juni 1908 schuf. In diesen expressiveren und zugleich überzeugender denn je aufgebauten Werken läßt Cross eine glühende sinnliche Poesie zum Ausdruck kommen, ohne deswegen die Suche nach Rhythmus, Gleichgewicht, Schlichtheit und Architektonik zu vernachlässigen. [...]

Ihren Höhepunkt erreichte diese Entwicklung nach der Reise durch die Toskana und Umbrien, die Cross im Sommer 1908 unternahm. Nach seiner Rückkehr hatte er, durch das Vorbild der italienischen Primitiven ermutigt, keine Angst mehr, mit aller Kraft die Synthese von Form und Farbe zu suchen, um auf diese Weise zu ruhiger, gelassener Größe zu finden. [...]

Wie Maurice Denis feststellte,[10] »wurde sein Ausdruckswille vehementer und anspruchsvoller, je mehr sein Wunsch nach Synthese wuchs. Es gelang ihm nun, durch ein paar einfache Formen, ein paar zueinander in Beziehung gesetzte reine Farben das mitzuteilen, was er früher nur mit einer Unzahl von Nuancen und Farbtönen zu sagen wußte.« Diese Aussage kennzeichnet gut die Ausrichtung des Crosschen Spätwerks. Zahlreiche Notizen, die der Künstler in seinen Skizzenheften festhielt, bestätigen im übrigen die Zielgerichtetheit dieser Suche nach

9 Unveröffentlichter Brief von H.-E. Cross an Ch. Angrand [31. Jan. 1906].
10 Vorwort zum Katalog der Cross-Ausstellung, Galerie Bernheim-Jeune, Paris 1910.

Schlichtheit und Einheit. So notierte Cross z.B. einen Gedanken von Mottez:[11] »Je enger die Grenzen der Kunst gezogen werden, desto bedeutender wird der Stil. Das ist das Geheimnis der Primitiven.« Daneben findet man elliptische Sätze wie: »Den Charakter des Objekts, den synthetischen Charakter seiner Form, seiner Farbe herausarbeiten. Die Beseitigung zahlreicher Elemente als bestes Mittel. Fortschritt durch Eliminierung.« An anderer Stelle heißt es:[12] »Andeuten und unterschwellig zu verstehen geben.« Oder: »Komposition mit großen Farbflächen (Volumen) unter Weglassung aller Modellierungen oder Abstufungen (Primitive), aller Objektivität.« [...] Zum Abschluß sei ein Satz zitiert, der wie eine Verhaltensregel klingt:[13] »Jedesmal wenn ich vor einer Leinwand durch das Faktum, die Dokumentation, das ›so war es‹ gestoppt werde, sich darüber hinwegsetzen und nur Rhythmus, Harmonie und Kontraste im Auge behalten, usw. – *In Versen malen.*« [...]

Als Cross seinen eigenen Weg gefunden hatte, dürfte er einigen jüngeren Malern bei ihrer Suche geholfen haben. Allerdings ist einzuräumen, daß von den drei großen Meistern des Neoimpressionismus – Seurat, Signac und Cross – letzterer vermutlich den geringsten Einfluß hatte, weil er später als die beiden anderen zu schaffen begonnen hatte, für sich allein arbeitete und von diskreter Natur war, die in deutlichem Gegensatz zu Signacs missionarischem Eifer stand. [...]

Wenn es auch klar erwiesen ist, daß Signacs und Cross' gemeinsames Beispiel eine wichtige Rolle bei der Entstehung des Fauvismus spielte, läßt sich doch der jeweilige Beitrag des einen oder anderen nur sehr schwer unterscheiden. [...] So begnügen wir uns damit, auf gewisse Verwandtschaften zwischen den Werken von Cross und einigen seiner Malerkollegen hinzuweisen. Es gibt beispielsweise Bilder von Henri Manguin, die in ähnlicher Weise Mittelmeerlandschaften und weibliche Akte darstellen, und Georges Braque schuf 1906 und 1907 in L'Estaque und La Ciotat ein paar Gemälde, die Ähnlichkeiten in Aufbau, methodischer Ausführung und farblicher Raffinesse (selbst in den kräftigsten Tönen) aufweisen. Manche Bilder von André Derain, wie »Le Port de Collioure« (Sammlung P. Levy, Musée d'Art moderne, Troyes), das im Sommer 1905 entstand, lassen vermuten, daß sich ihr Urheber, möglicherweise durch Matisses Vermittlung, von Cross beeinflussen ließ, denn Matisse, mit dem sich Derain damals in Südfrankreich aufhielt, war Cross in verschiedener Hinsicht verpflichtet, so daß es ganz aufschlußreich ist, die Beziehungen der beiden kurz darzustellen.

Hatte sich Henri Matisse bekanntlich seit 1899 mit dem Neoimpressionismus auseinandergesetzt, so intensivierten sich seine Beziehungen zu Signac und Cross im Sommer 1904, den die drei in Saint-Tropez verbrachten. Matisse war zwar von Signac eingeladen worden, fühlte sich offenbar jedoch mehr zu Cross hingezogen. Die gleiche Unrast und das gleiche Bemühen um Perfektion verband die beiden, wie

11 Notizheft, veröffentlicht in *Bulletin de la Vie artistique*, 15. Mai 1922, S. 229.
12 Notizheft, veröffentlicht in *Bulletin de la Vie artistique*, 1. Juni 1922, S. 254.
13 Notizheft, veröffentlicht in *Bulletin de la Vie artistique*, 1. Juni 1922, S. 254.

Cross in einem Brief an Theo van Rysselberghe andeutet:[14] »Wir gingen nach Saint-Tropez. Matisse der Ängstliche, der wahnsinnig Ängstliche! Sie werden leicht verstehen, daß ich genauso zufrieden war, mich mit ihm unterhalten zu können, wie ich entzückt war, das Selbstvertrauen unseres Freundes Signac zu konstatieren.«

Matisse fühlte sich nicht nur von Cross' Persönlichkeit angezogen – 1905 widmete er ihm ein Bild als »Zeugnis tiefempfundener Sympathie«[15] –, sondern auch von dessen Werk. Kennzeichnenderweise steht das berühmte Bild »Luxe, calme et volupté«, das Matisse im Winter 1904/05 unter dem Einfluß des Neoimpressionismus malte, in Geist und Komposition den Crossschen Werken näher als jenen von Signac. Diese idyllische Szene läßt sich leicht zu Bildern wie »Les Bords méditerranéens«, »La Plage ombragée« (das Matisse im Salon des Indépendants hatte sehen können) und »L'Air du soir« in Beziehung setzen (vgl. Abb. S. 121, 124); die große Komposition hing damals schon im Speisezimmer der Villa La Hune, wo sie Matisse studieren konnte. Es fällt auf, daß in beiden Gemälden die Vertikale eines Baums in Opposition zum geschwungenen Verlauf einer Küstenlandschaft gesetzt wird, und daß hier wie dort eine stehende Frauengestalt zu sehen ist, die ihr langes Haar in gleicher Weise mit erhobenen Armen zu ordnen sucht.

Cross, der »Luxe, calme et volupté« im Salon des Indépendants und anschließend bei Signac – der es gekauft hatte – sah, war von dem Bild berührt und schrieb an Angrand:[16] »In naiver Weise breitet sich darauf das Bemühen um die Harmonie von Linien und Tönen aus, die (mehr oder weniger gelungen) durch die Farbmischung auf der Netzhaut erzielt werden; und dieses gleichsam musikalische Bild läßt sich ausgiebig betrachten.« [...]

Die sorgsam vorbereiteten und bedächtig ausgeführten Bilder verlangten von Cross Konzentration, Beharrlichkeit und Geduld, und des öfteren suchte er, der Ölmalerei und des Ateliers überdrüssig, nach Abwechslung, die er im Aquarell fand:[17] »Seit einigen Tagen erhole ich mich von meinen Ölbildern durch Aquarellversuche und Skizzen, in denen ich mich dieser Technik bediene. Es ist unterhaltsam. Die absolute Notwendigkeit, rasch, kühn, sogar frech zu sein, bringt eine Art Fieber in die Arbeit, das wohl tut nach den Monaten der Mühsal, verbracht mit Gemälden, deren Ausgangsidee unüberlegt war.« [...]

Zahlreiche Aquarelle nach der Natur schuf Cross einzig zu Dokumentationszwecken. Auf Einzelblätter oder in Skizzenhefte gemalt, waren sie dazu bestimmt, für ein in Arbeit befindliches Bild Angaben zu liefern oder späteren Werken als Gedächtnisstütze zu dienen. [...] Von 1903 an ging es ihm jedoch häufig um mehr: Er benützte die Technik nun, um eigenständige, in sich geschlossene Werke zu schaffen. Wie in den Ölbildern ging es nun darum, die Natur nicht mehr zu kopieren, sondern über sie hinauszugelangen, sie zu interpretieren, ein kreatives Werk zu schaffen. In einem seiner Skizzenhefte findet

14 Brief von H.-E. Cross an Th. van Rysselberghe, 7. Sept. 1904, zit. von A. H. Barr Jr., *Matisse, his Art and his Public*, New York 1951, S. 53.

15 »Le Jardin du Luxembourg«, Öl auf Leinwand, 40,5 x 32 cm. Unten rechts signiert, datiert und gewidmet: »A H. E. Cross. Témoignage de profonde sympathie. Henri Matisse (avril 05)«. Ehem. Sammlung Félix Fénéon.

16 Unveröffentlichter Brief von H.-E. Cross an Ch. Angrand [22. Nov. 1905].

17 Unveröffentlichter Brief von H.-E. Cross an Ch. Angrand [März 1900].

sich die Notiz:[18] »Diesen Baum nicht in Aquarell kopieren, sondern sich fragen, wie man ein Aquarell dieses Baums malen kann. – Denn es gibt das Aquarell um des Aquarells willen und das Aquarell als Vorlage für ein Gemälde.« [...]

In den Jahren 1906–1909 verwendete Cross das Aquarell mit wachsendem Vergnügen für größere und komplexer angelegte Werke. Die meisten dieser Arbeiten wurden nicht ausschließlich im Freien geschaffen, sondern im Atelier abgeschlossen oder gar erst dort begonnen. Einige Notizen veranschaulichen den Entstehungsprozeß dieser großen Aquarelle:[19] »Diese magischen, märchenhaften Stunden am Abend oder Morgen – vergängliche Effekte! Oh, was ich heute abend alles in einer einzigen Sekunde auf dem Fahrrad sah! *Man müßte diese vergänglichen Eindrücke rasch festhalten.* Das Aquarell kommt dafür nicht mehr in Frage. Nein, es bräuchte ein rasches Festhalten mit Wasserfarben oder Bleistift: ein formloses Notieren von Abtönungen und Werten, das jedoch genügend Aufschlüsse liefert, damit ich am nächsten Tag *ruhig* im Atelier ein schönes Aquarell schaffen kann und die Erinnerung an das Erlebte mir dabei hilft.« [...]

Die Untersuchung der Aquarelle legt den Schluß nahe, daß Cross jetzt die Wasserfarben nur noch mit anderen Techniken, wie Tinte oder Bleistift, kombinierte, wenn es ihm um das Dokumentieren ging. Sobald jedoch sein Wunsch darin bestand, »in Aquarell zu malen«, ließ er einzig die Wasserfarben zum Zug kommen, um ausschließlich mit dem Spiel der Töne untereinander und mit dem Weiß des Papiers Effekte zu setzen.

Darin unterscheiden sich die Aquarelle von Cross und Signac. Bei letzterem spielt die Zeichnung eine mindestens ebenso wichtige Rolle wie die Farbe, indem Pinsel, Feder oder Bleistift dazu dienen, den Farbfleck zu begrenzen, die Takelung der Boote, architektonische Details, Rauchschwaden oder Wolken zu verdeutlichen und gelegentlich bestimmte Werte durch Schraffierungen zu verstärken. Sie sind zwar kraftvoll und nuancenreich, besitzen aber nicht die zarte Anmut, Reinheit und Frische der von Cross gemalten Aquarelle, vor allem jener Arbeiten, die, in einem einzigen Zug ausgeführt, in überzeugender Weise von der Sicherheit seiner Hand und seines Blickes künden. [...]

Cross hatte das Vergnügen und die Genugtuung, seine Ölbilder und Aquarelle 1905 bei Druet und 1907 in der Galerie Bernheim-Jeune zu zeigen, die beiden einzigen Einzelausstellungen, die ihm zu seinen Lebzeiten ausgerichtet wurden, sieht man einmal von der Ausstellung *Cross et Petitjean* ab, die 1894 in der Rue Laffitte stattfand. [...]

Die Aufenthalte in Paris, die Reisen durch Italien und die Mittelmeerküste entlang, die ihm neue Anregungen brachten, die ruhigen Zeiten in Saint-Clair, die ganz im Zeichen der Arbeit standen und zu Werken führten, deren Vollendung sein Selbstvertrauen stärkte, dazu zwei Einzelausstellungen, in denen diese Arbeiten ein positives Echo fanden – das waren die glücklichen

18 Unveröffentlichte Skizzenhefte.
19 Unveröffentlichte Skizzenhefte.

Momente im Leben des Künstlers während der Jahre 1903–1909.

Immer häufiger jedoch hatte er unter Rheumaanfällen zu leiden, die ihn zur Untätigkeit zwangen. Von Anfang 1909 an begann die tückische Krankheit unerbittlich, seine letzten Kräfte aufzuzehren. [...] Am Ende des Jahres hatte sich sein Zustand so verschlechtert, daß er ins Krankenhaus eingeliefert werden mußte. [...]

In den ersten Januartagen 1910 kehrte er nochmals nach Saint-Clair zurück. Zur Freude, wieder zu Hause zu sein, kam die Hoffnung auf Genesung, selbst wenn diese nicht von heute auf morgen eintreten sollte. Doch die vermeintliche Gesundung war in Wirklichkeit der Beginn der Agonie. An Krebs erkrankt, verbrachte Cross seine letzten Monate unter schrecklichen Schmerzen, die er mit bewundernswertem Mut ertrug, in seiner Wahlheimat, umgeben von seiner Frau, deren Familie und den van Rysselberghe. Signac, der sich ebenfalls in Südfrankreich aufhielt, kam jede Woche zweimal vorbei, und in ihren kurzen Gesprächen erkundigte sich Cross nach dem Schicksal der Indépendants, obwohl ihm die Schmerzen kaum Zeit für anderes mehr ließen. Luce und Angrand, die in der Ferne weilenden Freunde, tauschten untereinander die traurigen Neuigkeiten aus, die sie von Signac erfuhren.

Nicht ganz 54 Jahre alt, starb Cross am Montag den 16. Mai 1910 um ein Uhr früh.[20] Allen blieb er in unvergeßlicher Erinnerung, die Maria van Rysselberghe 1939 in bewegende Worte zu fassen suchte:[21] »Nie werde ich Worte für die Würde und Ausstrahlung finden, die ich mit seinem Namen verbinde. Das Bild, das mir von ihm vor Augen schwebt, wird nicht verblassen, und immer wenn ich es nötig habe, an menschlichen Edelmut zu glauben, werde ich ihn auf seinem Gesicht suchen.«

20 Register des Standesamtes der Gemeinde Bormes (Lavandou), Var.

21 M. Saint-Clair [Maria van Rysselberghe], in *Nouvelle Revue française*, 1. Juli 1939, S. 122.

Henri Edmond Cross

(1856 Douai – 1910 Saint-Clair)

1878 Schüler im Atelier des Malers Alphonse Colas in Lille.

1881 Er beschließt, seine künstlerische Ausbildung in Paris fortzusetzen, wo er im Atelier des Malers Dupont-Zipcy arbeitet.

1883 legt er seinen Geburtsnamen Delaroix ab und nimmt seinen Künstlernamen an.Er bevorzugt die Freilichtmalerei, entdeckt die französische Mittelmeerküste und macht die Bekanntschaft Signacs.

1884 Beteiligung an der Gründung des Salon des Indépendants, in dem er von 1891 bis zu seinem Tod regelmäßig ausstellen wird. Er wird dort u.a. die Bekanntschaft der Neoimpressionisten Seurat, Angrand und Dubois-Pillet machen.

1886 Octave Maus lädt ihn zur Teilnahme am sechsten Salon der XX in Brüssel ein, auf dem die Anhänger des Neoimpressionismus erstmals dominieren.

1891 Im Herbst verlegt er seinen Wohnsitz in den Süden Frankreichs, zunächst nach Cabasson, dann nach Saint-Clair. Anläßlich des Todes von Seurat beginnt sein Interesse am Neoimpressionismus. Sein erstes neoimpressionistisches Bild »Portrait de Mme.

Cross« entsteht.

1892 Von nun an regelmäßige Besuche und Austausch mit Signac. Er vergrößert die Farbtupfen und entfernt sich von der neoimpressionistischen Technik Seurats.

1893 Er malt das Bild »L'air du Soir«, das Matisse später im Eßzimmer Signacs sieht und zu seinem Gemälde »Luxe, calme et volupté« anregt.

1895 Auf Einladung von Octave Maus nimmt er erstmals an einer Ausstellung von *La Libre Esthétique* teil, wo u.a. auch Pissarro und Signac ausstellen (Febr.). Auch 1897, 1901, 1904, 1908 und 1909 wird er die Ausstellungen von *La Libre Esthétique* mit Werken beschicken. Er nimmt auf Einladung Samuel Bings an der Ausstellung *L'Art Nouveau* in Paris teil (Dez. 1895–Jan. 1896).

1896 Übersetzung der Schrift Ruskins *The Elements of Drawing* für Signac.

1898 Zusammen mit Signac, Luce und van Rysselberghe nimmt er an einer neoimpressionistischen Ausstellung in der Galerie Keller und Reiner in Berlin teil (22. Okt.–2. Dez.). Diese erste Präsentation neoimpressionistischer Kunst in Deutschland kam durch Vermittlung Harry Graf Kesslers zustande. In der Kunstbeilage der Zeitschrift *Pan* erscheinen u.a. Farblithographien von Cross, Luce, Signac und Rysselberghe

1899 In einer neoimpressionistischen Ausstellung bei Durand-Ruel stellt er sechs Gemälde aus (10.–31. März).

1902 Harry Graf Kessler gibt ein Bild bei ihm in Auftrag. Ausstellung bei Cassirer in Hamburg (Januar), anschließend wird die Ausstellung in Berlin gezeigt. Sie kam auf Initiative des deutschen neoimpressionistischen Malers Curt Herrmann zustande. Neben den französischen Neoimpressionisten sind an dieser Ausstellung auch Paul Baum, Max Strempel, Christian Rohlfs und Curt Herrmann beteiligt.

1903 Längerer Aufenthalt in Paris. Zusammen mit Luce, Seurat, Signac und Rysselberghe Beteiligung an einer Neoimpressionisten-Ausstellung in der Galerie Arnold in Dresden (Anfang des Jahres). Beteiligung an der Ausstellung *Deutsche und französische Impressionisten und Neoimpressionisten* im Museum in Weimar (ab 1. Aug.). Ankäufe von Gemälden durch Harry Graf Kessler und Eberhard von Bodenhausen. Reise nach Wien. Neoimpressionistische Ausstellung bei der »Phalanx« in München (Dez.–Jan. 1904).

1904 Matisse, der sich bei Signac in St. Tropez aufhält, besucht ihn häufig. Ausstellungsbeteiligung im Museum in Weimar (ab 25. Nov.). Teilnahme an der Ausstellung *Französische Impressionisten und Neoimpressionisten* in der Galerie Arnold in Dresden mit sechs Gemälden.

1905 Einzelausstellung in der Galerie Druet mit 30 Gemälden und 30 Aquarellen. Das Vorwort zum Katalog verfaßt Verhaeren. Beteiligung an der 3. Neoimpressionisten-Ausstellung im Museum in Weimar (ab 8. März).

1906 Beteiligung an der deutschen Wanderausstellung *Französische Künstler* mit vier Gemälden und vier Aquarellen in München (Sept.), Frankfurt (Okt.), Dresden (Nov.), Karlsruhe (Dez.) und Stuttgart (Jan. 1907).

1907 Retrospektive bei Bernheim-Jeune mit 34 Ölgemälden und 51 Aquarellen, organisiert von Félix Fénéon. Vorwort des Katalogs von Maurice Denis (22. April–8. Mai).

1908 Teilnahme an der Ausstellung *Das Goldene Vlies* in Moskau mit zwei Gemälden (18. April–24. Mai).Teilnahme an einer Aussstellung bei Druet (21. Dez.–16. Jan. 1909).

1909 Teilnahme an einer Ausstellung *Aquarelle & Pastelle* bei Bernheim-Jeune mit 27 Aquarellen (3.–15. Mai).

1910 Er stirbt am 16. Mai 54jährig an einem Krebsleiden. Auf der Sonderbund-Ausstellung in Düsseldorf ist er mit zwei Gemälden vertreten (16. Juli–9. Okt.).

1912 Die Sonderbund-Ausstellung in Köln zeigt von ihm 17 Gemälde, zahlreiche davon im Besitz von Eberhard von Bodenhausen (25. Mai–30. Sept.).

43 ***Henri Edmond Cross,***
»La Colonne fleurie (Madame Cross)«,
um 1901
(Blütenumrankte Säule)
Öl auf Leinwand, 46 x 38,5 cm
sign. u. li.: »Henri Edmond Cross«
Wvz. Compin Nr.89
Privatbesitz

1902 im Salon des Indépendants; im gleichen Jahr erworben von Curt Herrmann.

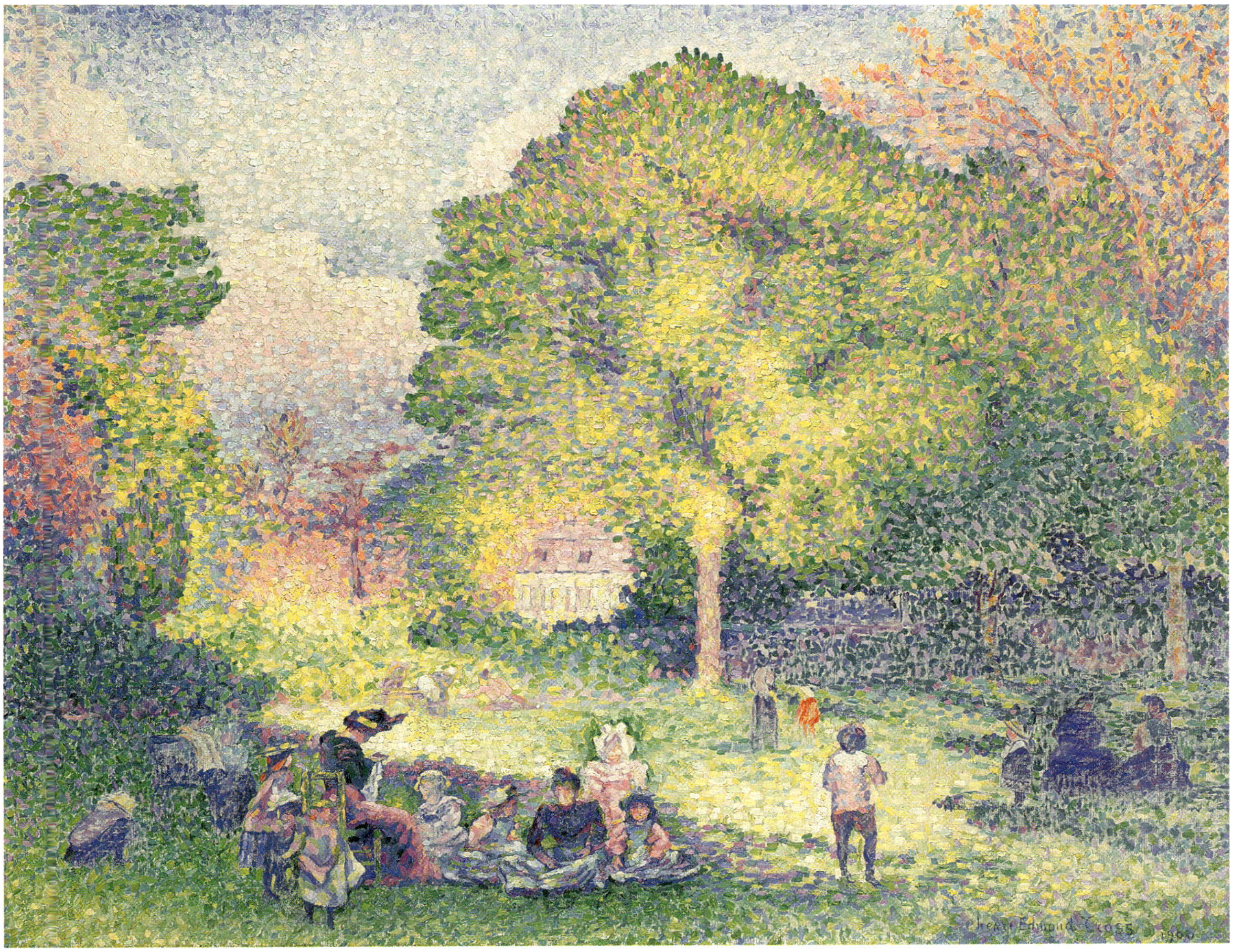

44 ***Henri Edmond Cross,***
»Le Ranelagh«*, 1900*
(Picknick im Park)
Öl auf Leinwand, 66 x 93 cm
bez. u. r.: »Henri Edmond Cross 1900«
Wvz. Compin Nr. 78
Privatbesitz

1905 wahrscheinlich in der Galerie Druet (N° 16); 1906 erworben von Curt Herrmann in Berlin.

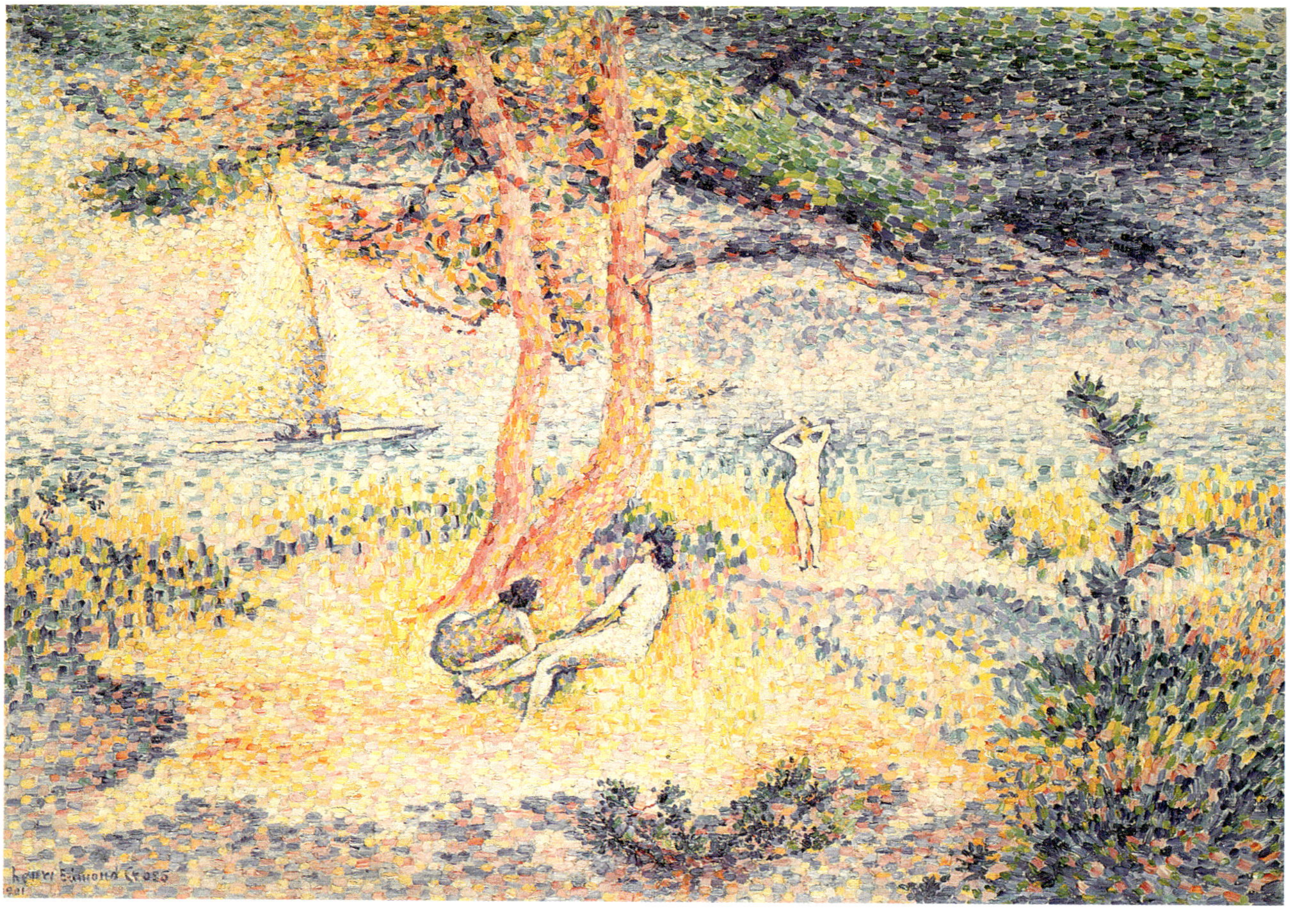

45 ***Henri Edmond Cross,***
»La Plage de Saint-Clair«*, 1901*
(Strand von Saint-Clair)
Öl auf Leinwand, 68 x 92 cm
bez. u. li.: »Henri Edmond Cross 1901«
Wvz. Compin Nr. 96
Privatbesitz

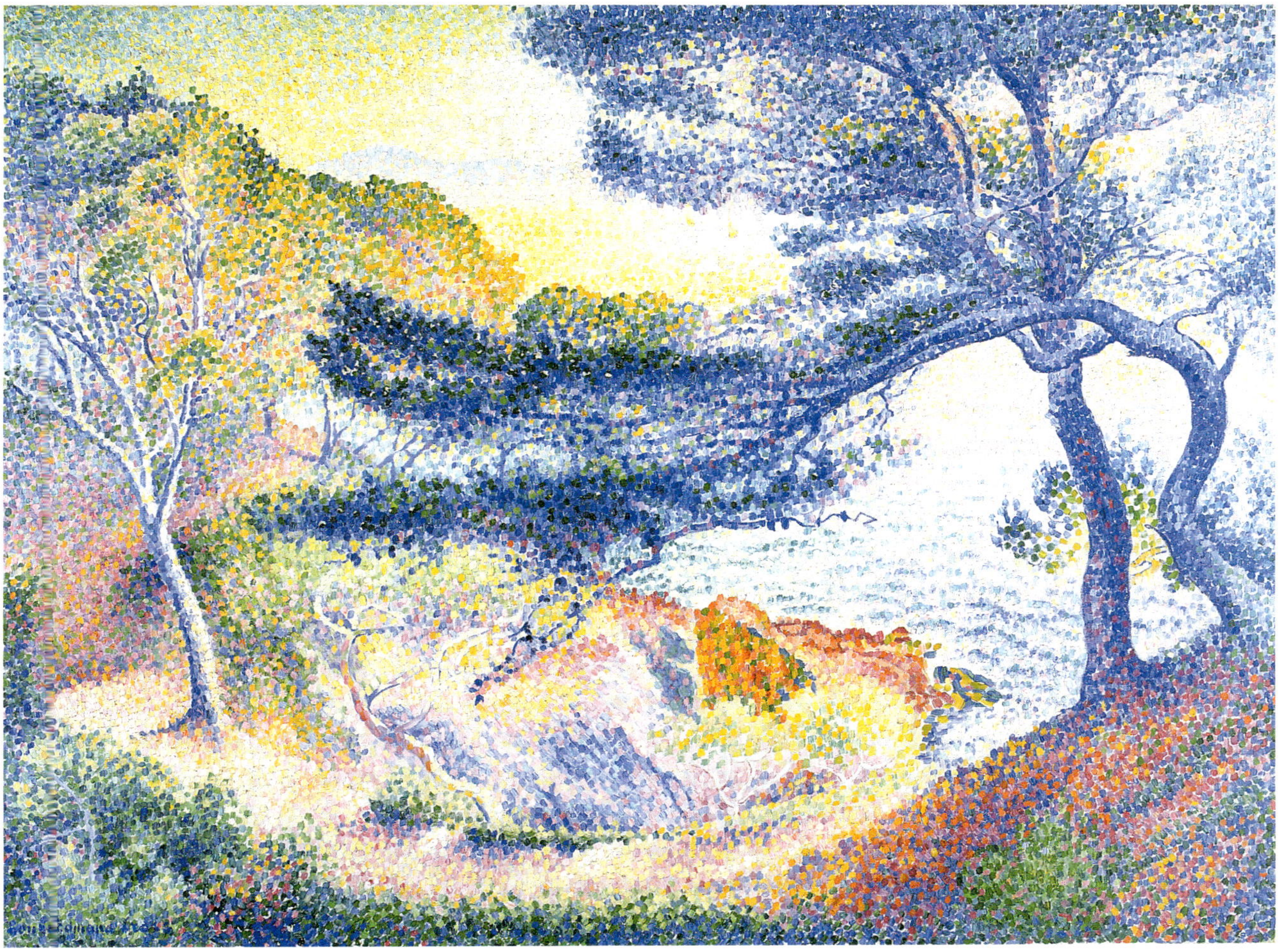

46 ***Henri Edmond Cross,***
***»Le Cap Layet«**, 1904*
Öl auf Leinwand, 89 x 116 cm
sign. u. li.: »Henri Edmond Cross«
Wvz. Compin Nr. 128
Musée de Grenoble, Legat Pierre Collart 1995

Frühe Ausstellungen: 1905 auf der Einzelausstellung in der Galerie Druet, Paris; 1910 »La Libre Esthétique«, Brüssel; 1911 Retrospektive H.E. Cross in Brüssel; 1911 Galerie Druet, Paris.

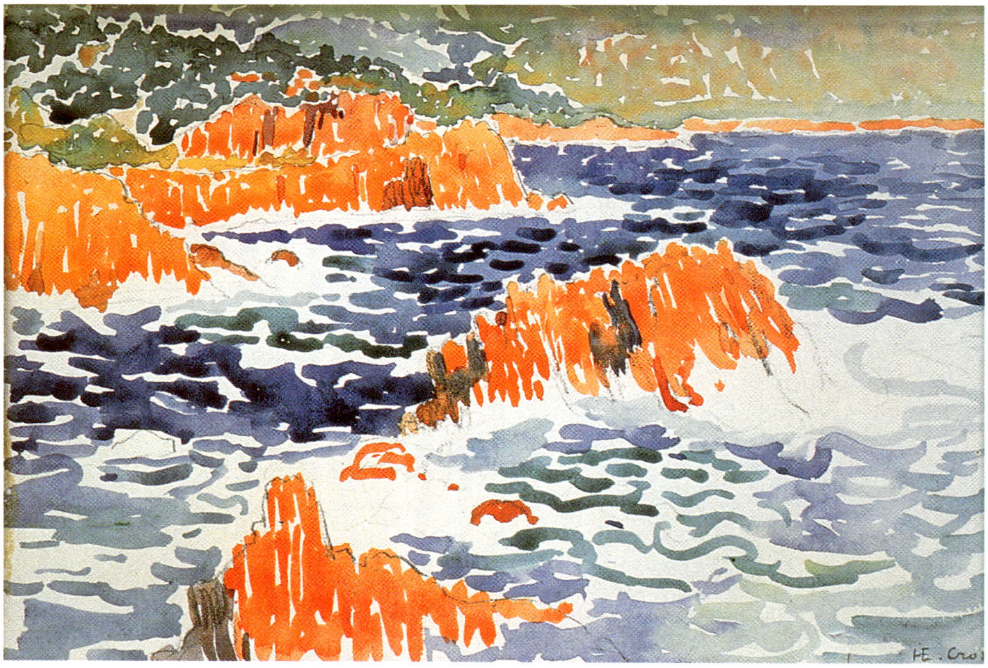

47 ***Henri Edmond Cross,***
»Les Rochers au Trayas«*, 1902*
(Felsen in Trayas)
sign. u. re.: »HE Cross«
Aquarell und Bleistift auf Papier,
17,7 x 25 cm
Saint-Denis, Musée d' art et d'histoire

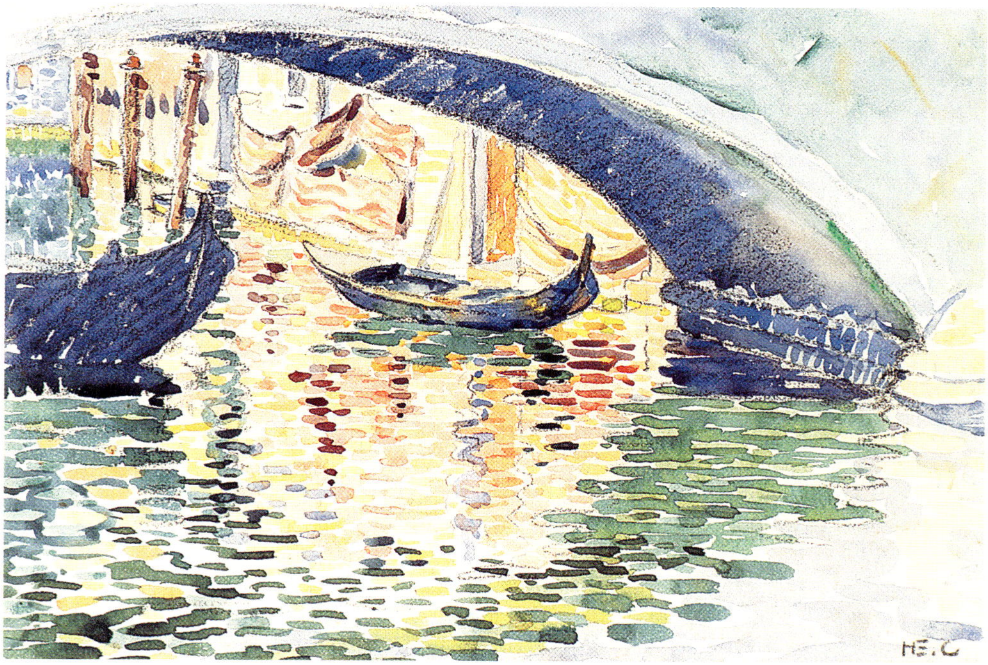

48 ***Henri Edmond Cross,***
***»Venise«**, 1903*
(Venedig)
Aquarell, 16,5 x 24,5 cm
bez. u. re.: »HE. C«
Galerie Salis, Salzburg

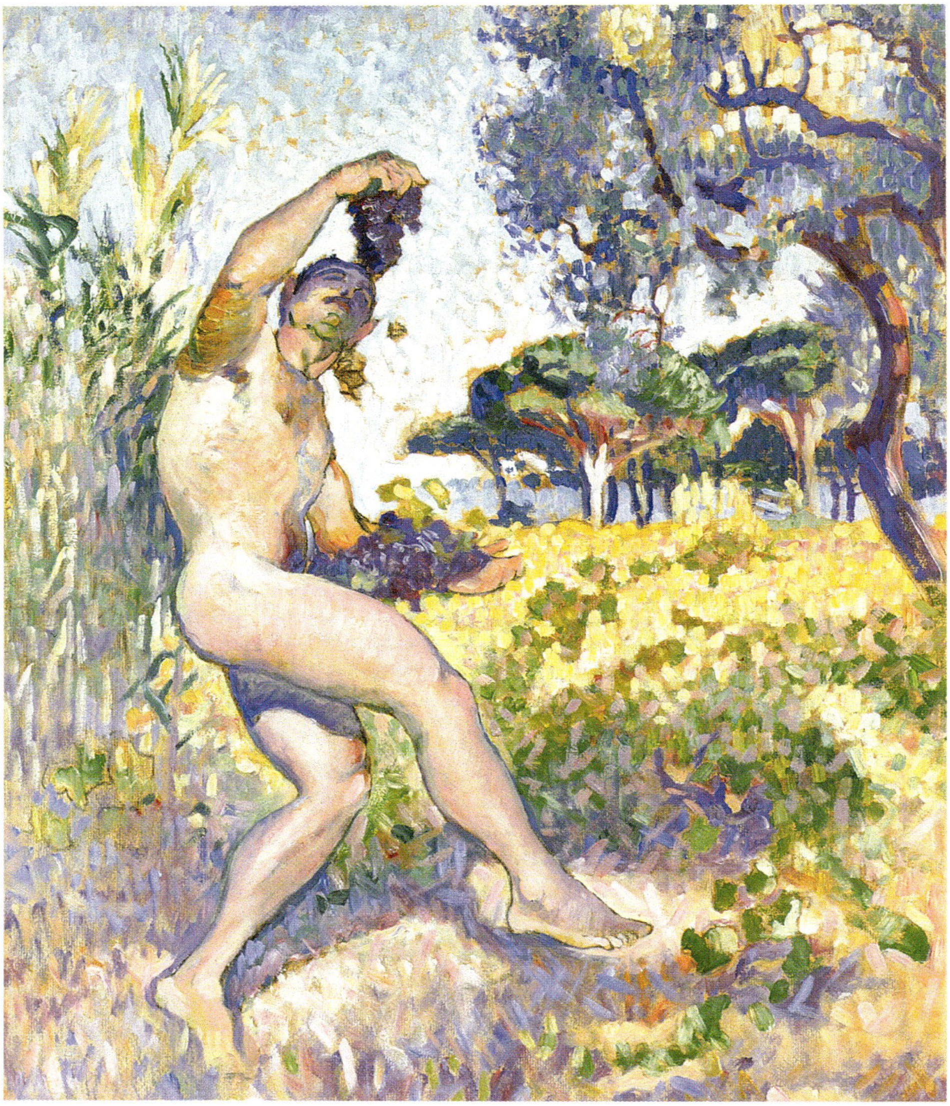

49 ***Henri Edmond Cross,***
»Etude pour Faune«*, um 1905/06*
(Studie für »Faun«)
Öl, Kohle und Pastellkreide auf aufgezogenem Papier, 55,2 x 46 cm
Wvz. Compin Nr. 143
Musée de Grenoble, Legat Agutte-Semblat 1923

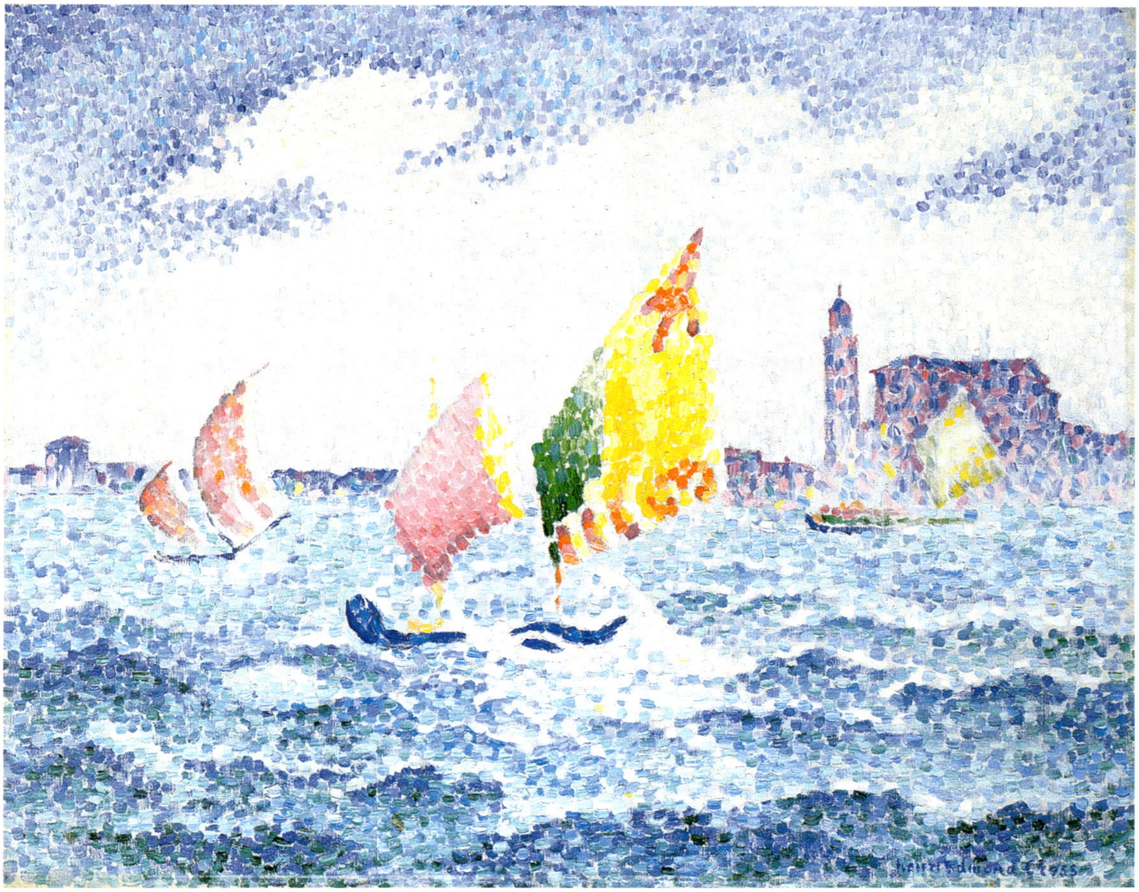

50 ***Henri Edmond Cross,***
»Voiles près Chioggia«*, Sept. 1903 /*
März 1905
(Segelschiffe bei Chioggia)
Öl auf Leinwand, 50,5 x 61 cm
sign. u. r.: »Henri Edmond Cross«
Wvz. Compin Nr. 122
Privatbesitz

1905 von Curt Herrmann auf der Cross-Einzelausstellung in der Galerie Druet erworben.

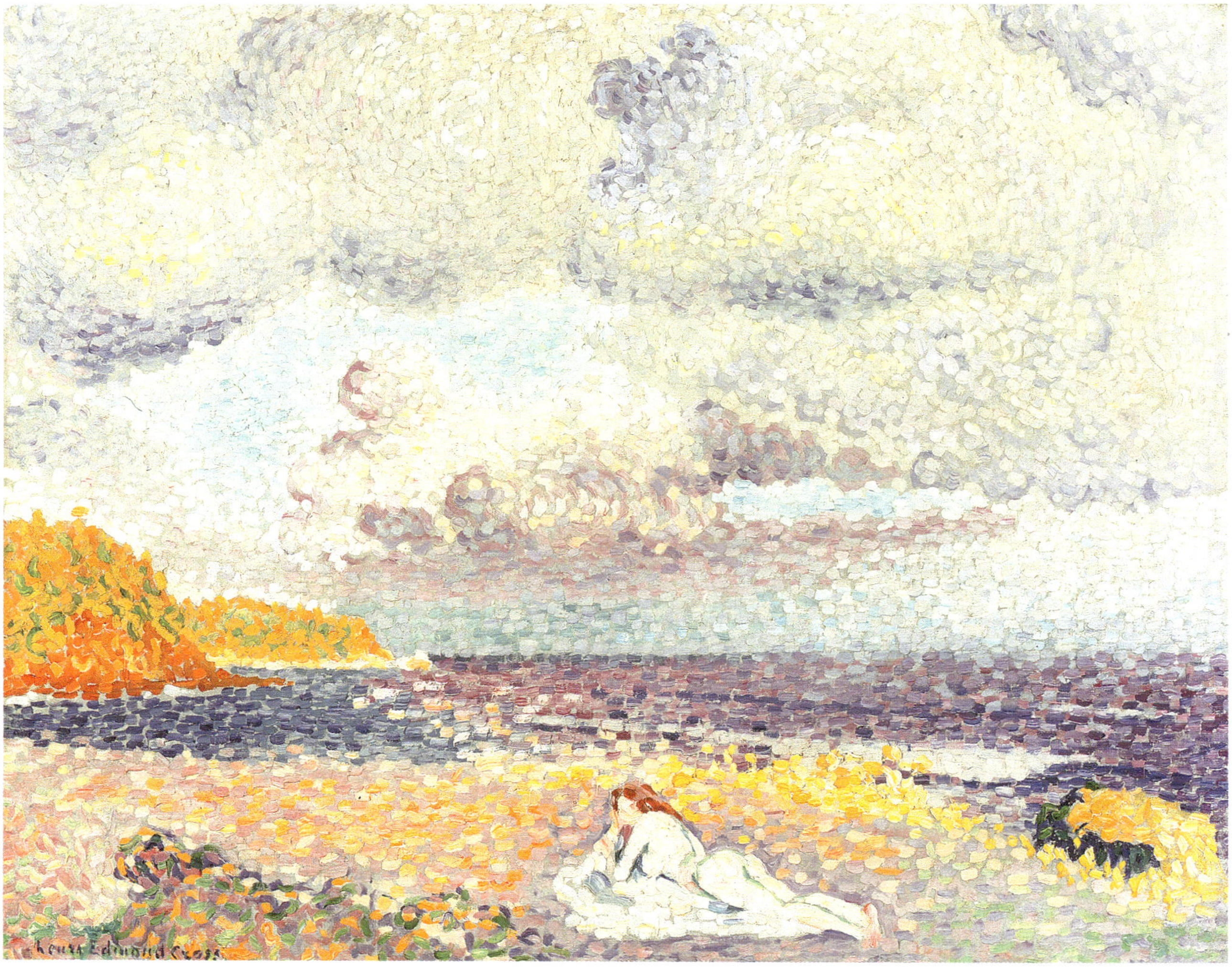

51 ***Henri Edmond Cross,***
»Avant l'orage. La Baigneuse«*, 1907–1908*
(Vor dem Sturm. Badende)
Öl auf Leinwand, 65 x 81 cm
sign. u. li.: »Henri Edmond Cross«
Wvz. Compin Nr. 205
Privatbesitz

Ausstellungen: evtl. 1910 Galerie Bernheim-Jeune, Paris, 1910 (N°24).

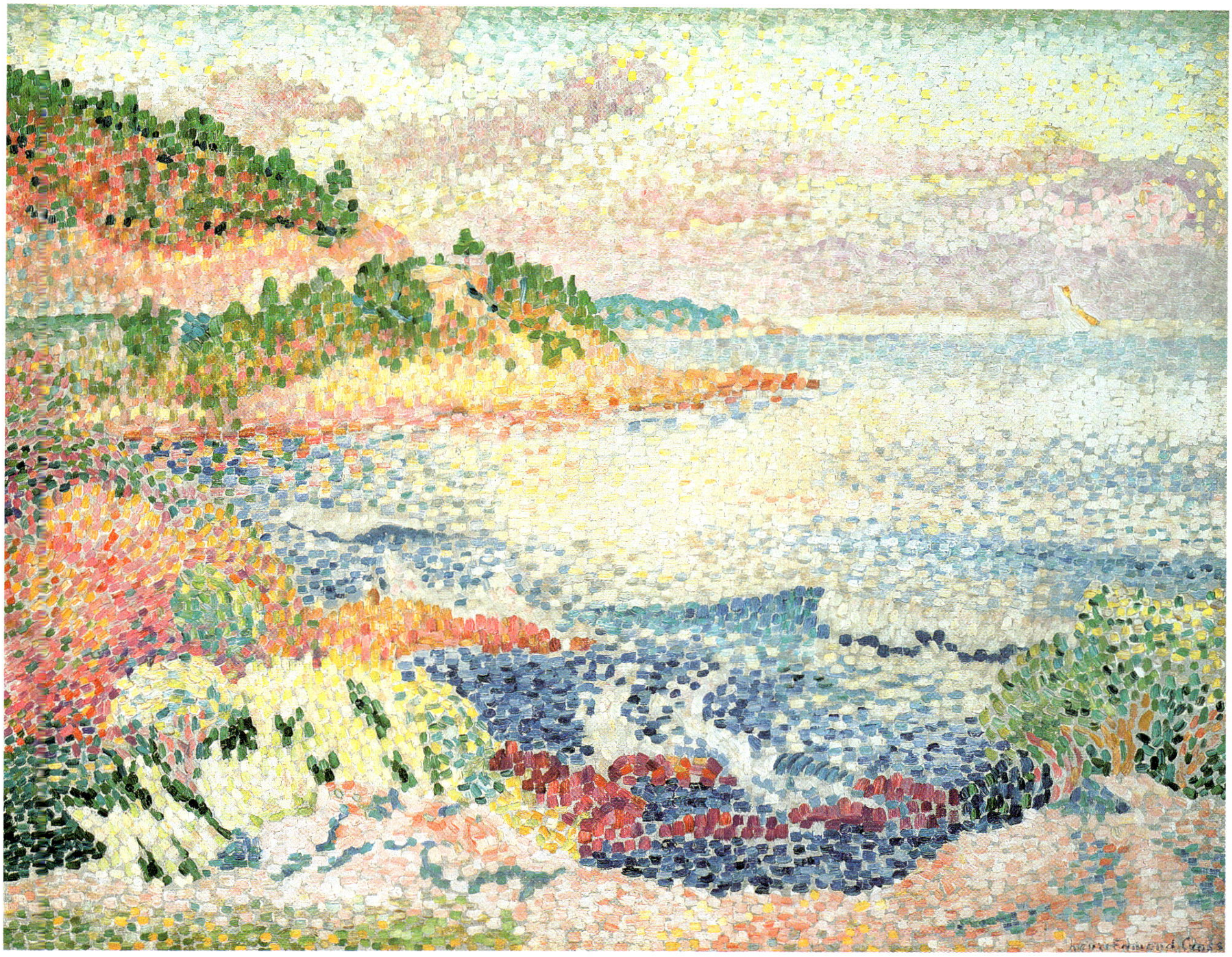

52 Henri Edmond Cross,
»Côte provençale, Le Four des Maures«,
Juni 1906 | Februar 1907
(Provenzalische Küste)
Öl auf Leinwand, 73 x 92 cm
sign. u. re.: »Henri Edmond Cross«
Wvz. Compin Nr. 156
Musée de la Chartreuse, Douai

Ausstellungen: 1907 Galerie Bernheim-Jeune, Paris (N°7); 1910 Galerie Bernheim-Jeune, Paris (N° 13); 1911 »La Libre Esthétique«, Cross-Retrospektive, Brüssel (N° 37).

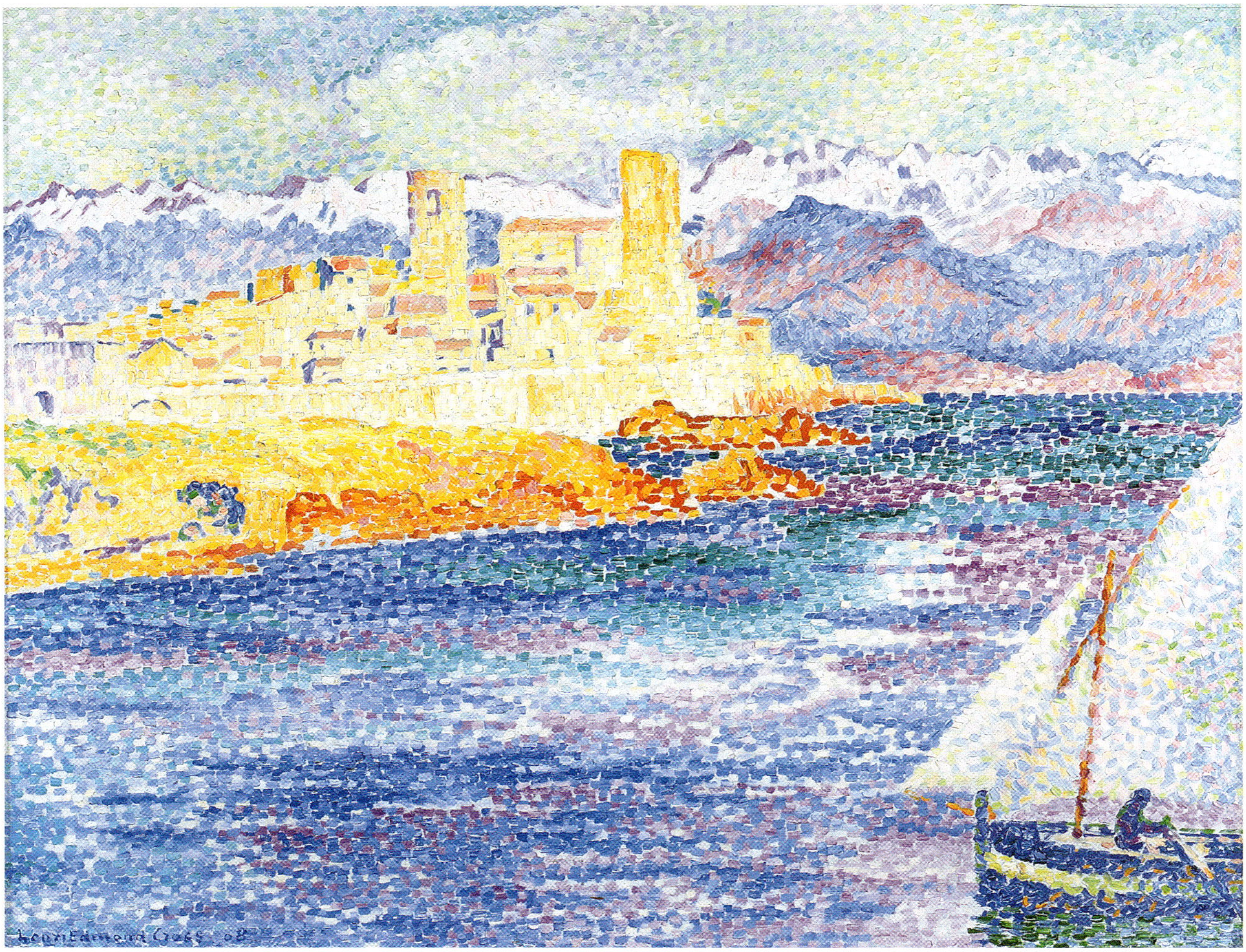

53 ***Henri Edmond Cross,***
***»Antibes«**, 1908*
Öl auf Leinwand, 73 x 92 cm
bez. u. li.: »Henri Edmond Cross 08«
Wvz. Compin Nr. 208
Musée de Grenoble, Legat Pierre Collart 1995

Ausstellungen: 1910 Salon des Indépendants, Paris (N°1219); 1910 Galerie Bernheim-Jeune, Paris (N° 27).

Signac und die »Fauves«

Eric de Chassey

Alle oder fast alle »Fauves« standen mit Signac in Verbindung oder ließen sich von ihm beeinflussen. Sieht man einmal von Henri Matisse und André Derain ab, war für alle oder fast alle diese Beziehung von sehr kurzer Dauer, oder sie spielte sich auf einer mehr gesellschaftlichen als künstlerischen Ebene ab.

Dagegen pflegten André Marquet, Henri Manguin und Henri Camoin dauerhafte Beziehungen mit dem Haupt des Neoimpressionismus, deren wichtigster Grund Signacs ungewöhnliche Aufgeschlossenheit gegenüber den jüngeren Malern gewesen sein dürfte. Für diese Künstler, die sich um 1890 im Umfeld von Gustave Moreaus Atelier in der Académie des Beaux-Arts kennengelernt hatten, war Signac eine Art wohlwollende Vaterfigur. Wenn sie alljährlich, wie alle ihre Vorläufer seit dem Impressionismus, an die Côte d'Azur reisten, machten sie Signac ihre Aufwartung. So schrieb Manguin im Juni 1905, als er den Sommer mit Marquet in Saint-Tropez verbrachte, an Matisse:[1] »Signac ist weiterhin äußerst liebenswürdig. Ich treffe ihn des Abends während seines Spazierganges.« Die freundschaftliche Beziehung der drei Männer kühlte mit dem aufkommenden Fauvismus nicht ab, denn sogar anläßlich einer Italienreise im Jahr 1907 nutzten Marquet und Manguin die Gelegenheit, Signac einen Besuch abzustatten. Dieser ließ es sich nicht nehmen, im Personenwagen nach Marseille zu fahren, um Camoin zu »begrüßen«. Zu dieser Freundschaft kam von seiten des Älteren eine Art Gönnerschaft hinzu, die zeigt, daß ihm damals jede Voreingenommenheit fremd war. So kaufte er von Henri Camoin das Bild »La Rue Bouterie« (1906) und von Kees van Dongen einen Akt (»Nu«, 1906) und das Bildnis »Modjesko« (1908), drei Bilder, deren gleichmäßig flacher Farbauftrag von seinem eigenen Stil weit entfernt war. Die jungen »Fauves« ihrerseits versuchten erst gar nicht, ihn nachzuahmen. Die Bilder, die beispielsweise Manguin – er stand Signac menschlich am nächsten – in Saint-Tropez schuf, erinnern bald an Monets Seestücke, wie die beiden Fassungen von »Le 14 juillet à Saint-Tropez« (1905, Sammlung Mme Gilbert Holstein), bald an Cézannes Landschaften, wie »Le Matin à Cava-

1 H. Manguin an H. Matisse, zit. von J. Freeman, »Chronology«, in *The Fauve Landscape*, Ausst.-Kat. Los Angeles County Museum of Art, Los Angeles 1990, S. 72.

lière« (1906, St. Petersburg, Staatliche Eremitage). Signac selbst wies indirekt auf die Distanz zwischen ihren Auffassungen hin:[2] »Unsere armen Maler Marquet, Manguin und van Rysselberghe stöhnen über die Unbeständigkeit des Wetters. Ich kann diese Beziehung zwischen Kunst und Barometer nicht nachvollziehen. [...] Meines Erachtens ist es unnütz und gefährlich, derart gegen die Natur zu kämpfen.«

Die künstlerisch fruchtbarsten Beziehungen sind oft von persönlichen Begegnungen unabhängig. So ließ sich *Matisse* in seiner Malerei für einen kurzen, jedoch intensiven Augenblick von Signac beeinflussen, ohne ihm bereits persönlich begegnet zu sein. Seit knapp einem Jahr zum Impressionismus bekehrt, verließ er Paris im Januar 1898, um nach London, Korsika und schließlich in die Gegend von Toulouse zu reisen, wo er sich bis Februar 1899 aufhielt. Während dieser von Unschlüssigkeit und Versuchen gekennzeichneten Epoche las er in der *Revue blanche* Signacs dreiteilige Abhandlung »D'Eugène Delacroix au néo-impressionnisme«. Da seine Werke aus jener Zeit nicht genau datiert werden können, läßt sich der Einfluß dieser Lektüre nur schwer zeitlich fixieren, doch spielte er zweifellos eine wichtige Rolle für die Entwicklung der Farbpalette, die Matisses Malerei kennzeichnen sollte. Wie Catherine Bock in ihrer Untersuchung *Henri Matisse and Neoimpressionism* feststellt,[3] fächerte sich die Tätigkeit des Künstlers auf in »1. die allgemeine Erforschung des Impressionismus, 2. die erste anhaltende Auseinandersetzung mit dem Licht des Südens (Korsika und Toulouse) sowie 3. die Entdeckung und Ergründung des Neoimpressionismus«. Signacs Abhandlung gab ihm die Mittel in die Hand, die stürmischen Empfindungen, die er in Korsika ungemildert festgehalten hatte, etwas zu ordnen und zu mäßigen. Möglicherweise wurde die Lektüre durch kleine Landschaften wie »Les Gourgues« (1898, Privatsammlung) vorbereitet, es sei denn, diese wären bereits die erste konkrete Folge der Beschäftigung mit Signac. Während die Farbpalette dieser Bilder noch impressionistisch ist, werden die Lichtschwingungen bereits – intuitiv? – durch kleine runde Tupfen wiedergegeben.

Möglicherweise gestützt von der Erinnerung an neoimpressionistische Werke, die er in den vorhergehenden Jahren in Paris gesehen hatte, setzte Matisse die durch die Lektüre gewonnenen Erkenntnisse in Malerei um und schuf einige Stilleben, von denen »Buffet et table« (1899, Privatsammlung, Schweiz; Abb. 1) am gelungensten erscheint. Während die aufsteigenden Linien der rechten Bildseite in hellen Farben gehalten sind, ist die unter der abfallenden Linie der Tischecke gelegene Zone mit kühlen, dunklen Farben dargestellt. Dabei wurde die Theorie der simultanen Farbkontraste so gut beachtet, daß Punkte aller verwendeten Farben über die ganze Bildfläche verteilt sind. Vor der Gefahr der auf diese Art entstehenden Monotonie und Neutralität hatte bereits Signac selbst gewarnt.[4] Signacs Lektion scheint hier, wie Catherine Bock hervorhebt, weitge-

2 P. Signac an H. Matisse, Sommer 1905, zit. von F. Cachin, *Paul Signac*, Paris 1971, S. 93.

3 C. Bock, *Henri Matisse and Neo-Impressionism*, Ann Arbor 1981, S. 2.

4 Vgl. die ausführliche Analyse des Bildes »Buffet et table« in C. Bock (s. Anm. 3), S. 23–26. Ihr zufolge ist das Gemälde »Première nature morte orangé« (Dumbarton Oaks), das auf der Opposition reiner Farbzonen aufbaut, eine Antithese zu »Buffet et table«, das ohne die Ausführung des ersten Bildes nicht möglich gewesen wäre. Allerdings gibt es nirgends irgendeinen brauchbaren Hinweis für eine genaue Datierung der beiden Bilder.

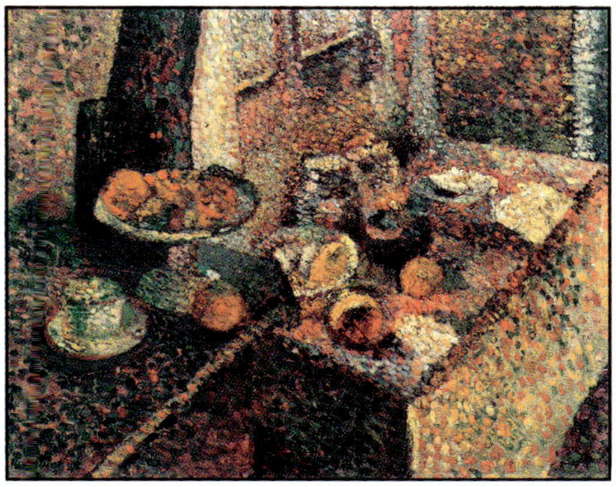

Abb 1
Henry Matisse,
»Buffet et table«, *1899,*
Öl auf Leinwand,
67 x 82,5 cm, Privatbesitz

hend verarbeitet zu sein, doch hat sie buchstäblich nur die Oberfläche des Matisseschen Werkes erfaßt: Die Pünktelung wirkt unbeholfen auf die Objekte gesetzt, als ob ein Farbschleier über eine perspektivische Zeichnung gezogen wäre. Um eine fundiertere Form zu gewinnen, mußten die angelesenen Erkenntnisse sehr viel direkter mit dem Pinsel erprobt werden.

Bis es soweit war – das heißt in den Jahren zwischen 1899 und 1904 –, verschmolz Matisse Signacs theoretische Lektion mit verschiedenen neoimpressionistischen Anregungen, die er gerade erprobte. Auf keinen Fall verwarf er sie in Bausch und Bogen, wie verschiedentlich behauptet wurde.[5] Wenn er bisweilen, wie in »Nu à l'atelier« (1899, Bridgestone Museum of Art, Tokyo), die pointillistische Technik einsetzte, dann verband er sie mit Elementen, die er von Cézanne und van Gogh übernahm. So besteht z.B. das 1900 gemalte Bild »Pot de fleurs« (Privatsammlung) aus horizontal angeordneten Häkchen, die zwar einzeln gesetzt sind, sich jedoch an ihren Enden überdecken. Die Palette zeigt Brauntöne im Schatten neben dem Gefäß, aber auch Grün mit orangefarbenen Reflexen auf dem Fuß des Topfes. So bewies Matisse mehr Beständigkeit als seine Freunde, die er nach seiner Rückkehr von Toulouse eine Zeitlang mit seiner Signac-Begeisterung anzustecken vermochte. Ihre neoimpressionistischen Versuche spielten, selbst wenn sie so gelungen sind wie Marquets Bildnis »Madame Matisse« (Musée Matisse, Nizza) oder »Nu ›fauve‹« (Musée des Beaux-Arts, Bordeaux), lediglich eine Nebenrolle innerhalb einer Werkreihe, die vor allem durch die Beziehung zum Impressionismus gekennzeichnet ist.

Den Abschluß dieser Zeit der Unschlüssigkeit, in der sich Matisse verschiedensten Einflüssen aussetzte, bildete seine entschiedene Unterwerfung unter die Vorbilder von Signac und Cross. In der Tat darf Signacs Einfluß auf Matisses zweite neoimpressio-

5 Vgl. C. Bock (s. Anm. 3), S. 36–42.

nistische Periode nicht überbewertet werden. Diese setzte zwar zeitlich am 12. Juli 1904 mit Matisses zweitem Aufenthalt bei Signac in Saint-Tropez ein, begann jedoch erst richtig, als *Henri Edmond Cross* zu den beiden Malern stieß. Vier Wochen lang hatte Matisse bei Signac in seiner Pariser Weise weitergemalt, wie »La terrasse, St Tropez« (Isabella Stewart Gardner Museum, Boston, Massachusetts) belegt. Hatte Signac Matisse auch zu sich eingeladen (Marquet hätte ebenfalls kommen sollen, war jedoch im letzten Augenblick in Paris zurückgehalten worden), zudem für ihn ein Haus, die Villa La Ramade, gefunden, so erwähnte Matisse doch jedesmal, wenn er über die Bedeutung sprach, die der Neoimpressionismus für ihn hatte, an erster Stelle Cross und erst im weiteren, nicht einmal immer, Signac, der dadurch in eine Nebenrolle abgedrängt wurde. Am Ende seines Aufenthalts in Saint-Tropez verglich Matisse in einem Brief an Marquet die Charaktere von Cross und Signac und bedauerte, nicht mehr Zeit mit Cross verbracht zu haben.[6] Es ist also schwer, wenn nicht gar unmöglich, genau zu unterscheiden, was Matisse Signac oder Cross verdankt, so daß man von einem allgemeinen neoimpressionistischen Einfluß ausgehen muß.

Laut einer hartnäckigen Legende, die von der Tochter des Künstlers in die Welt gesetzt und von Pierre Schneider aufgegriffen wurde, hat Matisse erneut divisionistische Bilder gemalt, nachdem er von Signac mit Vorwürfen überschüttet worden war, weil er sich nicht zu dessen Stil bekehren wollte. Doch Signacs Charakter schließt solches Verhalten aus. Allem Anschein nach drehten sich die Gespräche der beiden Maler nicht nur um den Neoimpressionismus, sondern auch um allgemeine ästhetische Fragen, z.B. die Entwicklung der angewandten Kunst oder, wie mehrere Briefe von Matisse belegen, Emile Bernards Aufsätze über Cézanne in der Zeitschrift *L'Occident*.[7] Eher ist anzunehmen, daß Matisse am Ende seines Aufenthalts ganz bewußt beschloß, die Prinzipien des Älteren zu übernehmen, weil er zum einen erkannt hatte, daß sie doch nicht ganz dem entsprechen, für was er sie vier Jahre zuvor gehalten hatte, und weil sie ihm zum anderen erlaubten, für seine Schwierigkeiten im Umgang mit der Farbe eine Lösung zu finden. Das erste Bild dieser neuen neoimpressionistischen Periode ist vermutlich »Le Goûter« (Kat. Nr. 54), dem einige nach der Natur geschaffene Aquarellstudien vorausgegangen waren. Bereits diese Skizzen sind divisionistisch gestaltet: In gleichmäßigem, ungemischtem Farbauftrag sind die verschiedenen Töne sowie die Licht- und Schattenzonen (gelb bzw. violett) wiedergegeben. Bei der Umsetzung in Öl behielt Matisse den eingeschlagenen Weg bei, verdeutlichte jedoch das Spiel der Komplementärfarben (vor allem in Felsen, Himmel und Meer). Dazu trug er die Farbe in abgesetzten Strichen und nicht in Punkten auf, d.h. in der Weise, die Signac für Arbeiten nach der Natur empfohlen hatte – um eine solche scheint es sich hier zu handeln, denn Matisse schrieb in einem Brief an Manguin, er hätte

6 H. Matisse an A. Marquet, September 1904, zit. von J. Freeman (s. Anm. 1), S. 64.
7 Im September 1904 beispielsweise empfahl Matisse von Saint-Tropez aus Marquet, die Juli-Nummer der Zeitschrift *L'Occident* zu kaufen, in der Bernards Artikel abgedruckt ist.

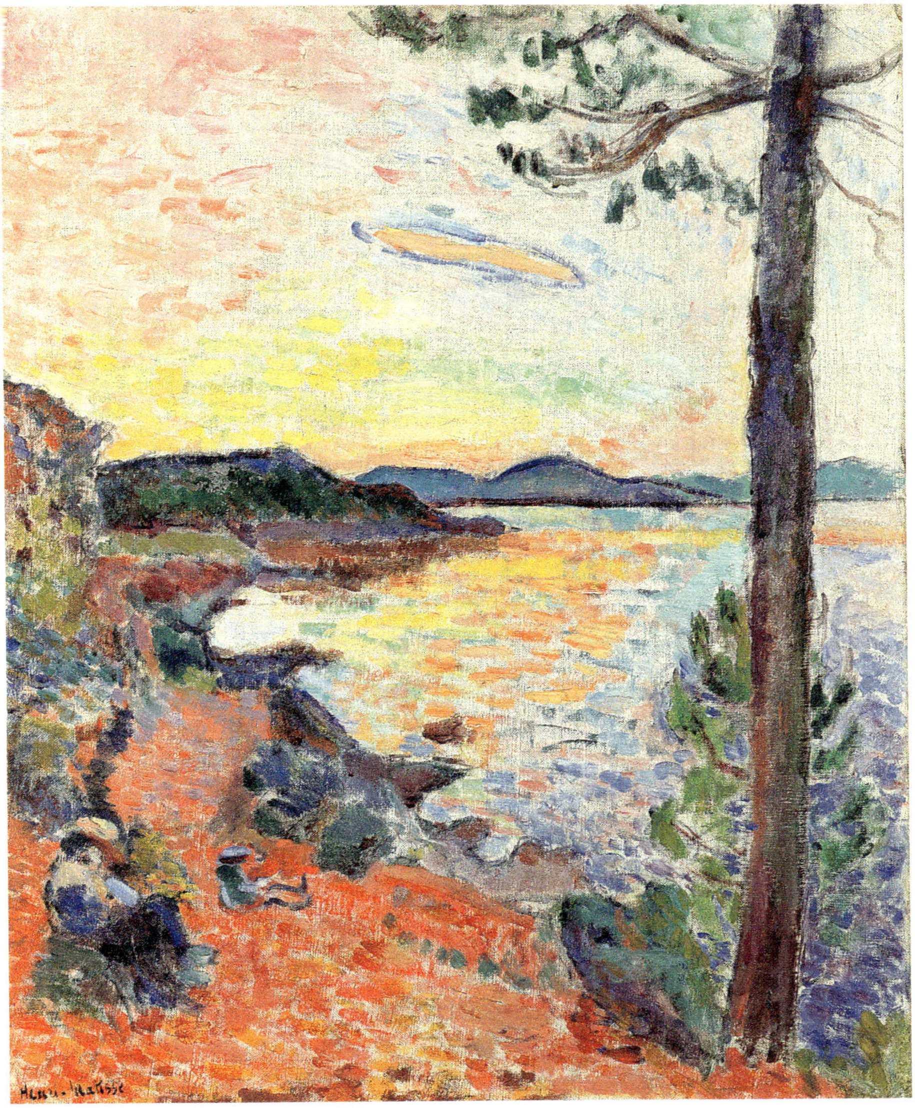

54 **Henri Matisse,**
»Le Goûter. Golfe de Saint-Tropez«, *1904*
(Die Bucht von Saint-Tropez)
Öl auf Leinwand, 65 x 50,5 cm
sign. u. li.: »Henri Matisse«
Kunstsammlung Nordrhein-Westfalen,
Düsseldorf M, G

das Bild »in zehn Sitzungen [...] bei Sonnenuntergang« gemalt.[8]

Während Matisse in Saint-Tropez weilte, malte Signac wahrscheinlich im Atelier die Bilder, für die er während seiner Venedigreise »Notizen« gemacht hatte. Bei Cross, der damals im Freien arbeitete,[9] schuf Matisse die vorbereitenden Skizzen für das Gemälde, das er nach seiner Rückkehr nach Paris ausführte: »Luxe, calme et volupté« (Musée d'Orsay, Paris, Abb. S. 37). Das Vorgehen – Studien im Freien, Ausführung im Atelier, das sich weit entfernt vom dargestellten Ort befinden konnte – entspricht Signacs Methode. Matisse fühlte sich folglich ermächtigt, in akademischer Weise zu arbeiten (sogar mit einer Pause, die zwar nicht erhalten, doch in einem Brief erwähnt ist), ohne Gefahr zu laufen, in den Vorimpressionismus zurückzufallen. Die überbetont neoimpressionistische Technik verfolgte eigentlich ein doppeltes Ziel: einerseits die Umsetzung der divisionistischen Farbtheorie in die Malerei, andererseits die akademische Wiedergabe der Volumen durch Modellierung (eine kleine Studie in der Sammlung Mrs. John Hay Whitney scheint besser gelungen zu sein als die Endfassung des Bildes, da sie nur das Ziel des Divisionismus, die im Dienst der Farbe stehende Flächigkeit, im Auge hat).

Abgesehen von »Tulipes perroquets II« (1905, Privatsammlung, Liechtenstein) ist »Luxe, calme et volupté« zweifellos das einzige durch und durch neoimpressionistische Bild, das Matisse schuf, doch es gehört wohl auch zu den Werken, die auf größtem Arbeitsaufwand beruhen. Matisse übernahm hier von Signac und Cross, was diese ihm in diesem Augenblick zu bieten vermochten, das heißt – um die langen Ausführungen von Catherine Bock zusammenzufassen[10] – 1. den Begriff der Natur als »Voraussetzung für Gefühl und Empfindung, nicht mehr als Vorlage zur Nachahmung«, 2. den Einsatz reiner Farben, die nach den Gesetzen der simultanen Farbkontraste angeordnet und auf eine weiße, sichtbar gelassene Leinwand aufgetragen sind, 3. den dem Schöpfer des Werks eingeräumten Vorrang; der Maler wählt die wesentlichen Elemente aus der Natur aus und ordnet sie vorab – so ersetzte Matisse die unruhige Linie der Meeresküste, die in »Le Goûter« zu sehen ist, durch eine fortlaufende Arabeske, oder er verwandelte den Baumstamm in einen, wie Signac sich ausdrückte, »nackten Zylinder«.[11]

Das gewählte Sujet läßt ebenfalls den Einfluß von Signac und Cross erkennen. Gewöhnlich wird das Matissesche Bild mit Signacs »Au Temps d'harmonie« (Abb. S. 58) und mit »L'Air du soir« von Cross (Abb. S. 121) verglichen. Letzteres, das Signac 1894 erworben und im Speisezimmer der Villa La Hune aufgehängt hatte, zeigt gleichfalls Personengruppen – gemischt in modischer Bekleidung und zeitloser Nacktheit – am Strand, während auf dem Meer ein Schiff vorbeizieht.[12] Es ist zudem durchaus möglich, daß die versteckten Anspielungen auf Puvis de Chavannes, von denen es im Bild wimmelt, auf Signacs Vermittlung zurück-

8 H. Matisse an H. Manguin, Anfang September 1904, zit. von D. Fourcade und E. de Chassey, »Anthologie«, in *Henri Matisse 1904–1917*, Ausst.-Kat. Centre Georges Pompidou, Paris 1993, S. 419.
9 So notierte Signac in sein Tagebuch von 1894–1895: »Die Arbeit muß bestehen aus 1) Dokumenten, die rasch nach der Natur und je nach Bedürfnissen und Empfindungen zu schaffen sind, 2) den Werken nach diesen Dokumenten« (zit. in *Signac*, Ausst.-Kat. Musée du Louvre, Paris 1963, S. 59).
10 C. Bock (s. Anm. 3), S. 61–62.
11 P. Signac, »Le sujet en peinture et la signification du tableau« (1935), neu in *D'Eugène Delacroix au néo-impressionnisme*, hg. v. F. Cachin, Paris 1978, S. 187.
12 Vgl. dazu den Beitrag über »Au Temps d'Harmonie« von M. Ferretti-Bocquillon, in *Signac & Saint-Tropez, 1892–1913*, Ausst.-Kat. Musée de l'Annonciade, Saint-Tropez, Musée des Beaux-Arts, Reims 1992, S. 50–59.

gehen oder daß Signac, was seine Rolle keineswegs schmälert, Matisse die Möglichkeit gab, seiner langjährigen Bewunderung für Puvis[13] (der ihn 1896 in den Salon de la Nationale aufgenommen hatte) konkreten Ausdruck zu verleihen, was vor seinem Aufenthalt in Saint-Tropez nicht vorgekommen war. Es wäre also die Bekanntschaft mit Signac gewesen, die Matisse dazu bewogen hat, zum ersten Mal das Thema des Goldenen Zeitalters zu behandeln, das später ständig bei ihm wiederkehren sollte.[14]

Mit der Ausstellung von »Luxe, calme et volupté« im Salon des Indépendants von 1905 bekannte sich Matisse öffentlich zum Neoimpressionismus, der seit 1901/1902 wieder in den Mittelpunkt des Interesses gerückt war.[15] Dies war zumindest die Meinung der meisten Kritiker, die, wie Charles Morice im *Mercure de France*, diese Verbindung mißbilligten und bedauerten, »wieviel Zeit [...] mit dieser Konfettischlacht vergeudet« werde.[16] Signac schrieb am 18. Juni 1905 an Matisse: »Ich denke oft an Ihr Bild und ich schätze es immer mehr.« Nachdem er es im September erworben hatte, hängte er es in seinem Speisezimmer auf, nicht ohne Matisse mehrmals um Rat für die Hängung zu bitten.[17] Angesichts der anderen Werke, die Matisse aus Saint-Tropez mitbrachte, sah Louis Vauxcelles mit etwas mehr Feingefühl in diesem Maler keinen Neoimpressionisten, sondern einen »Schulleiter«, der vor allem Cézanne verpflichtet sei.[18] Die Kritiker warfen Matisse nicht vor, in Signacs Manier gemalt zu haben, sondern beanstandeten, er hätte die Prinzipien des Älteren allzu eintönig – Maurice Denis spricht vom »schematischen Gerüst einer Theorie«[19] – und allzu pedantisch angewandt; für Vauxcelles »sprengt die übermäßige Aufteilung das Sujet, anstatt es zu konzentrieren und zur Harmonie zu führen«.[20] Im Prinzip waren alle der Meinung, die strikte Anwendung des Neoimpressionismus liefe der eigentlichen Begabung von Matisse zuwider. Dieser selbst bestätigte umgehend dieses Urteil. In einem Brief, den er am 14. Juli 1905 an Signac schrieb, erkannte er zwar die Leistung des Älteren an (»Sie haben alle Hände voll zu tun, da sie das vollkommene oder zumindest ein zufriedenstellendes Gleichgewicht gefunden haben«), kritisierte aber die Widersprüche seiner eigenen Hinwendung zum Divisionismus:[21] »Haben Sie in meinem Bild der ›Baigneuses‹ eine vollkommene Übereinstimmung zwischen dem Charakter der Zeichnung und dem Charakter der Malerei gefunden? Meines Erachtens sind die beiden vollständig verschieden und sogar absolut widersprüchlich. [...] Ergebnis: die vorwiegend divisionistische Malerei zerstört die Zeichnung, die ihre ganze Überzeugungskraft aus dem Kontur bezieht.« Später betonte er mehrfach, daß das Mißlingen dieses Bildes auch auf die übertriebene Anwendung der Theorie des simultanen Farbkontrasts zurückzuführen sei:[22] »Cross sagte mir, daß ich an dieser Theorie nicht festhalten würde, aber ohne mir zu sagen, warum. Später verstand ich es. Meine dominierenden Farben, die durch Kon-

13 Über die Beziehungen zwischen Matisse und Puvis de Chavannes vgl. P. Schneider, *Matisse*, Paris 1992, S. 99–106.

14 Über das Thema des Goldenen Zeitalters als verknüpfendes Band zwischen Matisse und Signac vgl. P. Schneider (s. Anm. 13), S. 250.

15 Im März 1905 schreibt L. Vauxcelles in der Besprechung einer Cross-Ausstellung, daß »der Neo-Impressionismus noch nie so heftig diskutiert worden ist wie heute« (»Notes d'art H.-E. Cross – Du pointillisme«, in *Gil Blas*, 26. März 1905, zit. von R. Benjamin, *Matisse's ›Notes of a Painter‹*, Ann Arbor 1987, S. 104).

16 C. Morice, »Le XXIe Salon des Indépendants«, in *Le Mercure de France*, 15. April 1905, neu in D. Fourcade und E. de Chassey (s. Anm. 8), S. 420.

17 Der Briefwechsel zwischen Signac und Matisse über »Luxe, calme et volupté« ist abgedruckt in D. Fourcade und E. de Chassey (s. Anm. 8), S. 420–421.

18 L. Vauxcelles, »Le Salon des Indépendants«, in *Gil Blas*, 23. März 1905, zit. von D. Fourcade und E. de Chassey (s. Anm. 8), S. 419.

19 M. Denis, »La réaction nationaliste«, in *L'Ermitage*, 15. Mai 1905, zit. von D. Fourcade und E. de Chassey (s. Anm. 8), S. 420.

20 L. Vauxcelles (s. Anm. 18).

21 H. Matisse an P. Signac, 14. Juli 1905, zit. von D. Fourcade und E. de Chassey (s. Anm. 8), S. 420.

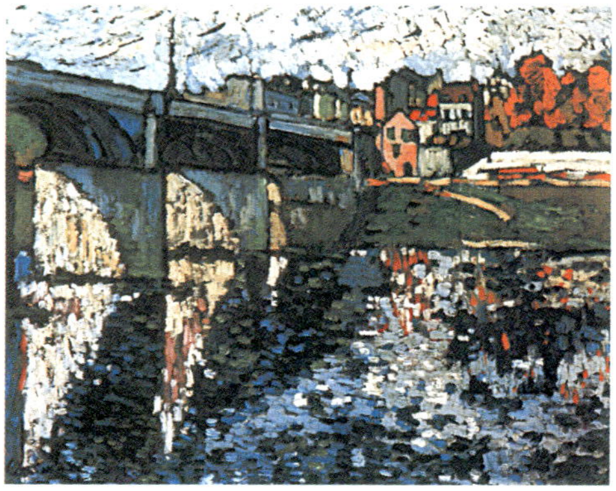

Abb. 2
Maurice de Vlaminck, »Le Ponte de Chatou«, *1905, Öl auf Leinwand, 65,4 x 81,3 cm, Privatsammlung Kalifornien*

traste gestützt werden sollten, wurden durch eben diese Kontraste aufgeschluckt, weil ich ihnen ebensoviel Gewicht gab wie den Dominanten.«

Die Matisse nahestehenden Künstler waren allerdings durch seine zweite Bekehrung zum Neoimpressionismus genügend beeindruckt, um im Herbst 1904 eine Zeitlang ebenfalls Signac zu folgen. Wiederum waren es Albert Marquet, Henri Manguin und Jean Puy, die in Manguins Atelier in der Rue Boursault an Matisses Seite gleichzeitig einen Akt malten und dabei zumindest teilweise die divisionistische Technik einsetzten. In »Matisse peignant dans l'atelier de Manguin« (Musée national d'art moderne, Paris) malte Marquet nur die Dekoration in divisionistischer Manier und ließ einzig im grünen und roten Wandschirm einen Farbkontrast spielen. Mehr Ausdauer bewies Matisse oder Manguin – eine eindeutige Zuweisung fällt schwer – in »Nu à l'atelier« (Musée national d'art moderne, Paris), das die Komposition einer kleinen Arbeit auf Papier von Matisse, »Marquet peignant un nu« (Musée national d'art moderne, Paris), wieder aufnahm.

Darüber hinaus sind in diesem Zusammenhang André Derain und, wenn auch untergeordnet, Maurice de Vlaminck zu nennen. Aufgrund der unsicheren Chronologie läßt sich nicht mit Sicherheit sagen, wann die ersten neoimpressionistischen Elemente in den Werken dieser beiden Künstler auftauchten. Es fällt also schwer, sie mit einem bestimmten Einfluß in Verbindung zu bringen. Was *Vlaminck* betrifft, so kamen offenbar verschiedene Faktoren zusammen: zum einen die gleichzeitigen Retrospektiven von Seurat und van Gogh im Salon des Indépendants von 1905, zum anderen seine Begegnung mit Signac und Matisse zu Beginn des gleichen Jahres (Derain stellte ihn im Januar Matisse vor, und beide machten die Bekanntschaft Signacs anläßlich der Hängung des Salons). Seine Landschaften von

22 »Matisse spricht«, in *Matisse, Über Kunst*, hg. v. Jack Flam, Zürich 1982, S. 232–233.

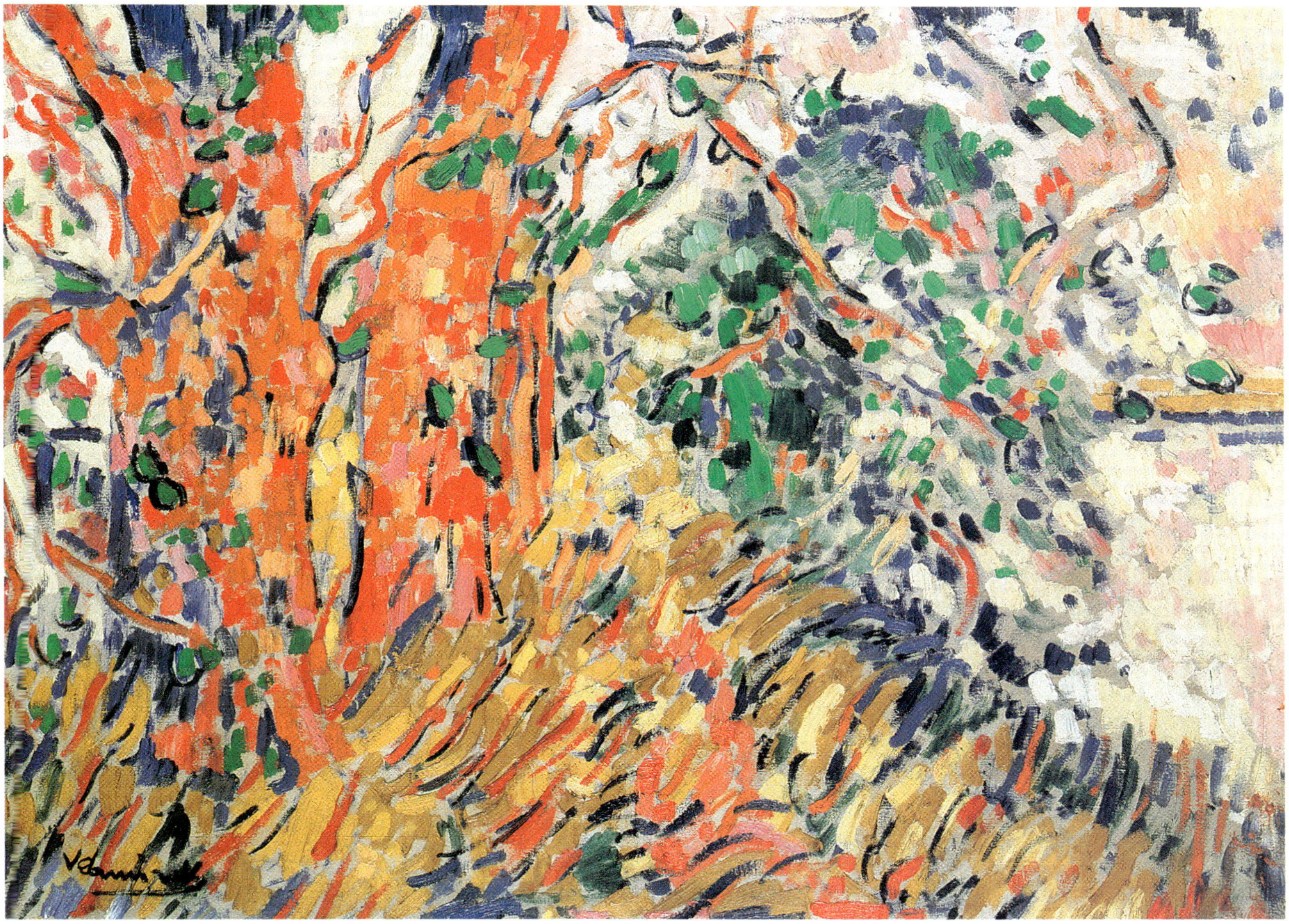

55 ***Maurice de Vlaminck,***
»Berges de la Seine à Chatou«*, ca. 1904/05*
(Böschung an der Seine in Chatou)
Öl auf Leinwand, 60 x 81 cm
sign. u. li.: »Vlaminck«
Musée de l'Art Moderne de la Ville de Paris

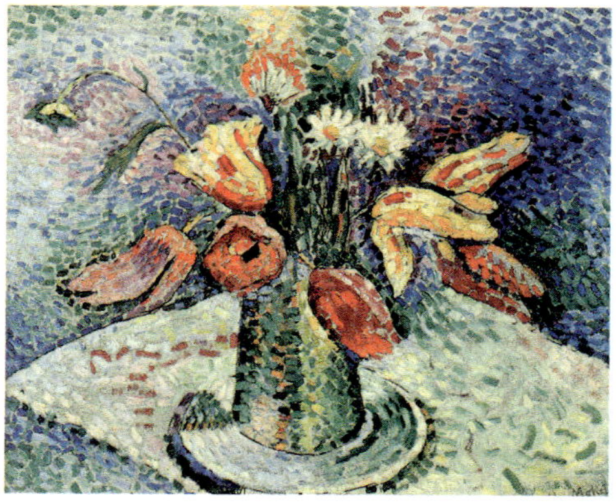

Abb. 3
Henri Matisse,
»Tulipes perroquet (II)«, *1905, Öl auf Leinwand, 46 x 55 cm, Privatbesitz*

1905/06 zeigen häufig Grün-Rot- und Orange-Blau-Verbindungen, die von den genannten Vorbildern angeregt sein könnten, von denen er im übrigen ein paar charakteristische Züge übernahm. So ist in »Le Pont de Chatou« (Abb. 2) Signacs mosaikartige Malweise und in »Paysage près de Chatou« (Stedelijk Museum, Amsterdam) der lange, heftige Pinselstrich van Goghs zu finden, der gleichfalls eine Zeitlang neoimpressionistisch malte, oder beide Techniken sind miteinander verknüpft, wie in »La Seine et Le Pecq« (Kunsthaus Zürich), wo insbesondere das Gras rot und grün gemalt ist. Derain dagegen begnügte sich zumeist, die Lichteffekte pointillistisch auf gleichmäßig behandelte Farbflächen zu setzen. Damit griff er eine bei den »Nabis« beliebte Technik auf (Maurice Denis benützte sie z.B. in »Avril ou Les Anémones« von 1891, Edouard Vuillard in seinem »Autoportrait octogonal«[23]), um sein »Autoportrait à la casquette« (um 1905, Privatsammlung) mit grünen und roten Punkten oder die Schatten des grauen Anzugs im Bildnis »Lucien Gilbert« (Metropolitan Museum of Art, New York) mit roten Punkten zu bedecken.

Matisse für sein Teil schritt auf dem durch »Luxe, calme et volupté« vorgegebenen Weg fort. Innerhalb eines Jahres war er ein mehr oder weniger orthodoxer Anhänger des Divisionismus. Zahlenmäßig ist seine Produktion bescheiden, vielleicht aufgrund des arbeitsaufwendigen Charakters einer Technik, deren Möglichkeiten ihm erneut anhand der von der Galerie Druet vom 13. bis 31. Dezember 1904 veranstalteten Signac-Ausstellung bewußt wurden. Eines der wenigen Gemälde, die er damals vollendete und für ausstellenswert erachtete, ist »Tulipes perroquets (II)« (Abb. 3), das im Frühjahr gemalt und im Juni öffentlich gezeigt wurde. Louis Vauxcelles fand für das Werk in der Zeitschrift *Gil Blas* lobende Worte:[24] »Ich hätte, wie ich gestehen muß, nicht geglaubt, daß Matisse

23 Vgl. U. Perucchi-Petri, Werkkommentare, in *Les Nabis*, Ausst.-Kat. Réunion des Musées nationaux, Paris 1993, S. 305–306.
24 L. Vauxcelles, in *Gil Blas*, 14. Juni 1905, zit. von D. Fourcade und E. de Chassey (s. Anm. 8), S. 423.

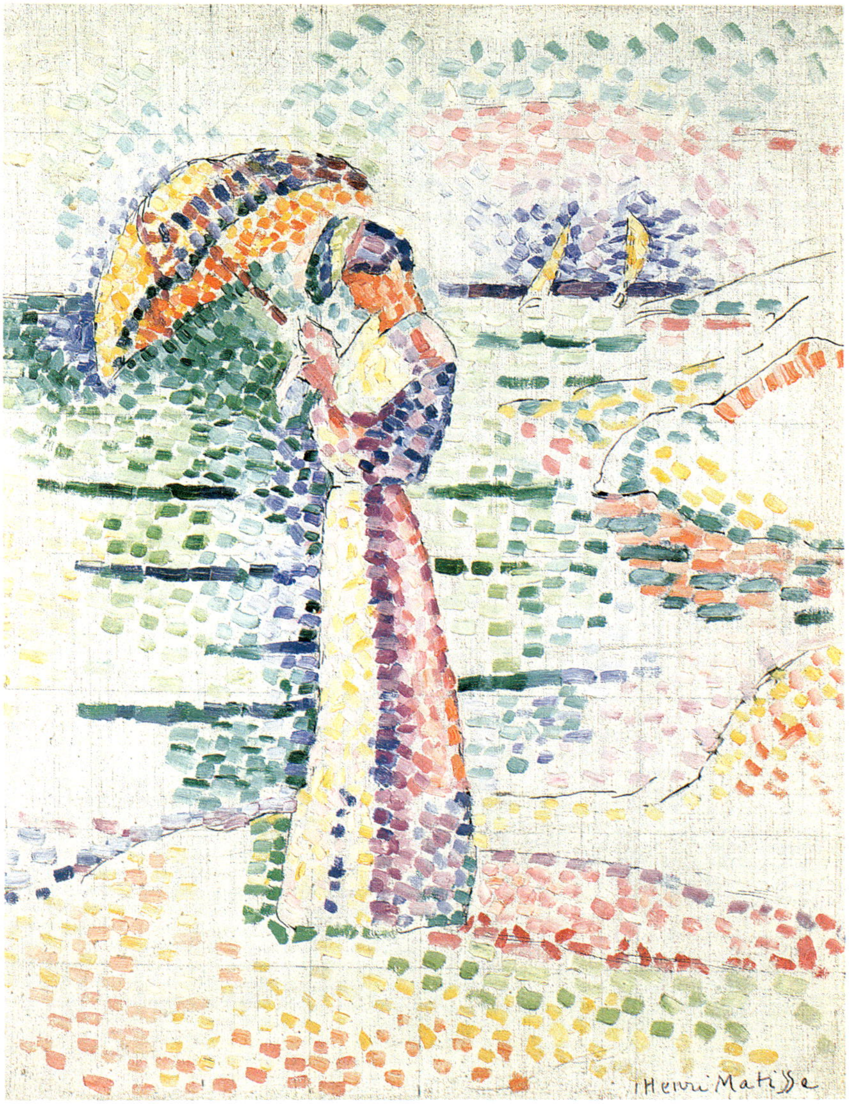

55 ***Henri Matisse,***
»Jeune femme à l'ombrelle, Collioure«,
1905
(Junge Frau mit Sonnenschirm)
Öl auf Leinwand, 46 x 38 cm
sign. u. re.: »Henri Matisse«
Musée de Nice-Cimiez M, G

imstande sei, durch den ausschließlichen Gebrauch des Punktes so schöne Licht-, Raum- und Schwingungseffekte zu erzielen.« Die beiden gleichzeitig entstandenen Ansichten von »Notre-Dame« zeigen, wie gewissenhaft er die Methode der direkt nach der Natur festgehaltenen Darstellung anwandte, die Signac mit seinen Ölskizzen praktiziert hatte. In der Fassung des Moderna Museet in Stockholm streute der Maler einige Punkte über eine leere Leinwand, um nur die Dominante und ihre Komplementärfarbe festzuhalten (zum Beispiel Türkis, Rosa und Weiß für den Himmel), ähnlich wie in Signacs Studie der Mohnblumen für »Au Temps d'harmonie« (1894, Kat.Nr. 3). In der ehemals in der Sammlung Signac befindlichen Fassung setzte er dagegen unter Beachtung der gleichen Gesetze lange, nervöse Striche (die Farbtöne sind ähnlich, was die Annahme erlaubt, es könne sich um zwei im Frühjahr 1905 direkt nacheinander entstandene Bilder handeln[25]), ähnlich in »Arbre en fleurs (Amandier blanc)«, (1904, Kat.Nr. 15), eine Studie für »Le cabanon«, die in der Galerie Druet ausgestellt war.

Als sich Matisse im Mai 1905 nach Collioure begab und die Bewegung entstand, die von den Kritikern Fauvismus genannt werden sollte, bedeutete dies keineswegs den absichtlich herbeigeführten Bruch mit dem Neoimpressionismus. Wie man im Gegenteil vermuten darf, war sich Matisse bewußt, an jenem Ort zu sein, wo Signac 1887 einige seiner ersten neoimpressionistischen Werke gemalt hatte. Die goldfarbene Dominante dieser Bilder ist weit entfernt von der farbigen Heftigkeit der Matisseschen Gemälde. Anläßlich ihrer Präsentation im Salon des Indépendants von 1888 hatte Signac erklärt:[26] »Mit Verwunderung stellt man fest, daß die kräftigen Blautöne fehlen, mit denen sich die Bilder der gewöhnlichen Hersteller von Mittelmeerlandschaften brüsteten. Diese Herren haben nicht erkannt, daß das orangefarbene Sonnenlicht, das überall widerscheint, die Schatten entfärbt, die Lokalfarben mildert und die reinsten Himmel verblassen läßt.« Mit der Verstärkung der Farbtöne blieb Matisse den Bildern treu, die Signac in den 1890er Jahren in Südfrankreich gemalt hatte, bezog jedoch Distanz zum Sujet, um auf diese Weise über die schlichte Wiedergabe visueller Eindrücke hinauszugelangen und die Gesamtheit seiner Affekte darzustellen. Damit ging er weit über Signac hinaus und stellte seine Malerei absichtlich und bewußt in den Dienst einer Ästhetik der Synästhesie – 1908 erklärte er:[27] »Ich will jenen Zustand der Verdichtung der Empfindungen erreichen, der das Bild ausmacht.«

Obwohl auch hier die Chronologie keine präzisen Schlüsse zuläßt, kann man dem Briefwechsel mit Derain entnehmen, daß die ersten Bilder, die Matisse in Collioure schuf, divisionistisch sind. Da sie nach der Natur entstanden, zeigen sie einen großzügigen Pinselstrich, der weite Teile der Leinwand sichtbar läßt. »Jeune femme à l'ombrelle« (Kat.Nr. 56) ist offensichtlich eine Ölskizze, die im Atelier ver-

25 Das Bild »Notre-Dame« der Sammlung Signac wird gewöhnlich ins Frühjahr 1904 oder 1905 datiert (vgl. D. Fourcade und E. de Chassey (s. Anm. 8), S. 144): Die Verwendung von Komplementärfarben legt allerdings, selbst wenn sie gleichmäßig aufgetragen sind, eine spätere Datierung nahe, da sie den Einfluß des Aufenthalts in Saint-Tropez erkennen läßt.

26 Néo [P. Signac], in *Le Cri du peuple* (1888), zit. in *Signac* (s. Anm. 9), S. 23.

27 H. Matisse, »Notizen eines Malers«, in *Matisse, Über Kunst* (s. Anm. 22), S. 70.

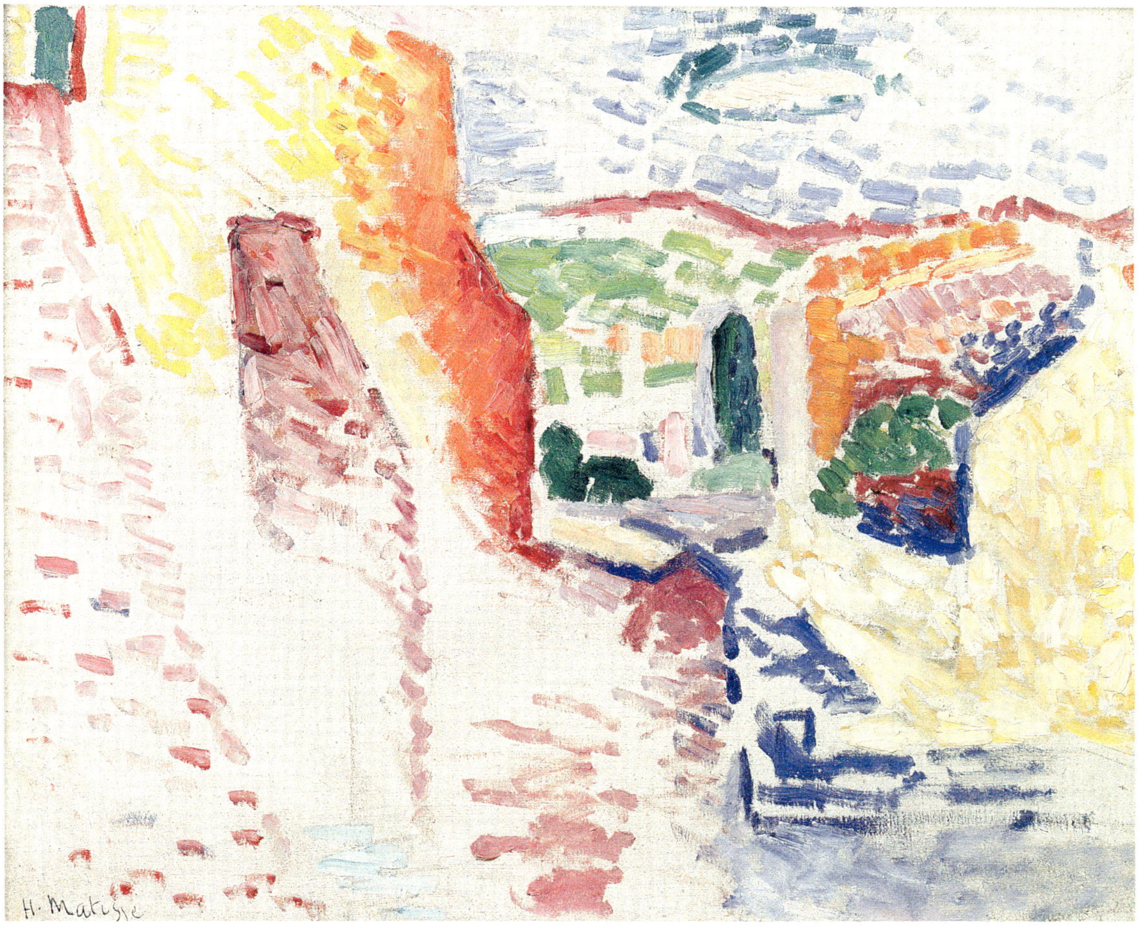

57 ***Henri Matisse,***
»Collioure. Rue du Soleil«*, 1905*
Öl auf Leinwand, 46 x 55 cm
sign. u. li.: »H. Matisse«
Musée Matisse, Le Cateau-Cambrésis G

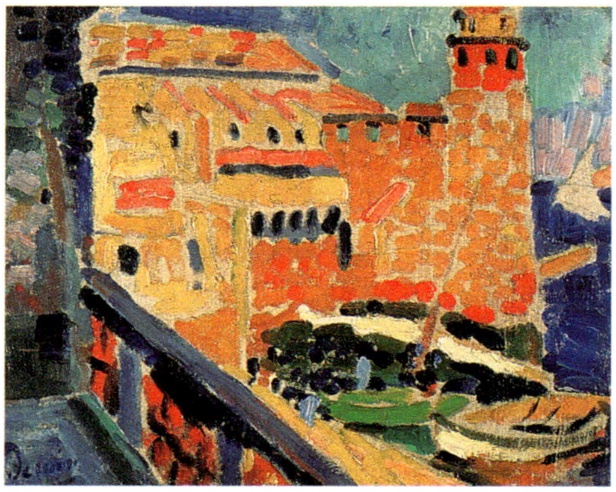

Abb. 4
André Derain, »Le Phare de Collioure«, *1905, Öl auf Leinwand, 33 x 41 cm, Musée d'Art moderne de la Ville de Paris*

größert werden sollte, wie die Spuren eines Rasters zeigen. Wie in all seinen neoimpressionistischen Bildern zog Matisse zunächst zögerliche Konturen in Tusche, die er anschließend mit kleinen rechteckigen, unregelmäßig gesetzten Farbtupfen füllte. Das Gesetz der Farbkontraste beobachtend, hob er die Grenzzonen zwischen Licht und Schatten hervor (violette Linie des Kleides). Seine Frau ließ er für eine Komposition Modell sitzen, die an verschiedene in La Hune hängende Werke Signacs erinnert, insbesondere an »Femme à l'ombrelle« (1893, Musée d'Orsay, Paris), dessen Perspektive er erweiterte, und an »Femmes au puits« (1892, Musée d'Orsay, Paris), dessen seitliche Anordnung der Figur er übernahm. Im Unterschied zu Signacs Küstenlandschaften ist die Wasserfläche jedoch nicht durch einen Blau-Gelb-Kontrast, sondern durch eine grüne Dominante wiedergegeben, auf die das Licht rote Flecken wirft (das Blau am linken Rand der Figur erklärt sich aus der Notwendigkeit, zwischen dem Grün des Meers und dem Gelb des Kleides und des Sonnenschirms einen Übergang zu schaffen). »Collioure. Rue du Soleil« (Musée Matisse, Le Cateau-Cambrésis, Kat.Nr. 57) ist nach den gleichen Prinzipien gemalt.

Vielleicht hat Matisse damals gespürt, daß er durch die Vereinfachung seiner Palette an Schnelligkeit, auch an ästhetischer Wirksamkeit gewinnen kann. Ein Gemälde wie »Vue de Collioure, l'église« (Kat.Nr. 58), das in Sujet, Komposition und Machart Signacs Ölskizze auf Holz »Collioure, le clocher« (1887, Privatsammlung) nahesteht, ist durch die Beschränkung der Farben auf drei Dominanten (Rot für Gebäude und Erde, Blau für Himmel und Meer, Weiß für den Strand) und zwei Töne für das Licht (Gelb im Rot, Grün zwischen Rot und Blau) gekennzeichnet. Das Fehlen jeder Umrißlinie zeigt, daß Matisse sich eindeutiger als Signac für die Farbe entschieden hat: Das Sujet löst sich auf, die Tiefen glei-

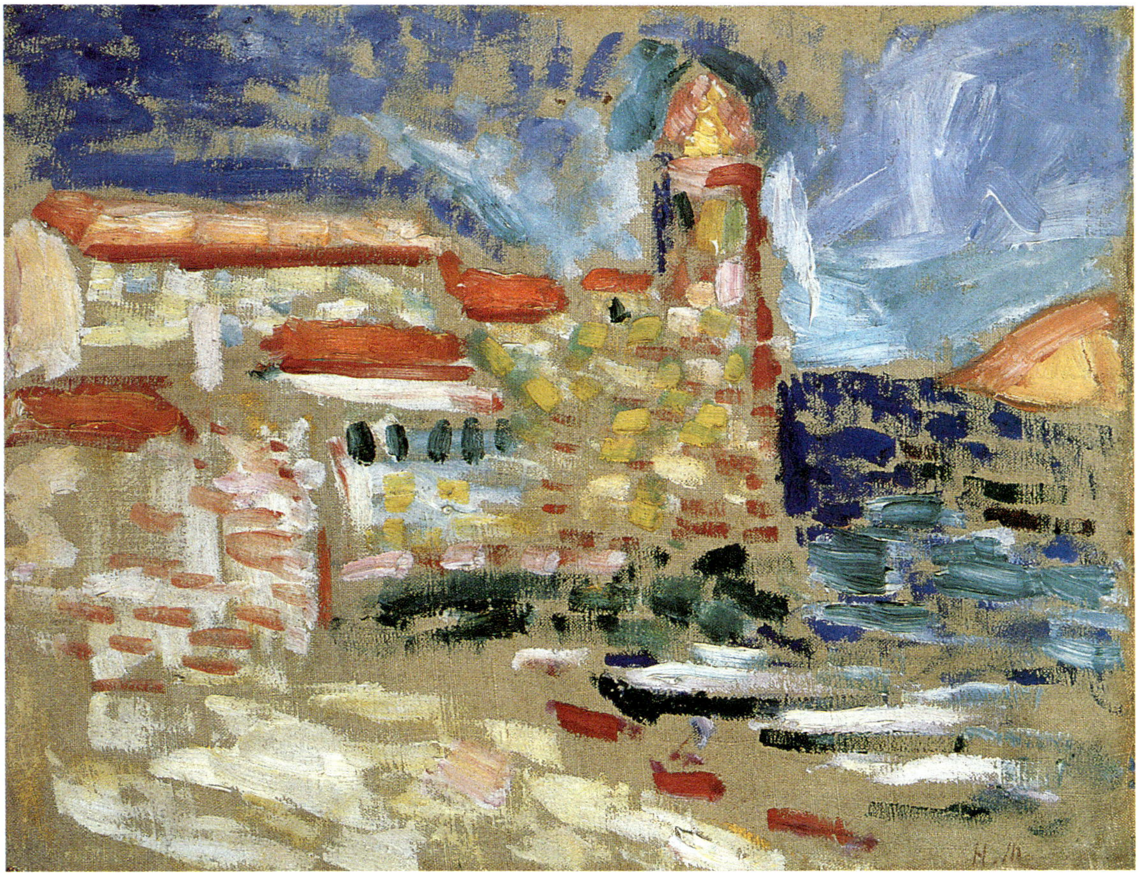

53 ***Henri Matisse,***
»Vue de Collioure, l'église«, *1905*
(Ansicht von Collioure mit der Kirche)
Öl auf Leinwand, 33 x 41,2 cm
bez. u. re.: »H. M.«
Privatbesitz

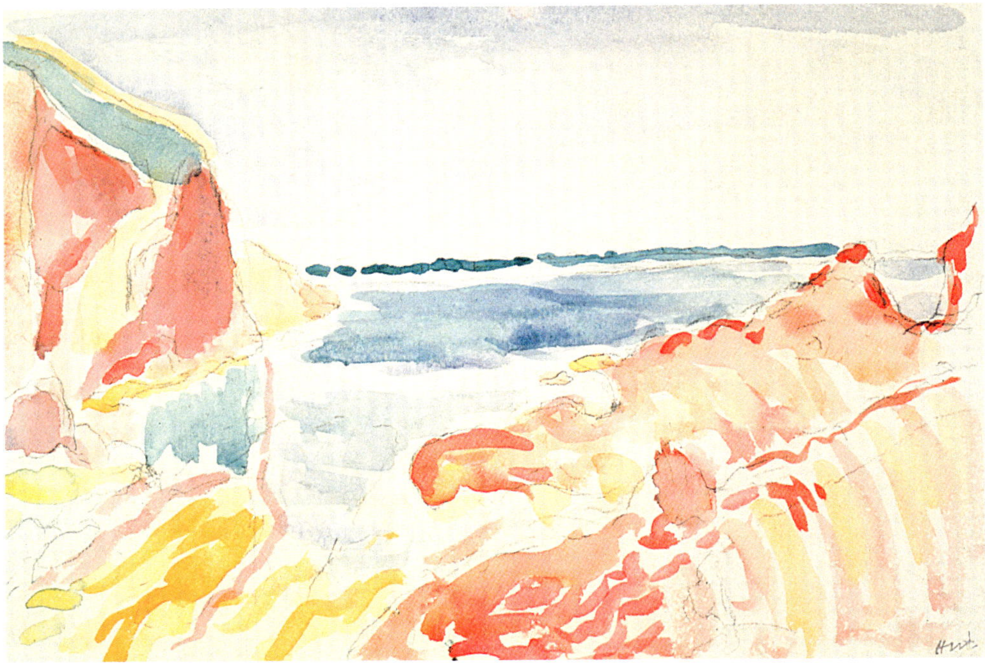

59 **Henri Matisse,**
»Collioure ›La Moulade‹«, *1905*
Aquarell, 17,5 x 25,1 cm
bez. u. re.: »H. M.«
Musée Matisse, Musée Départemental,
Le Cateau-Cambrésis

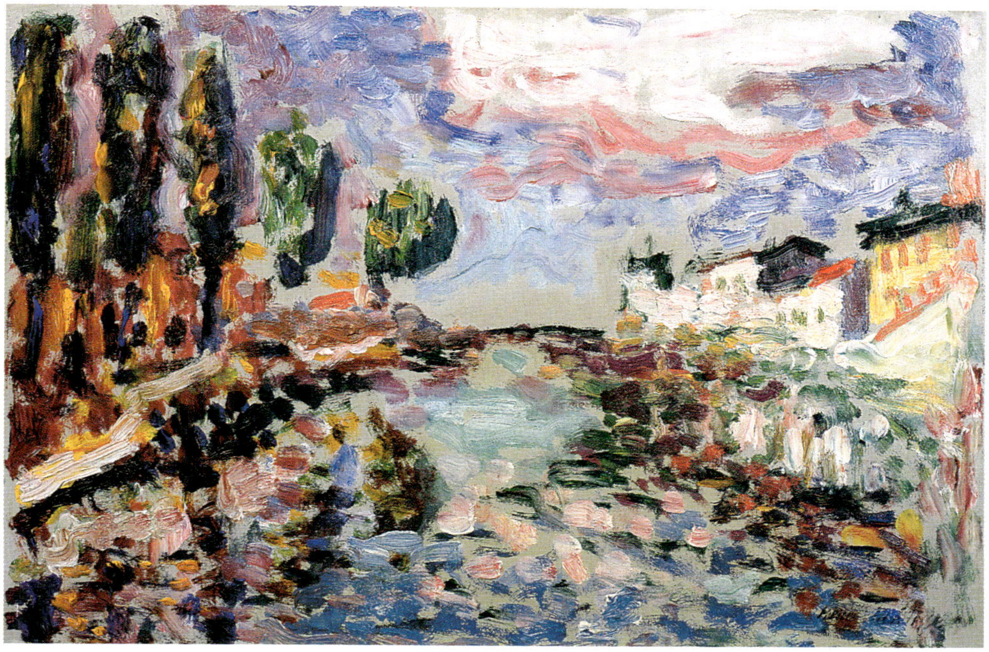

60 ***Henri Matisse,***
»Le Canal du Midi«*, 1905*
(Kanal in Südfrankreich)
Öl auf Leinwand, 24 x 36,5 cm
sign. u. re.: »Henri Matisse«
Privatbesitz

1906 von Curt Herrmann in der Galerie Druet erworben; 1908 Ausstellung in der Galerie Paul Cassirer, Berlin (N°2).

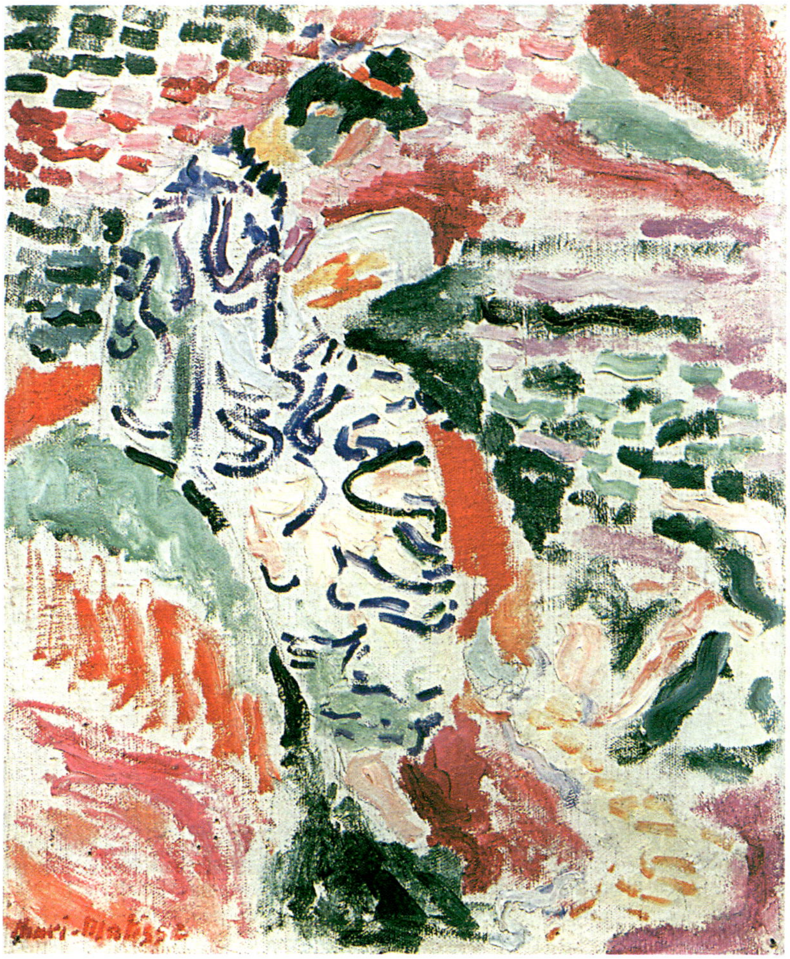

61 ***Henri Matisse,***
»La Japonaise au bord de l'eau«*, 1905*
(Die Japanerin am Ufer),
Öl auf Leinwand, 35,2 x 28,2 cm
bez. u. li.: »Henri Matisse«
The Museum of Modern Art, New York

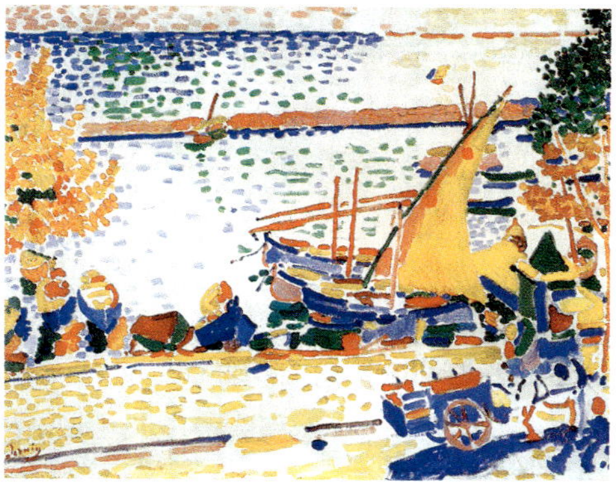

Abb. 5
André Derain,
»Le Port de Collioure«,
1905, Öl auf Leinwand, 72 x 91 cm, Musée d'Art moderne de Troyes

chen sich aus, der Neoimpressionismus wird fast zum Fauvismus.

Um den Verwandlungsprozeß abzuschließen, bedurfte es *Derain*, der am 28. Juni in Collioure eintraf. Am 28. Juli 1905 schrieb er an Vlaminck,[28] er lerne »in Matisses Nachbarschaft, alles auszurotten, was den Divisionismus verführerisch gemacht hat. Er verwendet ihn weiter, doch ich habe mich vollständig von ihm abgekehrt und setze ihn kaum mehr ein. Für ein helles, harmonisches Bild mag er gut passen doch schadet er Dingen, die ihren Ausdruck unbeabsichtigten Harmonien verdanken. Es ist gewissermaßen eine Welt, die sich selbst zerstört, wenn man sie ins Absolute steigert.« In Collioure gab Matisse also Signacs Lektion an Derain weiter, während dieser Matisse dazu brachte, den systematischen Charakter der divisionistischen Theorie aufzugeben (vgl. Abb. 4 und Kat.Nr. 58). Vielleicht malte Derain damals nur ein einziges Bild, das Signacs Theorie vollkommen entsprach: »Petit port méditerranéen, Collioure« (Sammlung Michel Pastor). In dieser Hafenansicht sind die Farben in Form von Stäben, Punkten und Haken auf den sichtbar belassenen Karton gesetzt. »Pêcheurs à Collioure« (Kat.Nr. 62) ist weniger einheitlich. Die Palette ist zwar beschränkt, doch mit zwei blaugrünen Tönen sind die Farben nicht nebeneinandergesetzt, sondern in dicken Tupfen, deren Ränder ineinanderlaufen, aufgetragen. Wie bei den »Nabis« sind die Schwingungen des Lichts mit roten Punkten auf dem blauen Meer wiedergegeben.

Anläßlich des Salon d'Automne, in dem Derain sechs Ansichten von Collioure ausstellte, kommentierte Louis Vauxcelles:[29] »Derain wird verschrekken. [...] Ich halte ihn eher für einen Plakatkünstler als für einen Maler. Die Einseitigkeit seiner erregten Bildwelt und die mühelose Nebeneinandersetzung von Komplementärfarben dürften vielen Leuten als bewußt kindliche Kunst erscheinen; immerhin sei einge-

28 A. Derain an M. de Vlaminck, 28. Juli 1905, zit. von I. Monod-Fontaine und C. Laugier, »Eléments de chronologie«, in *Henri Matisse 1904–1917* (s. Anm. 8), S. 89.
29 L. Vauxcelles, in *Gil Blas*, 17. Oktober 1905, zit. von M. Salomon, »Collioure«, in *Derain*, Ausst.-Kat. Musée d'art moderne de la ville de Paris, Paris 1994, S. 114.

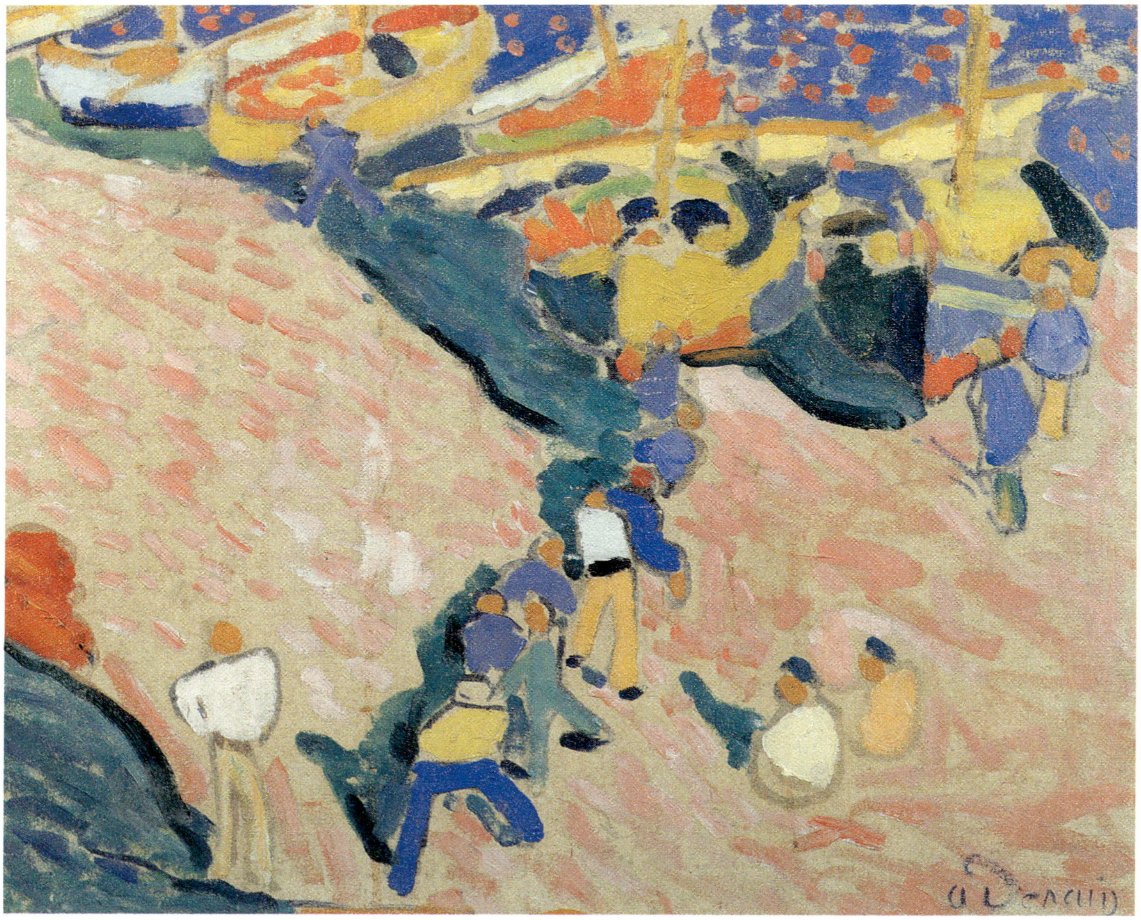

62 ***André Derain,***
***»Pêcheurs à Collioure«**, 1905*
(Fischer in Collioure)
Öl auf Leinwand, 46 x 54,2 cm
sign. u. re.: »A. Derain«
Fridart Foundation

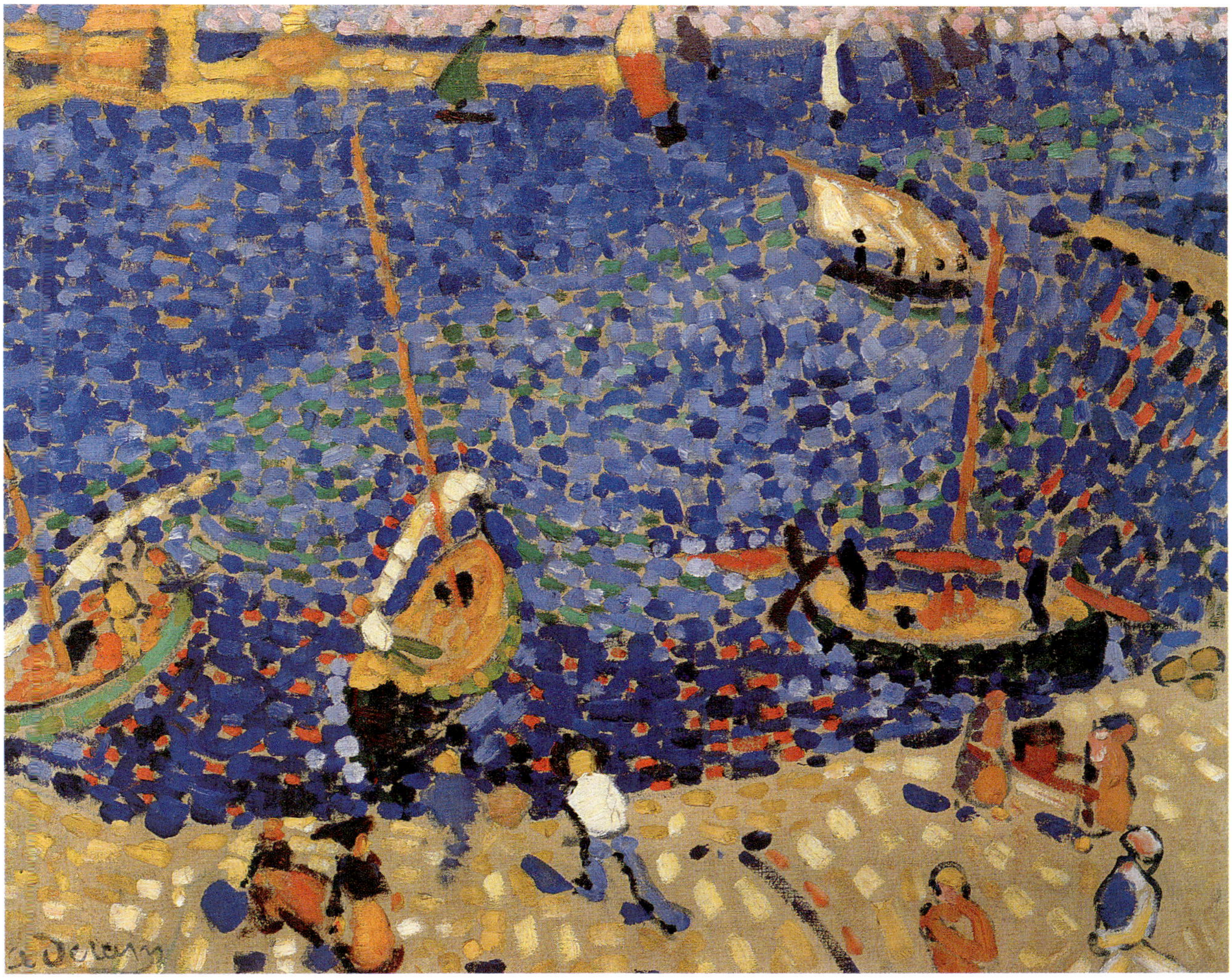

63 ***André Derain,***
***»Bateaux à Collioure«**, 1905*
(Boote in Collioure)
Öl auf Leinwand, 60 x 73 cm
sign. u. li.: »A. Derain«
Kunstsammlung Nordrhein-Westfalen,
Düsseldorf G

Abb. 6
André Derain, »Composition: l'Age d'or«,
1905, Öl auf Leinwand 176,5 x 189,2 cm, Museum moderner Kunst, Teheran

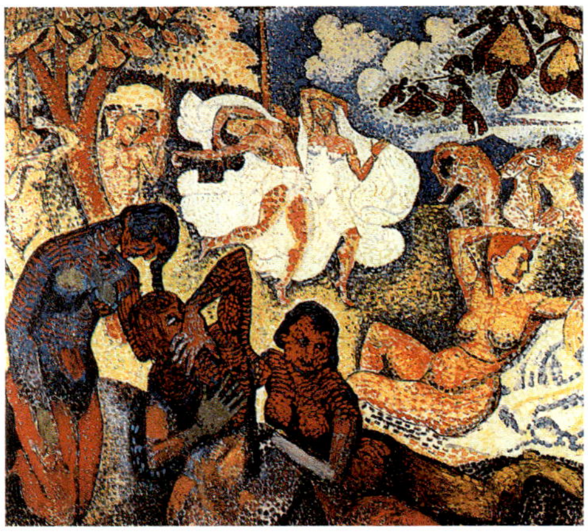

räumt, daß seine ›Bateaux‹ einen schönen Wandschmuck für ein Kinderzimmer bilden könnten.« Bekanntlich hätte Vauxcelles einen Divisionisten nicht in dieser Weise kritisiert. Was er Derain vorwarf, war dessen Weise, sich der divisionistischen Methode in extrem vereinfachter Form zu bedienen, wie beispielsweise »Le Port de Collioure« (Musée d'art moderne, Troyes; Abb. 5) zeigt, das lediglich in den drei Primärfarben und Grün und Orange gehalten ist. Ganz allgemein gaben Derain und Matisse das neoimpressionistische System auf – 1929 verglich Matisse den Divisionismus mit der »Tyrannei« eines »allzu wohl organisierten Haushaltes«, der »von Provinztanten geführt wird«[30]–, um es durch »einen ausdrucksvolleren und unmittelbareren Akkord zu ersetzen, einen Akkord, dessen Einfachheit und Ehrlichkeit [...] ruhigere Flächen ergibt«.[31] Sie entwickelten eine dem Fauvismus eigene Methode, in die sie divisionistische Elemente übernahmen.

In den Jahren 1905/06 malte Derain einige bedeutende Bilder, die Signac mehr oder weniger treu folgten. An erster Stelle ist »Composition: L'Age d'or« (Contemporary Arts Museum, Teheran; Abb. 6) zu nennen, das laut Miriam Salomon nach Derains Rückkehr nach Paris entstand. Möglicherweise stützte er sich auf Studien, die er in Collioure gemacht hatte, um dieses »Salonstück«[32] zu schaffen. Wie Philippe Dagen nachwies, beruht es auf einer Art »herausgeputztem Pointillismus«, dessen Ironie und Spott sich nicht nur gegen den Mythos des Goldenen Zeitalters, sondern auch gegen »Luxe, calme et volupté« und vielleicht auch gegen die großen neoimpressionistischen Dekorationsbilder richtet.[33] Den wohlgeordneten Aufbau dieser Gemälde ins Lächerliche ziehend, ist das Bild in drei Register eingeteilt: Im Vordergrund befindet sich eine Schattenzone mit roter Dominante und grünen Reflexen auf Händen und Brüsten der Figuren. Den Mittelgrund bildet eine helle Zone

30 H. Matisse zu P. Tériade, in *Matisse, Über Kunst* (s. Anm. 22), S. 110.
31 H. Matisse zu P. Tériade, in *Matisse, Über Kunst* (s. Anm. 22), S. 110.
32 M. Salomon, »Composition: L'Age d'or«, in *Derain* (s. Anm. 29), S. 124.
33 P. Dagen, »L'exemple égyptien«, in *Bulletin de la Société d'Histoire de l'Art français*, 1984, S. 43.

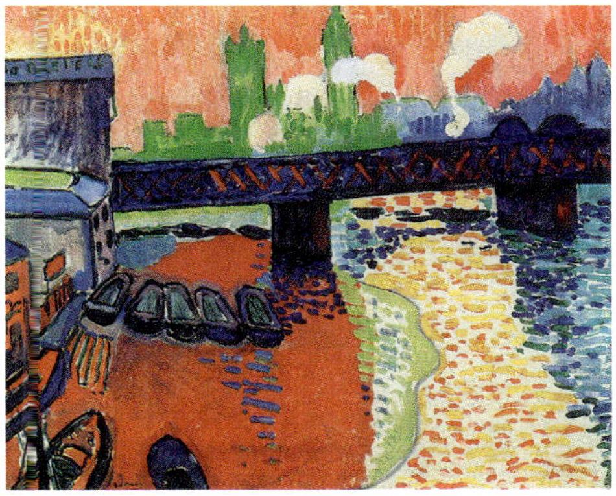

Abb. 7
André Derain, »Le Pont de Charing Cross, Londres«, *1906, Öl auf Leinwand, 81,3 x 100,3 cm, National Gallery of Art, Washington*

mit gelber und orangefarbener Dominante rund um weiße Segel (die Blau-, Gelb- und Weißtöne auf dem zur Rechten befindlichen Stoff werden im Schatten zu Grün und Orange, während der Kontur der liegenden Figur rot hervorgehoben ist); der Hintergrund schließlich ist in Blau gehalten und mit kleinen roten Punkten gehöht.

Während der beiden London-Aufenthalte im Winter 1905/06 schuf Derain mehrere Landschaften, mit denen er in erster Linie die »aus dem vollen Licht hervorgegangenen Formen, die dazu bestimmt sind, sich in vollem Licht zu zeigen«,[34] darstellen wollte. Um die beabsichtigten Lichteffekte zu erzielen, stützte er sich auf die einzige damals bestehende Theorie zur Wiedergabe des Lichts durch die Farbe. Insgesamt stehen die figurenlosen »Effets de soleil sur l'eau« (Musée de l'Annonciade, Saint-Tropez) Signacs Seestücken sehr nahe, doch sind die Primär- und ihre Komplementärfarben mehr mit großen Flächen aus unregelmäßigen kleinen Rechtecken kombiniert als in ein strenges System subtiler Reaktionen eingebunden: Im oberen Bereich sind Wolken und Sonne durch die Trias der Primärfarben wiedergegeben, darunter befindet sich eine große Grünzone, in der einzig der Lichtstreifen ein Spiel mit Komplementärfarben zuläßt. »Le Pont de Charing Cross, Londres« (Abb. 7) hält sich besser an die divisionistische Malweise, selbst wenn ein Teil des Bildes von gleichmäßig flachem Farbauftrag beherrscht wird. Von links nach rechts erkennt man: eine rote Wasserfläche mit blauen Reflexen, einen grünen Übergangsbereich (Grün als Komplementärfarbe zu Rot), einen gelben Streifen (im Innern der grünen Zone tauchen plötzlich blaue Tupfen auf) mit roten und orangefarbenen Flecken (als Komplementärfarben des Grüns zur Linken und des Blaus zur Rechten); rechts schließlich befindet sich ein blauer Bereich mit grünen Flecken (zwischen Gelb und Blau) und roten Punkten im oberen Teil.

34 A. Derain an M. de Vlaminck, 7. März 1906, zit. von J. Munck, »Londres«, in *Derain* (s. Anm. 22), S. 142.

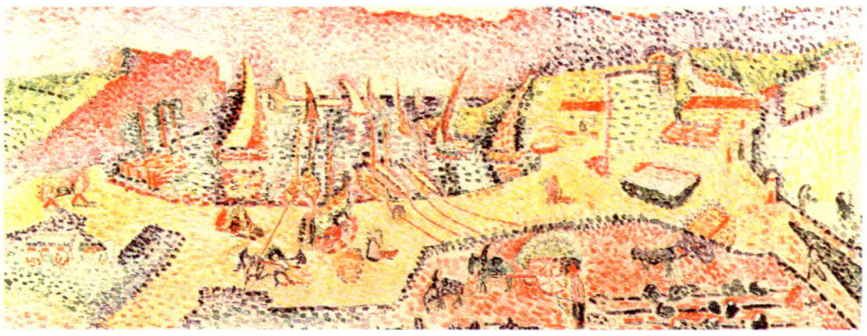

Abb. 8
Henry Matisse,
»Le Port d'Abaill«, *1905, Öl auf Leinwand, 60 x 148 cm, Privatbesitz*

Die Umsetzung der neoimpressionistischen Regeln wurde also gelegentlich durch fauvistische Freiheiten aufgelokkert, doch blieben sie marginal und auf ein paar besondere Sujets beschränkt, für die sie wie geschaffen erscheinen: menschenleere Landschaften und große dekorative Kompositionen. Sobald sich im Sommer 1906 (Aufenthalt in L'Estaque) in Derains Malerei die Einflüsse Gauguins und Cézannes bemerkbar machten, verschwanden alle neoimpressionistischen Spuren.

Matisse dagegen sollte zeitlebens die neoimpressionistische Lektion nicht mehr vergessen. Sogar nach der Rückkehr nach Collioure malte er mindestens ein streng divisionistisches Bild, »Le Port d'Abaill« (Privatsammlung; Abb. 8). Vermutlich wollte er es im Salon d'Automne ausstellen, wie ein Brief vom 19. September 1905 belegt.[35] Der arbeitsaufwendige Charakter der Methode verzögerte jedoch offenbar die Fertigstellung – Matisse rechtfertigte sich: »Da ich kleine Punkte setze, brauche ich ziemlich viel Zeit, vor allem weil sie nicht alle sofort gelingen.« Schließlich präsentierte er das Werk im März 1906 in seiner Einzelausstellung in der Galerie Druet (die ebenfalls Signac und Cross vertrat). Das Bild ist also eigentlich anachronistisch und Matisses Willen zu verdanken, eine große Komposition zu Ende zu bringen.
Selbst wenn Matisse in der Folge, um einen Ausdruck Catherine Bocks zu zitieren,[36] den »mosaikartigen« Pinselstrich aufgab, behielt er die »abgesetzte«, divisionistische Malweise bei. Sämtliche Studien zu »Le Bonheur de vivre« (1906, Barnes Foundation, Merion, Pennsylvania) bestehen aus einzeln gesetzten Pinselstrichen, nicht nur die in Collioure nach der Natur gemalten Bilder (»Paysage de Collioure«, 1905, Statens Museum for Kunst, Kopenhagen; Abb. 9), sondern auch die in Paris entstandenen kleinen Skizzen, mit denen er den Aufbau der Komposition festlegte. Bedeutende fauvistische Bilder befolgen noch die Grundzüge der Signac-

35 H. Matisse an S. Bussy, 19. September 1905, zit. von D. Fourcade und E. de Chassey (s. Anm. 8), S. 428.
36 C. Bock (s. Anm. 3), S. 85.

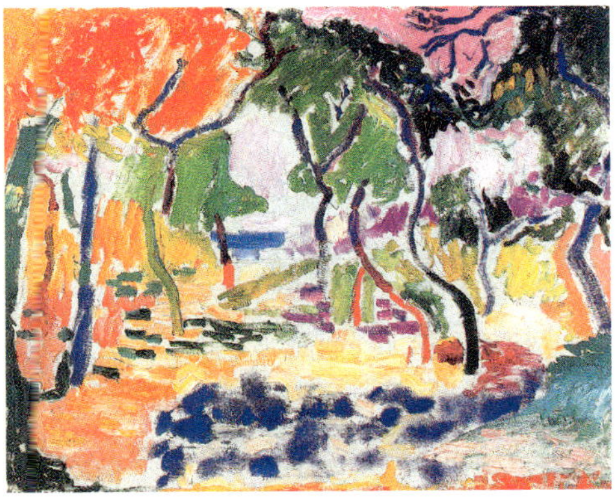

Abb. 9
Henri Matisse,
»Paysage de Collioure«,
1905, Öl auf Leinwand, 46 x 55 cm, Statens Museum for Kunst, Kopenhagen

schen Lektion, da sich der Fauvismus bei Matisse, wie Lawrence Gowing feststellte,[37] fast ganz auf die Gegenüberstellung von Grün und Rot bzw. Orangerosa beschränkte. Diese Opposition bestimmt Meisterwerke wie das Bildnis »Madame Matisse« (auch »La raie verte« genannt, Statens Museum for Kunst, Kopenhagen) oder »Fenêtre ouverte à Collioure« (Sammlung Mrs. John Hay Whitney). Anhand dieses Gemäldes wies Catherine Bock nach, daß Matisse für das Interieur (Zone ohne natürliches Licht) die Farben gleichmäßig auftrug, während er die Partien im Freien (Zone mit hellem Licht, ähnlich wie in Signacs Seestücken) in divisionistischer Manier malte.[38]

Die meisten Kritiker hatten recht. In ihren Berichten über den Saal der »Fauves« im Salon d'Automne sprachen sie den Matisseschen Bildern, wie Roger Benjamin feststellte,[39] eine neoimpressionistische Grundlage zu. So meinte Louis Vauxcelles:[40] »Es wäre ihm ein leichtes gewesen, Lobesworte zu provozieren; doch er zieht es vor, sich zu versenken, sich in leidenschaftliche Forschungen zu vertiefen, dem Pointillismus mehr Schwung und Licht abzuverlangen.« Doch fügt er hinzu: »Die formale Gestaltung leidet allerdings darunter.« Wie Maurice Denis fand, schloß Matisse aus seinen Bildern alles aus, was nicht »Kontrast der Töne und Linien« war.[41] André Gide erkannte ein unsichtbares, doch starkes Band:[42] »Wie weit sind wir entfernt von der übermäßigen Lyrik eines van Gogh! – Doch in den Kulissen höre ich: ›Alle Töne müssen übertrieben sein.‹ [...] ›Der Feind jeder Malerei ist das Grau.‹ [...] Monsieur Matisse, das haben Sie sich nicht zweimal sagen lassen.« In den Anmerkungen des Artikels wird zudem auf die »von Signac zitierten Sätze aus Delacroix' Tagebuch« verwiesen.

All diese Kritiker verstanden also Matisses Fauvismus als direkte Reaktion auf den Neoimpressionismus, ohne den dieser Fauvismus nie hätte

37 L. Gowing, Einführung zu *Henri Matisse: 64 Paintings*, Ausst.-Kat. Museum of Modern Art, New York 1966, S. 11.

38 C. Bock (s. Anm. 3), S. 91–92.

39 R. Benjamin (s. Anm. 15), Kapitel 4.

40 L. Vauxcelles, »Le Salon d'Automne«, in *Gil Blas*, 17. Oktober 1905, zit. von D. Fourcade und E. de Chassey (s. Anm. 8), S. 425.

41 M. Denis, »De Gauguin, de Whistler et de l'excès des théories«, in *L'Ermitage*, 15. November 1905, zit. von D. Fourcade und E. de Chassey (s. Anm. 8), S. 426.

42 A. Gide, »Promenade au Salon«, in *Gazette des Beaux-Arts*, 1. Dezember 1905, zit. von D. Fourcade und E. de Chassey (s. Anm. 8), S. 427.

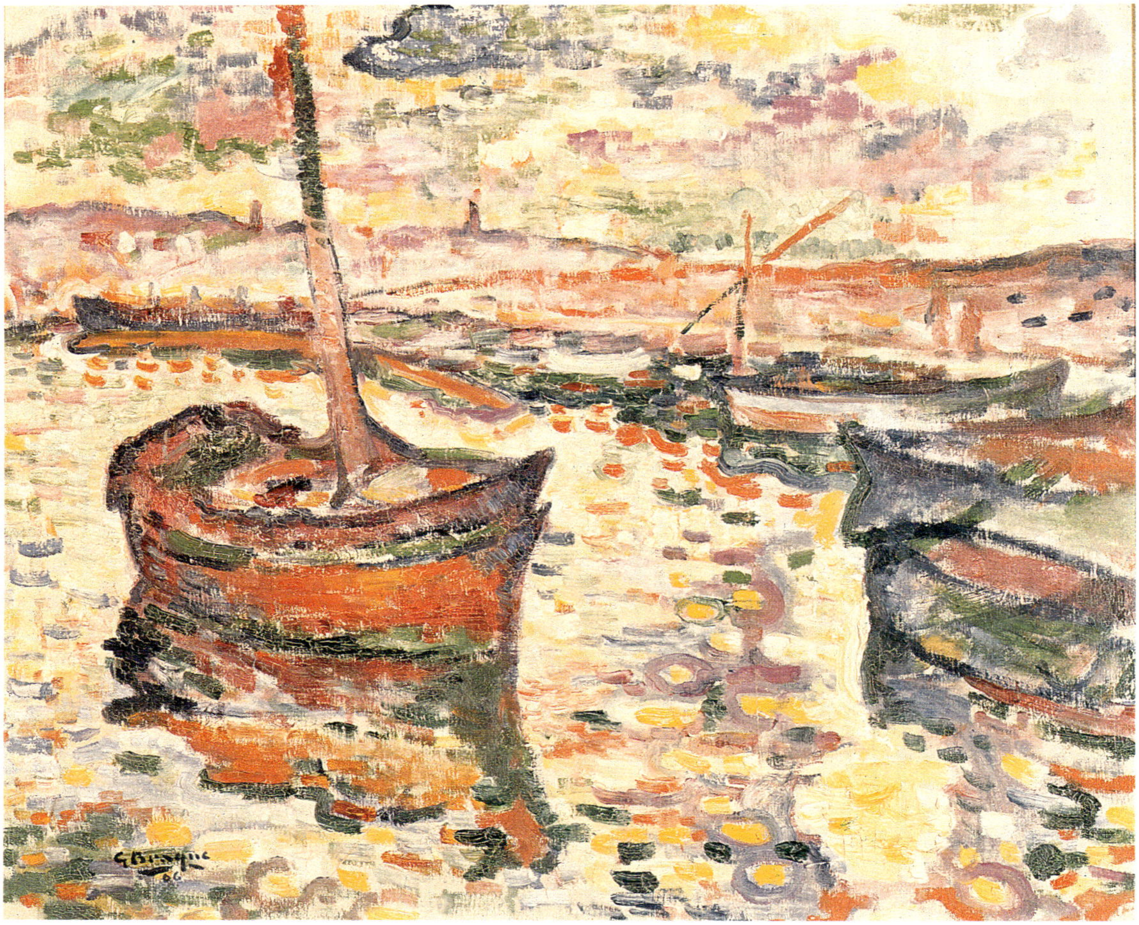

64 **Georges Braque,**
»Les Barques«, *1906*
(Kähne)
Öl auf Leinwand, 46 x 55 cm
bez. u. li.: »G. Braque 06«
Fridart Foundation

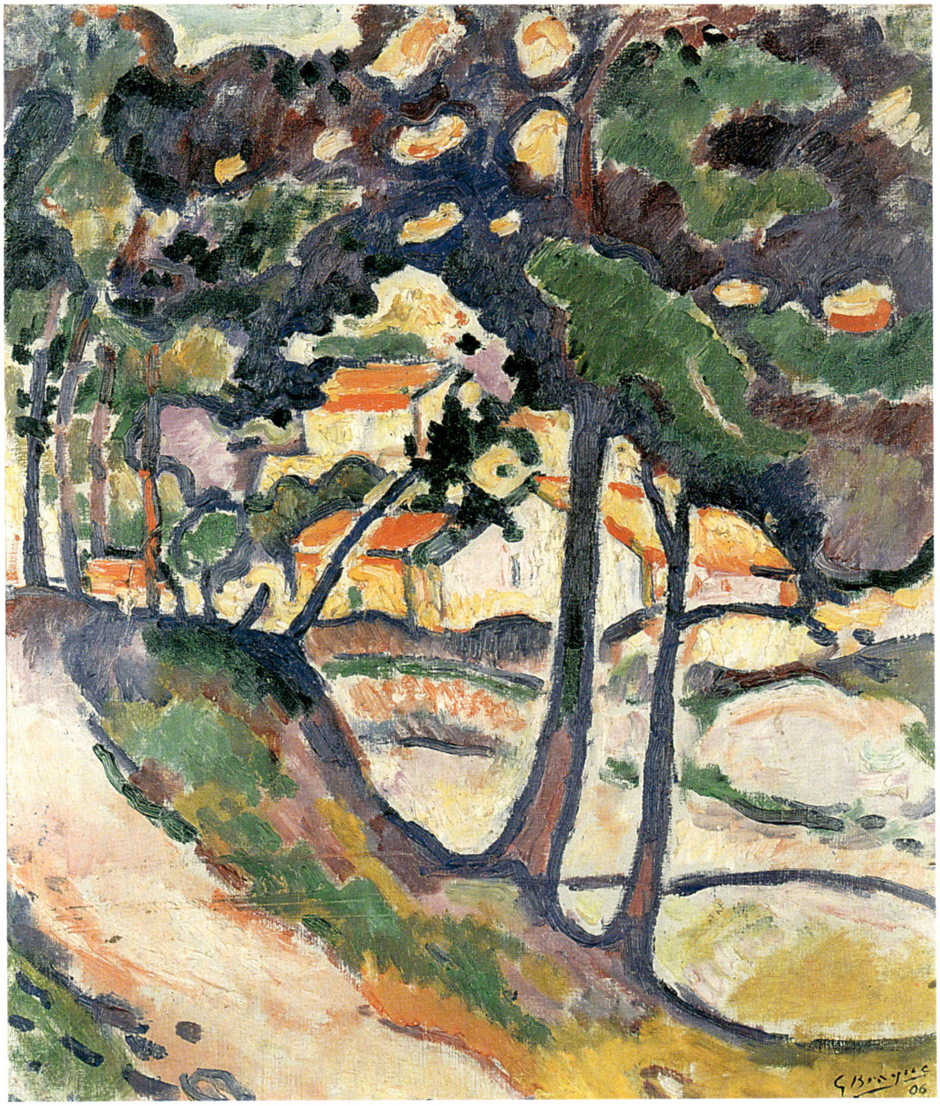

6[illegible] **Georges Braque,**
»Paysage dans le sud de la France«, *1906*
(Landschaft in Südfrankreich)
Öl auf Leinwand, 46 x 38 cm
sign. u. re.: »G. Braque«
Privatbesitz Schweiz

entstehen können. In einem Text von 1906 (»Le Soleil«) betonte Maurice Denis,[43] daß die »Fauves« sich von »zwei ihrer Quellen, den Impressionisten und den Neoimpressionisten«, distanzierten. Er interpretierte den Fauvismus als Reaktion gegen ein »mathematisches Schönheitskriterium, das die Kontraste der Farben und Töne, alle möglichen Effekte der Natur, unter das Joch starrer, unveränderlicher Gesetze zwang«, und stellte fest: »Je präziser und geordneter die neoimpressionistische Dogmatik war, desto vielfältiger trat die Anarchie [der »Fauves«] in Erscheinung.« Eine Bestätigung fand diese Auffassung vom Fauvismus in dem Faktum, daß sogar der treueste Anhänger der »Fauves«, *Georges Braque*, in zahlreichen Gemälden von 1906 die von Signac verkündeten und durch den Einfluß von Matisse und Derain vermittelten Grundsätze übernahm.

Bei Matisse selbst ist eine gewisse Kontinuität in der Anwendung der im Sommer 1904 in Saint-Tropez erhaltenen Lektionen zu erkennen. Zunächst ist nicht ganz klar, ob er sich der Reichweite des in Collioure vollzogenen Bruchs voll bewußt war, oder ob er ihn herabspielen wollte, um den Verkauf von »Luxe, calme et volupté« nicht zu gefährden. In den Briefen, die er im Sommer 1905 an Signac sandte, ist keine Rede von irgendeiner Veränderung in seiner Malerei. Im Herbst berichtete er von den Hürden, die seine Werke zu überwinden hatten, bevor sie zum Salon d'Automne zugelassen wurden, und fügte hinzu, als wolle er ein Lob aussprechen:[44] »Meine Sachen sind vielleicht nicht sehr bedeutend, doch haben sie den Vorzug, meine Empfindungen unverfälscht wiederzugeben.« Erst später gab er zu erkennen, daß er sich von Signacs Vorbild gelöst hatte, ohne diesem eine gewisse Bedeutung absprechen zu wollen. 1908 führte er in den »Notizen eines Malers« aus:[45] »Ein Künstler wie Signac [...] kümmert sich um Komplementärfarben, deren theoretische Kenntnis ihn veranlaßt, da oder dort diesen oder jenen Ton zu verwenden. Ich meinerseits versuche einfach, Farben zu setzen, die meine Empfindung wiedergeben [und] bin der Meinung, daß die Theorie der Komplementärfarben selbst nicht absolut gilt.« 1947 stellte er fest, Signacs Schriften seien »eine Kuriosität und eine interessante, doch sehr beschränkte Theorie«.[46]

Die freundschaftlichen Beziehungen zwischen den beiden Künstlern kühlten sich jedenfalls merklich ab. Als Manguin am 22. August 1905 an Matisse schrieb, daß Signac, was Matisse beträfe, »in der Defensive« sei,[47] täuschte er sich zweifellos, denn zu jenem Zeitpunkt erwarb Signac das Bild »Luxe, calme et volupté«. Im Herbst jedoch, als Signac die von Matisse aus Collioure mitgebrachten Werke sah oder zumindest von ihnen hörte, kam es zum Bruch. Im Januar 1906 schrieb Signac zwar, er habe Matisses Werke »bis jetzt geschätzt«,[48] doch meldete Cross zur gleichen Zeit, Signac habe ihm gegenüber die »Bilder von Matisse« negativ bewertet und dabei erkennen lassen, daß Matisse durch Leichtsinn und Anspruchslosigkeit auf Abwege geraten sei.[49] Signacs Ablehnung trat offen

43 Vgl. R. Benjamin (s. Anm. 15), S. 192–194.
44 H. Matisse an P. Signac, 28. September 1905, zit. von P Schneider (s. Anm. 13), S. 85.
45 H. Matisse, »Notizen eines Malers«, in *Matisse, Über Kunst* (s. Anm. 22), S. 74.
46 H. Matisse, »Lettre à Tériade« (1947), in: *Ecrits et propos sur l'art*, hg. v. D. Fourcade, Paris 1972), S. 311.
47 H. Manguin an H. Matisse, 22. August 1905, zit. von J. Freeman (s. Anm. 1), S. 72.
48 P. Signac an Ch. Angrand, 14. Januar 1906, zit. von C. Bock (s. Anm. 3), S. 124, Anm. 64.
49 H.-E. Cross an Ch. Angrand, 31. Januar 1906, zit. von D. Fourcade und E. de Chassey (s. Anm. 8), S. 427.

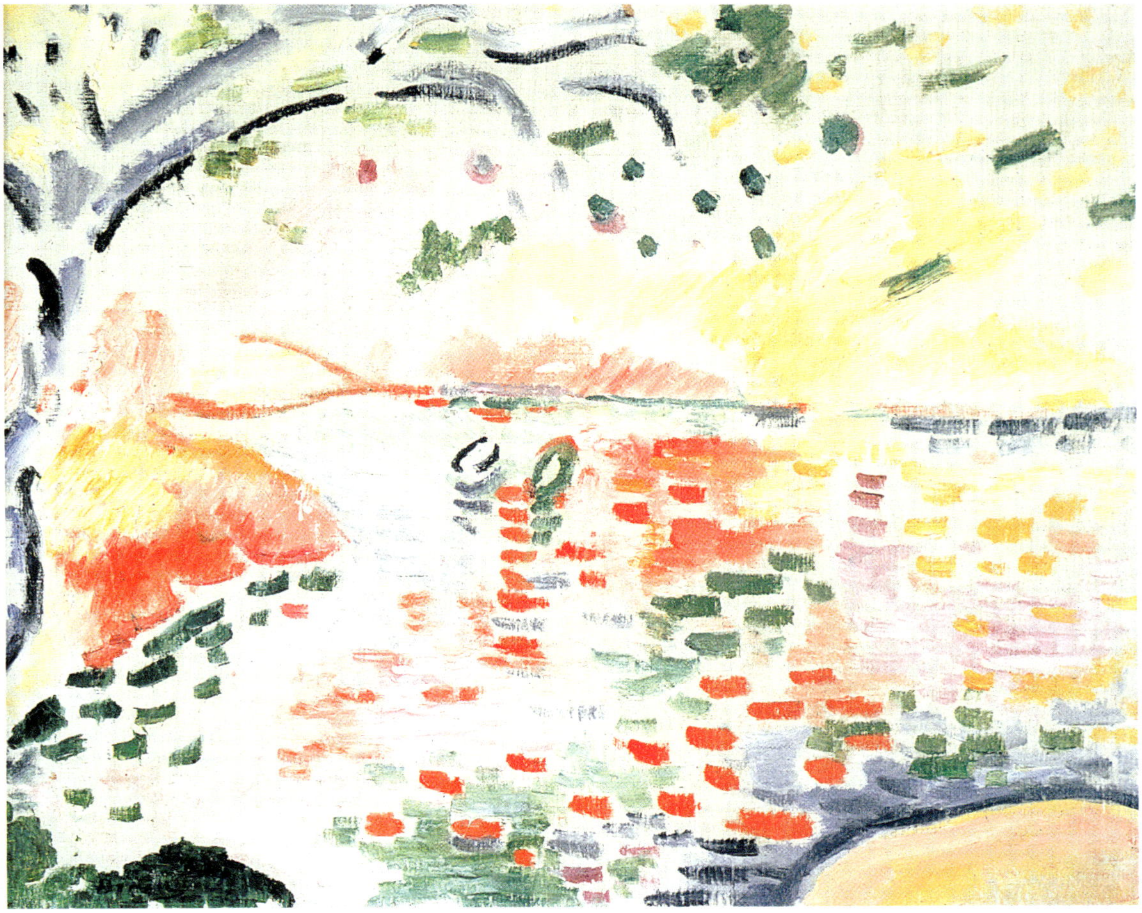

66 **Georges Braque,**
›Petite baie de la Ciotat‹, *1907*
Öl auf Leinwand, 36 x 48 cm
Musée National d'Art Moderne,
Centre Georges Pompidou, Paris

zutage, als Matisse »Le Bonheur de vivre« gemalt hatte, ein Bild, das der Ältere als Verrat empfinden mußte, dies um so mehr, als Sujet und Komposition – Figurengruppen, die sich in einer sorgfältig gezeichneten Landschaft verlustieren – auf »Au Temps d'Harmonie« verweisen. Signacs Urteil war endgültig:[50] »Auf einer Leinwand von 2,50 m hat er merkwürdige Silhouetten mit einem Strich umzogen, der ebenso dick ist wie Ihr Daumen. Dann bedeckte er das Ganze mit flachen, glatten Farben, die zwar rein, doch ekelerregend sind. [...] Das erinnert an den schlimmsten Ranson, den abscheulichsten Cloisonismus.« Matisses Reaktion ist unbekannt, doch scheint er auf die Fortführung der Beziehungen zu Signac keinen Wert mehr gelegt zu haben. Als er 1907 von Collioure nach Italien reiste, besuchte er zwar Cross in Saint-Clair und Manguin in Saint-Tropez, doch von einer Aufwartung bei Signac ist nirgends die Rede.

Dennoch ist Matisses zweifache Auseinandersetzung mit Signacs Malweise in seinem ganzen Werk zu spüren. Matisse lernte dabei, in bezug auf die Natur Distanz zu bewahren, was zu einer wichtigen Grundlage für seine späteren Arbeiten wurde. Er erkannte hier zum ersten Mal die Bedeutung, die die Kategorie der Dekoration für seine Ästhetik gewinnen sollte, indem er Signacs Fragestellung konsequent zu Ende dachte:[51] »Sind diese Bilder, die den Wänden unserer modernen Wohnungen Licht spenden, die reine Farben in beschwingte Linien fassen, die einen ähnlichen Liebreiz wie Orientteppiche, Mosaiken und Wandbehänge besitzen, nicht selbst Dekorationen?« Vor allen Dingen gewann er jedoch in der Auseinandersetzung mit Signac die Überzeugung, daß ein Bild einzig auf Farbe aufbauen könne. Diese Erkenntnis beruhte, wie Catherine Bock feststellt, auf der Lektüre von Signacs Abhandlung, denn »ausschlaggebend ist hier [...] die Idee, daß die auf die Leinwand gesetzte Farbspur ein abstraktes, nicht-nachahmendes Modul der Malerei ist«.[52] Dank des Neoimpressionismus konnte Matisse die Vorstellung entwickeln, eine bestimmte, auf die Leinwand gesetzte Farbe werde einzig durch die anderen Farben gerechtfertigt. Indem er die Idee der Rechtfertigung durch Naturbeobachtung aufgab, der Signac trotz allem treu geblieben war, erklärte er sein Bild dann für abgeschlossen, wenn »alle Teile einander vollkommen entsprechen«.[53] Darin zeigt sich, wie nahe und zugleich wie fern Matisse Signac stand. Wie dieser wies er jedem Punkt des Bildes und jedem Pinselstrich die gleiche Bedeutung zu, wie dieser hätte er schreiben können:[54] »Von Kontrast zu Kontrast füllt sich die Leinwand.« Doch weigerte er sich, in dieser chromatischen Abfolge das Kriterium für seine Farbsetzung zu sehen. Seit der fauvistischen Periode war ihm das »Gleichgewicht« zwischen all seinen Mitteln wichtiger: In jedem Augenblick zählt die gesamte Komposition – dazu gehört auch das Weiß der unbemalten Leinwand, die für Matisse im Gegensatz zu Signac oder Derain nie eine leblose Fläche war –, nicht nur der Teil,

50 P. Signac an Ch. Angrand, zit. von D. Fourcade und E. de Chassey (s. Anm. 8), S. 427.
51 P. Signac (s. Anm. 11), S. 126.
52 C. Bock (s. Anm. 3), S. 21.
53 H. Matisse, »Notizen eines Malers«, in *Matisse, Über Kunst* (s. Anm. 22), S. 74.
54 P. Signac (s. Anm. 11), S. 122.

an dem der Maler in einem bestimmten Augenblick arbeitet. Das Bild baut sich nicht additiv auf, sondern in Verhältnissen und Beziehungen.

Die neoimpressionistische Theorie wurde also nicht endgültig verworfen, und Matisse sollte sich wieder an sie erinnern, als er die Glasfenster für die Kapelle von Vence schuf und nach blauen Gläsern suchte, die gelbe Reflexe zeigen, als er behauptete, ein bestimmtes Rot wäre virtuell in der Kapelle präsent, weil es durch die Blau-, Gelb- und Grüntöne der Glasmalereien erzeugt würde. Matisse war jedoch der Meinung, der Fauvismus und die ihm nachfolgenden Bewegungen hätten »das Gesetz« und die Arbeit der »Propheten« des Neoimpressionismus gleichsam vollendet. Als ob er jener wäre, den Signac, ohne Matisse allerdings je als solchen anzuerkennen, im eschatologischen Schlußsatz seiner Abhandlung ankündigte:[55] »Dieser triumphierende Kolorist muß nur noch in Erscheinung treten: Seine Palette steht für ihn bereit.«

55 P. Signac (s. Anm. 11), S. 157.

Henri Matisse
(1869 Le Cateau-Cambrésis – 1954 Cimiez b. Nizza)

1887/88 Studium der Rechtswissenschaften in Paris. Ab 1892 Studium an der Académie Julien in Paris. Regelmäßige Besuche im Atelier von Gustave Moreau, wo er mit Charles Camoin, Henri Manguin und Albert Marquet zusammentrifft.
1896 Erste Ausstellung im Salon de la Société Nationale des Beaux-Arts.
1897 sieht er Werke des Impressionismus im Musée du Luxembourg.
1898 Er beschäftigt sich in London mit der Malerei Turners; entdeckt den Süden und beginnt auf Korsika kleine farbintensive, aus heutiger Sicht »proto-fauvistische«, Bilder zu malen.
1899 liest er Signacs Schrift *D'Eugène Delacroix au néo-impressionnisme*. Er malt fleckenhaft in neoimpressionistischer Manier, jedoch mit gedämpften Farben. Begegnung mit Jean Puy und André Derain, der ihn 1901 mit Vlaminck bekannt macht.
1904 Erste Einzelausstellung: Die Galerie Vollard zeigt 45 Gemälde und eine Zeichnung aus den Jahren 1897–1903; das Vorwort zum Katalog verfaßt Roger-Marx (1.–18. Juni). Mitte Juli–Anfang Oktober Aufenthalt in Saint-Tropez. An der Seite von Signac und Cross setzt er sich mit neoimpressionistischer Technik und Farbtheorie auseinander; u.a. entstehen Vorstudien zu seinem großen programmatisch-pointillistischen Gemälde »Luxe, calme et volupté«. Im Salon d'Automne werden 13 Gemälde von ihm gezeigt (15. Okt.–15. Nov.).
1905 »Luxe, calme et volupté« wird im Salon des Indépendants ausgestellt und von Signac gekauft. Matisse und Derain verbringen den Sommer in Collioure. Ihre Malerei spiegelt die Auseinandersetzung mit neoimpressionistischen Methoden und ihre Weiterentwicklung wider. Im Salon d'Automne sind Matisses Werke gemeinsam mit denen von Derain, Friesz, Manguin, Marquet, Puy, Rouault, Valtat und Vlaminck ausgestellt; sie werden als die »Fauves« bezeichnet.
1906 Er löst sich von der unmittelbaren Auseinandersetzung mit den neoimpressionistischen Methoden, seine Malerei wird zunehmend flächiger und konturbetonter. Er interessiert sich für primitive Kunst und begegnet Picasso. Einzelausstellung in der Galerie Druet: 51 Gemälde, drei Skulpturen, Lithographien und Holzschnitte (19. März–7. April). Der Maler Curt Herrmann erwirbt dort das Gemälde »Canal du Midi«. Beteiligung an der deutschen Wanderausstellung *Französische Künstler* in München, Frankfurt, Dresden, Karlsruhe, Stuttgart (1906/07).

1907 Erste Wertschätzung durch Apollinaire. Ankauf von Gemälden in Paris durch die Geschwister Stein. Ankauf des Stillebens »Asphodelos« durch Karl-Ernst Osthaus in Hagen über Bernheim-Jeune. Ausstellungsbeteiligung mit sechs Arbeiten in der Galerie von Paul Cassirer in Berlin (Sept. / Okt.). Ausstellung von sieben Werken im Folkwang-Museum Hagen (Okt.). Ausstellung von acht Zeichnungen in Berlin bei der Berliner Sezession (Dez.).
1908 Gründung der »Matisse-Akademie« mit zahlreichen ausländischen Schülern, insbes. jedoch aus Deutschland und Skandinavien. Die erste Ausstellung Das *Goldene Vlies* in Moskau zeigt u.a. fünf Gemälde von Matisse (18. April–24. Mai). Ausstellung (Retrospektive) in Cassirers Galerie in Berlin (Dez.). Anläßlich dieser Ausstellung reist er mit Purrmann nach Berlin. Auf der Rückfahrt Besuch in Hagen bei Osthaus und van de Velde. Begegnung mit Christian Rohlfs. Ankauf zweier Gemälde durch Osthaus: »La Berge«und »Drei Frauen mit Schildkröte«. Ankauf von Gemälden durch Marcel Sembat in Paris und Sergej Schtschukin in Moskau. Matisse publiziert seine Schrift »Notes d'un peintre«, die im Mai 1910 in deutscher Übersetzung in der Zeitschrift *Kunst und Künstler* erscheinen wird.
Ab 1909 hat er jährlich Ausstellungen bei Bernheim-Jeune. Regelmäßige Beteiligung an den Ausstellungen der Berliner Sezession.
1910 Ausstellung der Keramikplatten »Nymphe et le Satyre« im Folkwang-Museum Hagen. Reise mit Purrmann und Marquet nach München, Begegnung mit Hugo von Tschudi, für den er auf Empfehlung von Purrmann ein Stilleben gemalt hatte.
1912 Internationale Sonderbund-Ausstellung in Köln. Er beteiligt sich mit fünf Gemälden (25. Mai – 30. Sept.).

André Derain
(1880 Chatou – 1954 Garches)

1895 Malkurse bei »Père« Jacomin, einem mit Cézanne bekannten regionalen Künstler.
1898/99 Studium an der Académie Camillo in Paris, trifft dort Henri Matisse und Jean Puy. Begegnung mit Albert Marquet. Aufenthalt in der Bretagne, lernt die Schule von Pont-Aven kennen.
1900 Begegnung mit Maurice de Vlaminck, mit dem er in Chatou ein gemeinsames Atelier mietet. In diesem Atelier trifft er auch Othon Friesz.
1901 Besuch der Van Gogh-Ausstellung bei Bernheim-Jeune zusammen mit Vlaminck, den er bei dieser Gelegenheit mit Matisse bekanntmacht. Nach Aussage Puys arbeiteten Matisse und Derain noch in diesem Jahr zusammen. September: Beginn des dreijährigen Militärdienstes und einer umfangreichen Korrespondenz mit Vlaminck.
1904 September: Ende des Militärdienstes. Er kehrt nach Chatou in das Atelier zurück, das er mit Vlaminck schon zuvor gemietet hatte. Ausstellung in der Galerie B. Weill (21. Okt.–21. Nov.) zusammen mit Camoin, Dufy, Manguin, Marquet, Matisse und Vlaminck.
1905 Matisse besucht Vlaminck und Derain in Chatou und lädt sie zur Teilnahme am Salon des Indépendants im März / April ein. Auf diesem Salon, der zugleich eine Retrospektive der Werke von Cézanne und van Gogh zeigt, begegnen Derain und Vlaminck Paul Signac. Juni–September: Gemeinsamer Aufenthalt mit Matisse in Collioure, bei dem zahlreiche Landschaften entstehen, die die Auseinandersetzung mit neoimpressionistischen Methoden bezeugen. Teilnahme am 3. Salon d' Automne in einem gemeinsamen Saal mit Matisse, Vlaminck, Marquet, Manguin, Friesz, van Dongen, Camoin, Puy und Valtat (5 Gemälde und 4 Pastelle). Die Maler dieses Saales werden als die »Fauves« bezeichnet. Ende des Jahres: Reise nach London, Beginn der Themse-Bilder.
1906 Januar–Mitte Mai: Aufenthalt in London, er studiert in den Museen die Alten Meister. Teilnahme am Salon des Indépendants mit 3 Gemälden (20. März–30. April). Im Herbst nimmt er sich ein Atelier am Montmartre, wo er in ständigem Kontakt mit Picasso und der Gruppe des Bateau-Lavoir steht.

Wachsendes Interesse an außereuropäischer primitiver Kunst. Im August und ab Anfang November malt er wieder in L'Estaque. Er behält die leuchtenden Farben bei, zieht sie jedoch zu immer größeren Farbflächen zusammen. Zunehmend tritt an die Stelle der Farbauseinandersetzung das Ringen um Form- und Strukturprobleme in der Bildorganisation. Teilnahme am Salon d'Automne mit sieben Gemälden und einem Aquarell (6. Okt.–15. Nov.).

1907 Durch die Nähe zu Picasso und Braque löst sich Derain endgültig von der Auseinandersetzung mit neoimpressionistischen Farbauffassungen. Kahnweiler kauft erstmals ein Gemälde. Über Vollard kommt ein Gemälde (»Trockene Segel«, 1905) in die Morosow-Sammlung nach Moskau. Teilnahme am Salon des Indépendants (20. März–30. April). Ausstellung in Le Havre zusammen mit Braque (Juni). Teilnahme am Salon d'Automne mit drei Gemälden und zwei Holzschnitten (1.–22. Okt.). Teilnahme an der Ausstellung *La Libre Esthétique* in Brüssel (3. März – 3. April).

1908 Teilnahme an der Ausstellung *Das Goldene Vlies* in Moskau (18. April–24. Mai). Ein weiteres Gemälde »Blick auf die Seine« kommt über Vollard in die Sammlung Morosow. Teilnahme an einer Ausstellung französischer Künster in Dresden in der Kunsthandlung Richter parallel zur »Brücke«-Ausstellung (1.–13. Sept.).

1909 Teilnahme am Salon des Artistes Indépendants (25. März–2. Mai). Teilnahme an der Ausstellung *Das Goldene Vlies* in Moskau (24. Jan.–28. Feb.).

1910 Ausstellungsbeteiligungen in Prag (Manes, Les Indépendants), Sonderbund-Ausstellung in Düsseldorf (10. Juli–9. Okt.) und München, Neue Künstlervereinigung München, Moderne Galerie (1.–14. Sept.).

1911 Ausstellungsbeteiligungen in Berlin: Paul Cassirer (Jan.–Feb.); Berliner Sezession (Frühjahr); Berliner Sezession, Zeichnende Künste (Nov.–Dez.).

1912 Internationale Sonderbund-Ausstellung in Köln. Er beteiligt sich mit sechs Gemälden (25. Mai–30. Sept.).

Maurice de Vlaminck

(1876 Paris – 1958 La Tourillière)

1893 beginnt er zu malen und nimmt ersten Zeichenunterricht. Er malt gemeinsam mit einem naiven Künstler auf der Ile de Chatou und begeistert sich für die Impressionisten.

1894 Heirat und die Geburt von zwei Töchtern in den beiden folgenden Jahren zwingen ihn, zur Versorgung seiner Familie Musikunterricht zu geben und im Fahrradhandel tätig zu sein. Er faßt eine Karriere als Radrennfahrer ins Auge, muß dieses Vorhaben aber aus Krankheitsgründen 1896 aufgeben.

1896 Im November Beginn des Militärdienstes, der bis zum September 1900 dauern wird. Beim Militär wird er als Musiker eingesetzt.

1900 Am Ende seiner Militärzeit begegnet er André Derain. Sie richten sich ein gemeinsames Atelier auf der Ile de Chatou ein, und Vlaminck wendet sich als Autodikakt der Malerei zu.

1901 Besuch der Van Gogh-Retrospektive in der Galerie Bernheim-Jeune, die ihn stark beeindruckt und in dem Entschluß bestärkt, Maler zu werden. Sein Buch *D'un lit dans l'autre* erscheint mit 30 Illustrationen von Derain.

1904 Er beendet seinen dreijährigen Militärdienst und kehrt in das gemeinsame Atelier auf der Ile de Chatou zurück.

1905 Henri Matisse besucht Vlaminck und Derain in Chatou und lädt sie zur Teilnahme am Salon des Indépendants (24. März–30. April) ein. An der Seite von Derain und Matisse stellt er acht Gemälde aus. Auf diesem Salon, der zugleich eine Retrospektive der Werke von Cézanne und van Gogh zeigt, begegnen Derain und Vlaminck Paul Signac. Während Vlaminck die Farben zunächst meist aufgespachtelt und flächig verstrichen hatte, baut er seine Bilder nun mehr aus einzelnen Pinselstrichen und nebeneinandergesetzten Strichlagen auf. Allerdings verwendet er neben leuchtenden Grundfarben auch Schwarz und erdige Töne. Ausstellung von fünf Gemälden in der Galerie B.

Weill (21. Okt.–21. Nov.) zusammen mit Camoin, Derain, Dufy, Manguin, Marquet und Matisse. Teilnahme am Salon d'Automne (18. Okt.–25. Nov.) im berühmt gewordenen Saal der »Fauves«.
1906 In seinen Bildern verbindet er Partien von fließendem Farbauftrag und dynamischem Pinselgestus in der Art van Goghs mit Partien systematischer, repetitiver Pinselsetzungen. Ambroise Vollard wird sein Kunsthändler und Galerist, dem er sein bisheriges Werk überläßt. Teilnahme am Salon des Indépendants mit sechs Landschaften und zwei Stilleben (20. März–30. April) und am Salon d'Automne mit sieben Landschaften (6. Okt.–15. Nov.). An beiden Salons wird er bis 1910 regelmäßig teilnehmen.
1907 Er wendet sich verstärkt der Auseinandersetzung mit dem Werk Cézannes zu. Seine Farben werden schwerer: bräunlich, mit häufiger Verwendung von Schwarz. Henri Kahnweiler kauft einige Gemälde von ihm. Erste Ausstellung in der Galerie Vollard (März). Teilnahme an der Ausstellung *La Libre Esthetique* in Brüssel mit fünf Landschaften (3. März bis 3. April).
1908 Ausstellung in der Gallerie Vollard (März). Teilnahme an einer Ausstellung moderner französischer Künstler in Dresden, parallel zur »Brücke«-Ausstellung in der Kunsthandlung Richter (Sept.).
1910 Teilnahme an der Ausstellung der Neuen Künstlervereinigung in München zusammen mit Braque, Derain, van Dongen, Jawlensky, Kandinsky, Münter und Werefkin (1.–14. Sept.).
1911 Teilnahme an der Berliner Sezession mit drei Gemälden (Frühjahr).
1912 Teilnahme an der Sonderbund-Ausstellung in Köln mit sechs Gemälden (25. Mai–30. Sept.)

Georges Braque
(1882 Argenteuil-sur-Seine – 1963 Paris)

1893 In Le Havre besucht er das Gymnasium und nimmt Abendkurse an der École des Beaux-Arts.
1899 Ohne abgeschlossene Schulausbildung beginnt er eine Lehre als Dekorationsmaler.
1900 Er geht nach Paris und setzt die Lehre als Dekorationsmaler fort.
1902 Nach einjährigem Militärdienst widmet er sich ausschließlich der eigenen Malerei. Er bezieht ein Atelier in der Rue Lepic, in der auch van Gogh gewohnt hatte, und besucht Kurse der Académie Humbert.
1903 Begegnung mit Othon Friesz und Raoul Dufy an der École des Beaux-Arts. Er studiert Bilder der Impressionisten im Musée de Luxembourg und in den Galerien Durand-Ruel und Vollard.
1904 Er zieht auf den Montmartre und widmet sich der Freilichtmalerei. Die Farbpalette hellt sich in impressionistischer Manier auf.
1905 Sommeraufenthalt in Honfleur und Le Havre. In Paris ist er beeindruckt von der Seurat-Retrospektive im Salon des Indépendants und von den Bildern der »Fauves« im Salon d'Automne. Gerade die Weiterentwicklung neoimpressionistischer Techniken, wie sie bei Matisse, Derain und Vlaminck zu finden ist, interessiert ihn. (»Comme je n'aimais pas le romantisme, cette peinture physique me plaisait.«)
1906 Teilnahme am Salon des Indépendants, wo u.a. auch Cross, Derain, Dufy, Friesz, Herbin, Matisse und Signac ausstellen (20. März–30. April). Von August bis September ist er zusammen mit Friesz in Antwerpen, wo er die ersten fauvistischen Bilder in reinen, kräftigen Farben malt. Den Winter verbringt er in L'Estaque in der Nähe von Marseille. Nun setzen sich seine Landschaften aus losen Farbflecken und -strichen zusammen.
1907 Begegnung mit Matisse, Derain und Vlaminck bei dem deutschen Kunsthändler und Kritiker Wilhelm Uhde, der fünf seiner Landschaften aus L'Estaque erwirbt. Teilnahme am Salon des Indépendants, wo u.a. auch Amiet, Cross, Derain, Vlaminck, Herbin, Kandinsky, Metzinger, Signac ausstellen (20. März– 30. April). Auch 1908 und 1909 nimmt er am Salon des Indépendants teil. Im Mai malt er mit Friesz in La Ciotat, im September weilt er nochmals in L'Estaque. Er entfernt sich bereits wieder vom Fauvis-

mus, die Konturen verfestigen sich, die Farbe wird flächenhafter aufgetragen, es werden größere Bildstrukturen herausgearbeitet. Beteiligung am Salon d'Automne, wo u.a. die »Fauves« wie auch Delaunay, Herbin, Kandinsky und Münter ausstellen (1.– 22. Okt.). Die Cézanne-Retrospektive im Salon d'Automne beeindruckt ihn tief. Ausstellung am Folkwang-Museum, Hagen, zusammen mit Cézanne, Dufy, Metzinger u.a. (Okt.). Daniel-Henry Kahnweiler kauft mehrere Bilder. Bei ihm begegnet er Apollinaire, der ihn mit Picasso und den Künstlern des Bateau-Lavoir bekanntmacht. Er wendet sich der Formvereinfachung im Sinne des sich entwickelnden Kubismus zu.

1908 Teilnahme an der Ausstellung *Das Goldene Vlies* in Moskau (18. April–24. Mai). Erste Einzelausstellung bei Kahnweiler. Apollinaire verfaßt das Vorwort zum Katalog (9.–28. Nov.).

1909 Teilnahme an der Ausstellung *Das Goldene Vlies* in Moskau (24. Jan.–28. Febr.).

1910 Ausstellungsbeteiligungen in St. Petersburg und Riga mit sechs Gemälden (2. Mai–7. Juni), Sonderbund-Ausstellung in Düsseldorf mit zwei Landschaften (16. Juli–9. Okt.), bei der Neuen Künstlervereinigung München zusammen mit Derain, van Dongen, Vlaminck und Picasso (1.–14. Sept.).

1911 Ausstellung bei Paul Cassirer in Berlin (Jan–Feb.). Einzelausstellung im Stedelijk Museum, Amsterdam (6. Okt.–5. Nov.).

1912 Teilnahme an der Sonderbund-Ausstellung in Köln mit sieben Gemälden (25. Mai–30. Sept.).

Auguste Herbin

Serge Lemoine

Als Meister der Abstraktion allgemein anerkannt, wirkte *Auguste Herbin* seit seiner fauvistischen Periode (1906/07) in sämtlichen wichtigen Kunstströmungen des 20. Jahrhunderts an vorderster Stelle mit: ab 1919 als abstrakter Maler, in den dreißiger Jahren gemeinsam mit Georges Vantongerloo als Gründer und Mentor der Gruppe »Abstraction-Création«, als künstlerisches Haupt des Salon des Réalités nouvelles bei dessen Gründung im Jahr 1946.

Nach seinen Studien an der Académie des Beaux-Arts in Lille schuf Herbin 1902, im Alter von zwanzig Jahren, seine ersten Werke, die bereits durch ihre Reife bestechen: Landschaften in impressionistischer Manier wie »Toits de Paris sous la neige« (Privatsammlung). Eine rasche Entwicklung durchlaufend, verschrieb er sich 1903 in Komposition und Machart dem Pointillismus. Sein Bild »Le Pont des Arts et l'Institut« (Privatsammlung) präsentiert das Sujet noch in impressionistischer Weise, doch belegen die flächigen Farben und die durch mosaikartige Tupfen und breite nebeneinandergesetzte Haken gekennzeichnete Malweise seine Hinwendung zur divisionistischen Technik. Dieses qualitativ hochstehende Bild gehörte dem holländischen Sammler und Kritiker H. P. Bremmer, dem Berater von Frau Kröller-Müller. »Le Pont Neuf« von 1904 (Privatsammlung) ist von demselben Geist getragen, während die ebenfalls 1904 gemalten »Jardins du Luxembourg« (Museum of Art, Indianapolis, Indiana) in ihrer Komposition Herbins Vertrautheit mit der »Nabi«-Kunst erkennen lassen. »Notre-Dame vue du quai« (Privatsammlung; Kat.Nr. 67) ist dagegen moderner, zum einen aufgrund des vereinfachten, frontal gesehenen Motivs, zum anderen aufgrund seiner Komposition, die auf horizontalen, dem Bildrand folgenden Parallelen beruht. Im gleichen Jahr malte Herbin zudem in pointillistischer Manier und kräftigen Farben Stilleben wie »Nature morte aux fruits« (Privatsammlung).

Nach einem Jahr des Übergangs vereinfachte er 1906 seine Komposition in radikaler Weise. Mit der Erneuerung und Verstärkung seines Pinselstrichs und der Intensivierung seiner Farbpalette wurde er nun zu einem der wichtigsten Vertreter der »Fauves«, wie die

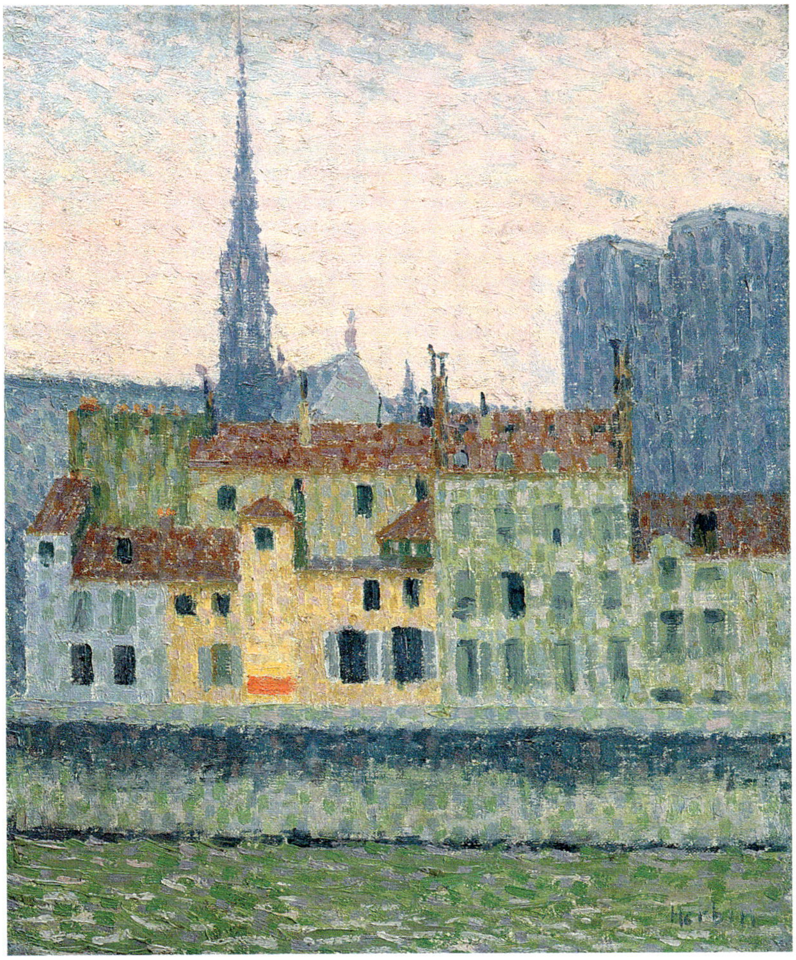

67 **Auguste Herbin,**
»Notre-Dame vue du quai«, *1904*
(Blick vom Quai auf Notre-Dame)
Öl auf Leinwand, 41 x 33 cm
sign. u. re.: »Herbin«
Privatbesitz

Abb. 1
Auguste Herbin, »Selbstportrait«, *1906, Öl auf Leinwand, 73 x 60 cm, Kröller-Müller Museum, Otterlo, Wz. Claisse Nr. 101*

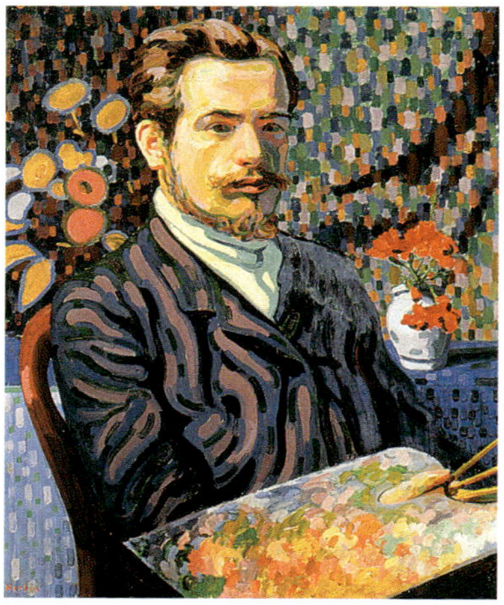

Abb. 2
Auguste Herbin, »Une rue à Bastia«, *1907, Öl auf Leinwand, 55 x 46 cm, Privatsammlung, Wz. Claisse Nr. 117*

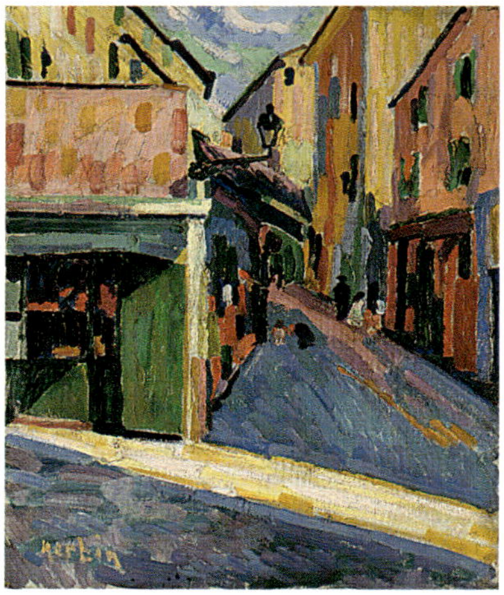

Reihe der Landschaften zeigt, die er von einer Reise nach Brügge mitbrachte (»Quai de la poterie à Bruges«, Privatsammlung). Eines dieser Werke hatte übrigens Hans Arp gehört. Das ebenfalls 1906 entstandene schöne »Selbstportrait« im Kröller-Müller Museum in Otterlo (Abb. 1) ist in pointillistischer Manier mit großen Tupfen gemalt.

Die Reihe der korsischen Landschaften von 1907 läßt einen eigenständigen Maler mit besonderem Sinn für Vereinfachung, Raum und Farbe erkennen, wie das Bild »Une rue à Bastia« (Privatsammlung; Abb. 2) zeigt, das einst zur Sammlung Wilhelm Uhdes gehörte. »Le village corse« (Kat.Nr. 68) und »Le matin corse« (beide Privatsammlung) sind aufgrund ihrer Farbkraft und bildnerischen Geschlossenheit Bilder von ungewöhnlicher Qualität, die weit über die zeitgenössische Produktion hinausragen, während »Les quais du pont de Bastia« (Privatsammlung) mit seinen nebeneinandergesetzten Farbstreifen verdeutlicht, wie sehr diese Kunst aus der Vertrautheit Herbins mit dem Pointillismus erwachsen ist. Nicht von ungefähr stellte er in den Salons des Indépendants und Salons d'Automne von 1906 und 1907 im gleichen Saal wie die fauvistischen Maler aus. Sein 1907 entstandenes »Portrait de jeune femme« (Privatsammlung) ist von der gleichen Kühnheit im Einsatz der Farben und der Wiedergabe der Schatten gekennzeichnet wie die von Matisse und Derain ein Jahr zuvor gemalten Portraits.

Herbins fauvistische Periode umfaßte die Jahre 1906 und 1907. Nachdem es ihm gelungen war, sich von jedem Einfluß zu befreien, malte er 1908 eine Reihe von Bildern, die aufgrund ihrer Schlichtheit und des Einsatzes von Farbkontrasten innovativ wirkten, wie das Gemälde »Eglise à Orgerus« (Privatsammlung; Abb. 3), das durch seine expressive Kraft überzeugt. Kräftige, wellenartig nebeneinandergesetzte Farbstreifen, von denen Formen auszustrahlen scheinen, zeigen, wie Herbin

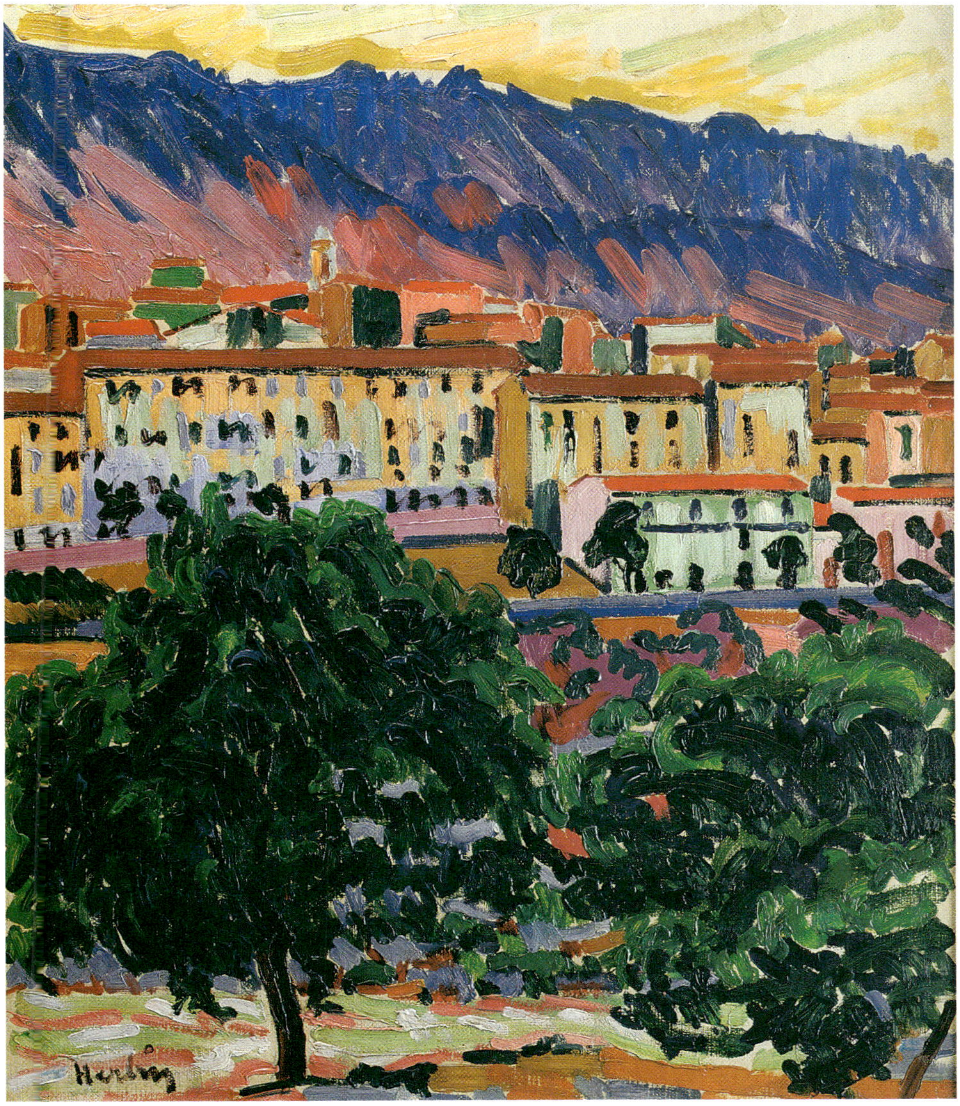

68 ***Auguste Herbin,***
***»Le village corse«**, 1907*
(Korsisches Dorf)
Öl auf Leinwand, 65 x 54 cm
sign. u. li.: »Herbin«
Privatbesitz

Abb. 3
Auguste Herbin, »Eglise à Orgerus«, *1908, Öl auf Leinwand, 65 x 81 cm, Privatsammlung, Wz. Claisse Nr. 155*

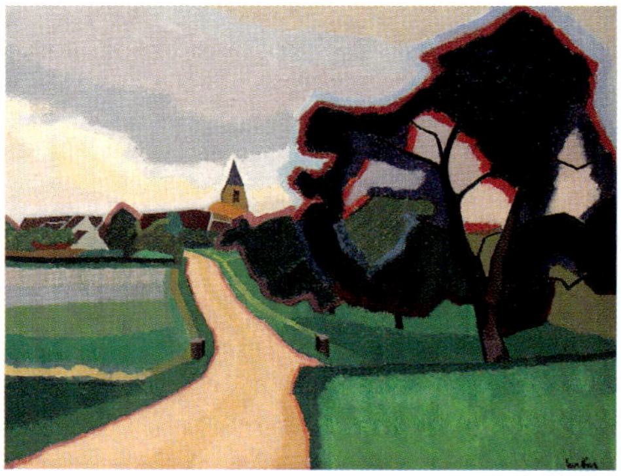

seine pointillistischen Erfahrungen in eine Malerei einfließen ließ, die damals einzigartig war. Im gleichen Jahr entdeckte er Cézanne und wurde zu einem der ersten kubistischen Maler, ohne jedoch irgendwann auf die kräftige Farbe zu verzichten.

Für einen kurzen Augenblick war Herbin also ein pointillistischer Maler, wobei dieser Stil für ihn mehr eine Technik als Ausdruck einer Lehre oder Geisteshaltung war. Dank des Pointillismus fand er zu seiner persönlichen Malweise, die auf formaler Vereinfachung, Farbenfreude und einem befreiten Pinselstrich beruht und ihn zu einem der Hauptvertreter des Fauvismus werden ließ.

Auguste Herbin
(1882 Quiévy bei Chateau-Cambrésis – 1960 Paris)

1894 Zwölfjährig übernimmt er die Tätigkeit eines Schreibers bei einem Gerichtsvollzieher, abends nimmt er Zeichenunterricht.
1898 Er erhält von der Stadt Le Cateau-Cambrésis ein Stipendium für die École des Beaux-Arts in Lille.
1899 Studium an der École des Beaux-Arts in Lille. Er wendet sich der impressionistischen Malerei zu.
1901 Wegen seiner impressionistischen Malweise kommt es zum Konflikt mit seinen Lehrern an der École des Beaux-Arts in Lille. Er geht nach Paris und wohnt im Quartier Montparnasse.
1902 Er verkauft seine ersten postimpressionistischen Bilder.
1904 Bekanntschaft mit dem deutschen Kunstsammler Wilhelm Uhde in Paris. Es entstehen farbstarke Bilder, die den Fauvismus vorbereiten.
1905 Besuch der großen Retrospektiven von Seurat, van Gogh und Manet. In seiner Malerei versucht er, die Volumen in Flächen aufzulösen.
1906 Erstmals Teilnahme am Salon des Indépendants, wo er acht Gemälde zeigt (20. März–30. April). Bis 1909 jährliche Teilnahme an diesem Salon.
1907 Wilhelm Uhde kauft mehrere Gemälde von ihm

und regt ihn zu einem Besuch der Insel Korsika an. Er malt dort lichtintensive Landschaften. Anschließend Aufenthalt in Hamburg. Es entstehen flächige, stark strukturierte Bilder. Teilnahme am Salon d'Automne (1.–22. Okt.) mit zwei Gemälden, wovon eines Wilhelm Uhde gehört. Im Oktober Ausstellung im Folkwang-Museum in Hagen zusammen mit Werken von Braque, Dufy und Metzinger. Im Dezember Teilnahme an einer deutsch-französischen Ausstellung im Salon Schulte in Berlin, organisiert von der in Paris lebenden deutschen Malerin Ida Gerhardi.

1908 Aufenthalt in Brügge, anschließend in Cambrésis. Er malt kubistisch geometrisierte Landschaften. Als er nach Paris zurückkehrt, führt er auch Stilleben und Landschaften in einem farbintensiven kubistischen Stil aus. Ausstellung des ersten offiziell als kubistisch angesehenen Bildes »La femme aux cheveux rouge« im Salon des Indépendants (20. März–2. Mai). Ablehnung der Werke Herbins und Braques durch die Jury des Salon d'Automne.

1909 Ausstellungen in Dresden und Hannover. Teilnahme am Salon d'Automne (1. Okt.–8. Nov.).

1910 Teilnahme an der Ausstellung Manet und die Postimpressionisten in der Grafton Gallerie, London (8. Nov.–15. Jan.)

1911 Teilnahme an der Ausstellung Kunst unserer Zeit in Kölner Privatbesitz im Wallraf-Richartz-Museum in Köln mit drei Gemälden (Okt.). Teilnahme an der Ausstellung Moderne Kunst Kring im Stedelijk Museum Amsterdam (6. Okt.–5. Nov.).

1912 Teilnahme an den Ausstellungen: *Centenal d'Art français* im Institut Français in St. Petersburg (Anfang des Jahres); Berliner Sezession (XXIV. Ausstellung), Berlin (Frühjahr); Internationale Sonderbund-Ausstellung, Köln (25. Mai–30. Sept.).

Robert Delaunay, Jean Metzinger und Signacs Divisionismus

Pascal Rousseau

Robert Delaunay und Jean Metzinger gehörten zur zweiten Generation der Neoimpressionisten, die Signacs und Seurats Errungenschaften in Kenntnis der fauvistischen Farbbefreiung einer neuen Interpretation unterzogen. Während zweier, dreier bewegter Jahre (1905–1908) verhehlten die beiden noch sehr jungen Vertreter der Pariser Avantgarde (1905 war Delaunay 20, Metzinger 22 Jahre alt) keineswegs, wieviel sie trotz ihrer Betonung der konstruktiven Autonomie der Farbe der Lektion des Divisionismus verdankten. Wie sich *Jean Metzinger*, der ältere der beiden, erinnerte, ließ ihn das um die Jahrhundertwende wiedererwachte Interesse am Neoimpressionismus nicht unberührt:[1] »Ich stellte fest, daß die Neoimpressionisten trotz Cézannes Erfolg neue Freunde gewannen. Ihre Technik war mir zwar nur durch Texte bekannt, doch reichte dies, um zu erkennen, daß sie zumindest im Bereich der Farbe meinem Wunsch nach Ordnung und Strenge entsprach. So experimentierte ich mit ihr in mehreren Bildern, die Touront amüsierten. Ich schickte sie nach Paris, und sie wurden im Salon des Indépendants von 1903 ausgestellt.«

Metzinger übernahm die echte divisionistische Manier jedoch erst 1905, im gleichen Jahr, in dem er mit Robert Delaunay zusammengetroffen sein dürfte. Zu jener Zeit bemühte sich die Galerie Druet, den Divisionismus bekanntzumachen. Im Dezember 1904 organisierte sie eine umfangreiche Signac-Ausstellung, auf die im März / April 1905 eine Schau mit Werken von Henri Edmond Cross folgte.[2] Anläßlich des Salon des Indépendants von 1906 fiel den Kunstkritikern die mosaikartige Malweise von Signac und Cross auf,[3] der sich von jenem Augenblick an auch Metzinger verschrieb. Louis Chassevent sah in Metzingers Werken eine rationalistische, »mechanische« Umsetzung des von Signac entwickelten Systems.[4] *Delaunay* schien dagegen zunächst der heftigeren Pinselführung van Goghs und der ersten »Fauves« zuzuneigen, wie die beiden Bildnisse »Henri Carlier« (1906, Musée national d'art moderne, Paris) und seiner Frau, »Madame Carlier« (1906, Privatsammlung), zeigen, die er in Vaulx-de-Cernay malte. Die wichtigste Neuerung dieser beiden Portraits liegt in dem breiten Auftrag reiner Farbe für Haar und Kleidung.

1 Jean Metzinger, *Le cubisme était né*, Chambéry 1972, S. 24.

2 Die Cross-Ausstellung der Galerie Druet in Paris fand vom 21. März bis 8. April 1905 statt. Sie vereinte etwa 60 Gemälde und Aquarelle, darunter 20 Ölbilder mit Ansichten von Venedig und der Provence, die Maurice Denis als »von der Glut des Lichtes beschwingt« bezeichnete. Maurice Denis, »Les expositions«, in *L'Ermitage*, 15. Mai 1905.

3 »Dennoch zeigt uns Cross ›Nymphes‹ und einen ›Faune‹ von vollkommenem Ebenmaß und Gleichgewicht, Signac einige ›Vues de Marseille‹ und ›Vues de Venise‹ von außergewöhnlicher Leuchtkraft und Farbvielfalt. Man kann sich fragen, warum sie es sich versagen, ihren Pinselstrich geschmeidiger zu machen, da es ihnen nicht gelingt, die Farben miteinander zu verschmelzen; im übrigen scheinen sie sich gar nicht darum zu bemühen.« Jean Tavernier, »Au salon d'Automne«, in *La Grande Revue*, April 1906, S. 103–104.

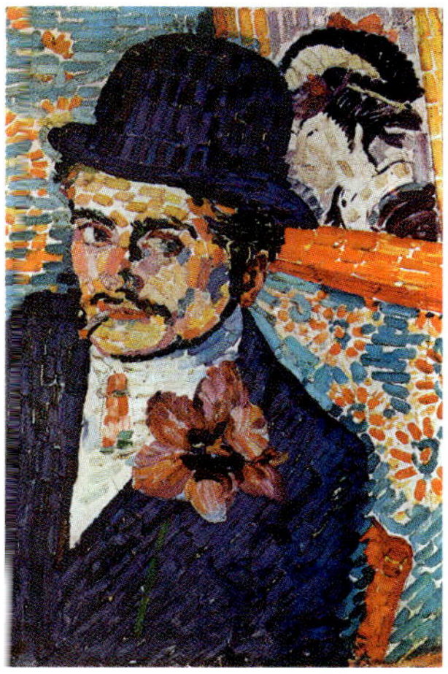

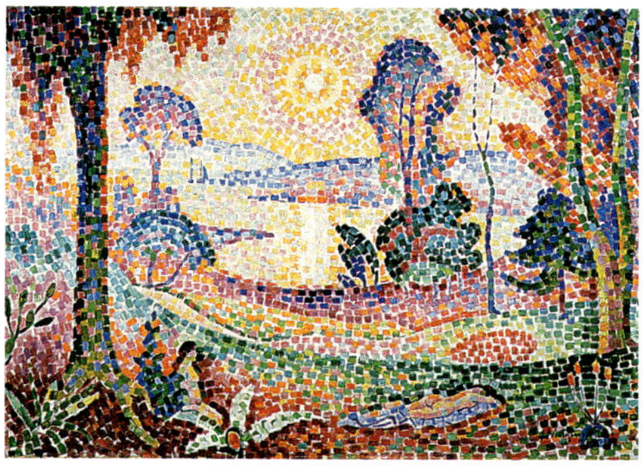

Abb. 1
Robert Delaunay,
»Portrait de Jean Metzinger ou l'Homme à la tulipe«
(Bildnis Jean Metzinger oder der Mann mit der Tulpe), 1906, Öl auf Leinwand, 73 x 29 cm, Privatsammlung

Abb. 2
Jean Metzinger,
»Paysage (Coucher de soleil)«, *um 1907, Öl auf Leinwand, 72,5 x 100 cm, Kröller-Müller Museum, Otterlo Nl*

Obwohl Delaunay die Theorie der simultanen Farbkontraste noch nicht fachgerecht umsetzte, kündigten die mit etwas Rot gehöhten dominierenden Grün- und Violett-Töne die Besonderheit seiner Palette an. Das damals bei Signac noch äußerst seltene Violett ging auf Cross zurück, dessen Farbskala sehr viel kräftiger geworden war, wie beispielsweise die durch helles Sonnenlicht gekennzeichneten »Nymphes« zeigen, die er im Salon des Indépendants von 1906 ausstellte. Dieses Bild inspirierte Delaunay zu seinen Grün-, Gelb- und Mauve-Kontrasten[5] und schärfte seinen Sinn für eine Ornamentik, die mit Hilfe eines leuchtenden und kräftigen Farbauftrags erzielt wurde. Im Gegensatz zur impressionistischen Tradition schuf er auf diese Weise intensive Lichteffekte, ohne dabei die Form zu verunklären.

Im Mai 1906, nur ein paar Wochen nach dem Salon des Indépendants, portraitierte Delaunay Jean Metzinger; die Wiedergabe eines japanischen Holzschnitts in »L'Homme à la tulipe« (Abb.1) erinnert daran, daß im Salon des Indépendants von 1905 nicht nur eine offizielle Ausstellung japanischer Bilder, sondern auch eine umfangreiche van Gogh-Retrospektive zu sehen war, die insbesondere van Goghs »Portrait à l'estampe japonaise« der Sammlung Christian Cherfils zeigte. Die thematische Freiheit, die heftigere Pinselführung und die besondere Aufmerksamkeit, die der dandyhaften Melone geschenkt wird, verweisen zugleich auf fauvistische Bildnisse von *Derain, Vlaminck und Matisse*. Delaunay und Metzinger portraitierten sich gegenseitig je dreimal. Für sein Bildnis »Robert Delaunay« zog Metzinger eine äußerst systematische Mosaiktechnik heran, die weit über die divisionistischen Regeln hinausging (Abb. 2). Um den zweidimensionalen Charakter der Anordnung der Farbpunkte zu verstärken, stellte Delaunay in seinen beiden anderen Metzinger-Portraits den Freund von vorne dar, um an die Stelle der durch

4 »Metzinger [ist] ein Mosaizist wie Signac, zeigt jedoch mehr Präzision in der Größe seiner Farbwürfel, die aussehen, als wären sie mechanisch erzeugt worden.« Louis Chassevent, *Les Artistes indépendants, 22ème exposition, 1906*, Issoire 1906, S. 32.

5 »Es geht jetzt darum, die unabhängigen Werte zu entdecken, ohne der gefundenen Eleganz des Grün-Gelb-Blau und Grün-Gelb-Mauve zu schaden, ja diese Eleganz noch zu steigern.« Henri-Edmond Cross, Brief an den pointillistischen Maler Angrand vom 31. Januar 1906, zit. von Isabelle Compin, *H.-E. Cross*, Paris 1964, S. 245.

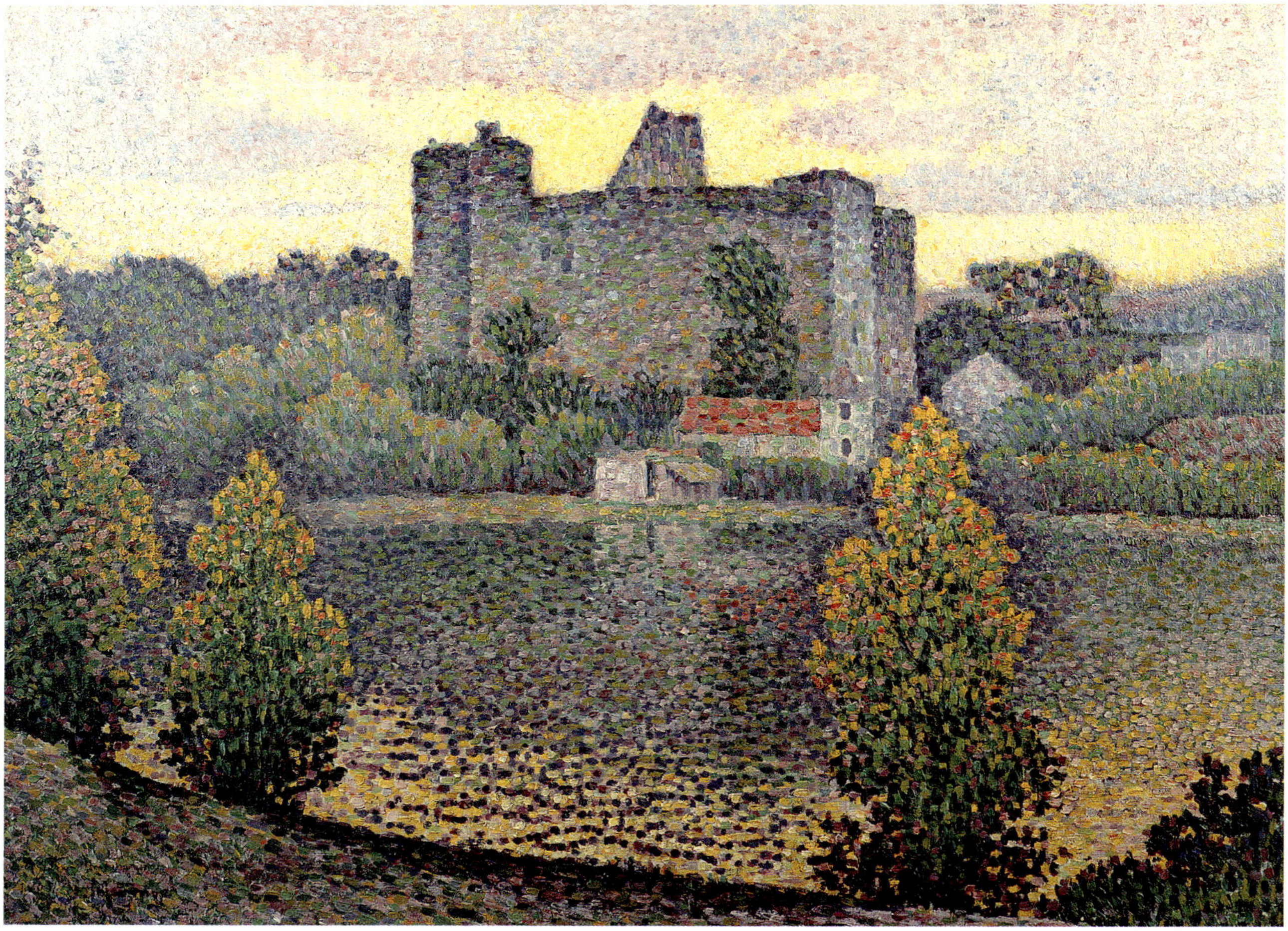

69 ***Jean Metzinger,***
»Le Château de Clisson«*, 1905 (1906)*
(Schloß in Clisson)
Öl auf Leinwand, 54 x 73 cm
sign. u. li.: »J. Metzinger«
Musée des Beaux-Arts de Nantes

das Profil bedingten Modulierungen frontale Flächigkeit zu setzen. Die gleiche Technik kennzeichnet auch die mit großer Sorgfalt gemalte »Fillette« oder »Poétesse« des Museum of Art in Iowa. Aufgrund der minutiösen Regelmäßigkeit der Tupfen, die jede Modellierung zugunsten eines reinen Oberflächeneffekts aufheben, ist die lebensgroße Figur völlig mit dem Hintergrund verschmolzen.

Delaunays Farbakkorde lassen eine, wenn nicht intensive, so doch partielle Lektüre der wissenschaftlichen Abhandlungen von Eugène Chevreul und Ogden-Nicholas Rood erkennen.[6] Vermutlich hatte er Rood über Paul Signacs 1899 veröffentlichtes Werk *D'Eugène Delacroix au néo-impressionnisme*[7] kennengelernt, bevor er Roods eigene, 1881 aus dem Englischen ins Französische übersetzte *Théorie scientifique des couleurs*[8] las. Signac zitierte lange Auszüge aus Roods Untersuchung, die sich mit der Zerlegung der Farben und dem »mechanischen« Charakter des Farbauftrags befaßt.[9] Dieses Verfahren setzte Delaunay im unteren Teil der »Poétesse« ein. Die weibliche Anmut des Sujets und der rhythmische Schwung der Komposition verweisen auch auf die »Bacchante«, die Metzinger im Salon des Indépendants von 1907 ausstellte. In beiden Werken trägt die Farbe die Zeichnung in einer dekorativen Weise, die den byzantinischen Mosaiken nahesteht.[10] Signac hatte das divisionistische Verfahren unter Berufung auf John Ruskin gegen all jene verteidigt, die die Erweiterung seiner Malweise kritisierten:[11] »Man muß, schreibt Ruskin, die ganze Natur einfach als ein Mosaik aus verschiedenen Farben betrachten, die man in aller Schlichtheit eine nach der anderen nachzuahmen hat. [...] Muß man folglich Fresken schaffen? Richtig, oder besser noch: Mosaiken.«

Metzinger, der die divisionistische Methode konsequenter anwendete als Delaunay, schuf mit seinem Gemälde »Le Château de Clisson« (Musée des

6 »Nach Metzingers Briefen an Delaunay zu urteilen, scheinen sich die beiden Künstler ungezwungen und freundschaftlich zu unterhalten. Sie diskutieren über die wissenschaftlichen Farbstudien von Chevreul und O.-N. Rood, die die neoimpressionistische Theorie nachhaltig prägten.« Gustav Vriesen, »Robert Delaunay's Life and Work from the Beginning to Orphism«, in *Robert Delaunay, Light and Color*, New York o. J., S. 18.

7 Paul Signac, *D'Eugène Delacroix au néo-impressionnisme*, Paris 1899.

8 Ogden-Nicholas Rood, *Théorie scientifique des couleurs et leurs applications à l'art et à l'industrie*, Paris 1881.

9 »Wenn die Pünktelung regelmäßig und sehr offensichtlich ist, gibt sie der Malerei gelegentlich ein mechanisches Gepräge, das nicht gerade angenehm ist; wenn man sie jedoch in angemessener Form anwendet, ist sie ein wertvolles Mittel, das sich gut zum formalen Ausdruck eignet.« Ogden-Nicholas Rood, zit. von Paul Signac (s. Anm. 7), S. 142.

10 »Man sollte nicht allzusehr über die so deutlich mosaikhaften Bilder von Metzinger lachen, unter denen die ›Bacchante‹ eine gute zeichnerische Anlage hat; man kann dieses Verfahren offensichtlich in dekorativer Weise anwenden.« Louis Chassevent, *Les Artistes indépendants, 23ème exposition 1907*, Issoire 1907, S. 21. Sechs Jahre später erinnert Apollinaire in einem Jean Metzinger gewidmeten Kapitel seiner *Ästhetischen Betrachtungen* daran, wie gut man die Technik des Divisionismus »mit der Kunst der byzantinischen Mosaikbildner vergleichen« kann. Apollinaire versucht in diesem Zusammenhang, eine Bilanz über Metzingers Hinwendung zum Neoimpressionismus zu ziehen: »Jean Metzinger spielte eine wichtige Rolle unter den feinsinnigen und emsigen Divisionisten. Indessen vermochte die farbige Kleinarbeit des Neoimpressionismus nur im Ansatz darauf hinzuweisen, welche Elemente den Stil einer Epoche ausmachten [...]. Allzuviel neue Elemente lockten die jungen Maler. Sie konnten nicht unbeweglich in einer Kunst verharren, die – da sie der letzte und genaueste Ausdruck einer künstlerischen Epoche war – schon auf den ersten Schlag ihr Maß angeben sollte. Diese Disziplin wurde zu einem lästigen Reglement. Die großen farbigen Schreie der Fauves leuchteten von fern. Sie zogen Jean Metzinger an.« Guillaume Apollinaire, *Die Maler des Kubismus, Ästhetische Betrachtungen*, Frankfurt am Main 1989, S. 42–43.

11 Paul Signac (s. Anm. 7), S. 137.

12 »Der Begriff der Sonne«, stellt Maurice Denis fest, »entwickelt sich. Seit Monet ist die Sonne der Gott der modernen Malerei. Die Impressionisten waren die ersten, die sie anbeteten. Später begründeten die Neoimpressionisten zu ihrer Ehre eine ganze Liturgie. In dieser Liturgie tauchen nun neue Riten auf, und das kunstvolle Ursprungsdogma, das Seurat und Signac der optischen Lehre von Chevreul entnahmen, wird für die meisten Jungen immer verdächtiger. [...] Als die Indépendants vor zwei Jahren Seurats und van Goghs Werke einander gegenüberstellten, konnte man den gewaltigen Unterschied zwischen diesen beiden genau zur gleichen Zeit entstandenen Kunstrichtungen feststellen: auf der einen Seite kalte, bleiche, fahle Sonnen, von einer unvergleichlich nuancenreichen Anziehungskraft und Sanftheit, in überlegener Weise ausgewogen, nach vollendeten Rhythmen im striktesten Gleichgewicht komponiert; auf der anderen Seite ein zerfetzter Kreis trunkener Strahlen, ein Gewirr übersteigerter Farben, sämtliche Phantasmagorien und Taumel des Lichtes.« Maurice Denis, »Chronique de peinture«, in *L'Ermitage*, Nr. 12, 15. Dezember 1906, S. 321–326, neu unter dem Titel »Le Soleil« in *Théories*, Paris 1912, zit. in Maurice Denis, *Le Ciel et l'Arcadie*, hg. v. Jean-Paul Bouillon, Paris 1993, S. 116–123.

Beaux-Arts, Nantes; Kat.Nr. 69) ein Musterbeispiel für das genannte Vorgehen. Er malte sein Bild im Freien, angesichts des historischen Schlosses in der Umgebung von Nantes, und gab ihm eine flimmernde Farbskala, die die Atmosphäre der Uferlandschaft der Sèvre vollkommen wiedergibt.

In dem Bild »Paysage au disque solaire«, das Delaunay 1907 auf die Rückseite eines Selbstportraits (Musée national d'art moderne, Paris; Kat.Nr. 70) malte, sind die Dichte des Farbauftrags, die Glanzeffekte und der Rhythmus nochmals gesteigert. Drei konzentrische Zonen bilden eine ausstrahlende Masse um einen ellipsoiden, weißen kosmischen Kern. Er wird von einem dicken schwarzen Strich begrenzt, die einzige durchlaufende Linie der Komposition. Im Dezember 1906 hatte Maurice Denis in der Zeitschrift *L'Ermitage* einen wegweisenden Artikel über die Behandlung der Sonne in der zeitgenössischen Malerei veröffentlicht. Darin stellte er der wissenschaftlichen Herkunft des Neoimpressionismus van Goghs subjektiven Expressionismus gegenüber[12] und zitierte damit die beiden Bezugspunkte, die zu einer Synthese zu vereinen, Delaunay sich mit »Paysage au disque« bemühte.[13] Delaunay hätte die Sonne mittels eines kräftigen Gelb darstellen können, mit dem das Spiel der Komplementärfarben zu den zahlreichen Violett-Tönen der Komposition in Gang kommt. Er zog jedoch das intensivere, reinere und vor allem synthetischere Weiß vor, das sämtliche Farben des Spektrums enthält. In Roods Untersuchung hatte er vermutlich von den Maxwellschen Scheiben gelesen. Sobald sich diese Scheiben, auf denen die Spektralfarben kreisbogenförmig angeordnet sind, zu drehen beginnen, entsteht ein mehr oder weniger reines Weiß. Die weiße Sonne der »Paysage au disque« wäre folglich das Ergebnis einer optischen Synthese, die bewegte Form des Sonnenlichts im Prozeß der Farbausbreitung das, was Maurice Denis im März 1907 in seinem Katalogvorwort zur Cross-Ausstellung der Galerie Druet als »Schöpfung der Sonne« bezeichnet hat.[14]

Dieses starke Interesse an der Erzeugung von Licht führte Delaunay dazu,

13 Diesen beiden historischen Bezügen ist das zeitlich nähere Vorbild von Henri Matisse hinzuzufügen. Maurice Denis kommentiert dessen im Salon des Indépendants von 1906 gezeigte Werke mit Worten, die Delaunays »Paysage au disque« direkt ankündigen: »Was uns die Sonne wiedergibt«, schreibt er an Matisse, »ist die Störung der Netzhaut, der optische Schauder, die schmerzhafte Empfindung des Geblendetseins [...]. Bunte Tupfer auf einer weißen Leinwand, ein Fleck, ein Strich, ein Nichts aus reiner Farbe genügen, um die ganze Gewalttätigkeit des Sonnenlichtes anzudeuten.« Maurice Denis (s. Anm. 12), S. 119.

14 Maurice Denis, »Préface à l'exposition Henri-Edmond Cross, avril – mai 1907«, neu in *Théories* (Ausgabe von 1920), S. 157–160. Dieser Begriff der Schöpfung ist mit jenem der Darstellung verknüpft. Denis zitiert Cézanne, für den »die Sonne ein Ding ist, das man nicht wiedergeben, doch darstellen kann«. Bereits 1857 wies Jules Janin mit Hilfe des Photometers nach, daß der Maler die Lichteffekte der Sonne unmöglich wiedergeben kann. Vgl. Philippe Junod, *Transparence et Opacité*, Paris 1976, S. 27.

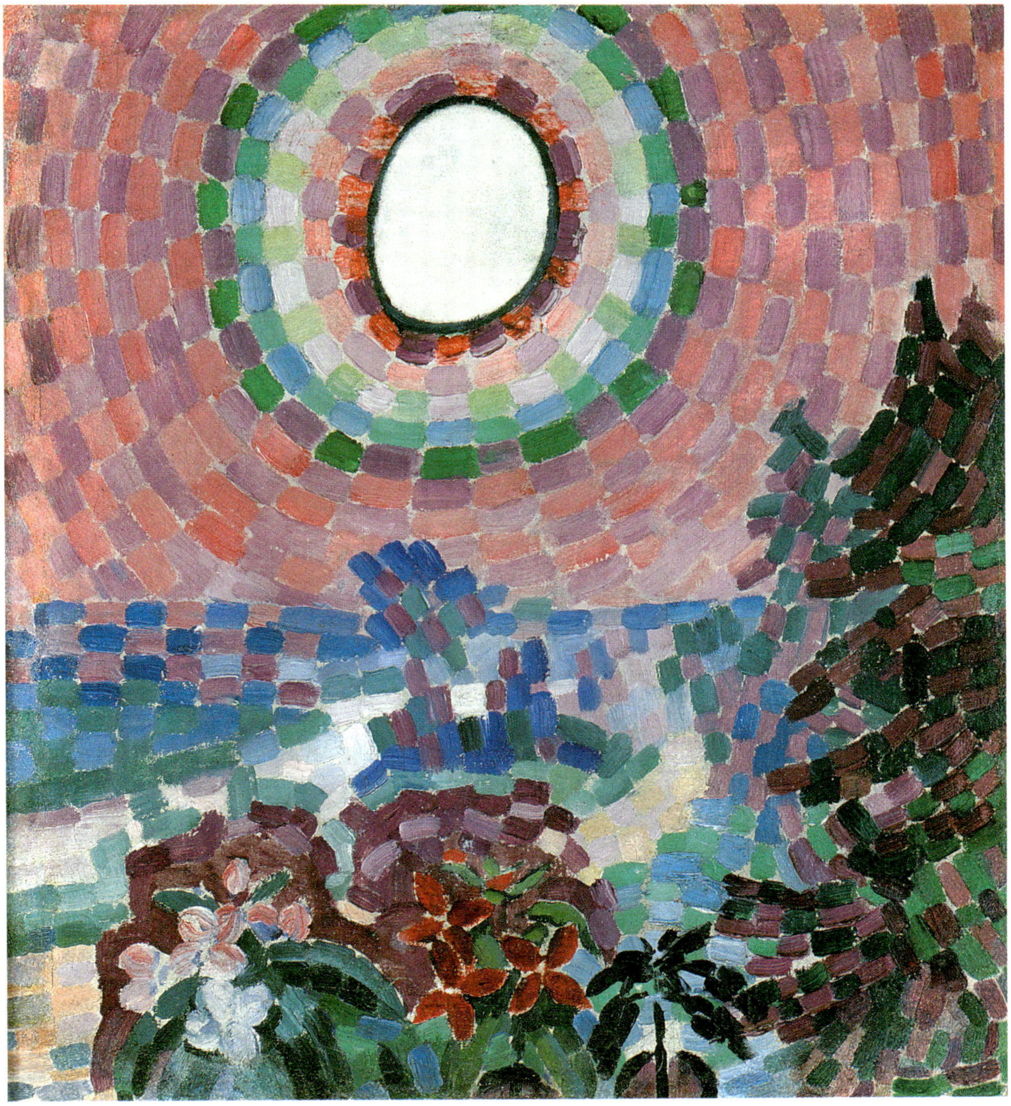

7) **Robert Delaunay,**
»Paysage au disque solaire«, *1906*
(Landschaft mit Sonnenscheibe)
Öl auf Leinwand, 55,2 x 46 cm
Musée National d'art moderne
Centre Georges Pompidou, Paris
Schenkung von Sonia und Charles Delaunay

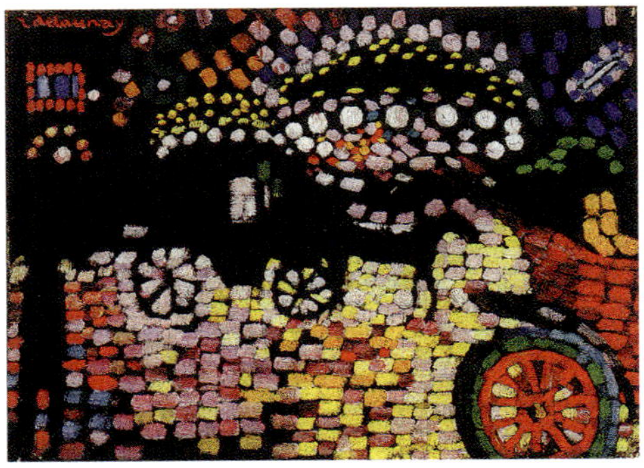

Abb. 3
Robert Delaunay, »Paysage nocturne ou Le Fiacre« *(Nächtliche Szene oder Die Pferdedroschke), 1906/07, Öl auf Leinwand, 43 x 58 cm, Privatsammlung*

sich auch mit künstlichen Beleuchtungen zu befassen. 1907 malte er ein erstaunliches Bild, »Paysage nocturne ou Le Fiacre« (Privatsammlung; Abb. 3), das das nächtliche Treiben in einer Straße von Paris darstellt. Die Farbpunkte, die keinerlei Rücksicht mehr auf die Umrisse der Objekte nehmen, schwimmen in der Fläche wie selbständige Einheiten, die jeden präzisen Gegenstandsverweis negieren. Das Schwarz, eine seit dem Impressionismus verpönte Farbe, führt einen Widerspruch in das divisionistische System ein: Es setzt dessen Verhältnis von Farbe und Licht außer Kraft, indem es das Leuchten zu einem »Element der Auflösung der Linie« macht.[15] Delaunay wußte jedoch um die Auswirkungen des Schwarz auf die anderen Farben, da sich Eugène Chevreul in seinem von Signac eingehend studierten Werk *La loi du contraste simultané des couleurs*[16] mit diesen Interferenzen befaßt hatte. Weil das Schwarz den Ton der benachbarten Farbe abdunkelt, isolierte Delaunay einige Farbpunkte in ihrer schwarzen Umrahmung, um ihre Vibration zu den sehr viel rascher vibrierenden kompakten Flächen der hellen Farben in Opposition zu setzen. Diese unterschiedliche Intensität gibt die Aktivität des großstädtischen Nachtlebens ausschließlich durch die Energiereserven der Farbe wieder. Da sich Delaunay der Gefahr einer Auflösung der Form bewußt war, wandte er sich vor der eingehenden Auseinandersetzung mit den Matisseschen Lektionen nochmals dem geordneten Einsatz äußerst kräftiger komplementärer Farbtupfer zu. Das eindrucksvollste Beispiel für diese Palette ist erst vor kurzem wieder aufgetaucht: ein bisher unveröffentlichtes Stilleben, »Nature morte au perroquet« (Sammlung Carmen Thyssen-Bornemisza; Kat.Nr. 72).[17] Das Bild ist in dominierenden Blau-Grün-Gelb-Orange-Tönen gehalten, setzt zum Abgrenzen bestimmter Formen (Gefäße, Papagei) die schwarze Umrißlinie ein, beachtet jedoch Signacs Vorschriften

15 »Seurat erscheint wie eine Hauptfigur des Impressionismus. Doch sei daran erinnert, daß die zuvor festgestellten Unsauberkeiten weiter bestehen. Die Konstruktion in der zeichnerischen Anlage behindert die Farbe, die überdies zu wenig entwickelt, zu verschwommen, zu diffus ist: Die übermäßige Aufmerksamkeit, die er dem Licht schenkt, schadet der Realität seiner Kunst.« Robert Delaunay, *Du Cubisme à l'art abstrait*, Paris 1957, S. 117.

16 Eugène Chevreul, »La juxtaposition des corps colorés et des corps noirs«, in *De la loi du contraste simultané des couleurs et de l'assortiment des objets colorés considérés d'après cette loi dans ses rapports à la peinture …*, Paris 1839.

17 Das im Mai 1996 erworbene Gemälde ist im kritischen Werkkatalog von Guy Habasque (1957) nicht verzeich-

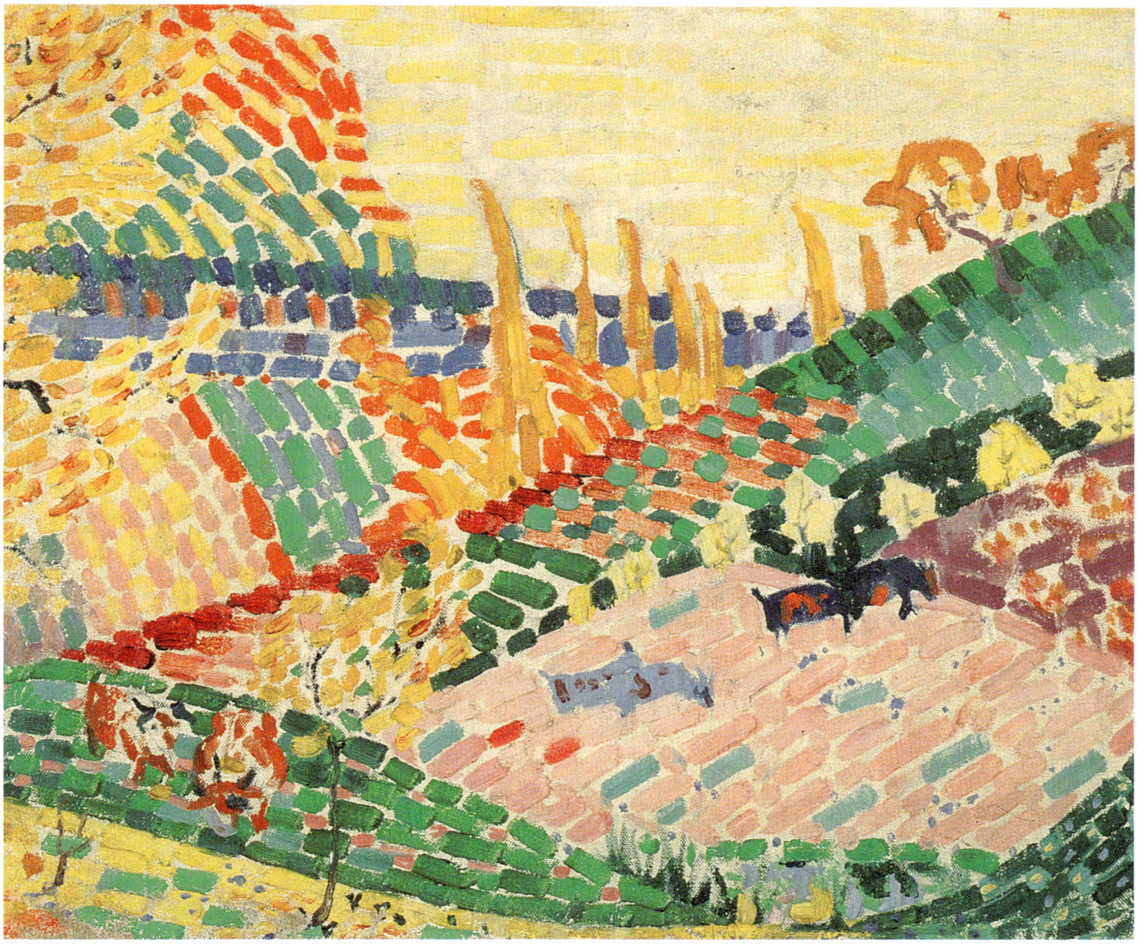

71 ***Robert Delaunay,***
»Paysage aux vaches«, *1906*
(Landschaft mit Kühen)
Öl auf Leinwand, 50 x 60 cm
Rückseitig bez.:
»Robert Delaunay Paris 1906«
Musée d' Art Moderne de la Ville de Paris
M. G

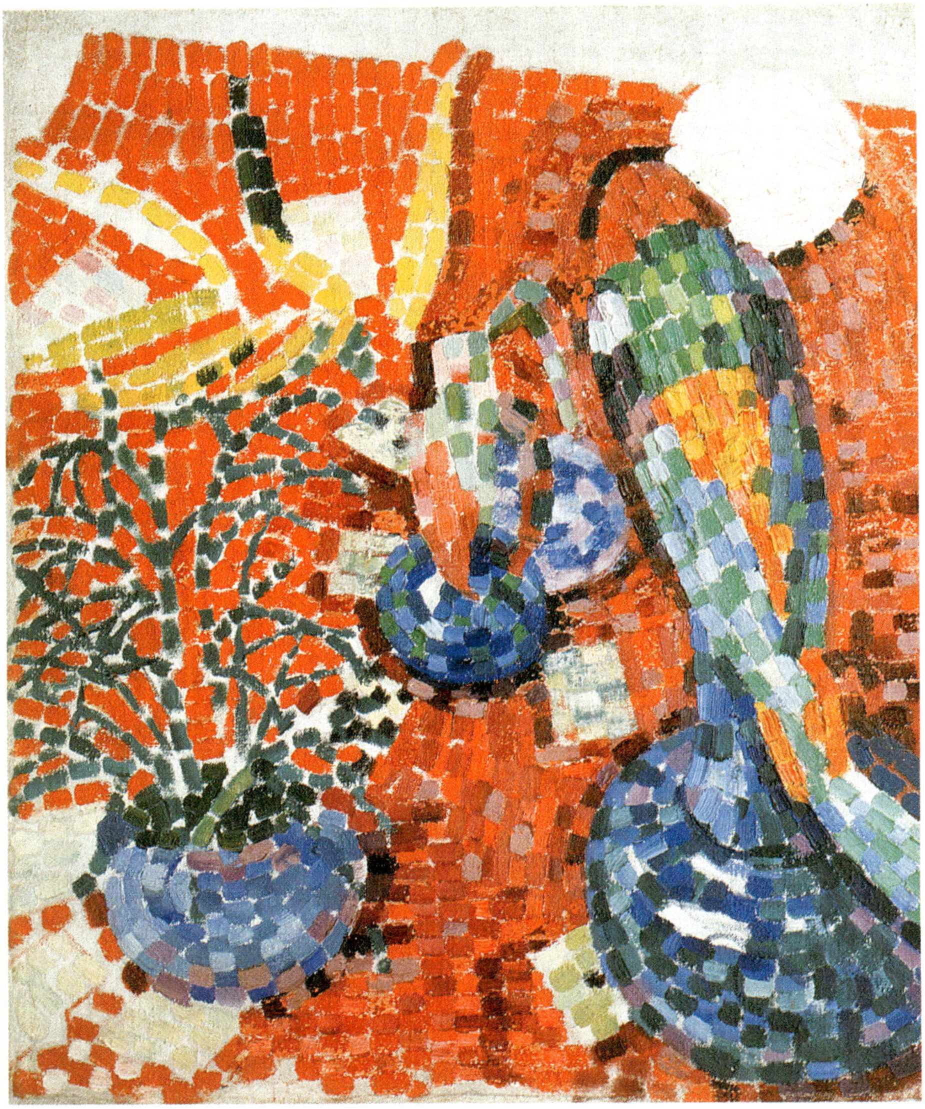

72 ***Robert Delaunay,***
***»Nature morte au perroquet«**, 1907*
(Stilleben mit Papagei)
Rückseite: Portrait von Dr. Piraz
Öl und Wachskreide auf Leinwand,
62 x 51 cm
Sammlung Carmen Thyssen-Bornemisza

hinsichtlich eines »klaren« Farbauftrags, »ohne jede Verwischung und in der Größe dem Bildformat angepaßt«.[18] In der Autonomie dieser Farbsetzung gelingt nicht nur der schwingende, organische Effekt der *colore retto contrario*, sondern es wird zugleich die eigenständige Kraft der »Formfarbe« anerkannt und der Weg vorbereitet für das, was Delaunay bald einmal die »reine Farbe« nennen sollte, eine Farbe, die sich aller mimetischen Zwänge entledigt hat, um einzig ihren eigenen Harmoniegesetzen zu gehorchen. Metzinger, der sich eher synästhetischen Ideen verpflichtet fühlte, sprach lieber von der »chromatischen Verskunst«, wenn es darum ging, einen neuen Status für die Ausdrucksweise der Malerei zu fordern.[19] Damit gelangte er in die Nähe zu Signacs Entsprechungen,[20] aber auch zu Einsichten Apollinaires, der 1908, als Delaunay und Metzinger die divisionistische Malweise aufgaben, erklärte, die Malerei sei »eigentlich eine Lichtsprache«;[21] damit wies er bereits auf die ersten Versuche des Orphismus hin, der »heiligen, bewundernswerten Farbtrunkenheit«, in deren Dienst Delaunay sein Werk stellen sollte.

net. Bisher war einzig eine andere Fassung der »Nature morte au perroquet« bekannt (Musée d'Unterlinden, Colmar), die in ihrer weniger mosaikartigen Machart den prägenden Einfluß von Matisse erkennen läßt. Die Entdeckung dieser ersten Fassung bestätigt die bedeutende Rolle des Fauvismus für Delaunays Entwicklung neben der divisionistischen Orthodoxie, der er an der Seite und gemäß den Ratschlägen Jean Metzingers folgte.

18 Paul Signac (s. Anm. 7), S. 103.

19 »Ich verlange von der divisionistischen Malweise keine objektive Wiedergabe des Lichtes, sondern Irisierungen und bestimmte Farbaspekte, die der Malerei noch fremd sind. Ich schmiede sozusagen chromatische Verse, deren Silben die Farbpunkte sind, die sich zwar in der Tönung, doch nicht in der Größe unterscheiden dürfen, ohne den Rhythmus des Bildaufbaus zu verändern, der dazu bestimmt ist, die verschiedenen, von der Natur hervorgerufenen Empfindungen wiederzugeben.« Jean Metzinger, zit. von George Desvallières, »Aux serres du Cours-la-Reine«, in *La Grande Revue*, April 1907, S. 141.

20 »Der Maler setzt seine Farbpalette genauso ein, wie der Komponist die verschiedenen Instrumente zur Orchestrierung einer Symphonie zusammenstellt. [...] In seiner Freude, die Spiele und Kämpfe der sieben Farben des Prismas zu dirigieren, gleicht er dem Musiker, der die sieben Töne der Tonleiter vervielfacht, um eine Melodie zu erzeugen.« Paul Signac (s. Anm. 7), S. 122.

21 Guillaume Apollinaire, *Bestiaire ou Cortège d'Orphée*, Paris 1908. Vgl. Pascal Rousseau, »Réalité, Peinture pure. Robert Delaunay, l'orphisme et la querelle de la poésie pure«, in *Energeia*, Nr. 2, Januar 1996, S. 93–109.

Jean Metzinger
(1883 Nantes – 1957 Paris)

1900 Besuch von Zeichen- und Malkursen im Atelier des Malers Hippolyte Touront in Nantes.
1903 Übersiedlung nach Paris. Teilnahme am Salon des Indépendants (20. März–25. April).
1904 Gruppenausstellung in der Galerie B. Weill mit Dufy, Lejeune und Touront (19. Jan.–22. Feb.). Im Salon des Indépendants (21. Feb.–24 März) stellt er sechs Gemälde in impressionistischer Manier aus; im Salon d'Automne (15. Okt.–15. Nov.) drei Seebilder.
1905 Teilnahme am Salon des Indépendants (24. März–30. April) mit sieben Gemälden und Studien. Bei Gelegenheit der dortigen Retrospektive des Werks von van Gogh lernt er dessen Gemälde kennen. Beschäftigung mit den Techniken des Divisionismus, angeregt durch Ausstellungen in der Galerie Druet (Signac im Dezember 1904, Cross im März / April 1905). Begegnung mit Robert Delaunay.
1906 Teilnahme am Salon des Indépendants (20. März–30. April) und am Salon d'Automne (6. Okt.–15. Nov.), wo er zwei Gemälde ausstellt, die beide Delaunay gehören.
1907 Zusammen mit Delaunay stellt er in der Galerie B. Weill aus (14. Jan.–10. Feb.). Teilnahme am Salon des Indépendants mit sechs Gemälden (20. März–30. April) und Teilnahme am Salon d'Automne (1.–22. Okt.) mit zwei Landschaften. Über Max Jacob kommt er mit der Gruppe des Bateau Lavoir am Montmartre in Kontakt. Begegnung mit Albert Gleizes und Guillaume Apollinaire.
1908 Umzug in das Quartier Montmartre, wo auch Delaunay wohnt. Hinwendung zur kubistischen Malerei. Zusammen mit Marie Laurencin stellt er in der Galerie B. Weill aus (6.–31. Jan.). Teilnahme an einer Ausstellung der Galerie Notre-Dame des Champs, wo auch Braque, Sonia Delaunay, Herbin und Picasso ausstellen.

Robert Delaunay
(1885 Paris – 1941 Montpellier)

1902 Mit 17 Jahren bricht er seine Schulausbildung ab und beginnt eine zweijährige Lehrzeit in der Werkstatt für Bühnenbildnerei von Ronsin im Quartier Belleville in Paris.
1904 Er malt zunächst im impressionistischen Sinn nach der Natur, empfängt dann Anregungen durch Gauguin und die Gruppe von Pont-Aven. Erste Teilnahme am Salon des Indépendants (21. Febr.– 24. März). Er zeigt sechs Landschaften von La Ronchère / Yvère im Stil des Spätimpressionismus. Im Sommer malt er in der Bretagne. Am Salon d'Automne (15. Okt.–15. Nov.) beteiligt er sich mit einem Gemälde.
1905 Er entschließt sich gegen den Willen seiner Familie für die Malerei als Beruf. Im Salon des Indépendants (24. März – 30. April) stellt er acht Gemälde aus, überwiegend Freilichtstudien aus der Bretagne. Im Herbst erste Beschäftigung mit dem Neoimpressionismus, angeregt wahrscheinlich durch eine Ausstellung von Cross in der Galerie Druet.
1906 Freundschaft mit Jean Metzinger, von dem er drei Portraits in stilistischer Anlehnung an den Neoimpressionismus malt. Gemeinsames Interesse der beiden Maler an Techniken und Theorien des Neoimpressionismus. Teilnahme am Salon des Indépendants (20. März – 30. April) mit acht Gemälden. Auf dem Salon d'Automne (6. Okt.–15. Nov.), wo u.a. auch Kandinsky, Metzinger, Matisse und die »Fauves« ausstellen, zeigt er ein Portrait von Jean Metzinger und ein Portrait von Henri Carlier, beide in der Folge neoimpressionistischer Auseinandersetzung in großen Farbtupfen gemalt.
1907 Zusammen mit Jean Metzinger stellt er in der Galerie B. Weill in Paris aus (14. Jan.–10. Feb.). Teilnahme am Salon des Indépendants (20. März–30. April), wo u.a. auch Kandinsky und Gabriele Münter ausstellen. Weitere Beschäftigung mit Licht- und

Farbgesetzen. Er vergrößert die einzelnen Pinselstriche, systematisiert und rhythmisiert die Pinselsetzungen und beschäftigt sich mit Lichteffekten (z.B. im Gemälde »Paysage au disque«). Im Herbst beginnt sein einjähriger Militärdienst in Lyon. Er beschickt zum letzten Mal den Salon d'Automne (1.–22. Okt.) mit einem einzigen Portrait, nachdem seine »Manège de Cochons« dort 1906 abgelehnt wurde.

1908 Bei dem deutschen Sammler Wilhelm Uhde begegnet er der Malerin Sonia Terk, seiner späteren Frau. Nach der Rückkehr vom Militärdienst gibt er die divisionistische Malstruktur auf und nähert sich der kubistischen und orphistischen Kunst.

1909 Nach einjähriger Unterbrechung wegen seines Militärdienstes beschickt er wieder regelmäßig den Salon des Indépendants (25. März– 2. Mai). Er stellt zwei Stilleben aus.

1911 Auf dem Salon des Indépendants in Paris (21. April–13. Juni) stellt er im »Kubistensaal« aus. Auch auf dem Salon des Indépendants in Brüssel vertritt er mit seinen Bildern die Kubisten. Durch Vermittlung der Münchner Malerin Elisabeth Epstein kommt der Kontakt mit Kandinsky zustande. Dieser lädt ihn zur Teilnahme an einer Ausstellung des »Blauen Reiter« (18. Dez. 1911–1. Jan. 1912) ein, an der er sich mit vier Gemälden beteiligt.

1912 Die Ausstellung des »Blauen Reiter« wandert weiter nach Köln, Hagen, Bremen und Frankfurt. Am 11. April besucht Paul Klee Delaunay in seinem Pariser Atelier. Im Almanach des »Blauen Reiter« werden drei Gemälde Delaunays abgebildet. Am 2. Oktober besuchen August Macke und Franz Marc ihn in seinem Pariser Atelier. Auf Vermittlung von Marc erhält Klee Delaunays Manuskript »La Lumière« zur Übersetzung ins Deutsche, das in der Zeitschrift *Der Sturm* erscheint.

Physiologie der Harmonie – Kessler und sein Kreis als führende Vermittler des Neoimpressionismus in Deutschland

Alexandre Kostka

L'art c'est l'harmonie; l'harmonie, c'est l'analogie des contraires.

(Seurat)

Für die Neoimpressionisten war mit Kunst eine mystische Suche nach Harmonie verbunden, nach der Ausgeglichenheit des Menschen. Von hier aus öffnet sich die Perspektive, die dieser Beitrag verfolgt: die vitale Stoßkraft der Farbe für eine harmonische Neuordnung der Lebenswelt.

Harry Graf Kessler wurde oft verdächtigt, sich mehr von der Mode als von eigenen Überzeugungen leiten zu lassen. War er wirklich ein imgrunde prinzipienloser Opportunist?[1] Ganz so einfach ist die Sache jedoch nicht: Seine Adaptionsfähigkeit war begrenzt, wie sein Unverständnis gegenüber Picasso oder Matisse zeigt; und Neugierde ist mit »Allerweltsintimität« (Hofmannsthal) nur sehr bedingt gleichzusetzen.[2] Immerhin setzte er sich an die Spitze einer Avantgarde-Bewegung, um seine eigene exponierte Stellung als gesellschaftlich nur halb anerkannter Sonderling zu legitimieren – und dies erklärt zu einem gut Teil die ebenso schnelle wie begrenzte Verbreitung des Neoimpressionismus in Deutschland innerhalb einer von persönlichen Beziehungen geprägten Elite. Der Lichtzauber der Gemälde, ihre dekorative Eingliederung in großbürgerliche Wohnungen machten aus ihnen das Erkennungszeichen eines, wie Kritiker schmähten, kosmopolitischen »Luxusklüngels« (Karl Scheffler).

Also doch nur eine Art, den feinen Unterschied zu kultivieren? Nein. Kesslers eigentliches, von Nietzsches Lehrgebäude inspiriertes Projekt war, die gesamte Lebenswelt zu einem Kunstwerk zu gestalten. Dies entsprach dem Drang einer Epoche, und hier wußte Kessler sich einig mit den von ihm verehrten Künstlern und Literaten: Henry van de Velde, Hugo von Hofmannsthal, Maurice Denis, Bonnard – sowie natürlich Paul Signac.[3] *Wie* sollte diese Umgestaltung der Lebenswelt aussehen? Und wo lagen ihre Grenzen?

1 Das ist der – zugegebenerweise etwas überspitzte – Schluß, den man aus der Lektüre von Peter Grupps teilweise gut recherchierter, aber im ganzen doch in die Irre leitender Biographie ziehen kann. Indem Kessler vor allem als dilettierender Politiker gezeigt wird, ergibt sich eine Schwerpunktverschiebung, die das »Objekt« nicht ungeschoren überlebt. Da es sich bis jetzt um die einzige weitverbreitete Biographie Kesslers handelt, gilt hier wie oft: Die halbe Wahrheit ist schlimmer als gar nichts. P. G., *Harry Graf Kessler, 1868–1937; Eine Biographie*, München 1995. S. auch B. Stenzel, *Harry Graf Kessler. Ein Leben zwischen Politik und Kultur*, Wien, Weimar, Köln 1995.

2 Das allgemeine Mißtrauen gegenüber Kesslers nie endenwollender Entdeckerlust kommt z.B. in folgendem Stoßseufzer des Freundes Hugo von Hofmannsthal an Eberhard von Bodenhausen zutage: »Ich weiß nicht, vielleicht bin ich ungerecht, aber er setzt halt

1. 1898: Harry Graf Kessler als Generalagent des Neoimpressionismus in Deutschland

In sein Tagebuch notierte Paul Signac am 2. Januar 1898 mit verhaltener Melancholie den Verkauf zweier Hauptwerke seines verehrten Meisters Seurat nach Deutschland: »Herr von Kessler wieder zu Besuch. [...] Er hat, auf meinen Rat, die ›Poseuses‹ gekauft. Hier ist man hämisch, sie [die Deutschen, A. K.] denken wirklich nach und verstehen. Die ›Poseuses‹ bei Kessler, der ›Chahut‹ bei Meier-Graefe! Herr von Kessler hofft, die ›Poseuses‹ in einigen Jahren in das Museum von Berlin zu bringen, wenn die Schreie, die sich wegen der Degas, der Monets, der Renoirs, die sich schon dort befinden, verklungen sind.«[4] Kaum dreißig, wird der junge Graf schnell eine anerkannte Persönlichkeit auf dem Pariser Kunstmarkt, bei den Händlern Bernheim-Jeune, Durand-Ruel, Ambroise Vollard und bei den bekanntesten Künstlern wie Signac, Maurice Denis, Rodin, Maillol, als offiziöser Ratgeber der Zeitschrift *Pan* und als »Lotse« für zahlungskräftige Ausländer.

Natürlich hat es sich dabei nicht nur um Deutsche gehandelt, doch ist es seiner Vermittlung zu danken, daß viele der besten Produktionen von Seurat, Signac, Luce, Pissarro, Cross und Rysselberghe nach Berlin, Wiesbaden und Hagen gelangten.[5] Um 1900 sprach man, mit etwas Verachtung, vom »Meier-Graefetum«, wenn es um Bewunderung für den französischen (dekadenten) Impressionismus ging. Jedoch hat nicht nur der in Paris ansässige Kunstschriftsteller Julius Meier-Graefe, der 1904 durch seine *Entwicklungsgeschichte der modernen Kunst* großen Einfluß gewann, das deutsche Publikum beeinflußt. Was den – von Meier-Graefe übrigens im ganzen recht distanziert beurteilten – Neoimpressionismus angeht, so hätte man vom »Kesslertum« sprechen müssen. Wie sehr es sich bei der Rezeption dieser Kunstrichtung in Deutschland um ein großenteils durch den Grafen angeregtes Gruppenphänomen handelte, läßt sich an der Datierbarkeit und personellen Begrenzung des Kundenkreises ablesen.

Die Sammler in Deutschland kannten sich fast alle untereinander und besaßen außer der Liebe zum Neoimpressionismus noch andere gemeinsame ästhetische Präferenzen: »Die bedeutenden Sammlungen von Kessler, Herrmann, Bodenhausen, Wolff, Mutzenbecher, Mauthner, Stern oder Salomonson hatten mit van Gogh, Cézanne und Gauguin als den Vorkämpfern der Moderne, den Neoimpressionisten und Vertretern der Nabis [...] vor dem Ersten Weltkrieg im wesentlichen alle ein ähnliches Profil.«[6] Die Käufer der Neoimpressionisten lassen sich als Gruppe schematisch etwa wie folgt erfassen: Sie waren meist Anfang Dreißig, entstammten der höchsten Gesellschaft und besaßen – obwohl grundsätzlich mit dem wilhelminischen System einverstanden – keine nationalistischen Scheuklappen.[7] Alle standen der Berliner Sezession nahe; häufig waren sie, wie Julius Stern, Carl und Felicie Bernstein, Curt Herrmanns Frau

eben auf *jedes* Pferd, das im Rennen läuft – ich find das zum Sterben langweilig«. Zitiert von G. Schuster, *Tagebuch eines Weltmannes*, Ausst.-Kat. Marbach 1988, S. 302 (nachfolgend zitiert *Katalog Kessler*).

3 »Im Grunde aller gegenwärtigen künstlerischen Bemühungen fühle ich ein Streben nach Harmonie und Heiterkeit.« Henry van de Velde, *Kunstgewerbliche Laienpredigten*, Leipzig 1902, S. 194, sowie »Allgemeine Bemerkung zu einer Synthese der Kunst«, in *Pan*, V, 4, S. 261–270.

4 »M. de Kessler vient me revoir. [...] Il vient d'acheter, sur mes conseils, *Les Poseuses*. [...] Ici, on ricane; eux, ils étudient sérieusement et comprennent. *Les Poseuses* chez de Kessler, le *Chahut* chez Meier-Graefe! De Kessler espère, d'ici quelques années, faire entrer *Les Poseuses* au musée de Berlin, quand les les cris excités par les Degas, les Monet, les Renoir qui y sont déjà, seront calmés.« Tagebuch von Paul Signac, 2. Januar 1898, zitiert nach P. S.: *D'Eugène Delacroix au néo-impressionnisme*, Paris 1987, S. 155 (nachfolgend zitiert *De Delacroix*...).

5 Ursel Berger, »Maillols internationale Karriere. Zur Rolle der ausländischen Sammler und Förderer«, in U. B., Jörg Zutter (Hg.), *Maillol*, München 1996, S. 151–156 (nachfolgend zitiert *Katalog Maillol*).

6 Thomas Föhl, »Zum Kundenkreis Henry van de Veldes in Berlin«, in Ingeborg Becker,

Sophie oder Margarethe Mauthner, jüdischer Abstammung.[8] Auffällig ist außerdem, daß sich diese Gruppe mit dem Kundenkreis des belgischen Sezessionskünstlers Henry van de Velde nahtlos deckte. Der Architekt und Designer van de Velde, früher selbst Pointillist, ab Spätherbst 1900 in Berlin ansässig, war als ehemaliges Mitglied der belgischen Künstlergruppe »Les Vingt« schon seit langem mit Paul Signac freundschaftlich verbunden.[9] Seinen Kunden verkaufte er oft nicht nur Möbel, sondern auch die zu ihnen passenden Bilder, um die von ihm erstrebte Synthese von Kunst und Lebenswelt zu erreichen.[10]

Innerhalb dieses Beziehungsgeflechts besaß Kessler die Rolle eines Ratgebers, der durch seine persönliche Bekanntschaft mit den französischen Künstlern und Händlern einen Vorsprung hatte, der es ihm ermöglichte, die besten Funde für sich und seine Freunde zu sichern. Bei seinem engeren Bekanntenkreis handelte es sich, strukturell gesehen, um den progressistisch gesonnenen Kern der Genossenschaft »*Pan*«, welche die gleichnamige Zeitschrift (1895–1900) herausgab.[11] Nach dem Hinauswurf der beiden ersten Redakteure Otto Julius Bierbaum und Julius Meier-Graefe waren ab 1896 die beiden führenden Persönlichkeiten dieses Organs Eberhard von Bodenhausen, der offiziell als Vorsitzender fungierte, und, hinter den Kulissen, Harry Graf Kessler.

So ist die erste Vermittlung des Neoimpressionismus durch Kessler das Resultat einer »Entdeckung« bei den Pariser Händlern, die er sofort für den *Pan* nützlich machen wollte. An Eberhard von Bodenhausen schrieb Kessler am 29. Dezember 1897: »Ich habe hier für den Pan etwas sehr Interessantes angebahnt; eine ganze Sache von und über die Neoimpressionisten, auf die dann bald eine Gesamtausstellung bei Waldecker oder Keller folgen kann; jedenfalls das Interessanteste und Zukunftsreichste, was Frankreich jetzt zu bieten hat, und selbst in Paris ganz unbekannt.«[12] Das von ihm und Bodenhausen persönlich betreute *Pan*-Heft erschien September 1898 und enthielt Abbildungen von Seurat, Luce, Petitjean und Cross; die Hauptrolle spielte jedoch Signac, der eine gekürzte Fassung seines Manifests *D'Eugène Delacroix au néo-impressionnisme* beisteuerte.[13] Vom 22. Oktober bis 5. Dezember 1898 folgte dann eine auf Initiative Kesslers von der Galerie Keller & Reiner veranstaltete Sonderausstellung, in der anstelle eines

Henry van de Velde in Berlin, Berlin 1993, S. 54.

7 Allerdings hatten Julius Stern, Carl und Felicie Bernstein die Schwelle der Dreißiger seit langem überschritten.

8 Zum Verhältnis des Berliner großbürgerlichen Judentums zu moderner ausländischer Kunst s. P. Paret, *Die Berliner Secession: Moderne Kunst und ihre Feinde im Kaiserlichen Deutschland*, Berlin 1981.

9 Herta Hesse-Frielinghaus, »Der junge van de Velde und sein Kreis 1883–1893«, in K.-J. Sembach, B. Schulte (Hg.), *Henry van de Velde. Ein europäischer Künstler seiner Zeit*, 1992, S. 57–78 (nachfolgend zitiert *Katalog Van de Velde*).

10 Henry van de Velde, *Récit de ma vie*, hg. v. A. van Loo, Fabrice van de Kerkhoove, Brüssel, Paris 1993, Bd. 1, S. 337. Zu seiner Tätigkeit als »Agent« Signacs: Bd. 2, erschienen 1996, S. 93, 262, 270, 309. Nach dem Krieg schlug er seinen Mäzenen Kröller-Müller die Errichtung eines Denkmals für Georges Seurat vor; im Februar 1922 wohnte er dem Erwerb von Seurats Gemälde »Le Chahut« durch Helene Kröller-Müller bei, das zuvor Julius Meier-Graefe gehörte.

11 Zu *Pan* Catherine Krahmer, »Die Zeitschrift Pan und das Ausland. 1894–95«, in *Jahrbuch der deutschen Schillergesellschaft*, 19, 1995, S. 267–292.; Karl H. Salzmann, »Pan – Geschichte einer Zeitschrift«, in *Imprimatur*, X, 1951.

12 K an Bodenhausen, 29. Dezember 1897, in H.-U. Simon (Hg.), *Eberhard von Bodenhausen – Harry Graf Kessler. Ein Briefwechsel, 1894–1918*, Marbach 1978, S. 40/41 (nachfolgend zitiert *Briefwechsel Bodenhausen–Kessler*).

13 Auf der Redaktionssitzung vom 9. Januar setzte Kessler gegenüber dem konservativeren Teil des Redaktionskomitees (v. Bode, Lichtwark, Seydlitz) ein Schwerpunktheft über Neoimpressionismus durch: *Pan*, IV, 1 (September 1898). Signacs Aufsatz mit dem Titel »Neoimpressionismus« befand sich auf S. 55–62.

Katalogs Sonderdrucke von Signacs *Pan*-Aufsatz zu finden waren. Die Inneneinrichtung der Galerie, die mit dieser Ausstellung ihr großes Debüt feierte, war übrigens speziell zu diesem Anlaß von van de Velde entworfen worden.[14] Auch hier sollte der Eindruck entstehen, daß der Neoimpressionismus Teil eines harmonischen Gesamtkunstwerks sei.

Sowohl die *Pan*-Nummer wie auch die Ausstellung lösten eine lebhafte Debatte aus. Zu bemerken ist dabei jedoch eine Art Zeitverschiebung zwischen Paris und Berlin: Während Kessler die Neoimpressionisten in der preußisch-deutschen Hauptstadt noch als Novität vorstellen konnte (und sich damit profilierte), hatten sich in Frankreich die Wogen schon gelegt; ja es war fast sogar etwas still um die Avant-Garde geworden. Signac hatte schon vier Jahre vor dem Treffen mit Kessler seinem Tagebuch anvertraut, daß die Jungen Bewunderung für den Schriftsteller Jules de Laforgue und für van Gogh hegten, während Seurat in Vergessenheit geraten sei.[15]

Kessler zog es vor, in den Kulissen zu bleiben – »wirken« wollte er zunächst nur auf einen engen Kreis, nämlich durch seine Privatsammlung, die er einem Elitepublikum öffnete.

2. »Il a bien su choisir les meilleurs«: Kesslers exemplarisches Privatmuseum

Der Aufbau von Kesslers eigener Sammlung verlief anfangs parallel zum Engagement für den *Pan*. Er führte über Paul Signac, unter dessen Werken der junge Deutsche »die beste Wahl« traf. Dem Anführer der Neoimpressionisten kaufte er bei seinem ersten Treffen am 29. Dezember 1897 nicht nur eine Lithographie für den *Pan*, sondern auch einige Aquarelle für seine Privatsammlung ab.[16] Signac erkannte in ihm bald einen Mitstreiter und beriet ihn bei seinen Käufen. Dies um so lieber, als in seinen Augen Kesslers persönliche Aura und Kennerschaft wohltuend gegen Julius Meier-Graefes lautstarke Tölpelhaftigkeit abstechen: »So wie Kessler Charme und Finesse ausstrahlt, so ist der andere [Meier-Graefe, AK] unbeholfen und langweilig.«[17] Signac besuchte zusammen mit Kessler die Witwe Seurats, bei der sie vor allem Graphik anschauten, und riet ihm zum Ankauf eines Bildes des verstorbenen Meisters, das ihm selbst vor kurzem für 800 Francs angeboten worden war: den »Poseuses«. Am 30.12.1897 kaufte der glückliche Kessler das »Meisterwerk der französischen Schule« (so sein Tagebuch) dann für »nur 1200 Francs!!!«[18]

Das großformatige Gemälde war der Grundstein seiner Privatsammlung, die zu einer der bedeutendsten des wilhelminischen Deutschland gehörte. Es wird allgemein behauptet, daß Kessler das Meisterwerk wegen seiner Ausmaße (2 x 2,5 m) in seiner Berliner Wohnung nur im Ausschnitt präsentieren konnte – eine recht barbarisch anmutende Zurechtstutzung (Abb. 1). Handelte es sich wirklich nur um den Willen, sein Bild um jeden Preis zu zeigen, wie van de Velde (der auch hierzu den passenden Rahmen schuf) vermutete?[19]

14 N. Teeuwisse, *Vom Salon zur Secession*, Berlin 1986, S. 240; I. Becker, *Henry van de Velde in Berlin*, Berlin 1993, S. 38.

15 »Les jeunes sont pleins d'admiration pour Laforgue et Van Gogh – et pour Seurat, l'oubli, le silence.« *Journal*, 15. September 1894, zitiert von F. Cachin, »Introduction«, in *De Delacroix*…

16 »Heute morgen Besuch eines jungen deutschen Kunstliebhabers, der mich um eine Lithographie für den *Pan* bittet. Er scheint ein feiner Kenner zu sein, ein Liebhaber von Farbe und Licht. – Er ist begeistert von den wunderbaren Seurats und kauft mir ein Bild und drei Aquarelle ab. Er hat natürlich die beste Wahl getroffen … Er schlägt uns vor, eine Ausstellung in Berlin zu machen, und verspricht, uns einen sehr schönen Ort zur Verfügung zu stellen.« Paul Signac, »Journal Inédit«, hg. v. J. Rewald, in *Gazette des Beaux Arts*, April 1952, Eintrag 29. Dezember 1897 (nachfolgend zitiert *Signac*).

17 »Autant Kessler dégage du charme et de la finesse, autant celui-là est lourd et rasant.« *Signac*, Eintrag 3. Januar 1898.

18 *TB* 30. Dezember 1897, Deutsches Literaturarchiv, Marbach (nachfolgend zitiert K*TB*, DL/M).

19 Van de Velde richtete ab Ende 1897 Kesslers Wohnung in Berlin ein (Köthener Straße 28, in der Nähe des Anhalter Bahnhofs). S. Alexandre Kost-

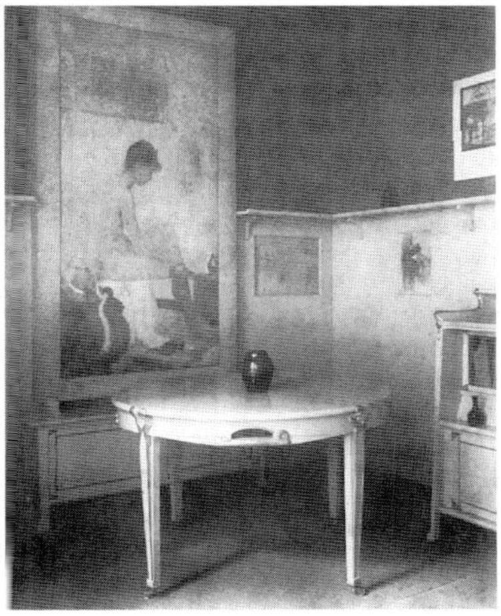

Abb. 1
Wohnung Harry Graf Kesslers, Berlin, Köthener Straße 28, mit dem rechten Teil des teilweise aufgerollten Gemäldes von Georges Seurat »Les Poseuses«, 1886/88; Foto von 1898

Es wäre jedoch voreilig, alles auf Kesslers Sensationsgier zurückführen zu wollen. Wie Thomas Föhl festgestellt hat, wäre Kesslers Wohnung durchaus groß genug gewesen, das Gemälde vollständig zu zeigen.[20] Die Idee der Verkleinerung des Bildes ging aller Wahrscheinlichkeit nach auf Diskussionen Kesslers mit Signac zurück. Seinem Tagebuch hatte der Maler anvertraut, daß er die »Poseuses« nicht nur wegen der Ausmaße abgelehnt hatte, sondern auch, weil das Gemälde »zu zerteilt« sei; wegen des Mißverhältnisses der »zu feinen Tupfen« zur Größe der bedeckten Fläche sei – so Signac – der Gesamteindruck »mechanisch«.[21] Haben solche oder ähnliche Überlegungen Kessler dazu gebracht, die »idealen« Proportionen herzustellen, indem

ka, »Der Dilettant und sein Künstler. Die Beziehung Harry Graf Kessler – Henry van de Velde«, in *Katalog Van de Velde*, S. 255. In seinen Lebenserinnerungen schreibt sich Henry van de Velde die praktische »Lösung« zu: »Ich mußte nur noch überlegen, wie es zu machen sei, nur eine Figur, den Akt in der Mitte, zu zeigen. Es gab eine Möglichkeit: das Bild vom Keilrahmen zu lösen und zwei Stangen an der Wand zu befestigen, über die die beiden Enden gerollt werden konnten, so daß nur noch die Mittelfigur zu sehen war.« Henry van de Velde, *Geschichte meines Lebens*, München 1987, S. 162. Gegenüber den, z.T. völlig widersprüchlichen autobiographischen Zeugnissen van de Veldes ist größte Vorsicht geboten.

20 Die Grundrisse des von Kessler bewohnten Hauses sind noch heute im Landesarchiv Berlin einzusehen (Bauantrag des Architekten). Aus ihnen geht hervor, daß der Graf aller Wahrscheinlichkeit nach eine durchaus geräumige Wohnung mit zwei auf die belebte Straße gehenden Zimmern bewohnte. Der Millionärssohn hauste also nicht, wie die spitzzüngige (und sehschwache?) Baronin Spitzemberg behauptete, in düsteren »4–5 Löchern in einem Hinterhause!!« (*Katalog Kessler*, S. 77)

21 »Cette toile est malheureusement trop grande pour que je puisse l'acheter! On en demande 800 francs. [...] Elle est trop divisée, la touche en est trop petite. Cela donne un aspect mécanique et petit à cette belle peinture.« (Das Gemälde ist leider zu groß, als daß ich es kaufen könnte! Es werden 800 Francs dafür verlangt. [...] Es ist zu zerteilt, die Tupfen sind zu fein. Daraus ergibt sich ein mechanischer und kleinlicher Gesamteindruck.) Der »Chahut« dagegen, im Besitz von Meier-Graefe, hat diesen »Fehler« nicht, obwohl Seurat mit dem gleichen feinen Auftrag gemalt hat – einfach weil das Bild viel kleiner ist: »La facture est aussi petite que celle des Poseuses mais ne gêne pas du tout. C'est que la toile est plus petite, plus variée, plus décorative – c'est qu'il n'y a pas là de grands espaces vides remplis de petites touches.« (Die Malweise ist genauso fein wie die der Poseuses, stört aber überhaupt nicht. Deswegen, weil das Bild kleiner, abwechslungsreicher, dekorativer ist – weil es keine großen leeren, mit kleinen Punkten gefüllten Räume gibt.) *Signac*, 28. Dez. 1897,

er das Bild auf eine einzige der drei Gestalten konzentrierte und den Hintergrund wegließ?[22]

Kesslers neoimpressionistische Sammlung gewann rasch an Bedeutung und umfaßte Werke von Paul Signac, Georges Seurat, Henri Edmond Cross, Maximilien Luce und Hippolyte Petitjean.[23] Die enge Beziehung zu Theo van Rysselberghe legt nahe, daß Kessler auch Werke dieses belgischen Neoimpressionisten besaß. Betrachtet man die Geschichte seiner Sammlung genauer, so fällt auf, daß Kessler kein regelmäßiger Käufer war. Es ist schwer, seine Sammlertätigkeit systematisch nachzuvollziehen; z.B. verkaufte er 1908 bei Bernheim-Jeune eine Anzahl von Werken, deren Ankauf im Tagebuch nicht verzeichnet ist.

Schematisch kann man jedoch anhand des derzeit verfügbaren Materials für den hier interessierenden Zeitraum drei große Erwerbungsschübe unterscheiden, die jeweils an ein bestimmtes Projekt bzw. eine neue Lebensphase gebunden scheinen (was natürlich nicht ausschließt, daß Kessler auch »zwischendurch« gekauft hat): den ersten um 1898 in der Folge des *Pan*-Hefts, den zweiten 1902/03 in Vorbereitung des erhofften Direktorenpostens in Weimar sowie den dritten 1907/08 im Zuge einer »Neuordnung« der Sammlung – vielleicht als Kompensation für den Verlust seiner Stellung in Weimar und die zeitweilige Verlagerung seines Lebensschwerpunkts außerhalb Deutschlands. Dabei ist festzustellen, daß der anfänglich noch relativ unerfahrene Sammler, der mittlerweile fragwürdig gewordene Genies wie Melchior Lechter und Josef Sattler neben Klassiker der Moderne hängte, seinen Geschmack rasch entwickelte. Der *Pan* war das entscheidende Ereignis: »Nach anfänglichem Suchen im letztlich heterogenen Stilrichtungen offenen *Pan* legten sich Bodenhausen und Kessler bald fest: auf den Neo-Impressionismus und verwandte Richtungen, die ›moderne‹ Auflösungstendenzen mit ›dekorativen‹ Formen zurücknahm.« (H.-U. Simon)[24] Nach dem Ersten Weltkrieg wurde die Sammlung nur unwesentlich erweitert; Kessler war durch seine politische Tätigkeit völlig in Anspruch genommen – künstlerisch blieb er jedoch mit seiner Weimarer Cranach-Presse aktiv.[25] Um ihre hohen Verluste zu decken, mußten ab Mitte der zwanziger Jahre die Glanzstücke veräußert werden: die »Poseuses« wurden März 1926 für 100.000,– DM an einen schottischen Sammler verkauft (später gelangten sie in die Sammlung Barnes, Merion); Maillols »Méditerranée« ging November 1931 an Oskar Reinhart nach Winterthur.[26] Nach Kesslers Exil 1933 wurden seine Bilder in alle Winde zerstreut. Sammlung und Sammler ereilte das gleiche Schicksal eines prometheischen Höhenflugs, gefolgt von einem langen und frustrierenden Abstieg und schließlich vom Sturz in das Nichts.

In der Aufbauphase, 1897/98, erwarb Kessler an neoimpressionistischer Kunst außer den »Poseuses« ein Gemälde und drei Aquarelle von Signac sowie mindestens ein (derzeit meines Wissens noch nicht identifiziertes) Bild von Luce.[27] Der Besitz weiterer

S. 270. Der Einfall Kesslers, die »Poseuses« auf eine einzige Gestalt zu konzentrieren und den Hintergrund auszublenden, ist imgrunde nur eine praktische Anwendung dieser maltechnischen Kritik des geistigen Erben Seurats – und ermöglichte die bequeme Zurschaustellung des Gemäldes in einem speziell von van de Velde angefertigten Rahmen.

22 Schließlich hatte auch Seurat selbst, *nachdem* die »Poseuses« fertiggestellt waren, eine kleine Version gemalt, ... aus Einsicht in das Unverhältnis zwischen der Feinheit der Tupfen und der Größe des Sujets, wie der angesehene Kenner des Impressionismus John Rewald vermutet. Heute Privatsammlung Schweiz. Dazu auch *Seurat*, Ausst.-Kat., Paris 1991, S. 331–333.

23 Zu Kesslers Sammlung vgl. B. Bismarck, »Harry Graf Kessler und die französische Kunst um die Jahrhundertwende«, in *Zeitschrift des deutschen Vereins für Kunstwissenschaft*, 42, 3 (1988), S. 47–62; Sabine Walter, *Harry Graf Kessler – Sammler und Mäzen der modernen Kunst und seine Beziehung zu Aristide Maillol*, Tübingen 1996 (M.A.), und die in Vorbereitung befindliche Doktorarbeit von Simone Herrmann (Paris).

24 *Briefwechsel Bodenhausen–Kessler*, S. 204.

25 S. Renate Müller-Krumbach, *Harry Graf Kessler und die Cranach-Presse in Weimar*,

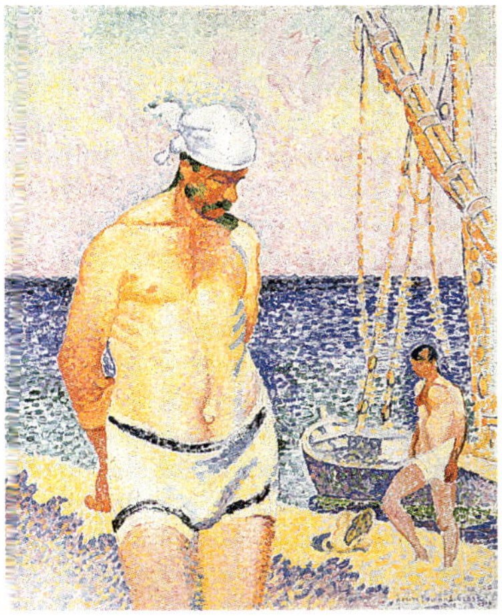

Abb. 2
Henri Edmond Cross, »Baigneur (Le Lesteur)«, *1906 (Badender [Der Lastenträger])«, 92 x 72 cm, 1906, Musée d'Art et d'Histoire, Genf*

Bilder von Luce ist wahrscheinlich. In Erinnerung an den kurz zuvor verstorbenen Direktor Hugo von Tschudi schenkte Kessler 1912 den Bayerischen Staatsgemäldesammlungen das Bild »Le Quai Saint Michel« (1899).[28]

Der Zeitpunkt des nächsten großen Erwerbungsschubs, 1902/03, liegt kurz vor dem Antritt des Direktorpostens des Großherzoglichen Museums für Kunst und Kunstgewerbe in Weimar. Kesslers Plan war, die öffentliche Sammlung wie eine private zu führen, d.h. nach den Kriterien der Qualität, der Modernität und der Vollständigkeit – sein erhöhtes Engagement als privater Käufer stand also im Zusammenhang mit seinem öffentlichen Werdegang. 1902 kaufte Kessler von Signac »Le Chaland, Samois« (1901; Kat.Nr. 13) und von Cross das Gemälde »La plage ombragée« (1902, Abb. S. 124).

Im Jahr 1907, wenige Monate nach seiner erzwungenen Demission vom Direktorenposten in Weimar, schien Kessler entschlossen, den Schwerpunkt seiner Sammlung noch präziser zu definieren. Vor allem Cross steht im Mittelpunkt seines Interesses. Das Faszinierende im Fall von Cross war, daß Kessler den Entstehungsprozeß seiner Bilder noch miterleben konnte, ja vielleicht sogar hoffen konnte, als Mäzen auf den künstlerischen Entstehungsprozeß Einfluß zu nehmen. Wie zuletzt Sabine Walter am Beispiel der Beziehung zu Maillol überzeugend zeigen konnte, handelt es sich um einen bestimmenden Wesenszug des Grafen.[29] So geht das im April 1906 entstandene Bild »Le Lesteur« auf einen direkten Auftrag Kesslers zurück, der sich von dem Künstler ausdrücklich ein »dionysisches« Motiv gewünscht hatte; es handelt sich um eines der wenigen Männerbilder des Künstlers (Abb. 2).[30] Schon »La Plage ombragée« kaufte er laut Tagebuch am 8. Mai 1902 direkt von Cross' Staffelei.[31] Ende November 1907 folgte »Pardigon, effet du soir« (1907).[32] Um neue, bessere Bilder von Cross zu kaufen, verkaufte Kessler 1908 andere Werke des Künst-

Hamburg 1969. Zu Ks politischen Aktivitäten s. die schon genannte Biographie von Peter Grupp, die erst nach 1918 ihren eigenen Ansprüchen gerecht wird, vor allem Kap. VII.

26 *Katalog Kessler*, S. 77, 468.

27 »Nachher bei Luce; mein Bild angenommen«, K TB, 29. März 1898, DL/M.

28 Das Gemälde befindet sich noch heute in der ständigen Sammlung der Neuen Pinakothek.

29 Vgl. die Beiträge von Sabine Walter im Ausst.-Kat. *Maillol* und ihre Magisterarbeit (Anm. 23). Maillols einziges ausgeführtes Männerbild, der im Auftrag Kesslers entstandene »Cycliste« (1907/08), blieb stilistisch ohne Nachfolge.

30 Für diesen Hinweis danke ich Thomas Föhl.

31 K TB, 8. Mai 1902, DL/M.

32 K TB, 30. November 1907, DL/M; heutiger Standort unbekannt.

lers, so die Gemälde »Les pins sur la plage« (1896) und »Rio di Noale (Venise)« (1903/04). Dafür erwarb er bei Bernheim-Jeune »Paysage de Bormes« (1907) und »Paysannes de l'Ombrie« (1908). 1908 verkaufte er ebenfalls bei Bernheim-Jeune ein Bild von Seurat, »Le Crotoy, aval« (1889).[33]

Kesslers Sammlung sollte exemplarisch wirken – zuerst auf eine kleine Schar von kunstverständigen Freunden, dann auch auf eine begrenzte Öffentlichkeit von Mitgliedern des Hofes und hohen Regierungsbeamten. In Berlin und Weimar lud Kessler oft und gerne Mitglieder der »Gesellschaft« zu sich ein, um seine ästhetischen Überzeugungen in situ vorzustellen. Seine Bilder stellte er gerne als Leihgaben zur Verfügung. Das sorgfältig auf sie abgestimmte Interieur von van de Velde brachte die neoimpressionistische Technik voll zur Geltung, d.h. es stellte die von Kessler als besonderen Vorzug hervorgehobene Beziehung zwischen Bildwelt und Lebenswelt her (s. unten). Kesslers Wohnungen in Berlin und Weimar waren somit schon eine Art Museum – zwar kleiner, aber dafür ohne die Verpflichtung, auf den Geschmack des unkultivierten Publikums eingehen zu müssen. Seine Sammlung war nach ästhetischen wie nach pädagogischen Gesichtspunkten konzipiert: Ziel war es, nicht nur zu zeigen, sondern auch zu überzeugen. Durch die Gegenüberstellung der Neoimpressionisten mit Werken der »Nabis« entstand eine dekorative Verschränkung, die von schon »anerkannten« Bildern von Renoir und Monet gerahmt wurde. Daß sich der stolze Besitzer und Wohnungsinhaber selbst in Szene setzte, kann angenommen werden; der Erfolg war jedoch nicht sicher. Nach einem Besuch bei Kessler im März 1900 (wohlgemerkt zu einem Zeitpunkt, als erst ein kleiner Teil der Sammlung bestand) notierte die badische Teetischchronistin des preußischen Berlin, Baronin Spitzemberg, in ihr Tagebuch: »Er wohnt 28. Köthnerstraße in 4–5 Löchern in einem Hinterhause!! Heute, da es kaum Tag wurde, sah es dort so düster aus, daß all die Kunstschätze, die dort hängen und stehen, absolut nicht zur Geltung gelangten [...].«[34]

Im Unterschied zu anderen Käufern der Neoimpressionisten war der Sammler Kessler nie nur Privatmann – er war immer Repräsentant einer sich selbst auferlegten Mission, nämlich der Fortentwicklung der deutschen Kultur. »Deutsch« jedoch nicht im Sinne eines Chauvinismus, sondern als Teil der Kultur der »guten Europäer«. In zunehmendem Maße versuchte er deshalb, in kulturpolitische Debatten einzugreifen. Seine neue Stellung in Weimar als Direktor des Großherzoglichen Museums für Kunst und Kunstgewerbe gab ihm ab 1903 dazu die Möglichkeit.

3. »Besser einseitig als flau«: Kessler als Stratege und Kulturplaner in Weimar, 1903–1906

Schon das zusammen mit Eberhard von Bodenhausen editierte *Pan*-Heft war der bewußte Versuch, den Neoimpressionismus nicht nur vorzustellen, sondern theoretisch zu untermauern.[35]

33 Ausst.-Kat. *Seurat*, Paris 1991, S. 374.
34 Hildegard Baronin Spitzemberg, Tagebucheintrag 17. März 1900, zitiert nach Ausst.-Kat. *Kessler*, S. 77.
35 S. Anm. 13.

Seine aus der Berliner *Pan*-Zeit stammende Devise »Besser einseitig als flau« suchte er nun praktisch durchzusetzen und sorgte damit im Thüringer Musennest für Furore.[36]

Eine seiner ersten »Amtshandlungen« war die scharfe Entgegnung an den Sekretär der Berliner Akademie der Künste, Wolfgang von Oettingen, der am 25. Februar 1903 im *Tag* abfällig über eine Ausstellung der Neoimpressionisten berichtet hatte. Oettingen hatte im Erfolg des Neoimpressionismus ein Zeichen der »Geschmacksverwirrung« gesehen – mehr noch, den Beweis einer Dekadenz der Kultur: »[...] ich fürchte sehr, daß wir auf dem Wege sind, infolge der wiederholten Ausstellungen und Anpreisungen uns an das Absurde zu gewöhnen und etwas recht bedingt Anzuerkennendes als selbstverständlich anzunehmen, etwas in nervöser Überreizung Ausgesonnenes als unmittelbare künstlerische Eingebung aufzufassen.«[37] Neoimpressionismus: eine schwache Kunst für nervenschwache Menschen?

Sowohl der Vorwurf des ästhetischen Dogmatismus wie auch der der Schwächung trafen Kessler zutiefst. In seinem Pamphlet »Über den Kunstwert des Neo-Impressionismus. Eine Erwiderung« wandte er sich vor allem gegen den Vorwurf der Unnatürlichkeit der neoimpressionistischen Maltechnik, d.h. der optischen Mischung der Farben: »Dass irgend welche Schönheit von der optischen Mischung der Farbentöne abhängt, ergibt sich aus der Ahnenreihe dieses Kunstmittels, die von Tintoretto bis zu Turner und Monet eine der stolzesten der Kunst ist. Diese Schönheiten aber sind, dass sie die Farbe zu schimmerndem Licht erweckt und dass sie das Licht des Bildes zum Lichtschmuck des umgebenden Raumes erweitert.«[38] Nach Kesslers Auffassung ist der Neoimpressionismus die konsequente Weiterentwicklung einer bislang nur auf Intuition beruhenden Maltechnik, die die reinste Wiedergabe der Leuchtkraft der Farben erlaubt: »Das Licht aber und die künstlerische Konzeption, in die es geordnet ist, lässt sich in der Malerei nur auf zwei Arten ausdrücken: durch die relative Helligkeit der Töne im Gemälde untereinander, die sogenannten ›Valeurs‹, und durch jenes optische Mischen von Tönen, das den Lichteffekt nicht durch Relationen bloß suggeriert, sondern durch physiologische Wirkungen im Auge wirklich schafft.«[39] Malerei ist für Kessler also in erster Linie eine Sache der menschlichen Physiologie: Weil der Neoimpressionismus den Reiz am direktesten übermittelt, ist er gegenüber der traditionellen Malerei ein Fortschritt. Warum nur der »Lichtwert« den Farbreiz eines Gemäldes ausmacht, hält Kessler zu erörtern jedoch für müßig. Auch auf die Frage, ob der Neoimpressionismus »dekadent« ist, geht er nicht ein; dabei war gerade dies in seinen Augen ein wichtiger Punkt, auf den wir noch zu sprechen kommen.

Die Vehemenz, mit der Kessler auf Oettingens Kritiken antwortete, erklärt sich auch aus einer strategischen Überlegung: Kessler durfte nicht untätig bleiben, denn seinen Einstand als Weimarer Museumsdirektor widmete er vor allem dem Neoimpressionismus. Das

36 K an Bodenhausen, 9. Januar 1900, *Briefwechsel Bodenhausen–Kessler*, S. 53.
37 Wolfgang von Oettingen, »Über den Kunstwert des Neoimpressionismus« (1903), wiederabgedruckt in Kessler, *Künstler und Nationen*, hg. v. C. Blasberg, G. Schuster, 1988, S. 308 (nachfolgend zitiert *KUN*).
38 K, »Über den Kunstwert des Neo-Impressionismus. Eine Erwiderung« in *KUN*, S. 56/57.
39 *KUN*, S. 57.

Exponatenverzeichnis der am 1. August 1903 eröffneten Ausstellung *Deutsche und französische Impressionisten und Neo-Impressionisten* liest sich wie eine Wunschliste des Privatsammlers Kessler. Ohne die vielfältigen Beziehungen des Direktors hätte sie sich in dieser Form nicht realisieren lassen. Den Grundstock bildete eine von dem neoimpressionistischen Maler Curt Herrmann für die Galerien Cassirer in Berlin und Hamburg organisierte Ausstellung, die von Kessler um einige Exponate vergrößert wurde. Zu finden waren übrigens nur zwei Deutsche: der schon als Organisator erwähnte Curt Herrmann (3 Exponate) sowie der ehemals in Weimar ansässige Paul Baum (1). Massiv vertreten war dagegen Frankreich, wobei man nicht nur Neoimpressionisten, sondern auch viele »Nabis« zählte: Henri Edmond Cross (4), Hippolyte Petitjean (3), Paul Signac (2) und vor allem Maximilien Luce (9) und Theo van Rysselberghe (7).[40] Von den »Nabis« waren zu finden Pierre Bonnard (8), Maurice Denis (4), Charles Guérin (6), Odilon Redon (9), K. X. Roussel (9) und Edouard Vuillard (8).

Auch in den folgenden Jahren blieb Kessler dem Neoimpressionismus treu. 1904 war die Neoimpressionisten-Schau wieder das Ergebnis einer persönlichen Beziehung zu einem privaten Leihgeber, nämlich zu seinem (für das Publikum ungenannt bleiben wollenden) Freund Curt von Mutzenbecher, dem Intendanten des Wiesbadener Theaters. Interessant war dabei das Zusammenwirken von Innenausstattung, den von Henry van de Velde entworfenen Möbeln für Mutzenbechers Wiesbadener Villa, und einer Privatsammlung, die nach den gleichen Kriterien wie diejenige Kesslers zusammengestellt war (übrigens vor allem auf Rat von Henry von de Velde und Kessler). Das Publikum konnte wieder Gemälde von Théo van Rysselberghe, Paul Signac, Henri Edmond Cross, Georges Seurat, Paul Gauguin, Maurice Denis, Paul Cézanne, Pierre Bonnard, Aristide Maillol und Edvard Munch entdecken – also genau jenen Künstlern, denen es auch in Kesslers Wohnungen in Berlin und Weimar begegnet wäre, und zwar ebenfalls in einem Interieur von van de Velde.[41] Am 6. März 1905 öffnete die *Dritte Neo-Impressionisten Ausstellung* ihre Tore, wiederum mit Gemälden von Paul Signac, Théo van Rysselberghe, Henri Edmond Cross, Maximilien Luce und Maurice Denis. Diese Ausstellung hatte eine Bedeutung, die weit über Weimar hinauswies, da sie auf die *3. Deutsche Kuntgewerbeausstellung* in Dresden weiterreiste, diesmal in einem zum Teil atemberaubenden Dekor von van de Velde.[42] Vor allem mit seiner Gestaltung der »Museumshalle« samt den Monumentalbildern Hofmanns hoffte der sich in Weimar etwas isoliert fühlende van de Velde, wieder Fühlung mit einem nationalen Publikum aufnehmen zu können. Die verhalteneren Gemälde der »Nabis« und Neoimpressionisten kamen eher im »Rauchzimmer« zur Geltung. Der Dresdener Kunsthändler Ludwig Wilhelm Gutbier spielte bei der Vermittlung der Ausstellung eine entscheidende Rolle.

40 Theo van Rysselberghe ist zwar gebürtiger Belgier, er lebte und arbeitete jedoch in Paris.

41 Die Ausstellung wurde am 25. November 1904 eröffnet.

42 S. *Die Raumkunst in Dresden 1906*, Berlin o. J. (1906). Für den Hinweis danke ich Thomas Föhl.

Kesslers Strategie war es gewesen, unter dem Schutzschild des Großherzoglichen Museums den Neoimpressionismus auch in weiteren Kreisen einzuführen. Er stieß jedoch größtenteils auf Unverständnis, gelegentlich sogar auf unverhohlene Ablehnung. Als Kessler im Sommer 1906 infolge einer kulturpolitischen Kabale gestürzt wurde, waren die Blütenträume vom »Dritten Weimar« ausgeträumt. Aber nicht nur in Weimar stießen Signac und seine Mitstreiter auf wenig Zustimmung, allgemein erwies sich der Neoimpressionismus strikter Obedienz nicht als der alles hinwegreißende Hauptstrom der Moderne, sondern bestenfalls als ein Seitenarm.

Um 1906 beherrschten ganz andere Tendenzen die Pariser Avantgarde: Gauguin, Cézanne, Picasso, Braque. Nicht nur das Bild, sondern die Idee der Kunst selbst wurde radikal in Frage gestellt. Die »Häßlichkeit« der neuen Kunst stieß Kessler ab – wie fast alle seiner Generation. Bei Ambroise Vollard lernte er zwar Picassos Gemälde kennen; er gibt jedoch Bonnard den Vorzug, dessen »Mangel an Übertreibung« er auch gegenüber Matisse als »wohltuend« empfindet.[43] Warum war für den Kubismus in seiner Welt kein Platz? Das berührt eine Grundfrage an Kesslers Kunstverständnis: Für ihn verband sich mit den von ihm bevorzugten Neoimpressionisten und der Kunst der »Nabis« auch eine Vorstellung von Harmonie – und damit eine Glücksutopie des »Luxe, calme et volupté«, in der die radikale Aufkündigung der klassischen Auffassung vom Kunstwerk einfach unvorstellbar war.

4. »Sinnliche Klassik« und Physiologie der Harmonie

Kessler war ein ausgesprochener Gegner jeder Gedanken-Kunst oder, anders gesagt, ein radikaler Sensualist: d.h. das Kunstwerk wirkt in seinen Augen nur durch seine konkreten physiologischen »Mittel« – Farbe, Form, Material, Rhythmus – und nicht durch den Bezug auf irgendeine »Hinterwelt«.[44] Die Kunsttheorie Nietzsches, für die sich der ästhetische Reiz physiologisch erklärt, war nach seiner Auffassung und im Geiste der szientistischen Jahrhundertwende von der Völkerpsychologie des Bonner Professors Wilhelm Wundt modernisiert worden. Kunst erscheint in der Wundtschen Psychophysiologie als Ausdruck eines ursprünglichen »Formtriebs« der menschlichen Natur. Ausgehend von einfachsten Ornamenten, wie man sie in der Vorzeit oder bei Primitiven findet, erreicht Kunst – so Wundt – mit der Verfeinerung der menschlichen Lebens- und Erlebensformen einen Komplexitätsgrad, der die primitiven Quellen so überformt, daß eine direkte Ableitung des Kunstwerks aus dem »Formtrieb« nicht mehr möglich ist. Trotzdem gibt es alle Kulturepochen übergreifende Gesetze, die sich aus den anthropologischen Konstanten des Menschen ergeben.[45] Dieser Szientismus trifft sich mit der Überzeugung der Neoimpressionisten, vor allem Seurats und Signacs, in den Farbenlehren von Rood, Chevreul und Henry die Grundlage gefunden zu haben, die es ihnen erlauben würde, letzte unwandelbare Gesetze der Kunst aufzudecken.

43 K, TB 8. Februar 1908, 26. Oktober 1908, DL/M. Für den Hinweis danke ich Sabine Walter.

44 S. Gerhard Neumann, »Kessler als Diarist«, in G. Neumann, G. Schnitzler (Hg.), *Harry Graf Kessler*, Freiburg 1996.

45 Wilhelm Wundt, *Grundzüge der physiologischen Psychologie*, Leipzig 1874; *Völkerpsychologie. Eine Untersuchung der Entwicklungsgesetze von Sprache, Mythen und Sitten*, Leipzig 1900; s. auch Hermann Drüe, »Die psychologische Ästhetik im Deutschen Kaiserreich«, in S. Waetzold, E. Mai (Hg.), *Ideengeschichte und Kunstwissenschaft im Kaiserreich*, Berlin 1983, S. 71–98.

46 Das »Manifest des Symbolismus« wurde von Moréas am 18. Sept. 1886 im *Figaro Littéraire* veröffentlicht. Die Neoimpressionisten gehörten zu den gleichen Zirkeln, versammelten sich um die gleichen Zeitschriften, z.B. die *Revue Indépendante*, die 1888 Seurat, Signac, Luce und Pissarro zu ihren Beitragenden zählte, zusammen mit den Kritikern Fénéon, Christophe und Henry.

47 »La démonstration, jusqu'ici refusée par la science, d'une connexion de tous les sens, nous l'avons enfin.« Félix Fénéon, zitiert von F. Cachin, *De Delacroix* ..., S. 16.

48 F. Cachin, *De Delacroix*..., S. 15.

49 K, »Kunst und Religion. Die Kunst und die religiöse Menge«, in *Pan*, V, 3 (1899), S. 163–76, wiederaufgenommen in *KUN*, S. 9–47.

50 Zum Neu-Gräzismus der Nietzsche-Jünger s. Hubert Cancik, »Der Nietzsche-Kult in Weimar. Ein Beitrag zur Religionsgeschichte der wilhelminischen Ära«, in *Nietzsche-Studien*, 16, 1987, S. 405–429.

51 S. A. Kostka, *Un nietzschéen à l'époque de Guillaume II: le comte Harry Kessler et le problème de la modernisation de la culture allemande, 1895–1918*, Strasbourg 1993 (Dissertation, MS).

52 S. Walter, »Graf Kessler, Maillol und Hofmannsthal in Griechenland«, in *Katalog Maillol*, S. 148.

53 »[...] la simplicité et la majesté du grand art antique«. G.

Ein romantischer und religiöser Mystizismus – wie man ihn in Frankreich bei den Symbolisten und in Deutschland um den George-Kreis fand – sollte so auf »wissenschaftliche« Füße gestellt werden.[46] So meinte Félix Fénéon, zu diesem Zeitpunkt der führende Theoretiker der *Revue blanche*, in einer Buchbesprechung der *Wissenschaftlichen Ästhetik* von Charles Henry: »Wir haben jetzt endlich den Beweis gefunden, daß alle Sinne untereinander verbunden sind, den uns die Wissenschaft bis jetzt verweigert hat.«[47] Françoise Cachin stellt fest, daß in den wenigen von Seurat überlieferten Texten ein zugleich wissenschaftlicher und esoterischer Ton herrscht, wobei zwei Leitbegriffe bestimmend sind: »Rhythmus« und »Harmonie«.[48]

Es ist kaum ein Zufall, daß auch für Kessler »Rhythmus« und »Harmonie« die letzten Kategorien des menschlichen Kunstempfindens und -schaffens sind. In seinem Aufsatz »Kunst und Religion«, der 1899 im *Pan* erschien, entwickelte er ein sensualistisches Kunstverständnis, das Änderungen der Kunststile auf Revolutionen der Sensibilität zurückführt.[49] Jede große Kunstepoche besitze, so Kessler, ein anderes Verhältnis von Rhythmus und Harmonie, welches sich vor allem aus dem religiösen Empfinden erkläre. Der absolute Höhepunkt der Kunst war für Kessler die frühe griechische Klassik. Er suchte nach nichts Geringerem als nach einer Renaissance des Griechentums – genauso wie Henry van de Velde.[50] Mit einem wichtigen Unterschied zur Antike: Wo die griechische Klassik um Idealformen eines vergeistigten Menschlichen rang, ging es Kessler um Urformen einer gemeisterten Sinnlichkeit – »Sinnlichkeit« jedoch keineswegs als Reduktion auf eine epikureische Lust-/ Unlustphilosophie, sondern im nietzscheschen Sinne der »großen Vernunft« (dem Körper) in ihrem gesunden Verhältnis zur »kleinen Vernunft« (dem Geist). Dies war der Grundgedanke des »Neuen Weimar« und der gemeinsame Nenner der von ihm verehrten Künstler, vor allem von Maillol und van de Velde.[51] Die im Besitz Kesslers befindliche Statue »Méditerranée« von Maillol verkörperte vielleicht auf überzeugendste Weise diese gelassene Sinnlichkeit, die – ohne direkten Bezug – den Geist des klassischen Griechentums wiederfindet.[52] Der Kunstkritiker Gustave Kahn fand gerade diese klassischen Qualitäten, »die Einfachheit und die Majestät der großen antiken Kunst«, in der Malerei Seurats, und zwar in »La Parade«, und ... in Kesslers »Poseuses«.[53] Auch für Félix Fénéon standen Seurats Gemälde »im Geist der griechischen Statuen«.[54]

Seinem Tagebuch vertraut Kessler die Hoffnung auf einen neuen Klassizismus an, der das Ideal der »Ordnung« und der »Klarheit« verwirklicht – durch Harmonie: »Rhythmus ist Ordnung des Gefühls*verlaufs*. [...] Harmonie ist *Auswahl* der Gefühle, die sie hervorrufen, so daß die *Mischung* der Gefühle, die sie hervorrufen, ein klares Gesamtgefühl wird. [...] Das Ziel ist in beiden Fällen dasselbe: die *Klarheit* des Gefühlsprozesses.« Die Auflösung der Realität in Farbpunkte durch die neoimpressionistische Malweise ist für Kessler kein Hindernis, solange die ästhetische Einheit des Gemäldes gewahrt bleibt.[55] Auch in seinem Bildband *Impressionisten. Die Begründer der modernen Malerei in ihren Hauptwerken* plädierte Kessler 1908 für eine moderne Klassik, die sich nicht auf historische Vorbilder bezieht, sondern auf Konstanten der menschlichen Physiologie, d.h. auf »*Prinzipien*, die nicht bloß individuell sind, sondern *allgemeine Gültigkeit beanspruchen.*«[56] Wie keine andere Kunstform schien der Neoimpressionismus diese Forderung einzulösen, durch seine fast archaische Klarheit der Formen, durch die Forderung an den Betrachter, sich quasi physiologisch in das Bild zu projizieren, um es, über die optische Mischung, wieder zu einer Ordnung zusammensetzen zu können.

Für den Nietzscheaner Kessler sollte Kunst, auf ganz konkrete Weise, die Kraft verleihen, die Dekadenz und die Nervosität durch die Rückführung der menschlichen Psyche auf harmonische Grundformen zu bekämpfen.[57] Wie van de Velde behauptete, »Kraftlinien« zu zeichnen, so betrachtete Kessler die in archaischen Formen gebundene Farbenpracht der Neoimpressionisten als Energiepartikel, die den Betrachter energetisch aufladen können.[58] Die Auflösung der Bildfläche durch den Neoimpressionismus entspricht der Auflösung der menschlichen Psyche, die, wie in der Psychologie Wundts, immer wieder neu zusammengesetzt werden muß. Die divisionistischen Bilder heilen, wie Amfortas Lanze, die Spaltung des modernen Ich, über das Leiden, das es schuf. Wie das Sujet der Neoimpressionisten im Blick des Betrachters feste Konturen annimmt, so festigt sich auch der nervöse Betrachter vor dem Kunstwerk. Die Seele des Betrachters sollte solcherart selbst zu einen »Kunstwerk« werden, wie Kessler schon 1895 in einer Rezension des symbolistischen Dichters Henri de Régnier gefordert hatte, d.h. die gleichen Qualitäten der Ausgeglichenheit, der Versöhnung der Gegensätze in sich selbst finden, die die Klassik kennzeichnen.[59] So sollte sich Seurats Traum der Harmonie als einer »analogie des contraires« erfüllen. Auch an Nietzsche fühlt man sich unweigerlich erinnert, an eine biomorphe Dialektik, in welcher der sich wie Dionysos Zagreus zerrissen fühlende Betrachter zu einer apollinischen Ganzheit zurückfindet.

Für Kessler war die neoimpressionistische Malerei Teil einer stärkenden Lebenskultur: deswegen ihre fast obligate Einbeziehung in die als Kraftfelder konzipierten Interieurs von Henry van de Velde. Dem heutigen Betrachter stellt sich dieses Streben jedoch als sehr ambivalent dar.[60] Diese Lebenskultur bedeutet sakrale Beruhigung, aber auch Rückzug vom direkten »männlichen« Leben auf eine stille, »feminine« Innenwelt: Kultur – oder ganz einfach Kur? Ohne kraß zu verzerren, kann man feststellen, daß viele Künstler im Umfeld Kesslers wie er selbst »Leidende« waren und aus diesem Gefühl heraus schöpferisch wurden: Hofmannsthal, Rilke, van de Velde. Sein bester Freund, Bodenhausen, zwang sich mit

Kahn, »Peinture: La Peinture des Indépendants«, in *Revue Indépendante*, 7, 18. April 1888.

54 F. Fénéon, *L'Art Moderne*, 10. Juli 1887, in F. F., *Œuvres plus que complètes*, hg. v. J. Halperin, Paris, Genf 1970, Bd. I, S. 81.

55 »Ein Vorteil der gegenständlichen im Gegensatz zur ›abstrakten‹ (d.h. bloß rhythmischen) Dekoration, dass das Auge die Linien *sofort zusammenfaßt*, den Rhythmus daher schneller und sicherer fühlt, der ›Gegenstand‹ ist ein dem Auge millionenfach eingeübter Führer; kein Kunstinstinkt ist nötig, [...] um die richtigen Linienverbindungen zusammenzufassen. Daher, nicht aus dem ›Inhalt‹, die stärkere Wirkung des Gegenständlichen auf die Meisten.« K, TB, 4.6.1901, DL/M.

56 K, »Impressionisten. Die Begründer der modernen Malerei in ihren Hauptwerken« (1908), in *Gesammelte Schriften*, II, S. 140. Die ursprüngliche Ausgabe erschien 1908 als Monumentalmappe mit zahlreichen Bildreproduktionen bei Bruckmann, München. Die Bildauswahl, deren Schwerpunkt auf Corot und den Barbizonisten lag, konnte niemanden durch besondere Modernität erschrecken – und blieb auf jedem Fall hinter Meier-Graefes 1904 erschienener *Entwicklungsgeschichte* zurück.

57 Zum Themenkreis Nervosität / Dekadenz s. vor allem J. Le Rider, *Modernité viennoise et crises de l'identité*, Paris 1990, insbes. Kap. 2.

Selbstdisziplin durch ein von ihm gehaßtes Berufsleben und antwortete mit Gedächtnisschwund und extremen Kopfschmerzen auf die seelische Belastung. Bei dem »etwas zu impetuosen Kessler« folgten auf Phasen der Hyperaktivität nervliche Abstürze, die ihn zu wochen-, manchmal monatelanger Untätigkeit verdammten und bis zur momentanen Auflösung seiner Persönlichkeit führten.[61] Sein einsamer Tod wurde durch ein chronisches psychosomatisches Magenleiden verursacht. Unter solchen Umständen ist es kaum verwunderlich, daß er sich von Kunst »stärken« lassen wollte; sowohl seine Bildersammlung wie die gesamte Wohnungseinrichtung beeindruckten durch eine statische Ruhe, die Bodenhausen zu dem Ausspruch veranlaßte, dies sei das Interieur für jemanden, der niemals einen Denkfehler begeht. Hinterfrage man doch einmal das aus der Beziehung von Möbeln und neoimpressionistischen Bildern entstandene harmonische Gesamtkunstwerk nach seiner Wirkung. Wenn das Bonmot der Brüder Goncourt zutrifft, welches besagt, daß das Allerpersönlichste eines Schriftstellers, nämlich seine Möbel, viel mehr über seine allgemeinen Ideen aussage als seine gesammelten Werke, so gilt dies wohl erst recht von Kessler und seiner Beziehung zur Kunst.

Nach seiner Hinwendung zu den »Fauves« sagte Matisse, bei den Neoimpressionisten habe er sich gefühlt wie im etwas zu gut aufgeräumten Zimmer einer unverheirateten Tante. Das gilt, mit Verlaub, nicht nur für Kesslers Wohnung, sondern auch für seine Kunstauffassung. In seiner ausschließlich »klassischen« Lektüre Nietzsches herrschte unangefochten der formgebende Griechengott Apoll; der Unruhe stiftende Asiate Dionysos wurde dagegen bis zur Unkenntlichkeit in Maurice Denis' Schäferidyllen verharmlost. Kessler spiegelt, in einer vielleicht hyperbolischen Form, das Dilemma, das eine Weiterentwicklung des Neoimpressionismus verhinderte: Er negierte das Häßliche, das Chaos, und deshalb blieb er so steril wie Adam und Eva im Paradies. Picasso und Matisse setzten hier das Messer an; ihr Mut zur Häßlichkeit – man denke nur an die Tiergesichter der »Demoiselles d'Avignon« oder an das giftige Grün in den Frauenportraits von Matisse – setzte die dionysische Energie in einem zuvor nie für möglich gehaltenen Maße frei. Deshalb war für sie in Kesslers Wohnung kein rechter Platz, und deswegen kam dieser immer auf die Zeichen des Neuen wartende Mäzen letztlich um eine Moderne zu spät.

58 Zu den »Kraftlinien« van de Veldes s. *Les Fondements du Style Moderne*, Brüssel 1933.

59 »[...] der Künstler [soll] *eine Seele zum Kunstwerk formen*«. K, »Henri de Régnier«, in *Pan*, I, 4 (Oktober 1895), S. 247.

60 A. Kostka, »The ›New Man‹ at the time of William II., Kessler and Nietzsche«, in I. Wohlfarth, A. Kostka (Hg.), *Nietzsche and an »architecture of our minds«*, Los Angeles, wird voraussichtlich 1998 erscheinen.

61 Der Rhythmus des Briefwechsels mit Hugo von Hofmannsthal erlaubt eher, die Schwankungen seines nervlichen Zustands zu verfolgen, als das Tagebuch, in dem sich der Schreiber einer strengen Selbstdisziplin unterwirft. *Hugo von Hofmannsthal / Harry Graf Kessler, Briefwechsel*, hg. v. H. Burger, Frankfurt 1968.

Der Autor dankt für vielfältige Unterstützung Thomas Föhl (Weimar), Sabine Walter (Tübingen) und dem Kessler-Editionsteam am Deutschen Literaturarchiv, Marbach, sowie all jenen, die mit Rat, Tat und Warnungen an der Entstehung mitgewirkt haben.

»Wenn ich Maler wäre, würde ich sicher Neoimpressionist sein.«
(Julius Meier-Graefe)[1]

Andrea Witte

Signacs Rezeption in Deutschland bis 1906

Paul Signac ist als Künstler und als Theoretiker für die Entstehung des Expressionismus von bislang weit unterschätzter Bedeutung. Dabei kann man eine weitreichende Rezeption Signacs in Deutschland zwischen 1898 und 1910 auf mehreren Ebenen nachvollziehen: Seine Publikationen wurden in Zeitschriften von Künstlern wie Kunstkritikern gleichermaßen diskutiert, seine Werke waren in zahlreichen Ausstellungen vertreten und Sammlern, Galeristen, Händlern und Museumsleuten präsent.

Die Diskussion der französischen Kunst in Deutschland, insbesondere ihre Beurteilung war in dieser Zeit stark von der deutschen Politik beeinflußt. Gerne zitierte man die französische Kunst verächtlich als Beispiel für moderne ausländische Kunst, um die deutsche gegen sie abzuheben. Allerdings waren die Vorstellungen größtenteils recht vage, und der Blick durch Klischees verstellt. Während man dem Impressionismus noch positive Seiten abgewinnen konnte,[2] wurde der Neoimpressionismus scharf kritisiert. So erschien die *Geschichte der modernen Kunst* von Adolf Rosenberg 1894 in der zweiten Auflage mit einem zusätzlichen Kapitel über die Malerei von 1884 bis 1893, worin er den »Pointillismus« als eine »Abart der Malerei« verunglimpfte und die Technik als bloßes »Nebeneinandersetzen von farbigen Tupfen« degradierte.[3] Gleichzeitig schrieb der Kunsthistoriker Richard Muther im letzten Band seiner dreibändigen *Geschichte der Malerei im XIX. Jahrhundert*, daß er den Zielen Georges Seurats und dem pointillistischen Verfahren nicht mehr folgen wolle, da sich Kunst nicht mit Wissenschaft verquicken lasse.[4]

Doch in der zweiten Hälfte der neunziger Jahre mehrte sich die Anzahl einflußreicher Kritiker und Sammler mit einer positiven Einstellung zur neoimpressionistischen Bewegung. Der deutsche Kunstkritiker Julius Meier-Graefe war unterwegs, um für die Kunstzeitschrift *Pan*[5] Material zu sammeln.[6] Er besuchte Henry van de Velde 1895 in Uccle und kam durch ihn über das Kunstgewerbe mit dem Neoimpressionismus in Berührung.[7] Meier-Graefe lud van de Velde nicht nur nach Paris

1 Julius Meier-Graefe, *Der moderne Impressionismus,* in der Reihe *Die Kunst*, hg v. Richard Muther, Bd. II, Berlin 1903, wiederabgedruckt in Julius Meier-Graefe, *Das Fest der Farben,* Berlin, 2. Aufl. 1988, S. 284.

2 Richard Muther, *Geschichte der Malerei im XIX. Jahrhundert*, Bd. I und II München 1893, Bd. III. München 1894. Manet und den Impressionisten sei es gelungen, »das bereits durch Runge formulierte, spezifische Problem der Kunst des Jahrhunderts, ›Licht und Farbe und bewegendes Leben‹, konsequent studiert und gelöst zu haben.« Hier Bd. II, S. 9.

3 Adolf Rosenberg, *Geschichte der modernen Kunst. Geschichte der französischen Kunst von 1798 bis zur Gegenwart*, Leipzig 1884, 2. erweiterte Auflage 1894 mit dem zusätzlichen Kapitel »Die Malerei von 1884–1893«, Bd. I., S. 489–498, S. 494.

4 Muther, a.a.O., Bd. III., S. 43–44.

5 Am 19.6.1894 war die Genossenschaft »Pan« gegrün-

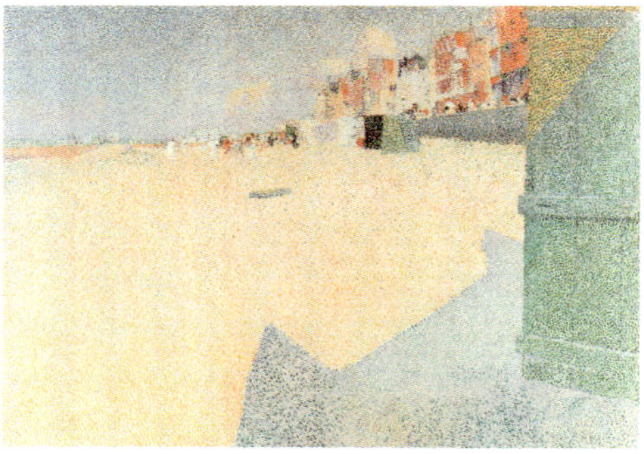

Abb. 1
Henry van de Velde, »Der Strand von Blankenberghe«, *1888, Öl auf Leinwand, 60 x 85 cm, Kunsthaus Zürich*

det worden, eine Vereinigung von Künstlern, Schriftstellern und Kunstfreunden. Neben der Herausgabe der Zeitschrift *Pan* planten sie auch private Kunstausstellungen, Theateraufführungen und einen Buchverlag. Ihr Vorsitzender war Eberhard von Bodenhausen.

6 Catherine Krahmer, »Über die Anfänge des Neuen Stils. Henry van de Velde – Siegfried Bing – Julius Meier-Graefe, in *Henry van de Velde. Ein europäischer Künstler seiner Zeit*, hg. v. Klaus-Jürgen Sembach und Birgit Schulte, Hagen 1992, S. 148–168, S. 149.

7 Die Verbindung zwischen Kunst und Kunstgewerbe gerade hinsichtlich der Farbe ist im Kontext der Zeit zu betrachten. Vgl. hierzu Wilhelm von Bezold, *Die Farbenlehre im Hinblick auf Kunst und Kunstgewerbe*, Braunschweig 1874; Ogden N. Rood, *Die moderne Farbenlehre mit Hinweisung auf ihre Benutzungen in Male-*

ein und übertrug ihm 1897 die Gestaltung seines Pariser Büros, sondern stellte ebenso Kontakte zwischen ihm und Curt Herrmann, Eberhard von Bodenhausen, Harry Graf Kessler, Friedrich Deneken, Karl Scheffler und Karl Ernst Osthaus her.

Der Belgier van de Velde hatte bis 1890 Gemälde in streng pointillistischer Art ausgeführt (Abb. 1). Aufgrund einer Empfehlung Meier-Graefes besuchte Eberhard von Bodenhausen am 13. Mai 1897 Henry van de Velde, der den Auftrag bekam, auch seine Wohnung in Berlin einzurichten. Anschließend fuhr van de Velde zusammen mit dem Bildhauer Constantin Meunier nach Berlin, wo dieser in der Kunsthandlung Keller & Reiner ausstellte. Dort traf van de Velde am 1. November zum ersten Mal Harry Graf Kessler, durch Vermittlung von Eberhard von Bodenhausen. Dieser war wiederum bestens mit dem Berliner Maler Curt Herrmann bekannt, der 1896 ein Portrait von ihm angefertigt hatte. Gerade im Hinblick auf den Neoimpressionismus waren die künstlerischen Beziehungen zwischen *Curt Herrmann* und von de Velde sehr eng. Bereits 1895 hatte Curt Herrmann notiert: »Wenn man nun an Hand meiner Bekenntnisse meine Bilder betrachtet und prüft, so glaube ich, wird man finden, daß alle darin enthaltenen Faktoren darauf zielen, malerische Harmonien zu verkörpern. [...] Ein Hymnus auf das Licht, wie es sich ergießt auf schöne Formen und Farben, wie es alle Härten löst, Farben und Formen verschmilzt, das Leben verklärt, dem Ganzen Bewegung, Schönheit und Harmonie verleiht.«[8] 1897 führte Herrmanns Hochzeitsreise nach Paris und Brüssel, wo er mehrmals mit Henry van de Velde zusammenkam. Van de Velde richtete Herrmanns Wohnung in Berlin ein und brachte ihn mit dem Neoimpressionismus in Berührung; durch ihn lernte er Signac, Edmond Cross und Maximilien Luce kennen. Der Aufenthalt in Paris, seine Beteili-

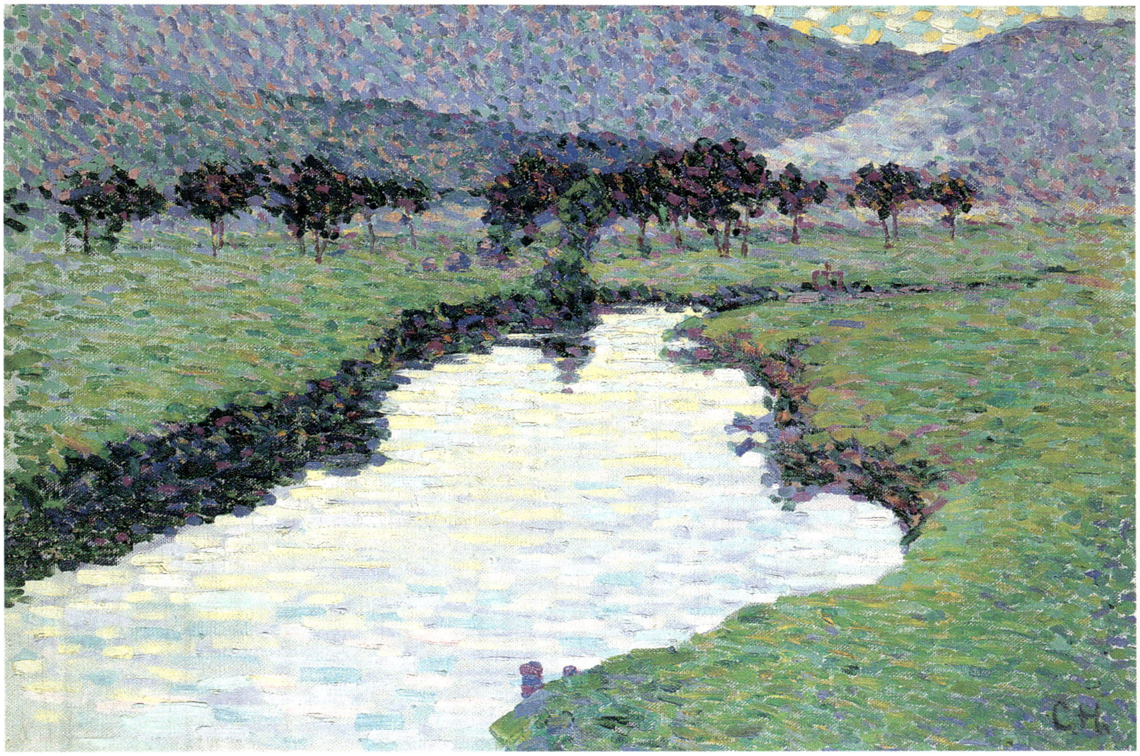

7. Curt Herrmann,
»Flußlandschaft bei Pretzfeld«, *um 1900*
Öl auf Leinwand, 47,5 x 68,5 cm
bez. u. re.: »C. H.«
Privatbesitz

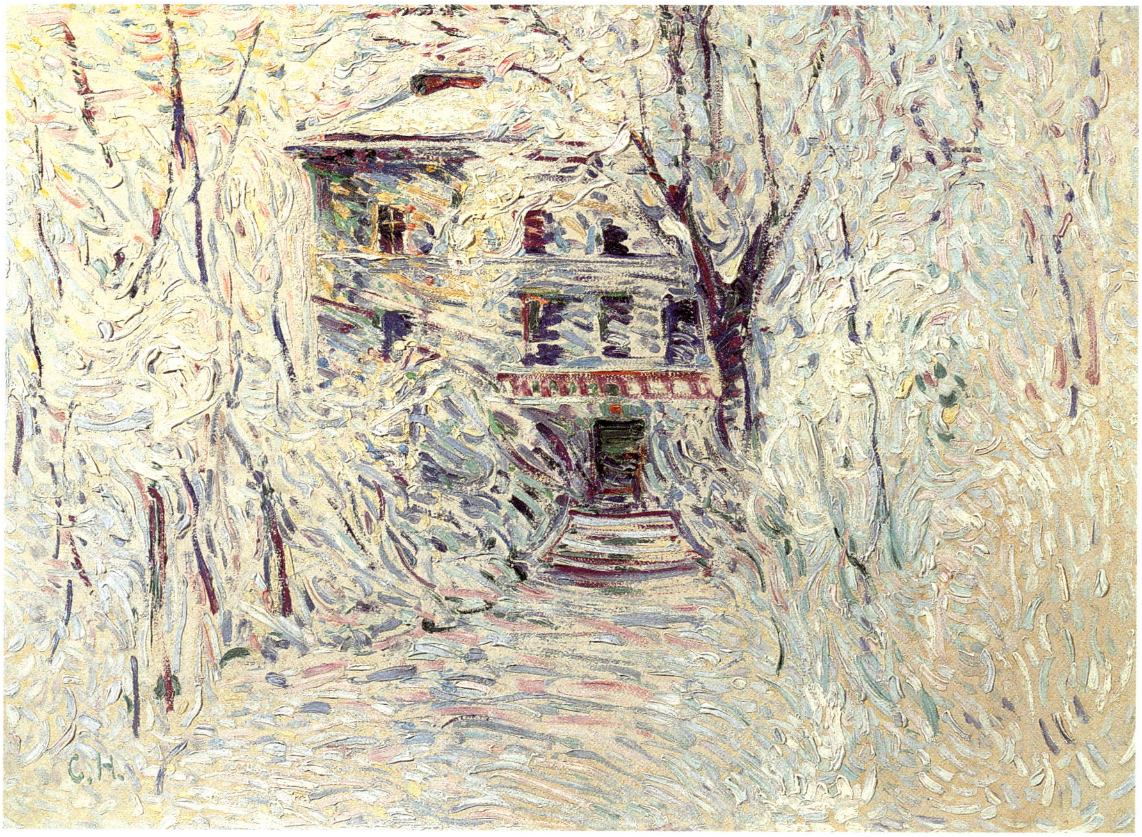

74 ***Curt Herrmann,***
***»Villa im winterlichen Park«**, um 1908*
Öl auf Pappe, 46,8 x 62,3 cm
bez. u. li.: »C. H.«; rückseitig bez.: »Villa Gwinner«
Privatbesitz

gung an der *Libre Esthétique* und die enge Freundschaft mit van de Velde lassen bereits 1897/98 eine vertiefte Auseinandersetzung mit den neuesten Strömungen der französischen Kunst erkennen. Herrmann begann, französische Kunst zu sammeln, und freundete sich mit den Kunstkritikern Julius Meier-Graefe, Hans Rosenhagen und dem Redakteur der Zeitschrift *Pan*, Cäsar Flaischlen, an. Zu dem Umkreis der Zeitschrift *Pan* gehörten außerdem Harry Graf Kessler, der die Zeitung finanzierte,[9] und Eberhard von Bodenhausen. Ihnen war das Interesse an den fortschrittlichen Kräften innerhalb der französischen Kunst gemein.

Der Maler *Paul Baum* hatte sich als einer der ersten der neoimpressionistischen Malerei zugewandt. 1897 erkannte er vor den Bildern Signacs die pointillistische Methode als für sich wertvoll und wandte sich um 1900 endgültig dieser Kunst zu. Er übernahm die Farbenskala seiner Vorbilder mit ihrer Helligkeit und Leuchtkraft der Farben (vgl. Kat.Nr. 75). In seinem Nachlaß fand man später eine Abschrift von Ausführungen über Art und Methode des Pointillismus.

Neben Paul Baum und Curt Herrmann führten die Rezeptionsstränge über das Kunstgewerbe und insbesondere über Henry van de Velde nach Dresden. Der Museumsdirekter Woldemar von Seydlitz hatte in Paris die Ausstellung van de Veldes bei Bing gesehen und plante, 1897 in Dresden auf der *Internationalen Kunstausstellung* ebenfalls Kunstgewerbe zu zeigen. In der 1898 gegründeten Zeitschrift *Dekorative Kunst* trug Meier-Grafe dazu bei, Henry van de Veldes neue Ideen zu verbreiten, und hob die »mit größtem Geschmack gewählte Koloristik« hervor.[10] Van de Velde war aber auch durch seine theoretischen Schriften für die Verbreitung des Neoimpressionismus von Bedeutung, wie folgende Äußerung zeigt: »[...] ebenso wie die Farben haben auch die Linien ihre ergänzenden Werte. Eine Linie verlangt ebenso die bestimmte Richtung einer anderen, wie das Violett nach Orange, das Rot nach Grün etc. verlangt. [...] Drei Regeln leiten mich augenblicklich: noch sind sie empirisch, aber diese Empirie ist eine so sichere wie die, welche die wunderbaren Entdeckungen der Gesetze über die Farbe zur Folge hatten und von den Versuchen des Malers Delacroix ausgehend zu den gesetzmäßigen Feststellungen von Chevreul, Helmholtz und O. N. Rood führte.«[11] Diese hier nur kurz aufgeführten Fakten beweisen die indirekte Vermittlung neoimpressionistischer Ideen über das Kunstgewerbe. Van de Velde verdankte Kessler seine Anstellung in Weimar; Curt Herrmann konnte auf van de Veldes Theorien aufbauen. Für van de Velde folgten zahlreiche Aufträge in Deutschland, u.a. von der Galerie Paul und Bruno Cassirer in Berlin 1898 und von Carl Ernst Osthaus für die Vollendung des Museums Folkwang in Hagen.

Bezüglich Signac übernahm Graf Kessler die »wirksame Organisation für die Durchsetzung des Neoimpressionismus in Deutschland«.[12] Harry Graf Kessler, Redaktionsmitglied des *Pan*,

rei und Kunstgewerbe, Leipzig 1880; E. Brücke, *Die Physiologie der Farben für die Zwecke der Kunstgewerbe*, Leipzig 1887 (1. Auflage 1866).

8 Curt Herrmann, »Im Künstlerland«, in *Curt Herrmann, 1854–1929*, Ausst.-Kat. Kassel 1971, S. 25–26.

9 S. hierzu *Paris-Berlin 1900–1933. Übereinstimmungen und Gegensätze Frankreich–Deutschland*, Ausst.-Kat. München 1979, S. 450.

10 *Dekorative Kunst*, 1. Jg. 1898, S. 199–206.

11 Michael F. Zimmermann, »Die Utopie einer wissenschaftlichen, sozialen Kunst. Zur Theorie des Neo-Impressionismus und ihrer Aufnahme in Deutschland«, in *Curt Herrmann, 1854–1929. Ein Maler der Moderne in Berlin*, hg. v. Rolf Bothe, Ausst.-Kat. Berlin-Museum 1989, S. 264–283, S. 273.

12 Zu Kesslers Engagement als Sammler für den Neoimpressionismus s. Beatrice von Bismarck, »Harry Graf Kessler und die französische Kunst um die Jahrhundertwende«, in *Zeitschrift des deutschen Vereins für Kunstwissenschaft*, Jg. 42, 1988, H. 3 (Sammler der frühen Moderne in Berlin), S. 47–62.

setzte sich nicht nur für das Erscheinen von Signacs Aufsatz über den Neoimpressionismus in der von ihm finanzierten Zeitschrift ein, sondern sorgte ebenso dafür, daß Signacs Werke in der Berliner Galerie Keller & Reiner 1898 ausgestellt werden konnten.[13] Kessler schrieb seinem Freund Eberhard von Bodenhausen, dem Vorsitzenden der Genossenschaft »Pan«, zum Jahreswechsel 1897/98: »Ich habe hier für den Pan etwas sehr Interessantes angebahnt; eine ganze Sache von und über die Neo-Impressionisten, auf die dann bald eine Gesamtausstellung bei [...] Keller folgen kann; herrliche Sachen; jedenfalls das Interessanteste und Zukunftsreichste, was Frankreich jetzt zu bieten hat, und selbst in Paris so gut wie unbekannt. Also um gleich Namen zu nennen: Der Stammvater ist Seurat, der vor einigen Jahren jung gestorben ist, aber Sachen hinterlassen hat (fast Alles in Privatbesitz), die zu den Meisterwerken des Jahrhunderts zählen. Dann die noch Lebenden: Luce, Signac, Petitjean und Crosse [Cross]. Von diesen habe ich die drei Erstgenannten in ihren Ateliers aufgesucht, [...] Signac ist vor allem lichttoll und erreicht eine Gewalt der Helligkeit, im Vergleich zu der selbst Manet dunkel erscheint [...].«[14] Durch Lithographien von Signac sei er auf sie aufmerksam geworden, und Signac habe ihm den Schriftsteller Fénéon genannt, der für die Ausstellung einen »vernünftigen« Artikel schreiben könne. Auch er selbst würde mit einem Aufsatz beitragen, um nachzuweisen, »daß die neo-impressionistischen Theorien von Turner, Constable, Delacroix und Ruskin schon vorgeahnt resp. versucht worden« seien.[15] Signac wiederum berichtete, daß er von Graf Kessler um eine Lithographie für den *Pan* gebeten worden sei. »Il paraît connaisseur délicat et amoureux de couleur et de lumière.« Signac erwähnte zeitgleich den Vorschlag für eine Neoimpressionisten-Ausstellung in Berlin und hegte Hoffnungen für deren positive Aufnahme in Deutschland.

Nach Kesslers Besuch am 28. Dezember 1897 bei Signac übergab dieser ihm zwei Tage später nicht nur Auszüge seines Manuskripts, sondern vermittelte ihm darüber hinaus den Ankauf von Seurats Bild »Les Poseuses« (Abb. 2) für seine Berliner Wohnung.[16] Am 25. Mai 1898 reagierte Kessler auf die Auszüge von Signacs »bewundernswertem« Manuskript mit der Absicht, diese ins Deutsche übersetzen lassen zu wollen. Gleichzeitig kritisierte Kessler aufgrund des schwachen Drucks die verlorengegangene Tiefenwirkung von Signacs Lithographie »Abend« (Kat.Nr. 41) im *Pan*-Heft. Es sei noch einmal in Erinnerung gerufen, daß im Jahr 1897 auch der Briefwechsel mit dem Künstler Curt Herrmann eingesetzt hatte, der bald danach seine divisionistischen Bilder malte und sich für die Verbreitung der Ideen Signacs einsetzte.

Eine wichtige Rolle für die künstlerische Rezeption Signacs in Deutschland spielten seine Schriften. Als Felix Fénéon Signacs Manuskript *D'Eugène Delacroix au néo-impressionnisme* gelesen hatte, das 1899 als Buch publiziert wurde, schlug er bezeichnenderweise

13 Zur Stellung Harry Graf Kesslers im *Pan* s. Michael F. Zimmermann, »Die Utopie einer wissenschaftlichen, sozialen Kunst. Zur Theorie des Neo-Impressionismus und ihrer Aufnahme in Deutschland«, a.a.O., S. 264–283, S. 277 und Anm. 65.
14 Ebd., S. 277/78.
15 Ebd. S. 278.
16 Rolf Bothe (Hg.), »Der Sammler französischer Kunst«, in *Curt Herrmann, 1854–1929. Ein Maler der Moderne in Berlin*, Berlin 1989, S. 71–101, S. 78.

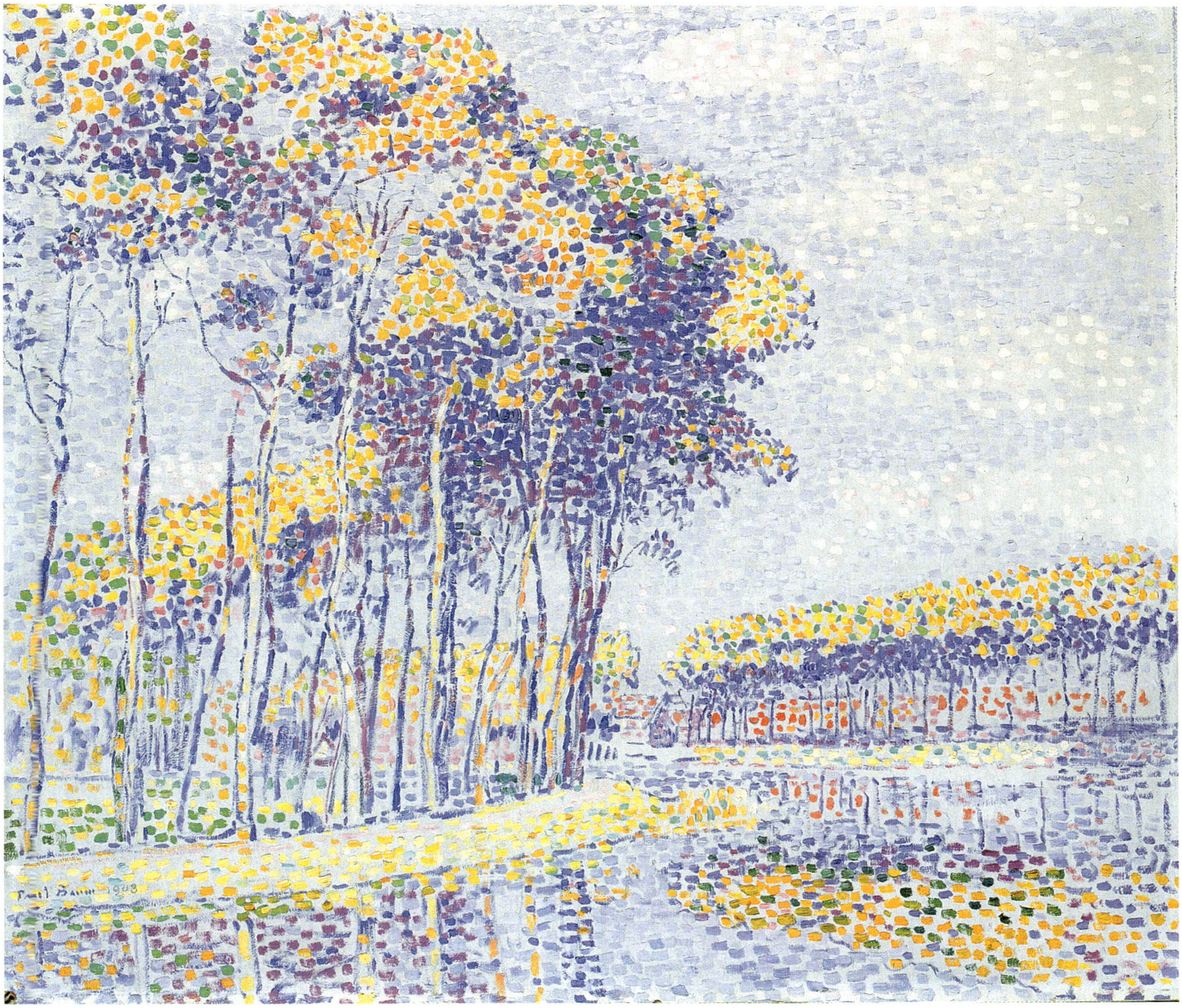

7[illegible] Paul Baum,
***»Kanalbiegung mit hoher Uferallee in heller Spätherbstsonne, Häuser in der Ferne«**, 1903*
Öl auf Leinwand, 70 x 79,8 cm
bez. u. li.: »Paul Baum« (in blauer Farbe); »1903« (in Bleistift)
Wvz. Hitzeroth Nr. N 6 v
Universitätsmuseum für Kunst und Kulturgeschichte, Marburg

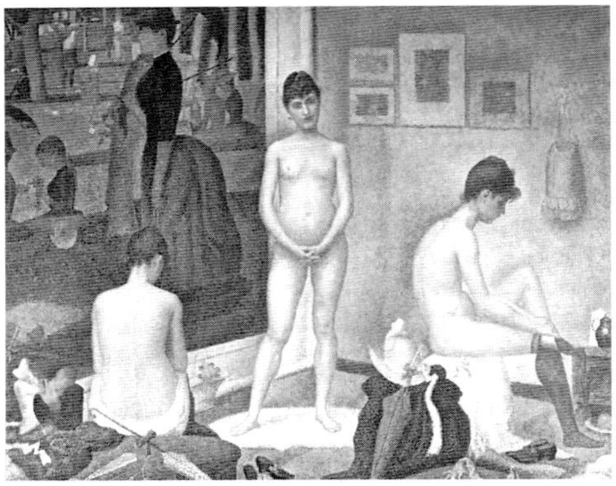

Abb. 2
Georges Seurat,
»Les Poseuses«, *1886–1888,*
Öl auf Leinwand,
207,6 x 308 cm,
Barnes Foundation, Merion,
Pennsylvania

den Titel »Farbe im Neo-Impressionismus« vor, weil er glaubte, darin läge die essentielle Botschaft. Dies ist durchaus begründet. Bereits in der Einleitung bezeichnet Signac die Neoimpressionisten als diejenigen Maler, »welche seit etwa zwöf Jahren die Technik der prismatischen Farbzerlegung aufgestellt und entwickelt« haben, »wonach die Mischung der einzelnen Farben und Farbengrade im Gegensatz zu den bisherigen Malweisen nicht auf der Palette, sondern durch das Auge des Beschauers selbst vollzogen werden soll. Ihre grosse Ehrfurcht vor den ewigen Gesetzen der Kunst: Rhythmus, Gleichmass und Contrast, ihre Sehnsucht und ihr Streben nach grösstmöglicher Leuchtkraft, Farbigkeit und Harmonie [...] führten sie zu dieser Technik.«[17]

Erst im zweiten Abschnitt, sozusagen zur Legitimation dieses Stils, wird auf Künstler und Theoretiker des 19. Jahrhunderts verwiesen, auf deren Nachfolge sich der Neoimpressionismus beruft, beginnend mit Eugène Delacroix, und Signac plädiert dafür, »sich ihrem Kampfe für Farbe und Licht anzuschließen.«[18] Abschließend geht Signac auf die pointillistische Technik ein.

Curt Herrmanns Frau, Sophie, übersetzte das Buch von Signac, doch offensichtlich kam es während der Arbeiten, wie aus dem Briefwechsel mit von Bodenhausen hervorgeht, zu Diskussionen. So wurde das Vorwort von Curt Herrmann weggelassen, nachdem es von Bodenhausen noch umgearbeitet hatte. Ein Vergleich mit der französischen Ausgabe zeigt, daß die deutsche Übersetzung von 1903 sinngemäß ist, zum Teil jedoch manche Erklärungen weiter ausführt, und man in der deutschen Übersetzung Wert darauf gelegt hat, bezüglich der Farbe eindeutigere Termini zu finden. So versuchte man beispielsweise Ausdrücke wie »ton« (Ton) und »teint« (Farbe) mit Begriffen wie »Beleuchtungsfarbe«, »Lokalfarbe«, »prismatische Farbzerlegung« näher zu umschreiben und die darum

17 Paul Signac, *Von Eugen Delacroix zum Neo-Impressionismus*, einzige deutsche autorisierte Uebersetzung, Krefeld 1903, Rheinische Verlagsanstalt G. A. Hohns Söhne, S. 9. Ein Vergleich mit der gleichnamigen, 1908 erschienenen Ausgabe, »Berlin Karl Schnabel Verlag, Berlin Axel Junckers Buchhandlung«, weist keinerlei Unterschiede auf. Satz und Paginierung sind identisch.

18 Ebd., S. 10.

kreisende Farbproblematik mit der vorangehenden Einleitung in den Vordergrund zu stellen.[19] Das ist verständlich, weil es in Deutschland weniger darum gehen mußte, eine französische Kunstrichtung in ihrer Tradition begründet zu sehen, als die hier wichtigeren Inhalte zu beschreiben. Die vollständige Übersetzung erschien 1903; eine von Signac besorgte Zusammenfassung war bereits im Juli 1898 in der Berliner Zeitschrift *Pan* erschienen.[20] Darin faßt Signac die Ziele der Neoimpressionisten folgendermaßen zusammen: »Die ›Neo-Impressionisten‹ zerlegen die Farbe – um den höchst möglichen Grad an Leuchtkraft, an Farbenglanz und an Harmonie zu erreichen; – sie halten kein anderes Mittel hierzu für genügend. Unter diesem ›Zerlegen‹ ist zu verstehen:

1) Die Ausnützung des Mischungsprozesses, der sich bei vollkommen reinen Farben (d.h. bei Farben, die denen des Sonnenspektrums am nächsten kommen) auf der Netzhaut unseres Auges vollzieht.

2) Das Getrennthalten der verschiedenen Elemente, welche die einzelnen Nuancen ergeben, also der Lokalfarbe, der Beleuchtungsfarbe, der Reflexfarbe usw.

3) Die Abwägung und die Ausgleichung dieser Elemente gegeneinander (nach den Gesetzen der Kontrastwirkung, der Abschwächung und der Strahlung).

4) Die Verwendung von einzelnen Pinselstrichen, deren Größe in einem richtigen Verhältnis zur Größe des Bildes selbst stehen, so daß sie beim erforderlichen Abstand mit den angrenzenden Pinselstrichen im Auge eine Mischung eingehen.«

Nach Erscheinen dieses Textes zeigte die Berliner Galerie Keller & Reiner auf Vermittlung von Graf Kessler vom 22. Oktober bis 2. Dezember 1898 Arbeiten von Signac – noch bevor im Dezember 1901 in der Berliner Galerie von Paul Cassirer die erste van Gogh-Ausstellung in Deutschland stattfand. Nicht zuletzt dank Signacs Aufsatz, der in einer eigens hergestellten Auflage mit einer farbigen Lithographie von Signac gratis an die Ausstellungsbesucher verteilt wurde, sei, wie Kessler noch während der Ausstellung am 5. November gegenüber Signac äußerte, die Ausstellung als voller Erfolg zu werten.

Als erster Sammler erwarb Hugo von Tschudi, der zwei Jahre zuvor mit 44 Jahren zum Direktor der Nationalgalerie ernannt worden war, noch 1898 aus dieser Berliner Ausstellung ein Bild von Paul Signac für eine öffentliche Sammlung. Das Werk »Hafen von Saint-Tropez« von 1895 (Abb. 3),[21] dessen Verbleib seit dem Zweiten Weltkrieg unbekannt ist, gehörte damals zu den neuesten Bildern Signacs, mit dem er sich bereits von der stilistischen Nähe zu Seurat befreit hatte. Mit der öffentlichen Präsentation wollte Tschudi jedoch bis zur Neuordnung des Handzeichnungskabinetts warten, da sich die große Leuchtkraft nicht mit den anderen Werken vertrüge. Ein Jahr später, im Februar 1899, wurde Signacs Bild für das Publikum zugänglich gemacht.[22]

19 »Les peintres néo-impressionnistes sont ceux qui ont instauré, depuis 1886, développé la technique dite de la *division* en employant comme mode d'expression le mélange optique des tons et des teintes.«

20 Paul Signac, »Neoimpressionismus«, in *Pan*, Jg. 4, H. 1, Juli 1898, S. 55–62.

21 Barbara Paul, *Hugo von Tschudi und die moderne französische Kunst im Deutschen Kaiserreich*, Mainz 1993, S. 104.

22 Ebd., S. 104. Barbara Paul verweist auf einen Briefentwurf von Tschudis an das Kultusministerium vom 9.2.1899, Briefentwurf im ZA/NG, Berlin, Gen. 37, Bd. VI, 177/99; vgl. auch ebd., S. 38/99.

Abb. 3
Paul Signac,
»Hafen von Saint-Tropez«, *1895*
(seit dem Zweiten Weltkrieg verschollen)

Weitere Ankäufe durch Tschudi direkt aus Signacs Atelier folgten während eines Paris-Aufenthalts im Frühjahr 1902 zusammen mit Harry Graf Kessler, aus dessen Tagebucheintrag vom 8. Mai 1902 folgendes zu erfahren ist: »Nachher zu Signac, von dem Tschudi einige sehr schöne Oel- und Aquarell Studien kaufte, das Stück zu 150 frs. Nachmittags mit Tschudi [...] nach St. Germain [...].«[23] Tschudis Verständnis der französischen Kunst wurde durch Signacs soeben in Frankreich erschienenes Buch *D'Eugène Delacroix au néo-impressionnisme* und den im *Pan* herausgegebenen Aufsatz mit geprägt. Signac hatte die Farbe ins Zentrum der Kunst gerückt und gezeigt, wie sehr ihm die koloristische Entwicklung am Herzen lag. Dies wiederum entsprach Tschudis ebenfalls von der Farbe dominiertem Malereiverständnis.

Neben Tschudi setzte sich in besonderer Weise Julius Meier-Graefe für das Ideengut Signacs ein. Er war nicht nur mit dem Schriftsteller, Kritiker und Sammler Graf Kessler, dem Kunsthändler Paul Cassirer und dem Verleger Bruno Cassirer befreundet, sondern spielte vor allem mit seiner Begeisterungsfähigkeit für die moderne Kunst, insbesondere auch mit seiner Belesenheit und brillanten publizistischen Tätigkeit eine wichtige Rolle für die Avantgarde. Als Mitbegründer des *Pan* sowie der 1897 gegründeten Zeitschrift *Dekorative Kunst* beschloß er nach einer Parisreise 1889, sich für die Kunstgeschichte einzusetzen. Mit seiner »Maison moderne« in Paris, in der von 1899 bis 1903 aktuelle Kunst gezeigt wurde, stellte er ein wichtiges Verbindungsglied zwischen Frankreich und Deutschland her.

Nach seinem 1899/1900 herausgegebenen *Beitrag zu einer modernen Ästhetik*[24] folgten 1903 die Publikationen *Edouard Manet und sein Kreis*,[25] *Der moderne Impressionismus*,[26] und 1904 erschien die erste Fassung seiner dreibändigen *Entwicklungsgeschichte*

23 Zitiert nach Barbara Paul, ebd., S. 201, Anm. 29. Nimmt man Kesslers Tagebuchnotiz wörtlich, handelt es sich hier um Öl- und Aquarellstudien. Dabei könnte es sich um die vier Seine-Studien in Öl aus dem Jahr 1899 handeln, die seit 1912 durch die »Tschudi-spende« nach München gekommen sind (Neue Pinakothek), und um die vier Landschaftsaquarelle, deren Entstehungszeit mit »um 1900« angegeben wird und die sich seit 1906 in der Nationalgalerie befinden, im heutigen Berliner Kupferstichkabinett – Sammlung der Zeichnungen und Druckgraphik.

24 Er übernahm diesen Aufsatz später in sein Buch *Entwicklungsgeschichte der modernen Kunst. Vergleichende Betrachtung der bildenden Künste, als Beitrag zu einer neuen Ästhetik*, Stuttgart 1904 (3 Bde.), erweiterte und veränderte Auflage 1913/14.

der modernen Kunst. In seinem Buch *Der moderne Impressionismus* von 1903 geht er ausführlich auf Signac ein. Er stellt ihn über Seurat, den er »im Raffinement des Mittels« überflügele. »Im Vergleich zu der Luminosität Signacscher Luftbilder« erscheine »Seurat grau und bewegungslos.«[27] Meier-Graefe geht sogar so weit, den Neoimpressionismus als »den Gipfel aller Bestrebungen« darzustellen, und bekennt: »Wenn ich Maler wäre, würde ich sicher Neoimpressionist sein [...]. Der Neoimpressionismus hat nicht nur die beste Technik für die Malerei überhaupt gefunden, sondern auch mindestens andeutungsweise die besten Bilder [...].«[28] Prophezeiend attestiert er dem Neoimpressionismus aufgrund des mangelnden Talents der Künstler jedoch nur eine geringe Lebensdauer.

Entwicklungsgeschichtliche Vorgänge innerhalb der Kunst aufzuzeigen, mag dem Denken dieser Zeit eigen gewesen sein; sie stellen, zweifelsohne von Signac beeinflußt,[29] auch bei Meier-Graefe ein wichtiges Element innerhalb seiner Synthese dar. So mißt er in seiner *Entwicklungsgeschichte* nun auch Delacroix eine bedeutende Rolle zu. »Keiner der vielen Farbenkünstler der Generation Manets vermag den Koloristen Delacroix vergessen zu machen.« Vier Jahre zuvor war er in seinem Artikel über Manet noch unerwähnt geblieben. Auf den genealogischen Entwicklungsstrang zwischen Impressionismus und Neoimpressionismus hinweisend, fährt er fort: »Manet war nur ein Maler, aber er war es so, daß man seitdem geneigt ist, Farbe und Pinselstriche als die höchsten Werkzeuge göttlicher Eingebung zu betrachten.«[30] Meier-Graefe wurde, indem er die farbtheoretischen Überlegungen Signacs in seinen Schriften aufgriff, zu einem wichtigen Vermittler für die Rezeption Signacs in Deutschland und bot damit vor allem den Künstlern die Möglichkeit zur Auseinandersetzung mit ihm.

Es folgten weitere Ausstellungen und Kataloge. Im April 1902 wurde im Kaiser Wilhelm-Museum zu Krefeld eine Ausstellung mit dem Titel *Farbenschau* eröffnet, u.a. mit acht Arbeiten von Paul Signac und sechs von Curt Herrmann. Vermutlich handelte es sich um die Arbeiten, die Tschudi zusammen mit Harry Graf Kessler in Signacs Atelier in Paris gekauft hatte.[31] Der ausführliche Katalog zeigt erneut, wie eng das Kunstgewerbe mit der bildenden Kunst in Zusammenhang stand. Bezeichnenderweise werden »Farbstoffe und ihre Verwendung in der Färberei« an den Anfang gestellt. Darauf leitet Karl Ernst Osthaus im zweiten Kapitel

25 Julius Meier-Graefe, *Manet und sein Kreis*, in der Reihe *Die Kunst*, hg. v. Richard Muther, Bd. 7., Berlin o. J. (1903).

26 Julius Meier-Graefe, *Der moderne Impressionismus*, in der Reihe, *Die Kunst*, hg. v. Richard Muther, Bd. 2, Berlin 1903. Wiederabgedruckt in Julius Meier-Graefe, *Das Fest der Farben*, Berlin, 2. Auflage 1988.

27 Ebd., S. 282.

28 Ebd., S. 284/285.

29 Nachdem die »Entwicklungsgeschichte« von Signac in Paris 1899 erschienen war, begann Meier-Graefe 1900 mit seiner »Entwicklungsgeschichte«; s. ebd. S. 450. Auch die Hervorhebung von Turner und Constable ist in beiden Schriften zu finden; vgl. Julius Meier-Graefe, *Die Entwicklungsgeschichte der modernen Kunst*, Stuttgart 1904, S. 209–21.

30 In seiner überarbeiteten Fassung von 1913/14 räumt Meier-Graefe den Neoimpressionisten die Entwicklung der neuen Farbe ein. Er stimmt Signac zu, Delacroix habe die Prinzipien der Farbenteilung bereits von Constable übernommen; »wie sehr [sei] Delacroix Monet dadurch überlegen« gewesen, indem er »durch Vermeiden willkürlicher Mischungen und durch schematische Kontrastwirkungen zum größeren Effekt« gelangte. Darüber hinaus hebt er die Weiterentwicklung der Technik durch Signac hervor, was ihn zum eigentlichen Vater des Neoimpressionismus gemacht habe.

31 Für Signac sind unter den Katalognummern 225–232 folgende Werke aufgeführt: »225. Bois de Pins, St. Tropez, Var. Oel. Harmonie in rot und grün. 226. Hafen von Volendamm, Holland. Oel. Harmonie in grün und violett. Beispiel von grau, optisch erzeugt durch reine Komplementärfarben. Natureindrücke: 227. Die Seine bei Samois, Morgen. Oel. 228. Die Seine bei Samois, Nachmittag. Oel. 229. Quai von Passy. Aquarell. 230. Hafen von Vlissingen. Aquarell. 231. Trocknende Segel. Aquarell. 232. Kettendampfer in Samois.«

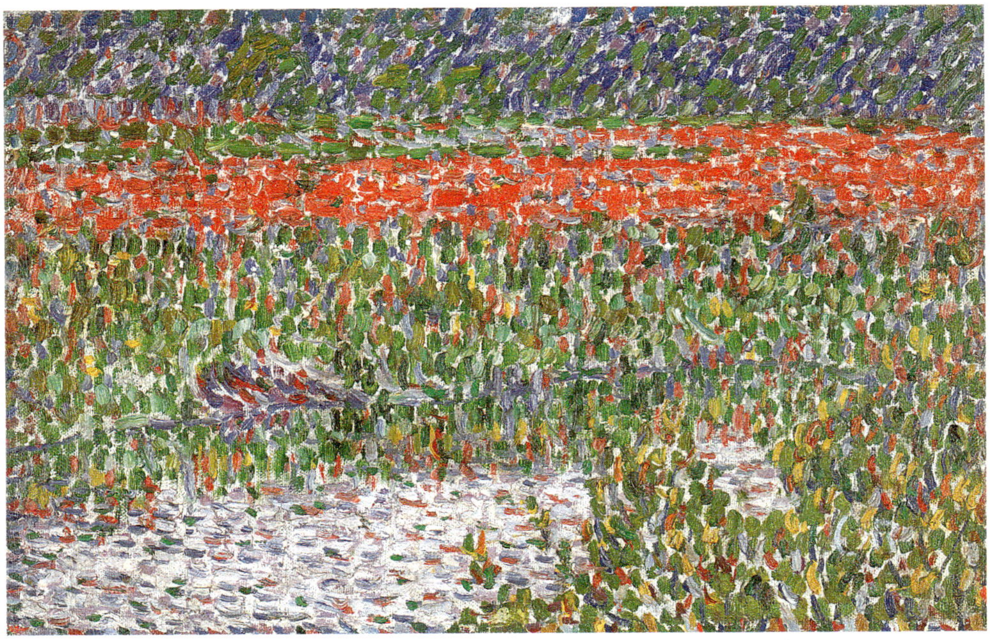

76 ***Christian Rohlfs,***
»Landschaft mit Bach (Das Mohnfeld)«,
um 1903
Öl auf Leinwand, 27 x 41 cm

bez. u. r.: »CR«
Wvz. Vogt Nr. 311
Privatbesitz Deutschland, Courtesy by Galerie Salis & Vertes, München

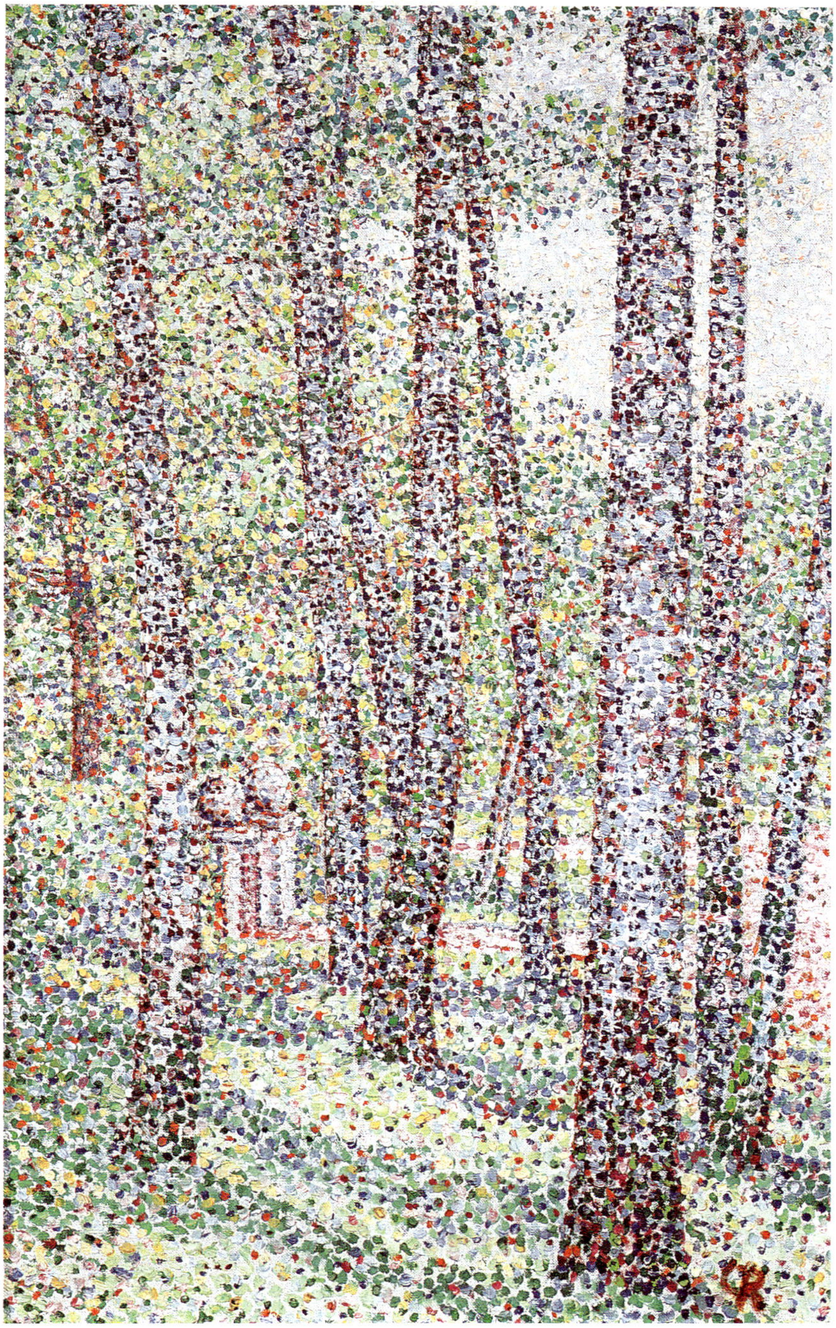

77 ***Christian Rohlfs,***
»Weimarer Park«*, um 1902*
Öl auf Leinwand, 76 x 48 cm,
bez. u. re.: »CR«
Wvz. Vogt Nr. 277
Karl Ernst Osthaus-Museum, Hagen

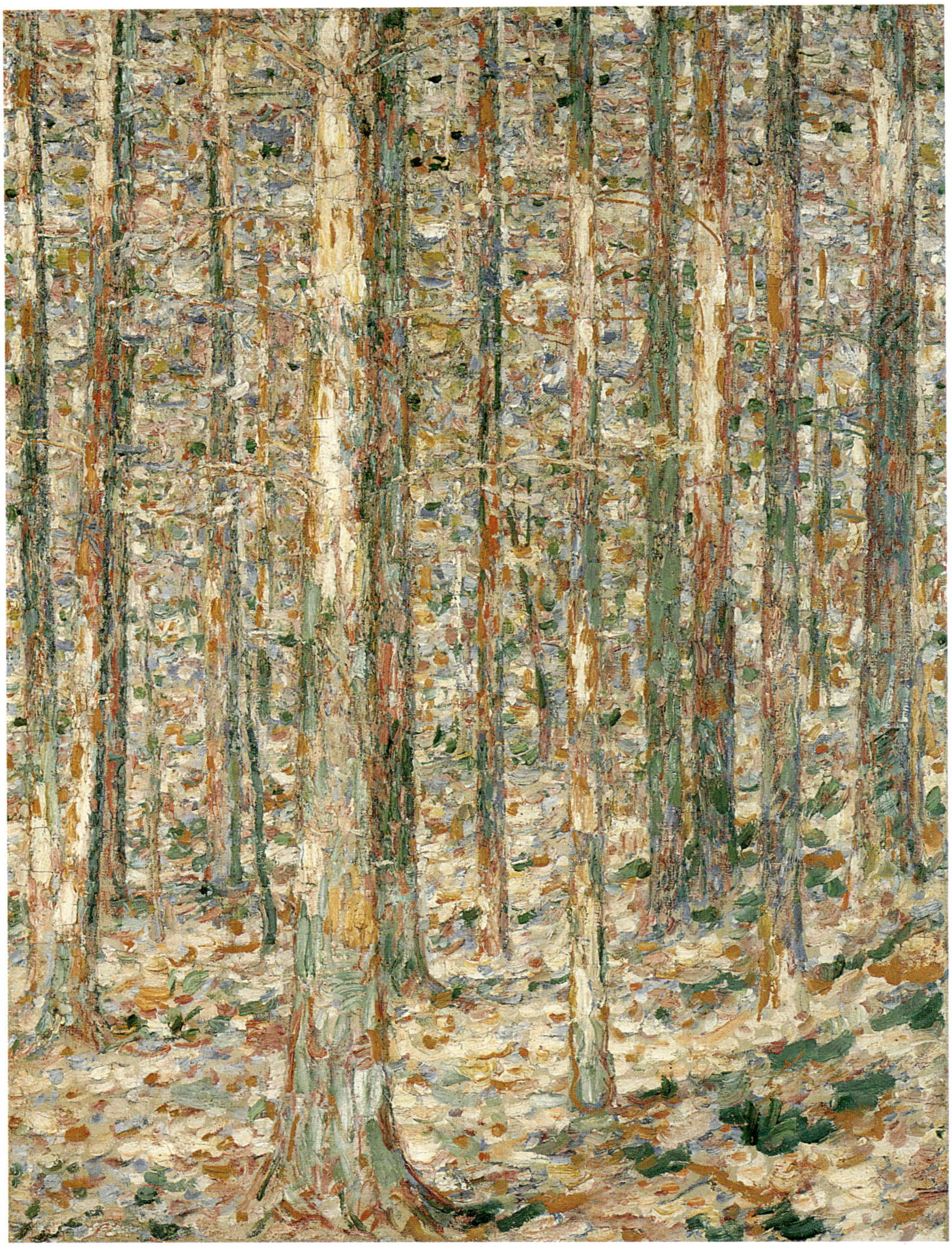

78 **Christian Rohlfs,**
»Kiefernstämme im Sonnenlicht«,
um 1903

Öl auf Leinwand, 77 x 57 cm
Wvz. Vogt Nr. 315
Galerie Utermann, Dortmund

die Farbenharmonien aus der Natur ab; es folgen Beispiele für die »Dekorative Farbenwahl in der angewandten Kunst«. Erst im letzten Kapitel wird »die Farbenanschauung moderner Künstler« vorgestellt. Die Farbtheorien von Signac und Chevreul sollten dazu beitragen, durch die Färbung der Stoffe in der Textilindustrie das harmonische Farbempfinden zu fördern. Zugleich wurde der Besucher über das Kunstgewerbe mit der Kunst des Neoimpressionismus und so mit den Farbanschauungen moderner Künstler vertraut gemacht. Paul Signac beginnt seinen zweiseitigen Beitrag damit: »Die Harmonie ist die Analogie der Gegensätze und die Analogie des Aehnlichen. [...] Durch die Zerlegung sichert er [der Maler] sich alle Vorteile der Leuchtkraft, der Farbensättigung und der Harmonie, indem er 1. die optische Mischung der vollkommen reinen Farben (d.i. der Farben des Pri[s]mas und ihrer Schattierungen) vollzieht, 2. die verschiedenen Elemente: Lokalfarbe, Beleuchtungsfarbe und ihre gegenseitigen Einwirkungen auseinanderhält, 3. diese Elemente nach den Gesetzen des Kontrastes, der Schattierung und der Strahlung gegeneinander ausgleicht, 4. einzelne Pinselstriche verwendet, deren Grösse in einem richtigen Verhältnis zur Grösse des Bildes selbst stehen, sodass sie bei richtigem Abstand mit den angrenzenden Pinselstrichen im Auge eine Mischung eingehen.«[32] Curt Herrmann weist im Katalog darauf hin, daß seine Bilder »aus der Anwendung der Lehren und Erkenntnisse des Neoimpressionismus hervorgegangen« seien. Neben dem Gebrauch von reinsten Farben in ihrer Zerlegung sei – schon im Vorgriff der späteren Expressionisten – bei der pointillistischen Technik darauf zu achten, »das Gefühl mitsprechen zu lassen und das technische Ausdrucksmittel dem dargestellten Objekt anzupassen.«[33]

Dem interessierten Besucher dieser Krefelder Ausstellung wird Literatur zur Farbenlehre empfohlen. Der Katalog referiert die wichtigsten Handbücher und neuere »lesenswerteste« Aufsätze und Schriften. Die Besucher konnten die hier erwähnten Bücher, u.a. Paul Signacs Aufsatz im *Pan* und sein Buch *D'Eugène Delacroix au néo-impressionnisme*, in der Bibliothek des Museums einsehen. Der Katalog war im Verlag G. A. Hohns Söhne erschienen, der ein Jahr später die deutsche Übersetzung von Signacs Buch *Von Eugen Delacroix zum Neoimpressionismus* herausgab.

1902 erwarb Osthaus von Signac das 1900 entstandene Gemälde »Seine bei St. Cloud« (Kat.Nr. 2), das sich heute im Folkwang-Museum in Essen befindet. Mit Signac blieb er in den folgenden Jahren in Verbindung.[34] Die Ankäufe von Signacs Bildern waren meistens mit denen von Cross verbunden, von dem Osthaus ebenfalls mehrere Werke für seine Sammlung erwarb. 1901 hatte Osthaus *Christian Rohlfs* ans Folkwang-Museum nach Hagen eingeladen. Für Rohlfs war die unmittelbare Anschauung der dort vorhandenen Bilder sicherlich wichtig, denn ab 1901/02 beginnt er in seinen Gemälden mit der

32 *Farbenschau*, Ausst.-Kat. Kaiser Wilhelm-Museum zu Krefeld, Krefeld 1902, S. 58.

33 Ebd., S. 59–61.

34 Herta Hesse-Frielinghaus, »Malerei der Franzosen, Holländer und Belgier«, in *Karl Ernst Osthaus. Leben und Werk*, Recklinghausen 1971, S. 137–155, S. 141. 1911 kaufte er das Bild »Port de St. Tropez« für 6000 ffrs, das sich ebenfalls in Essen befindet. Der Katalog von 1912 nennt drei Aquarelle Signacs, 1913 kamen noch zwei, »Nantes« und »Honfleur«, und 1914 ein weiteres hinzu.

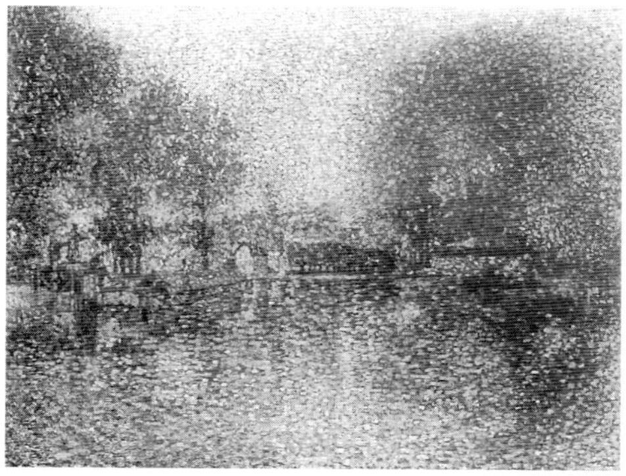

Abb. 4
Paul Signac,
»Seine-Landschaft Samois«,
1899, Öl auf Leinwand, 73,5 x 92,5 cm, Bayerische Staatsgemädesammlungen, Neue Pinakothek München (seit einem Brand weitgehend zerstört)

gleichmäßig punktierten Zergliederung der Farbe (Kat.Nr. 77).

Curt Herrmann lernte Signac 1902 in Paris persönlich kennen, während er für Cassirer eine Ausstellung des Neoimpressionismus vorbereitete und zusammenstellte. Sie fand ab 16. Januar 1903 mit dem Titel *Neo-Impressionisten* zunächst in Cassirers Galerie in Hamburg und anschließend im März 1903 in Berlin statt. In der Zeitschrift *Die Kunst für Alle* war eine ausführliche Besprechung von Hans Rosenhagen zu lesen, die für die Rezeption Signacs in Deutschland sehr aussagekräftig ist: »Immer mehr Maler lassen sich von der Logik des Prinzips überzeugen; die Erlernung der Technik fordert jedoch ein so ungeheures Maß von Nachdenken, Geduld und Selbstverleugnung, daß Jahre vergehen, ehe sie einer wirklich beherrscht. [...] Eine einigermaßen überzeugende Wirkung üben von den ausgestellten Bildern eigentlich nur die Paul Signac's aus, der Darstellungen bevorzugt, in denen er Wasser unter dem Einfluß des Sonnenlichtes malen kann. Wenn er so die Ufer der Seine bei Samois, den Hafen von Marseille oder den von St. Tropez bei Morgen-, Mittags- oder Abendsonnenbeleuchtung schildert [Abb. 4–8], kommen Licht- und Farbeneffekte heraus, die man auf eine andere Weise unmöglich erreichen kann. Signac behandelt die Technik übrigens bereits ziemlich frei, wodurch er der Gefahr entgeht, zu langweilen oder das Blau nicht genügend zu überwinden.«[35] Von den Brüsselern ist Theo van Rysselberghe, von den Franzosen sind neben Paul Signac u.a. Maximilien Luce, Henri-Edmond Cross und Charles Angrand, von den Deutschen Paul Baum, Curt Herrmann sowie Christian Rohlfs vertreten. Aus dieser Zusammenstellung wird deutlich, wie weit Curt Herrmann den Neoimpressionismus faßte. Auch hier gab es einen ausführlichen Katalog mit den wichtigsten Angaben.[36] Parallel dazu wurde in der von Paul Cassirers Bruder verlegten Zeitschrift *Kunst und Künstler* ein Auf-

35 *Die Kunst für Alle*, 18. Jg., 1902–1903, München 1903, S. 314 (Redaktionsschluß 7. März 1903; Ausgabe 19.3.1903).

36 *Neo-Impressionisten*, Ausst.-Kat. Paul Cassirer Kunst-Salon Hamburg, Neuer Jungfernstieg, 16. Januar 1903. In der Einführung heißt es, der Neoimpressionismus gehe noch einen Schritt weiter und lehre, »daß alle farbige Erscheinung auf die Grundfarben des Prismas zurückzuführen« sei »und daß in der Darstellung des Lichtlebens der Natur das letzte und höchste Ziel der reinen Kunst der Malerei« zu suchen sei. Wissenschaftliche Gesetze der Optik werden zu Hilfe genommen, »welche lehren, daß jede Farbe im Auge die sogenannte komplementäre farbige Erscheinung auslöst und von ihr erst zur höchsten Wirkung gesteigert wird. Deshalb werden alle Farben nach optischen Gesetzen angeordnet und zerlegt in

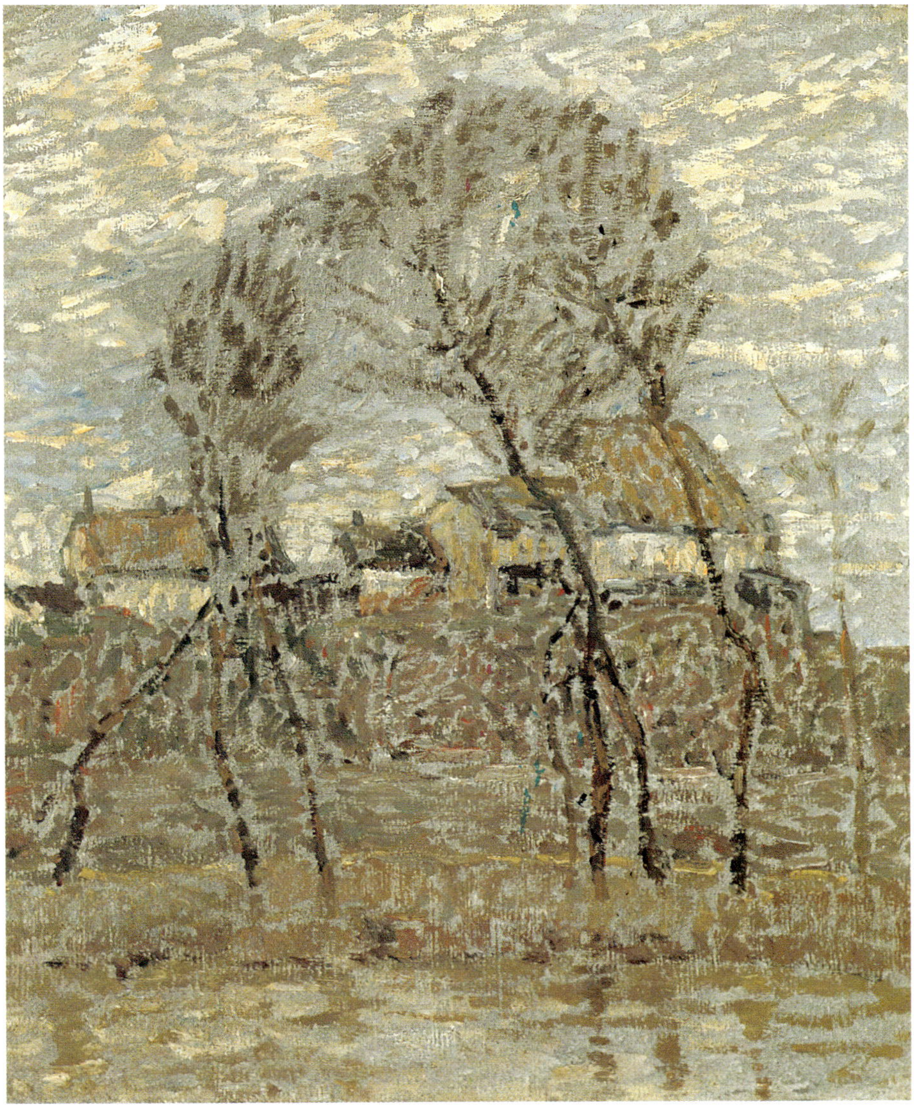

79 ***Adolf Hölzel,***
»Vorfrühling in Dachau (Oberer Markt)«,
um 1904
Öl auf Leinwand, 56 x 46,5 cm
Wvz. Venzmer Nr. Ö III 5. 3
Privatbesitz

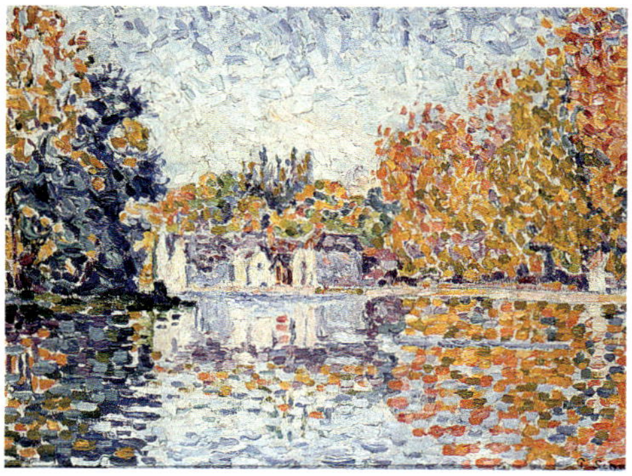

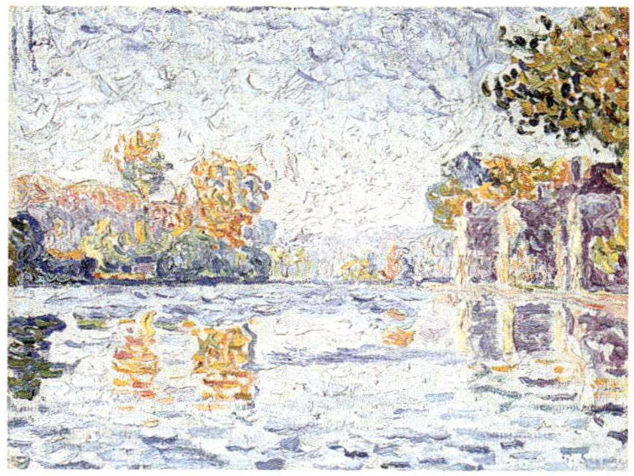

Abb. 5
Paul Signac,
»Die Seine bei Samois, Studie 1«, *1899, Öl auf Leinwand, 26,8 x 34,9 cm, Bayerische Staatsgemädesammlungen, Neue Pinakothek München*

Abb. 6
Paul Signac,
»Die Seine bei Samois, Studie 2«, *1899, Öl auf Leinwand, 27 x 34,7 cm, Bayerische Staatsgemädesammlungen, Neue Pinakothek München*

satz von Henry van de Velde mit dem Titel »Die Belebung des Stoffes als Schönheitsprincip« veröffentlicht.[37] Wie Signac zitiert er Delacroix, behandelt den amerikanischen Physiker Rood und die Verwendung der »Farben des Sonnenspektrums«. Für die Künstler dieser Zeit dürfte sein Hinweis auf die Beziehung zwischen Kunst und Musik bedeutsam gewesen sein: »Der Entwickelungsgang der Musik, der Dichtkunst und der Architektur ist dem der Farbe ähnlich.« Der bereits als Vortrag gehaltene Aufsatz[38] wird von Signacs Bild »Flusslandschaft mit Mühlen« (Photographie von Druet, Paris) untermauert.[39] Die Ausstellungen in Hamburg und Berlin sorgten neben der Verbreitung des Neoimpressionismus vor allem für Kritik in der Tages- und Fachpresse.

So erscheint im selben Jahrgang von *Kunst und Künstler* Emil Heilbuts Aufsatz »Eine Streitfrage«. Darin nimmt er zu van de Veldes Aufsatz Stellung und versucht vorab, den Begriff »pointilliste« gegenüber »néoimpressionniste« abzugrenzen. Kritisch äußert er sich zur

kleinen Punkten oder Strichen auf die Leinwand aufgetragen, und dem Auge des Beschauers die bisher ungewohnte Arbeit überlassen, das ganze zu einem harmonischen farbigen Bilde auf der Netzhaut zu vereinigen.«

37 Henry van de Velde, »Die Belebung des Stoffes als Schönheitsprincip«, in *Kunst und Künstler. Illustrierte Monatsschrift für bildende Kunst und Kunstgewerbe*, Berlin (Verlag Bruno Cassirer), Jg. I, 1903, S. 453ff. hier S. 462. Er zitiert Delacroix: »Der Feind aller Malerei ist das Grau. Sagt er nicht ganz richtig, dass ein Gemälde, dessen Farben nicht vibrieren, schmutzig, öde und leblos aussehen muss [...]. Der amerikanische Physiker Rood erläutert in seinem bewunderungswürdigen Buch über die wissenschaftliche Farbenlehre durch einen überzeugenden Versuch den Unterschied zwischen der Mischung verschiedenfarbiger Lichtstrahlen und der Mischung verschiedenfarbiger Farbstoffe. [...] Also, die optische Mischung, die chemische Mischung sind zwei ganz und gar verschiedene Verfahren. [...] Die Impressionisten und Neoimpressionisten verlangen von den Stoffen, die sie auf die Leinewand [!] bringen, dass sie arbeiten und thätig seien [...]. Die Impressionisten und Neoimpressionisten verwenden nur die Farben des Sonnenspektrums, die allein zu Lichtquellen werden können; sie überlassen den anderen Malern alle Schattenfarben, alle Ocker, alle Erde.«

38 Daß es sich um einen Vortrag handelt, wird im Ausstellungskatalog von Paul Cassirer über den Neoimpressionismus erwähnt. Denecken verweist hier auf den Vortrag van de Veldes »Ende Januar in unseren Räumen«. Auch der Aufsatz von Emil Heilbut macht dies deutlich; ebd., S. 483.

39 Ebd., Abb. S. 455.

40 Emil Heilbut, »Eine Streitfrage«; ebd., S. 481–485.

41 Ebd., S. 481, verweist Heilbut in der Anmerkung auf Kesslers Schrift: »Über den Kunst-

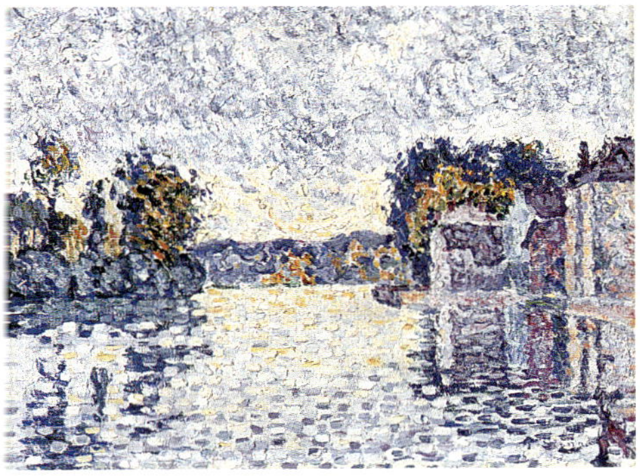

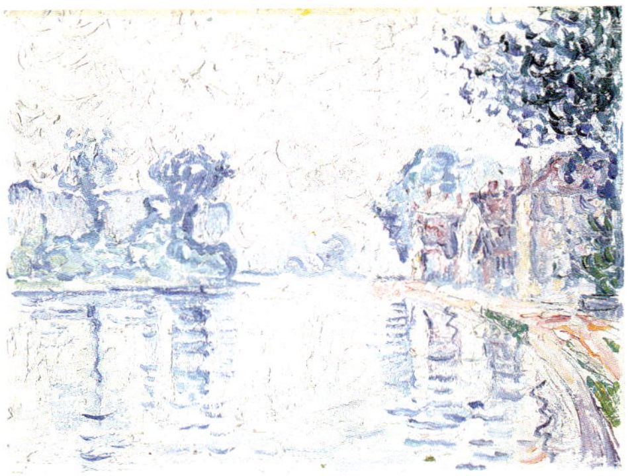

Abb. 7
Paul Signac,
»Die Seine bei Samois, Studie 3«, *1899, Öl auf Leinwand, 26,9 x 34,8 cm, Bayerische Staatsgemädesammlungen, Neue Pinakothek München*

Abb. 8
Paul Signac,
»Die Seine bei Samois, Studie 4«, *1899, Öl auf Leinwand, 26,9 x 34,7 cm, Bayerische Staatsgemädesammlungen, Neue Pinakothek München*

Berufung des Neoimpressionismus auf alte Meister wie Rubens und Turner.[40] Im gleichen Zusammenhang geht er polemisierend gegen Harry Graf Kesslers Broschüre *Über den Kunstwert des Neo-Impressionismus*[41] vor und rät den Künstlern: »[...] Ihr wollt, dass eure Bilder vibrieren. Nehmt andere Materialien! [...] Es ist nicht die Aufgabe von Gemälden, Zimmerhelle hervorbringen zu wollen. Ihr verstümmelt die herrliche Kunst der Malerei; und das Licht bringt ihr doch nicht hervor.«[42] Signac muß es sich gefallen lassen, als subjektiver Interpret gescholten zu werden, der »Verrückte« (gemeint ist van Gogh) als Studienobjekt heranzieht. Weiterhin tadelt er die pointillistischen Künstler, sie würden ihre Gemälde nicht zu Ende bringen, da sie sich der Aktion des Betrachters bedienten, die die Bilder mit ihren Augen vollenden müßten.[43] Abschließend bedauert er van de Velde, sich trotz seiner hohen Intelligenz in den Neoimpressionismus verrannt zu haben.

Der Dachauer Maler *Adolf Hölzel* hatte 1904 in der auflagenhohen Zeitschrift *Die Kunst für Alle* einen Aufsatz veröffentlicht, in dem er ausführlich zu farbtheoretischen Problemen Stellung nahm, mehrfach Signac zitierte und auf seine Schriften verwies. Vermutlich hatte Hölzel auch die von Kandinsky organisierten Ausstellungen der »Phalanx« in München gesehen, wo 1903 Monet und 1904 die Neoimpressionisten zu sehen waren. Im Jahr 1904 änderte sich daraufhin Hölzels Malweise auffallend; sie läßt kaum in der Farbigkeit, wohl aber im Duktus einen Zusammenhang mit dem Neoimpressionismus erkennen (Kat.Nr. 79).

Neben Hamburg, Berlin und Krefeld fand in einem weiteren wichtigen Kunstzentrum, im Großherzoglichen Museum für Kunst und Kunstgewerbe in Weimar, ab 25. November 1903 die Ausstellung *Deutsche und französische Impressionisten und Neo-Impressionisten* statt. Seit 1902 unterrichtete Henry van de Velde am Weimarer Kunstgewerb-

wert des Neo-Impressionismus, eine Erwiderung von Harry Graf Kessler, Berlin, Otto v. Holten 1903.« Dieser Aufsatz ist abgedruckt in Kessler, *Schriften*, Bd. II, S. 54–59; dort ist im Anhang (S. 304–308) auch der erstmals im *Tag* vom 25.2.1903 veröffentlichte Angriff Wolfgang von Oettingens auf die bei Cassirer ausgestellten Künstler abgedruckt, auf den Kessler mit seiner »Erwiderung« reagierte. Er verteidigt nämlich im Gegensatz zu Heilbut und von Oettingens die physiologische Wirkungsmacht der neoimpressionistischen Bilder mit den Worten: »Erst wenn das ganze Bild aus vibrierender Farbe besteht, fließt die Schönheit seiner Lichtstimmung als geschlossenes Kunstwerk in die des Raumes über. Dann duldet das Bild nicht mehr bloß passiv wie die übrigen Gegenstände die Lichtstimmung des Raumes, sondern beeinflußt sie aktiv und bereichert sie um die

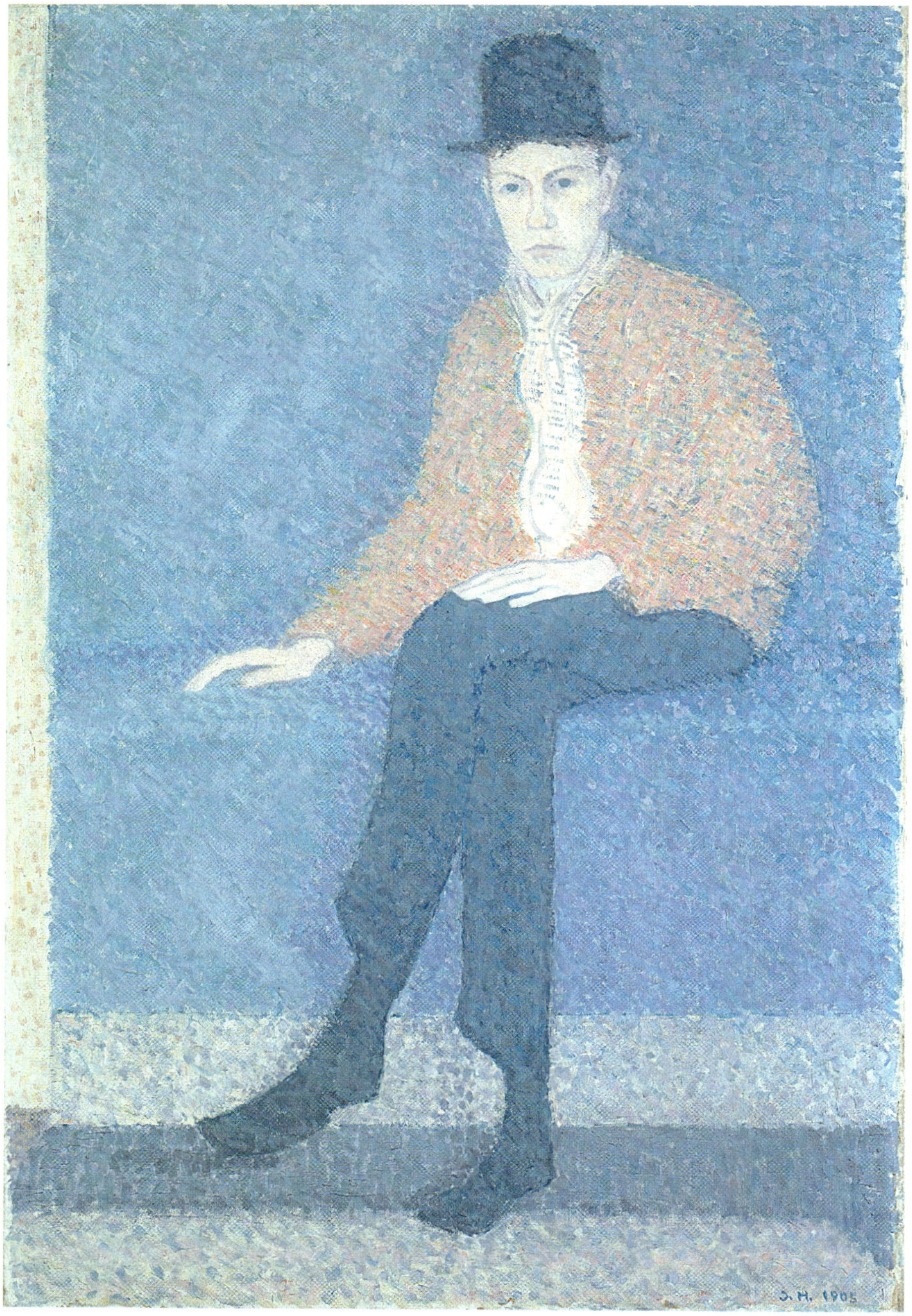

80 ***Ivo Hauptmann,***
»Hans Arp«*, 1905*
Öl auf Leinwand, 120 x 80 cm
Hamburger Kunsthalle

lichen Seminar. Erneut erschien – wahrscheinlich unter der Leitung Harry Graf Kesslers – ein ausführlicher Katalog, der, wie es im Vorwort deutlich formuliert wird, »zum Verständnis des Neo-Impressionismus« beitragen sollte. Sein Gehalt läßt sich mit den nun bereits bekannten Äußerungen von Signac stichwortartig zusammenfassen: »höchste Reinheit und Leuchtkraft der Farben«, mit denen die Neoimpressionisten »Freudigkeit« ausdrücken wollten; »die Verwendung der Helligkeitskontraste«, »die Verwendung der Farbenkontraste« sowie ihre Geschichte seit Delacroix. Die Ausstellung zeigte Werke von van Rysselberghe, Signac, Herrmann und Baum.

Hans Arp kam im November 1904 nach Weimar und lernte dort wie sein Mitschüler *Ivo Hauptmann* in den von Harry Graf Kessler und Henry van de Velde veranstalteten Ausstellungen die neoimpressionistische Kunst kennen. »In Weimar lebte man in einem geistigen Vorort von Paris.«[44] Arp berichtet rückblickend über Hauptmanns künstlerische Entwicklung: »Es war ihm schon damals eine sehr persönliche Verarbeitung des Neo-Impressionismus in seiner Malerei geglückt. Das bedeutendste Bild, das Hauptmann in jenen Jahren malte, war mein Porträt. [...] Beim Malen klemmmte Ivo Hauptmann von Zeit zu Zeit die Augen zu, um diesen übermäßigen Farbenrausch noch intensiver zu erleben. Bei jeder Sitzung schien mir, daß die Farbenpracht seines Bildes sich steigere.«[45] (Kat.Nr. 80).

Im Dezember 1904 ist eine umfassende Signac-Ausstellung in der Galerie Druet in Paris zu sehen, mit der die Besucher die letzten vier Jahre seiner künstlerischen Entwicklung verfolgen können. Felix Fénéon stellt die Neuerungen seiner Kunst vor und geht überschwenglich und sehr ausführlich auf die Farbbeziehungen, die Anwendung der Farbe, die Farbintensität und ihre Ausdrucksstärke ein. »In weiten Wellen dehnen sich diese Farbgebungen aus, stufen sich ab, begegnen einander, durchdringen sich und bilden eine Farbigkeit, die mit der linearen Arabeske zusammenstimmt. Die Palette, mit der der Maler diese Spiele und Konflikte ausdrückt, läßt nur reine Farben zu. Auf der Grundlage der Spektralfarben stuft er dazwischen die Farben kontinuierlich ab, unter möglichst weitgehender Verwendung der Farben des Prismas, und nimmt sie mit Weiß zurück, um ihre Helligkeitsstufen zu bilden. [...] Aus dem Nebeneinander dieser Elemente entsteht die Vielfalt der Farbe, aus deren Reinheit ihre Frische und aus deren optischer Mischung eine lichthafte Strahlkraft, denn im Gegensatz zur pigmentären Mischung tendiert jede optische Mischung zum Hellen.«[46]

Das Jahr 1904 wird für die Signac-Rezeption in Deutschland zu einem der wichtigsten überhaupt. In den Kunstzentren Dresden und München finden Ausstellungen des Neoimpressionismus statt, die für die späteren Künstlervereinigungen »Die Brücke« und »Der Blaue Reiter« besonders wichtig werden sollten. Ihrem kunsthistorischen Zusammenhang ist hier ein eigener Beitrag gewidmet. 1906 ist die Bewegung zum Allgemeingut geworden. »Das Prinzip des Neoimpressionismus ist bekannt«.[47]

Schönheit der eigenen Lichterfindung, weil diese dann in einem Element ausgedrückt ist, das mit dem übrigen Licht des Raumes gleichen Wesens ist.«

42 Ebd., S. 483.

43 Ebd., S. 484/85.

44 Ivo Hauptmann, »Mit Kalabreser und Palette«, in *Velhagen und Klasings Monatsheft*, 5, 1952, S. 426.

45 Jean Arp, »Beiträge zum 70. Geburtstag 1956«, in *Ivo Hauptmann 1886–1973, Ölbilder, Pastelle, Aquarelle*, Galerie Herold, o. J., S. 29–30, S. 30.

46 Felix Fénéon, »Preface«, in *Paul Signac*, Ausst.-Kat. Galerie Druet, Paris 1904, o.p.: »[...] En amples ondes, ses colorations s'épandent, se dégradent, se rencontrent, se pénetrent, et constituent une polychromie appariée à l'arabesque linéaire. La palette avec laquelle il exprime ces jeux et ces conflits n'admet que des couleurs pures. A les supposer rangées dans l'ordre spectral, le peintre dégradera entre elles les couleurs contiguës, instituant de la sorte, autant que possible, les teintes du prisme, et les rabattra avec du blanc pour créer leur gamme te tons. [...] Par la juxtaposition de ces éléments sera assurée la variété du coloris, par leur pureté sa fraîcheur, par leur mélange optique un éclat lumineux, puisque, à l'inverse du mélange pigmentaire, tout mélange optique tend vers la clarté.«

47 »Von der Sezessionsausstellung«, in *Nationalzeitung Berlin* vom 10.5.1906.

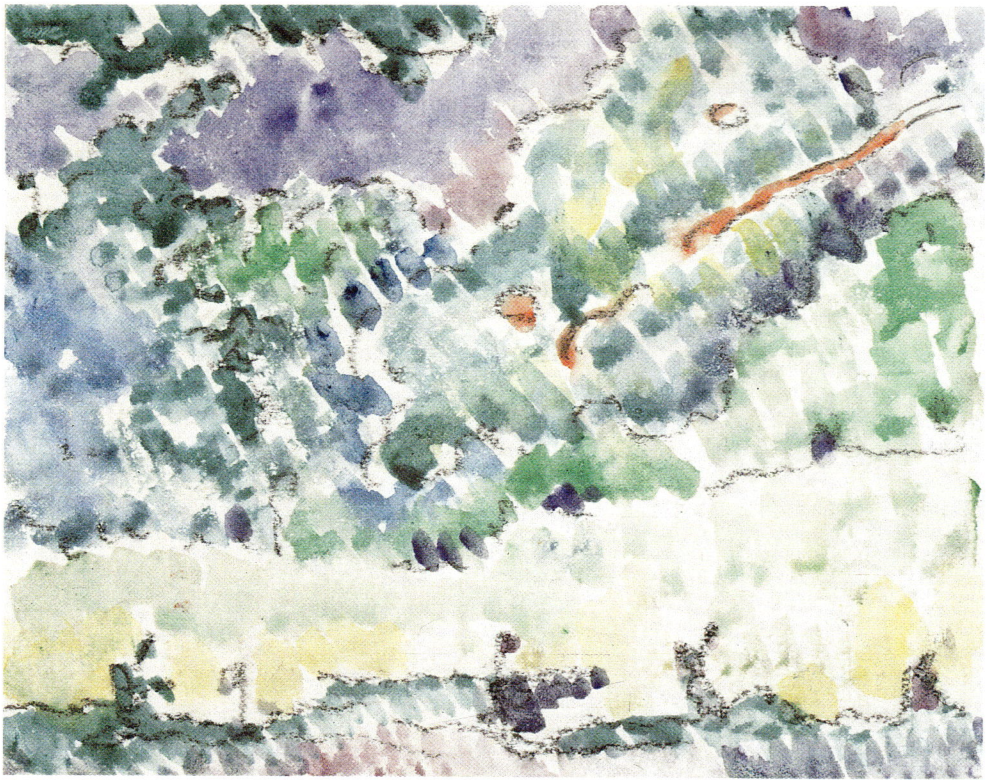

81 ***Hans Arp,***
***»Park in Weimar«**, 1906-1908*
Aquarell über Fettkreide
11 x 13,5 cm
Hamburger Kunsthalle M, W

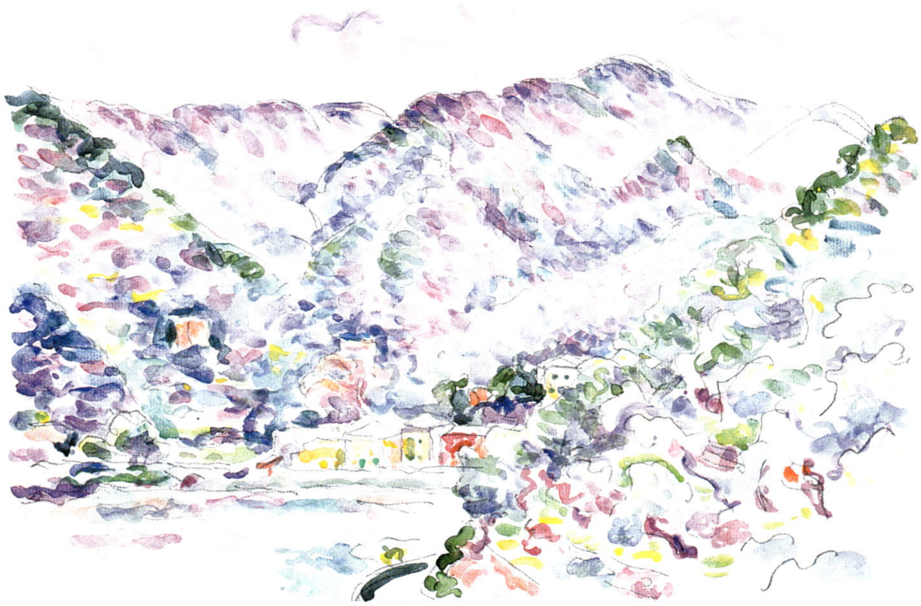

82 ***Ivo Hauptmann,***
»St. Margherita, Italien«*, ca. 1907/08*
Aquarell, 21,1 x 50,5 cm
Ivo Hauptmann Archiv, Harriet Hauptmann

Das zeigt sich neben den Schriften mit der Wanderausstellung *Franzoesische Kuenstler*. Organisiert durch die Galerie Druet, wird sie von September 1906 bis Januar 1907 in den Kunstvereinen in München, Frankfurt, Karlsruhe, Stuttgart und in der Galerie Arnold in Dresden gezeigt. In einer hierzu erschienenen Besprechung in den *Münchener Neueste(n) Nachrichten* heißt es: »[Es] wird der bekannte Kunstgriff der Steigerung einer Farbe durch komplementäre Gegensätze stets und in allen erdenklichen Modifikationen angewandt, und es werden Wirkungen erzielt, [...] die an Intensität des Farbenfeuers nicht mehr zu überbieten ist.«[48] Über Signac ist folgende aufschlußreiche Äußerung zu lesen: »Ein Zug zur Größe ist da wohl zu merken, aber in der Farbe ist von aller Wahrheit abgesehen, ein grellbuntes Fleckengewimmel wie das im Bild ›Die lateinischen Segel‹ erinnert schlechthin an Lenbachs Wort vom toll gewordenen Pastellhaften.«[49]

Diese Ausstellung sah *Alexander Kanoldt* im Badischen Kunstverein. Seine Bilder, die im Anschluß daran entstanden (Kat.Nr. 83), zeigen sowohl die Benutzung der prismatischen Farben in ihrer harmonischen Abstufung des Farbwerts als auch das Zerlegen der Farbe in minutiös aufgetragenen Pinselstrichen.

Für die Rezeption des Neoimpressionismus ist in diesem Jahr auch die elfte Ausstellung der Berliner Sezession von besonderem Gewicht, bedeutete sie doch für die Verbreitung pointillistischer und divisionistischer Kunst geradezu eine »Renaissance«. Neben den französischen Impressionisten zeigte sie auch neoimpressionistische Werke von Cuno Amiet, Paul Baum, Curt Herrmann, Alexej von Jawlensky. Die regionale und überregionale Presse reagierte mit zahlreichen Berichten. Ein Dresdener Kritiker war ganz begeistert: »Die Technik dieser Künstler, die ungebrochene Farbenflecke nebeneinander setzen und sie im Auge des Beschauers sich mischen lassen, ist die folgerichtige Fortsetzung des Impressionismus. Sie erlangen dadurch eine farbig reiche, klare, fast harte Grundstimmung und heben, durch diese aufs höchste gesteigerte, in ihrer Lichtfülle und Tonstärke unwirkliche Atmosphäre die Gestalten in eine ewige, ideale Ferne.« Euphorisch fährt er fort: »Signac ist eine so riesige bildnerische Kraft, daß er seine Hafenansichten über alles Irdische hinaushebt und zu Phantasien einer strahlenden Größe und stolzen Stille umformt. Er überwindet das Kleinliche der Technik in seinen besten Bildern völlig und weiß aus dem hellen flimmernden Glanz seiner Farbenflecke die ewigen Linien einer reinen Weltgestaltung wundervoll hervorleuchten zu lassen.«[50] Außer solch enthusiastischen Rezensionen gibt es gleichermaßen negative Urteile über den Neoimpressionismus und Signac. Neben »Naturvergewaltigung«[51] wird die Technik als »Baumuster aus Kinderbaukästen«, oder werden Signacs »Hafen von St. Tropez« und seine »Regatta in Marseille« »als ob es in Scheffeln bunte Bohnen regne« verunglimpft.[52] Man warnt vor einer »bis ins Extrem erstarrten künstlerischen Formelsprache«.[53]

48 *Münchener Neueste Nachrichten*, Donnerstag, 6. September 1906, 59. Jg., No. 415.
49 Ebd.
50 Identisch in *Dresdner Zeitung, Dresdner Börsen- und Handelsblatt, Dresdner Anzeiger*, hier zitiert nach *Dresdner Anzeiger* vom 12. August 1906 (ohne Angabe des Autors).
51 *Bonner Zeitung* vom 29.4.1906.
52 *Straßburger Post* vom 27.4.1906.
53 Dr. Georg Biermann, »Die XI. Ausstellung der Berliner Sezession«, in *Leipziger Tageblatt* vom 16.6.1906.

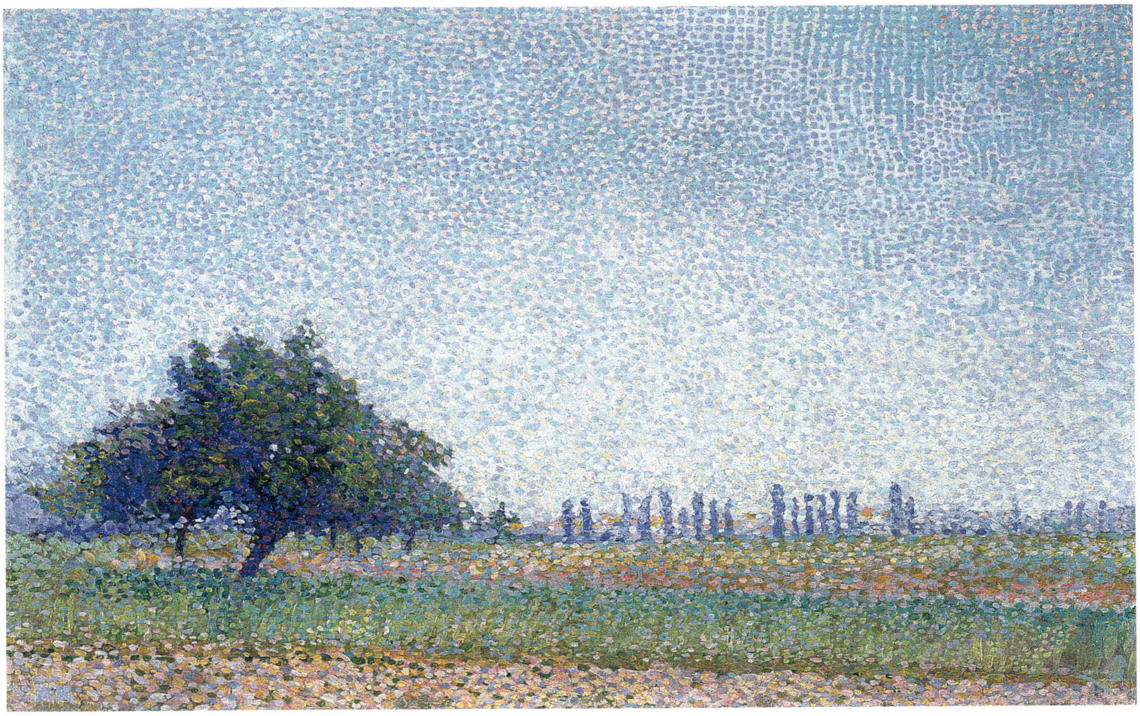

83 ***Alexander Kanoldt,***
»Oberrheinlandschaft bei Karlsruhe«,
um 1907
Öl auf Holz, 31,7 x 48,7 cm
bez. u. li.: »AK«
Privatbesitz Deutschland, Courtesy by Galerie
Salis & Vertes, München

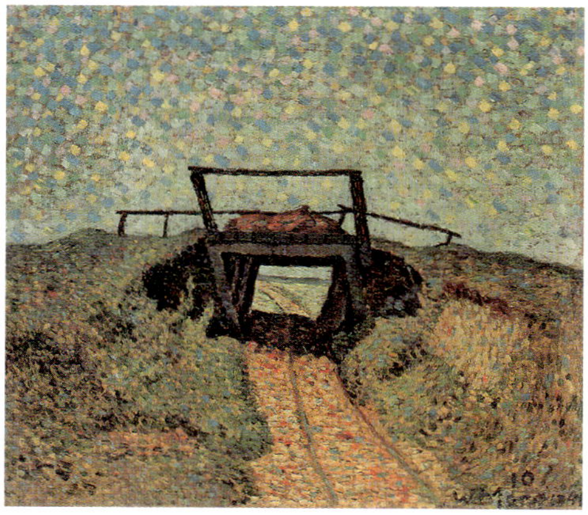

Abb. 9
Wilhelm Morgner, »Landschaft mit kleiner Brücke bei Soest«, *1910, Öl auf Leinwand, 76 x 85,5 cm, Sammlung Reinheimer, Sindelfingen*

Rezeptionsgeschichtlich betrachtet, wurde Signac in Deutschland bis zum Jahr 1906 durch zahlreiche Ausstellungen und Publikationen in großer Menge bekannt gemacht; Sammler hatten Werke von ihm angekauft, und Händler boten Bilder von Signac zum Verkauf an. Es wäre kaum glaubhaft, wenn ein Kunstinteressierter oder Künstler vorgäbe, von der neoimpressionistischen Kunst und den Bildern Signacs zu dieser Zeit keine Kenntnis besessen oder von den Inhalten seiner Schriften nichts gewußt zu haben. Ab 1907 wird die Materialfülle zum Neoimpressionismus unüberschaubar. Aufsätze und Bücher berichten im Zusammenhang mit dem Impressionismus fortwährend über den Neoimpressionismus und Signac,[54] dessen Rezeption und weitere Verbreitung (vgl. Abb. 9) durch die achtzehn ausgestellten Werke in der Sonderbund-Ausstellung in Köln von 1912 ihren Höhepunkt findet.[55]

Paul Baum
(1859 Meißen – 1932 San Giminiano)

1876 wird er Blumenmaler an der Porzellanmanufaktur Meißen.
1877 Beurlaubung zum Besuch der Kunstakademie in Dresden.
1878 Eintritt in die Weimarer Kunstschule.
1878–1887 malt er in Weimar, unternimmt in den Sommerferien Studienreisen u.a. nach Hamburg, den Niederlanden und Flandern.
1887 kehrt er nach Dresden zurück.
1888 im August geht er zur Dachauer Malerkolonie.
1890 erster Parisaufenthalt.
1894 malt er als Mitglied der »Dresdener Sezession« in Goppeln bei Dresden.
1897 Vor den Bildern Signacs erkennt er die Bedeutung des Pointillismus für seine Kunst. In Baums Nachlaß fand man eine Abschrift von Ausführungen über Art und Methode des Pointillismus. In der sog. »Komma-Technik«, wie er es selbst beschrieb, kam er zur Teilung der Farben, die in die »Punktmethode Seurats und Signacs« gemündet habe. Seine Palette enthält über-

54 Als Beispiel sei eines der wichtigsten Bücher von Richard Hamann genannt, der in *Der Impressionismus in Leben und Kunst*, Köln 1907, S. 37–39, S. 41, ausführlich auf das Programm der Neoimpressionisten eingeht und dabei Signac, van Rysselberghe, Herrmann und Baum besonders hervorhebt.
55 Folgende Werke Signacs wurden vom 25.5.–30.9.1912 in Köln (Städtische Ausstellungshalle) auf der Ausstellung *Sonderbund Internationale Kunstausstellung* gezeigt: »Pin de Bertrand« (1900), Besitzer Dr. Erberhard Freiherr von Bodenhausen, Bredeney-Essen; »Hafen von St. Tropez« (1901), Besitzer Dr. Freiherr von Bodenhausen; »Samois« (1903), Besitzer Dr. Alfred Wolff, München; »La Dogana« (1904), Besitzer Victor Freiherr von Mutzenbecher, Berlin; »Sisteron« (1905), Besitzer Dr. Alfred Wolff; »Bassin de St. Marc« (1905), »Rotterdam« 1906); »Holländische Land-

wiegend reine und lichte Farben; im unmittelbaren Vergleich mit den Franzosen fällt jedoch auf, daß seine Bilder stets einen »zeichnerischen« Untergrund besitzen, der den Gegenstand nur selten auflöst.

Ab 1900 kehrt Paul Baum zur »reinen Lehre« des Pointillismus zurück, um sie für sich zu verarbeiten.

1900 Das erste streng »pointillistische« Ölgemälde (»Die Faraglioni-Felsen bei Capri«) entsteht.

1900/01 Einladung in die Türkei von Theodor Wiegand (Direktor der Kgl. Museen zu Berlin; Amtssitz Konstantinopel). Die dort entstandenen Ölgemälde sind in der Größe der Punkte dem Format der Bilder »gesetzesgetreu« angepaßt, wie Carl Hitzeroth bemerkt. Paul Baum und Curt Herrmann, der kurz zuvor radikaler Pointillist geworden war, lernen sich kennen.

1900–1906 malt er in Südholland (bei St. Anna ter Muiden) weitere pointillistische Werke.

1900–1908 in den Wintermonaten Aufenthalt in Berlin und Teilnahme an Ausstellungen.

1902 Im April schreibt H. A. Lier im *Dresdener Journal*, daß Baums italienische Landschaften (z.B. die »Faraglioni«) durch ihre leuchtenden Farben große Wirkungen erzielten.

1908 Die Bilder »Kirche von St. Anna hinter Bäumen« und »Häuschen am Kopfweidenweg mit Frau und zwei Kindern« werden in der Zeitschrift *Meister der Farbe* (»Die Neoimpressionisten«, Heft X, Leipzig 1908) farbig reproduziert. Sie stehen neben Werken von Georges Seurat (»Ein Sonntag auf der Grande Jatte«), Paul Signac (»Ansicht von Venedig«), Henri Edmond Cross (»Dame im Garten«), Theo van Rysselberghe (»Damen am Strande«) und Curt Herrmann (»Blumen«); gemeinsame Ausstellung mit Curt Herrmann, die ab Februar 1908 in der Dresdener Galerie Arnold, ab März im Berliner Kaiser-Friedrich-Museum und anschließend in Köln gezeigt wird (*Dresdener Anzeiger* vom 19.2.1908); im November findet eine weitere Ausstellung mit Werken Paul Baums in der Galerie Arnold in Dresden statt. Hans Rosenhagen, ein Freund Curt Herrmanns, schrieb im Katalog: »In der Tat gehört der Maler zu den erfolgreichsten Vorkämpfern dieser malerischen Ausdrucksform. [...] Während die meisten Neoimpressionisten jedoch im Banne ihrer Technik liegen und durch sie an bestimmte Vorwürfe gebunden sind, zeigt sich Baum als der Beherrscher dieser Technik. [...] Für ihn ist die neo-impressionistische Technik nicht ein Mittel, um gewisse Effekte hervorzubringen, sondern eines, das ihm helfen muß, der Natur näher zu kommen, seinen Ausdruck zu verfeinern [...].« Der Text schließt mit einem kurzen Abriß über Baums bisherigen Lebenslauf. »Er hatte 1897 vor Bildern Signacs die Überzeugung gewonnen, daß die differenzierte Technik des Neoimpressionismus für seine Art wie geschaffen sei, und sich nach seiner Gewohnheit mit ganzer Kraft und voller Hingebung in die Prinzipien dieser neuen Malform vertieft. Es ist ihm gelungen, sie ganz mit seiner Empfindungsweise zu identifizieren, so daß das Erbe Georges Seurats durch ihn im schönsten Sinne vermehrt erscheint.«

1909/10 malt er in Südfrankreich (Hyères).

1912 veranstaltet er bei Cassirer eine Kollektivausstellung. In der *Vossischen Zeitung* schreibt man, daß seine Bilder in pointillistischer Technik von überraschender, atmosphärischer Wirkung der Farben seien, deren Tupfen zuweilen auch »segantinihaft« wirkten. Rückblickend schreibt er über seine künstlerische Entwicklung: »Auf Studienreisen nach Italien, Südfrankreich, Holland habe ich nach impressionistischen Kunstanschauungen gemalt. Später ging ich zur Punkt-Malerei (Pointillismus) über, die fälschlich Neoimpressionismus genannt wurde (Seurat, Signac). Die Punktmalerei hatte für meine Kunst den Sinn, daß sie das Gefühl für die reine Farbe in mir stärkte. Durch Impressionismus und Pointillismus bin ich nun hindurchgegangen, und ich verdanke dieser Kunstanschauung viel, namentlich koloristisch [...].«

schaft« (Aquarell, 1906), Besitzer Graf Angus Douglas; »Das goldene Horn« (1907), Besitzer Dr. Freiherr von Bodenhausen; »Venedig« (1908), Besitzer Dr. Freiherr von Bodenhausen; »Die Seine bei Bellevue« (1909), »Verona« (1909), Besitzer Dr. Alfred Wolff; »Le phare d'Antibes« (1909), »Konstantinopel« (1909), Besitzer Graf Angus Douglas, Berlin; »Antibes« (1909), Besitzer Dr. Freiherr von Bodenhausen; »Der Garten von St. Tropez« (1909); »Notre Dame« (Aquarell, 1910), Besitzer Dr. Freiherr von Bodenhausen; »Place de la Concorde« (Aquarell, 1910), Besitzer Dr. Freiherr von Bodenhausen.

Curt Herrmann

(1854 Merseburg an der Saale – 1929 Erlangen)

1870 Umzug nach Berlin.

1873 Eintritt in das Atelier Karl Steffecks in Berlin.

1877 Bildet sich autodidaktisch in Berlin weiter.

1883 Übersiedlung nach München, Besuch der dortigen Akademie.

1893 Rückkehr nach Berlin.

1895 Er notiert: »Wenn man nun an Hand meiner Bekenntnisse meine Bilder betrachtet und prüft, so glaube ich, wird man finden, daß alle darin enthaltenen Faktoren darauf zielen, malerische Harmonien zu verkörpern. [...] Ein Hymnus auf das Licht, wie es sich ergießt auf schöne Formen und Farben, wie es alle Härten löst, Farben und Formen verschmilzt, das Leben verklärt, dem Ganzen Bewegung, Schönheit und Harmonie verleiht [...].«

1896 porträtiert er Eberhard von Bodenhausen.

1897 setzt der Briefwechsel mit Harry Graf Kessler ein, der im gleichen Jahr bereits Seurats »Les Poseuses« erworben hatte. Heirat mit Sophie Herz, mit der er die Sommermonate in der Fränkischen Schweiz verbringt (Pretzfeld). Die Hochzeitsreise führt nach Paris und Brüssel, wo er mehrmals Henry van de Velde trifft, der sich schon seit längerer Zeit mit dem Neoimpressionismus auseinandergesetzt hat. Mitbegründer der Berliner Sezession und des Deutschen Künstlerbundes. Van de Velde richtet Herrmanns Wohnung in Berlin ein. Er bringt Herrmann mit dem Neoimpressionismus in Berührung; durch ihn lernt er Signac, Cross und Luce kennen. Der Aufenthalt in Paris, seine Beteiligung an der »Libre Esthétique« und die enge Freundschaft mit van de Velde lassen bereits 1897/98 eine vertiefte Auseinandersetzung mit den neuesten Strömungen der französischen Kunst erkennen.

Darüber hinaus macht er die Bekanntschaft mit dem Kunstkritiker J. Meier-Graefe, der bereits 1897/98 Seurats Gemälde »Le Chahut« erworben hatte. Herrmann beginnt, französische Kunst zu sammeln. Auch freundet er sich mit dem Kunstkritiker Hans Rosenhagen und dem Redakteur des *Pan*, Cäsar Flaischlen, an. Zum Umkreis der Zeitschrift *Pan* gehört neben Julius Meier-Graefe, Cäsar Flaischlen, Harry Graf Kessler auch Eberhard von Bodenhausen, denen das Interesse für die fortschrittlichen Kräfte in der französischen Kunst gemein ist.

1898 findet in der Kunstgalerie Keller & Reiner auf Initiative Graf Kesslers die erste Neoimpressionisten-Ausstellung in Deutschland statt. Herrmann erwirbt ein Gemälde Paul Signacs mit dem Titel »Marine« (Segelschiffe im Hafen). Die Ausstellung der Neoimpressionisten in Berlin bildet die Grundlage für sein weiteres künstlerisches Schaffen. Laut *Dresdner Anzeiger* vom 1.4.1898 stellt er in der Galerie Arnold in Dresden aus und hat im Mai eine Einzelausstellung im Krefelder Kaiser Wilhelm-Museum.

1899/1900 entstehen seine ersten neoimpressionistischen Gemälde, die er jedoch erst 1902 ausstellt. Teilnahme an der 1. Ausstellung der Berliner Sezession; ebenso ist er auf der Jahresausstellung im Münchener Glaspalast vertreten.

1900 hält er sich für längere Zeit in München auf, um über die Zusammenarbeit der beiden Sezessions-Vereinigungen zu verhandeln. Im April stellt er im Salon Cassirer in Berlin aus und ist wiederum auf der 2. Ausstellung der Berliner Sezession vertreten.

1902 versucht er den einflußreichen Galeristen Paul Cassirer in Berlin zu gewinnen, um eine zweite Ausstellung der Neoimpressionisten zu veranstalten. Aus diesem Grund fährt er zusammen mit seiner Frau nach Paris und macht dort die Bekanntschaft mit Paul Signac. Er erwirbt Rysselberghes Gemälde »Promenade am Strand«. Von Paris aus fährt Herrmann mit seiner Frau nach den Niederlanden und Belgien, wo sie Paul Baum in Sluis und Verwandte von Henry van de Velde besuchen. Herrmann ist zur Eröffnung des Museum Folkwang im Juli in Hagen. Beteiligt sich am Salon de la »Libre Esthétique« in Brüssel .

Januar 1903 findet die von ihm organisierte erste gemeinsame Ausstellung deutscher und französischer Maler des Neoimpressionismus und der »Nabis« in Paul Cassirers Salon in Hamburg statt, die im Februar in Berlin gezeigt wird. Beteiligt waren u.a. Signac, Cross, Rysselberghe, Baum, Herrmann und Rohlfs. Auch in Berlin wurde die Ausstellung im Februar lebhaft diskutiert.

Um 1903/04 löst er sich allmählich vom pointillisti-

schen Pinselduktus zugunsten einer großflächigeren, spontaneren Handschrift.
1904 reist er nach London, um dort Ausstellungsmöglichkeiten für den »Deutschen Künstlerbund« zu finden. Danach trifft er sich mit Signac in Paris und spricht mit ihm über eine Teilnahme an der Ausstellung im Salon des Indépendants.
1904/05 reist Herrmann erneut nach Paris.
Zwischen 1905 und 1907 nimmt er am Salon des Indépendants teil, wo unter anderem auch Signac, Cross, Matisse und Derain ausstellen. Signac verschafft seinem Freund Curt Herrmann die Gelegenheit dazu. Er erwirbt Gemälde der Neoimpressionisten und der »Fauves«, wie aus Briefen bekannt ist. Auch die Auseinandersetzung mit Matisse wird in seinen Bildern deutlich.
1906 folgt im Frühjahr eine weitere Reise nach Paris, diesmal um eine Auswahl von Werken moderner französischer Kunst für die 11. Ausstellung der Berliner Sezession zu treffen. Er besucht u.a. F. Fénéon, den führenden Kunstkritiker des Neoimpressionismus, der damals noch in der Galerie Bernheim Jeune tätig war. Herrmanns Interesse an den »Fauves« wird zunehmend stärker. Im März erwirbt er Arbeiten von Matisse und Derain aus der Ausstellung der Indépendants, an der er selbst teilgenommen hatte. Erneutes Treffen mit Paul Baum in Sluis. Auf Einladung von van de Velde hält er sich für längere Zeit in Weimar auf. Im Anschluß nimmt er an der Eröffnung der Neoimpressionisten-Ausstellung im Münchener Kunstverein teil.
1907 Das Ehepaar reist noch einmal nach Südfrankreich und trifft dort Henri Edmond Cross und Paul Signac. Er ist erneut in Paris am Salon des Indépendants beteiligt.
1909 Im Frühjahr hält sich Herrmann bis Juni für mehrere Wochen in Weimar auf und verteidigt eine bei Cassirer gezeigte Matisse-Ausstellung.
1910 wird Curt Herrmanns Buch *Im Kampf um den Stil* im Berliner Erich Reiss-Verlag veröffentlicht (obwohl das Impressum 1911 vermerkt), das ein Manifest für den Neoimpressionismus darstellt; Matisse wird darin als besonders wichtiger Maler erwähnt. Herrmann geht in dem Buch vor allem auf die Farbe und das Licht ein, die pointillistische Technik hingegen wird weitgehend vernachlässigt.
1912 hält er sich erneut auf Einladung von Henry van de Velde für mehrere Wochen in Weimar auf. Anschließend besucht er die Sonderbundausstellung in Köln.

Christian Rohlfs
(1849 Leezen – 1938 Hagen)

1869/70 lädt der Maler und Kunstkritiker Ludwig Pietsch ihn für mehrere Monate nach Berlin ein. Er empfiehlt ihn an die Großherzogliche Kunstschule in Weimar, wo er zum 1.10.1870 sein Studium aufnimmt.
1900 Henry van de Velde, der die Kunstgewerbeschule in Weimar leitet, macht Rohlfs mit Karl Ernst Osthaus bekannt.
1901/02 lädt Osthaus Rohlfs ans Folkwang-Museum in Hagen ein, das noch im Entstehen ist. In Hagen wird er in seiner neoimpressionistischen Malweise bestätigt, mit der er auf die französische Avantgarde reagierte, vor allem sind es Seurat, Signac und Cross, die er durch Karl Ernst Osthaus kennenlernte.
1902 arbeitet er den Sommer über u.a. in Weimar. Hier hat er die Möglichkeit, neben Arbeiten von Cross, Signac und Seurat auch Werke von van Gogh zu studieren.
1904 Vom Frühjahr bis zum Spätherbst hält er sich in Weimar auf, im Dezember ist er erstmals in Soest. Bis 1904 malt er pointillistische Bilder.
1905/06 verbringt er die Sommermonate in Soest, wo er sich mit Emil Nolde anfreundet.
1907–1909 hält sich Rohlfs die Sommermonate über in Weimar auf. In Hagen hat er 1907 Gelegenheit, die Werke der »Brücke«-Künstler zu studieren. Rohlfs wird Mitglied des »Sonderbundes westdeutscher Kunstfreunde und Künstler«, der von Osthaus gegründet wird.
1908 Aufenthalt in Weimar. Auf Einladung von Kunstsammler Commerell reist er nach München.
1909 beteiligt er sich an der Sonderbundausstellung

in Düsseldorf sowie an der Schwarz-Weiß-Ausstellung der Berliner Sezession.
1910 Erneut Ausstellungen im Großherzoglichen Museum in Weimar und Beteiligung an der Sonderbundausstellung in Düsseldorf, an der er auch 1911 teilnimmt.
1911 wird er Mitglied der »Neuen Berliner Secession«.

Adolf Hölzel
(1853 Olmütz – 1934 Stuttgart)

1876 besucht er nach der Lehre als Lithograph und Buchdrucker die Akademie in Wien.
1881 geht er an die Münchener Akademie. Durch eine Studienreise nach Berlin lernt er die Malerei des Impressionismus kennen. Seine Bilder verarbeiten nicht nur seine Erlebnisse, sondern auch seine theoretischen Auseinandersetzungen mit den Bedingungen der Farbe. Er erkennt für seine Malerei den Eigenwert der Farbe und ihre Bedeutung als gestalterisches Prinzip, wobei die »Flächenformen« den Bildaufbau bestimmen sollten.
1887 Reise nach Paris.
1903 hält er vermutlich im November / Dezember anläßlich einer Ausstellung in der Galerie Hermes im Staedelschen Kunstinstitut in Frankfurt einen Vortrag »Über künstlerische Ausdrucksmittel und deren Verhältnis zu Natur und Bild«.
1904 erscheint dieser Vortrag in einer Aufsatzfolge in der Zeitschrift *Die Kunst für alle*. Der Aufsatz spiegelt die intensive Beschäftigung mit farbtheoretischen Problemen wider: der Farbenlehre von Wilhelm von Bezold, Chevreuls »Gesetz der simultanen Farbkontraste« und dem soeben 1903 in deutscher Übersetzung erschienenen Buch Paul Signacs *Von E. Delacroix zum Neoimpressionismus*. Im Frühjahr entstehen studienhafte Arbeiten, in denen er die Pinselstriche in unregelmäßigen Tupfen auf die ungrundierte Leinwand setzt. Die Farbigkeit ist auf wenige Töne reduziert. Auch wenn Hölzel in diesen Bildern die systematische Farbzerlegung nicht anwendet und die Farbigkeit des »Neoimpressionismus« weitgehend unberücksichtigt läßt, so ist die Nähe zu ihm doch spürbar. Sie kann als Reflex auf die Neoimpressionisten-Ausstellung der »Phalanx« betrachtet werden, die kurz zuvor in München stattgefunden hatte.
1906 wird er als Lehrer an die Stuttgarter Akademie berufen.
1907 wird im Januar vom Württembergischen Kunstverein in den Räumen des Museums eine Ausstellung *Neuere französische Malerei* veranstaltet. Im *Stuttgarter Tageblatt* vom 12.1.1907 werden u.a. Henri Edmond Cross, Henri Matisse, Théo van Rysselberghe, Georges Seurat und Paul Signac genannt.

Hans Arp
(1886 Straßburg – 1966 Basel)

1901–1903 besucht er die Straßburger Kunst- und Gewerbeschule.
1904 Reise zu seinem Onkel nach Paris, wo er vermutlich die im Herbstsalon ausgestellten Rundplastiken von Matisse sieht.
1904–1908 Arp kommt im November nach Weimar, arbeitet im Atelier des Malers Ludwig von Hoffmann und ist dort mit Unterbrechungen Schüler der »Akademie der schönen Künste«. Die von Harry Graf Kessler im Großherzoglichen Museum für Kunst und Gewerbe organisierten Ausstellungen machen Arp und seinen Mitschüler Ivo Hauptmann mit der neoimpressionistischen Kunst bekannt. In dieser Zeit entsteht sein Aquarell »Park in Weimar«, das in direkter Auseinandersetzung mit dem Neoimpressionismus steht. Zum 70. Geburtstag Hauptmanns schreibt Arp 1956 über diese Zeit: »Durch Ausstellungen, die vom Grafen Kessler und van de Velde

veranstaltet wurden, lernten wir neben anderer zeitgenössischer Kunst auch die Neoimpressionisten Seurat, Signac, Cross kennen, die einen großen Eindruck auf uns hinterließen. Ivo Hauptmann und ich gingen zusammen ›landschaftern‹.«
1907 Er versucht in der Straßburger Tageszeitung *Der Elsässer* vom 2. und 20. März 1907, die Leser von der Bedeutung der neuen französischen Malerei zu überzeugen. Durch die Vermittlung von Henry van de Velde stellt Arp in der Pariser Galerie Bernheim Jeune mit Matisse, Signac und Kees van Dongen aus.
1908/09 ist Arp an der Pariser Académie Julian eingeschrieben.
1910 Zusammen mit Walter Helbig und Oscar Lüthy gründet er die Künstlergemeinschaft »Moderner Bund« und macht die Bekanntschaft von Paul Klee. Er zeigt aus seiner eigenen Sammlung Zeichnungen von Matisse sowie Leihgaben u.a. von Auguste Herbin, Picasso und Gauguin.
1912 Auf der zweiten Ausstellung des »Modernen Bundes« werden im Kunsthaus Zürich Werke der »Fauves«, des »Blauen Reiter« und der »Bücke«-Künstler ausgestellt. Arp nimmt ebenso an der zweiten Ausstellung des »Blauen Reiter« in der Kunsthandlung Hans Goltz in München teil; er arbeitet am Almanach der »Blaue Reiter« mit.

Ivo Hauptmann
(1886 Erkner– Hamburg 1973)

Verbringt die Schulzeit in Dresden.
1894 Otto Mueller ist täglicher Gast im Hause der Mutter; durch Adoption seiner Mutter gehört er der Hauptmannschen Familie an.
1897 Otto Mueller und Ivo Hauptmann unternehmen eine erste gemeinsame Reise nach Lausanne, Luzern und an die Riviera.
Um 1901 sieht er zum ersten Mal in einer Dresdener Kunsthandlung Gemälde von französischen Impressionisten. Er geht nach Paris an die Académie Julian; unternimmt eine Reise mit Ludwig von Hoffmann und Graf Kessler über Land.
1903 besucht er zusammen mit Harry Graf Kessler Ateliers, u.a. von Bonnard, Vuillard, Maurice Denis, Rodin und Maillol.
1903/04 Den Winter über verbringt er in Berlin als Schüler von Lovis Corinth.
Seit 1904 verbringt er seine eigentliche Studienzeit für drei bis vier Jahre in Weimar, wo Graf Kessler Museumsdirektor ist und van de Velde Leiter der Kunstgewerblichen Akademie. Mit ihnen knüpft er auch freundschaftliche Kontakte. Er beschreibt die Ausstellungen von Kessler als sehr interessant. »In Weimar lebte man in einem geistigen Vorort von Paris.« (Ivo Hauptmann, »Mit Kalabreser und Palette«, in *Velhagen und Klasings Monatsheft*, 5, 1952, S. 426)
1904 lernt er Hans Arp kennen, ebenfalls Schüler von Hofmann. Hauptmann malt Arps Portrait. Arp berichtet zum 70. Geburtstag über die künstlerische Entwicklung Hauptmanns: »Es war ihm schon damals eine sehr persönliche Verarbeitung des Neoimpressionismus in seiner Malerei geglückt. Das bedeutendste Bild, das Hauptmann in jenen Jahren malte, war mein Porträt. [...] Lange ging er mit sich zu Rate, wie er mich für sein Porträt kleiden solle. Damals suchte der Maler noch einen Farbenvorwand, doch gab seine Wahl meiner Kleidung auch über mich Aufschluß. Er setzte mir einen schwarzen, runden, steifen Hut auf und zog mir eine orangefarbene Tennisjacke an, wie sie Oscar Wilde im Traum hätte erscheinen können, die zu meinen dünnen grüngrauen Hosen und breiten schwarzen Schuhen wunderbar ›klangen‹. Beim Malen klemmte Ivo Hauptmann von Zeit zu Zeit die Augen zu, um diesen übermäßigen Farbenrausch noch intensiver zu erleben. Bei jeder Sitzung schien mir, daß die Farbenpracht seines Bildes sich steigere [...].« Es entstehen weitere pointillistisch gemalte Bildnisse der Mutter. Gerade die Ausstellungen Kesslers, die die Avantgarde-Kunst aus Paris zeigen, begeistern ihn.
1908 geht er bis 1912 wiederum nach Paris, u.a. an die Académie Rançon. Er beginnt in größerem Ausmaß zu aquarellieren, nachdem er eine Ausstellung mit Werken von Signac gesehen hat; Hauptmann, beeindruckt von den Ideen Signacs, fühlt sich durch

die dogmatischen Ideen eher eingeengt: »Ich malte viel, war aber durch Theorien über Komplementärfarben und andere Farbprobleme derartig vollgestopft, daß ich nur noch dachte und nicht mehr sah.«(Ivo Hauptmann, *Bilder und Erinnerungen*, Hamburg 1976, S. 50) Reise nach Dresden; Otto Mueller fordert ihn auf, in der »Brücke« Mitglied zu werden, fühlt sich jedoch zu keiner Richtung hingezogen. Er macht die Bekanntschaft mit den Malern der »Brücke«.

1910 Freundschaftliche Kontakte mit Signac. Ivo Hauptmann schrieb über seine Entwicklung: »Ich sah Bilder von Seurat, Signac, Maurice Denis, Edmond Cross, Cézanne, Bonnard, die meine Absichten beeinflußten. [...] Ich treffe an der Seine beim Arbeiten Signac. Wir machen uns bekannt und befreunden uns. Ich werde Neoimpressionist, um der systematischen Malerei auf den Grund zu gehen. Meine Bilder sind jedoch unabhängiger vom Gegenstand, als Signac die seinen erfand.« (Ivo Hauptmann, »Über meine Entwicklung«, in *Ivo Hauptmann*, Ausst.-Kat. Galerie Herold, Hamburg o. J., S. 22) Aufenthalt in Saint-Tropez.

1911 Nachdem Signac Ivo Hauptmann seine Arbeiten aus Saint-Tropez gezeigt hatte, fährt er dorthin, um zu malen; es findet eine Ausstellung im Salon des Indépendants in Paris statt, in der Hauptmanns Bild »Liegender Frauenakt« in einem Raum mit Signac hängt. »Pointillistische Gemälde mit Küsten- und Landschaftsmotiven aus St. Tropez, Blankenese und Hiddensee zeugen von dieser unter kunsthistorischem Aspekte wichtigsten und bedeutendsten Schaffensphase von Ivo Hauptmann.« (Hanns Theodor Flemming, in *Ivo Hauptmann*, Ausst-Kat. Galerie Herold, Hamburg o. J., S. 5) Er wird Mitglied der »Société des Artistes Indépendants«. Aufforderung der »Brücke«-Gruppe zum Beitritt. Hauptmann berichtet selbst, er sei 1911 von Paris nach Stuttgart gereist, »um mit dem Maler Hölzel zehn Tage über Kompositionsgesetze Gespräche zu führen.«

1912 heiratet er Erica von Scheel, die Mitarbeiterin und Schülerin Henry van de Veldes. Er läßt sich in Dresden als freischaffender Künstler nieder. Zu den charakteristischen Beispielen gehört der »Hamburger Hafen« (um 1911), der »Große Akt«, der bei den »Indépendants« 1911 ausgestellt war.

1912 Paul Signac schreibt am 24.3.1912 aus Paris an Ivo Hauptmann: »Ich habe ganz besonders bedauert, mein lieber Ivo, daß Sie nichts an die Indépendants geschickt haben. Ihr Hafen von Hamburg fehlt in dem Saal, in dem unsere Gruppe ausgestellt hat – dieses Mal im letzten Saal.

Alexander Kanoldt

(1881 Karlsruhe – 1939 Berlin)

1901–1906 Ausbildung an der Akademie in Karlsruhe.

1906 besucht er im Badischen Kunstverein eine Ausstellung neoimpressionistischer Werke. Unter dem Eindruck der Bilder von Seurat, Signac, Rysselberghe u.a. beginnt Kanoldt das Studium der Farbtheorien des Chemikers Eugène Chevreul. Die divisionistische Technik mit ihren minutiös aufgetragenen Pinselstrichen in den Farben des Prismas kennzeichnet die Bilder dieser Zeit.

1907 Seine Bilder zeigen nun die Auseinandersetzung mit der neoimpressionistischen Malweise, wie sie Signac nach der Jahrhundertwende angewandt hat. An Adolf Erbslöh schreibt er am 20.11.1907: »Was meine Arbeit betrifft, probiere ich immer noch die neoimpressionistische Technik zu beherrschen – sie ist in der Tat viel schwerer als jede andere. Es kommt wirklich absolut nicht auf die Gleichförmigkeit der einzelne Farbflecke an, sondern einzig auf die harmonische Abwägung des Farbwertes [...].«

1908 trifft er Kandinsky und Jawlensky.

1909 Umzug nach München, er hat erste Kontakte zur »Neuen Künstlervereinigung München«.

Dem Kunstkritiker und Schriftsteller Josef August Beringer berichtet Kanoldt im Jahr 1912 über seine künstlerische Entwicklung: »Im Jahre 1906 hörte ich zum erstenmale von den großen Impressionisten. [... Es] begann das schwere und gefährliche Überbordwerfen meiner sämtlichen Errungenschaften. Das war zuerst die Reinigung der Palette – ich mußte erst überhaupt einmal wissen lernen, was die Farbe als solche zu reden imstande ist. Diese reduzierte Palette bedingte natürlich auch ein ganz anders Malverfahren, als wie ich es mühsam gelernt hatte – also fort mit den breiten Pinseln – nach und nach wurde ich Pointillist – und machte natürlich meinem Lehrer keine große Freude mehr. [...] Bald wurde mir klar, daß der Pointillismus als solcher nur ein rein äußerlich zu wertendes Verfahren war, doch da ich mich in die reinliche Technik verliebt hatte, zog ich nach Bekanntwerden mit den Werken der Neoimpressionisten die letzte Consequenz, und studierte nun eifrig die Chevreul'sche Farbenlehre, und zerlegte von da ab meine Farbwerte in ihre optischen Bestandteile [...].«

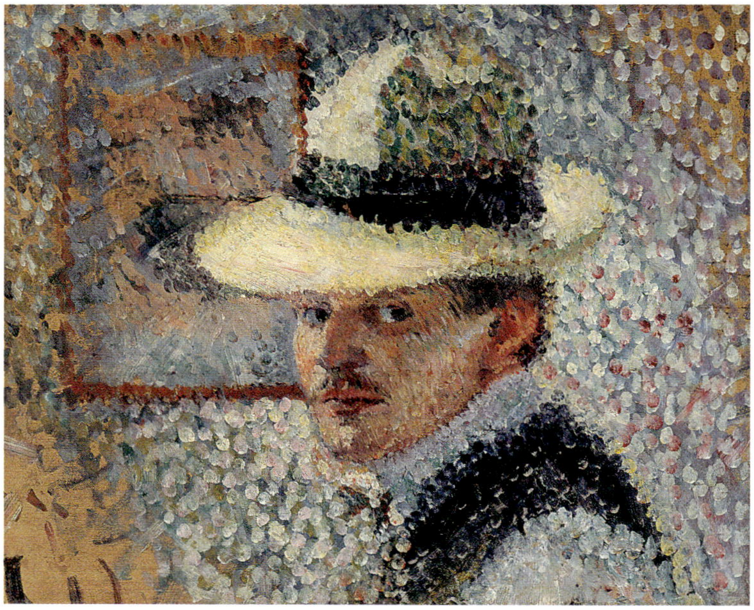

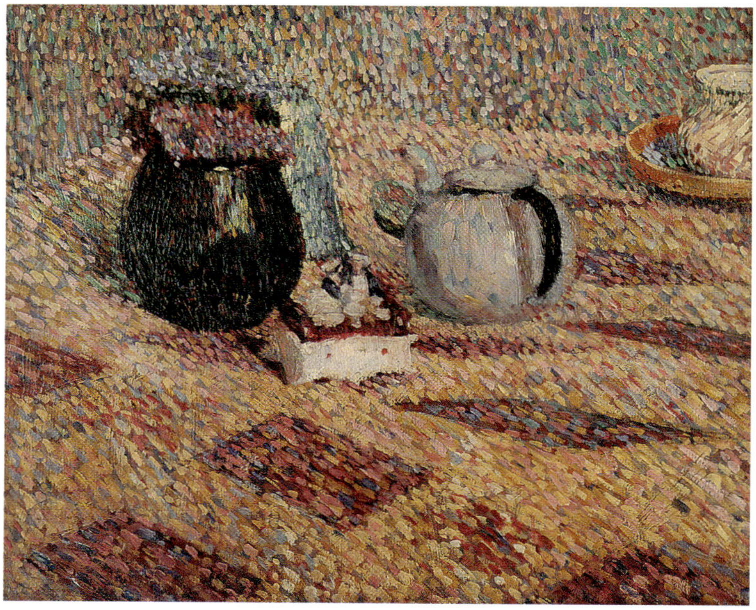

84 ***Hans Hofmann,***
***»Ohne Titel (Stilleben)«**, 1902 (verso)*
Selbstportrait, 1902 (recto)
Öl auf Hartfaserplatte, 41,9 x 51,4 cm
Privatsammlung
Courtesy of Barbara Divver Fine Art, New York

»... und ich verstand, die Natur entsprechend meiner glühenden Seele in Farben zu übersetzen.«
(Alexej von Jawlensky)[1]

Andrea Witte

Alexej von Jawlensky und Wassily Kandinsky – Bezüge zum Neoimpressionismus

Die Signac-Rezeption ist bei den Künstlern des »Blauen Reiter« auf der künstlerischen und intellektuellen Ebene nachvollziehbar. Die Kenntnis der französischen Kunst spielt für sie eine nicht zu unterschätzende Rolle, zumal ihr Kunstverständnis und ihre Kunst gerade durch die Reisen von Alexej von Jawlensky und Marianne von Werefkin sowie von Wassily Kandinsky und Gabriele Münter kosmopolitisch geprägt waren.

Jawlensky kam bereits in den 80er Jahren in Moskau durch die Weltausstellung und den Sammler Dimitry Petrovich Botkin, bei dem er wohnte, mit der zeitgenössischen französischen Kunst in Berührung. Nicht zuletzt durch Marianne von Werefkin angeregt – ihre gemeinsame Arbeit und Freundschaft begann im Jahr 1891 –, reiste er 1896 durch Deutschland, Holland und Belgien, besuchte Dresden, Berlin, Köln und Antwerpen und fuhr über Paris und London zurück nach St. Petersburg. Im gleichen Jahr folgte die Übersiedlung mit Werefkin nach München. Für drei Jahre nahm er das Studium an der Kunstschule von Anton Ažbè auf, wo er 1897 Kandinsky kennenlernte, der seine Studien dort bis 1899 fortsetzte. Ob, wie Peg Weiss annimmt, nach Unterrichtsmethoden gelehrt wurde, die Parallelen zum Neoimpressionismus aufwiesen, läßt sich nicht mehr eindeutig klären.[2]

Bei Jawlensky spiegelt sich, wenn man den Datierungen seiner Bilder Glauben schenken darf,[3] die Auseinandersetzung mit dem Neoimpressionismus auf künstlerischer Ebene bereits um das Jahr 1902 wider. So sollen im Frühjahr 1902 mindestens fünf Stilleben mit Hyazinthen (Kat.Nr. 85) entstanden sein, die neoimpressionistisch anmuten. Über diese Zeit schrieb Jawlensky rückblickend in seinen Lebenserinnerungen: »Ich war immer unzufrieden mit dem, was ich malte, und fing jetzt an, Stilleben zu malen ohne irgendeine Richtung, meistens Früchte. Und probierte immer, dies in eine Harmonie zu bringen. Selbstverständlich war das noch nicht meine eigene Sprache.«[4] Corinth schlug Jawlensky vor, ein Bild zur Berliner Sezession zu schicken.[5] Er reiste im Frühling 1903 nach Berlin[6] und im

1 Clemens Weiler, *Alexej von Jawlensky. Köpfe, Gesichte, Meditationen*, Hanau 1970, S. 109.

2 Peg Weiss, *The Formative Years (1896-1914), From Jugendstil to Abstraction*, Syracuse University 1973, S. 34–56.

3 Die stilistische Bandbreite der Bilder Jawlenskys ist gerade in der Anfangszeit erstaunlich. Da es sich um Datierungen wie »um 1902« handelt, ist es vorstellbar, daß die Bilder nicht vor der Berlin-Reise im Frühjahr 1903 entstanden sein könnten.

4 Clemens Weiler, *Alexej von Jawlensky. Köpfe, Gesichte, Meditationen*, Hanau 1970, S. 109.

5 Die Teilnahme Jawlenskys an der »Berliner Secession« wird durch den Katalog nicht bestätigt. Doch könnte es sein, daß sein Bild erst nach dessen Drucklegung in die Ausstellung aufgenommen wurde.

6 Die Sezessionsausstellung fand in Berlin im Frühling statt. Neben Werken von Paul Baum waren Arbeiten von Cézanne, Monet, Nolde, Rohlfs und van Gogh zu sehen. Wenngleich

keine exakte Datierung dieser Ausstellung möglich ist, so kann dennoch angenommen werden, daß Jawlensky auch die Neoimpressionisten-Ausstellung bei Cassirer, u.a. mit Werken von Signac, gesehen hat.

7 Marianne Werefkin, *Briefe an einen Unbekannten 1901–1905*, hg. v. Clemens Weiler, Köln 1960, S. 33 ff.

8 Ebd.

9 Donald E. Gordon, *Modern Art Exhibitions 1900–1916*, München 1974, Bd. 2, S. 92.

10 Die Biographie, die vom Jawlensky-Archiv zusammengestellt worden ist, nennt drei Möglichkeiten für Jawlenskys Aufenthaltsorte: 1. Jawlensky fährt 1905 und 1906 nach Paris und in die Bretagne. 2. Er fährt nur 1906 in die Bretagne. 3. Er war nur 1905 in der Bretagne und in Paris und schickte im Jahr 1906 Bilder zum Herbstsalon. Wenn Jawlensky tatsächlich im Frühling 1905 in Paris gewesen ist, so hat er die Gelegenheit gehabt, von März bis April die 21. Ausstellung der »Indépendants« zu sehen, wo Künstler wie Cross, Delaunay, Derain, Seurat, Signac, Matisse, van Dongen, van Rysselberghe, van Gogh u.a. vertreten waren.

Sommer mit Werefkin in die Normandie, anschließend nach Paris. Hat Jawlensky sich auch in seinen Lebenserinnerungen zu Anregungen und Quellen seiner Kunst nicht geäußert, so sollte doch nicht unerwähnt bleiben, wie sehr Marianne von Werefkin ihn verstärkt auf Farb- und Lichtprobleme hingewiesen hat. Im November, einige Wochen nach der Rückkehr aus Paris, hatte sie sich intensiv damit beschäftigt und an dem deutschen Maler Lichtenberger die Unkenntnis über den einfachen Wert der Farbe kritisiert. Lichtenberger sähe in Toulouse-Lautrec und in Zuloaga nicht, »daß die Farbe bei ihnen einen inneren Wert hat ohne Rücksicht auf ihre Umgebung. [...] Der Einfluß der Luft, der Beleuchtung ist durch die Kraft des Künstlers zurückgehalten. Die Farbe ist schön, so wie sie ist, oder vielmehr, weil sie der Künstler so will. Lichtenberger sieht die Farbe durch die Luft, durch die Beleuchtung. Er sieht sie als empfindsamer Künstler in all ihrer Differenziertheit. Aber das ist nur ein Standpunkt, wie der andere auch, die Farbe durch sich selbst zu sehen.«[7] Werefkin erkennt die Bedeutung des Lichts als eine Funktion der Farbe und nicht nur als Beleuchtung der Gegenstände; die Farbe existiert durch sich selbst. Diese Verselbständigung der Farbe, vorgegeben durch Signac, hat Werefkin noch vor den »Fauves« erkannt. 1903 notiert sie: »Die Farbe hat einen inneren Wert [...] ohne Rücksicht auf die Umgebung, [...] die Zeichnung ist nur Ergänzung der Farbe. [...] Die Farbe entscheidet über die Form. [...] Im Bereich der Farbe muß man sich immer an die organische Form halten, um nicht in den Bereich der Unmöglichkeit zu geraten. Je starkfarbiger ein Eindruck ist, je weniger ist alle Form möglich. Die Farbe löst die bestehende Form auf. Man muß eine ihr eigene Form finden.«[8]

In Jawlenskys Bildern wird bei genauem Hinsehen deutlich, wie sehr sich seine Technik, bei aller Vergleichbarkeit mit der neoimpressionistischen, auch von ihr unterscheidet. Er arbeitet unter Verwendung von Spektralfarben mit der Teilung der Farbtöne, wobei die Farben ungemischt in Punkten auf die Leinwand auftragen werden. Jawlensky mischt seine Farben im einzelnen Fleck, nimmt zum Teil verschiedene Farben unvermischt zugleich mit dem Pinsel auf und setzt sie in einem einzigen Malakt als Strich oder Punkt ins Bild.

1904 verbringt Jawlensky den Sommer über in Bayern, wo er zahlreiche Landschaftsbilder malt, die durch knappe und kurze Pinselstriche und ihre kraftvollen und leuchtenden Farben sehr neoimpressionistisch wirken. Auf der Berliner Sezession stellt er zwei Stilleben aus.[9] Die folgenden Jahre 1905/06 sind, gerade was die Entstehung seiner Bilder betrifft, nur schwer zu rekonstruieren.[10] Fest steht aber, daß sechs neoimpressionistische Bilder im Oktober und November 1905 im Salon d´Automne, in der von Djagilev organisierten russischen Abteilung, ausgestellt waren. Soweit man die Stilleben identifizieren kann, stehen sie unter dem Einfluß der neoimpressionistischen Malerei und der Erkenntnisse

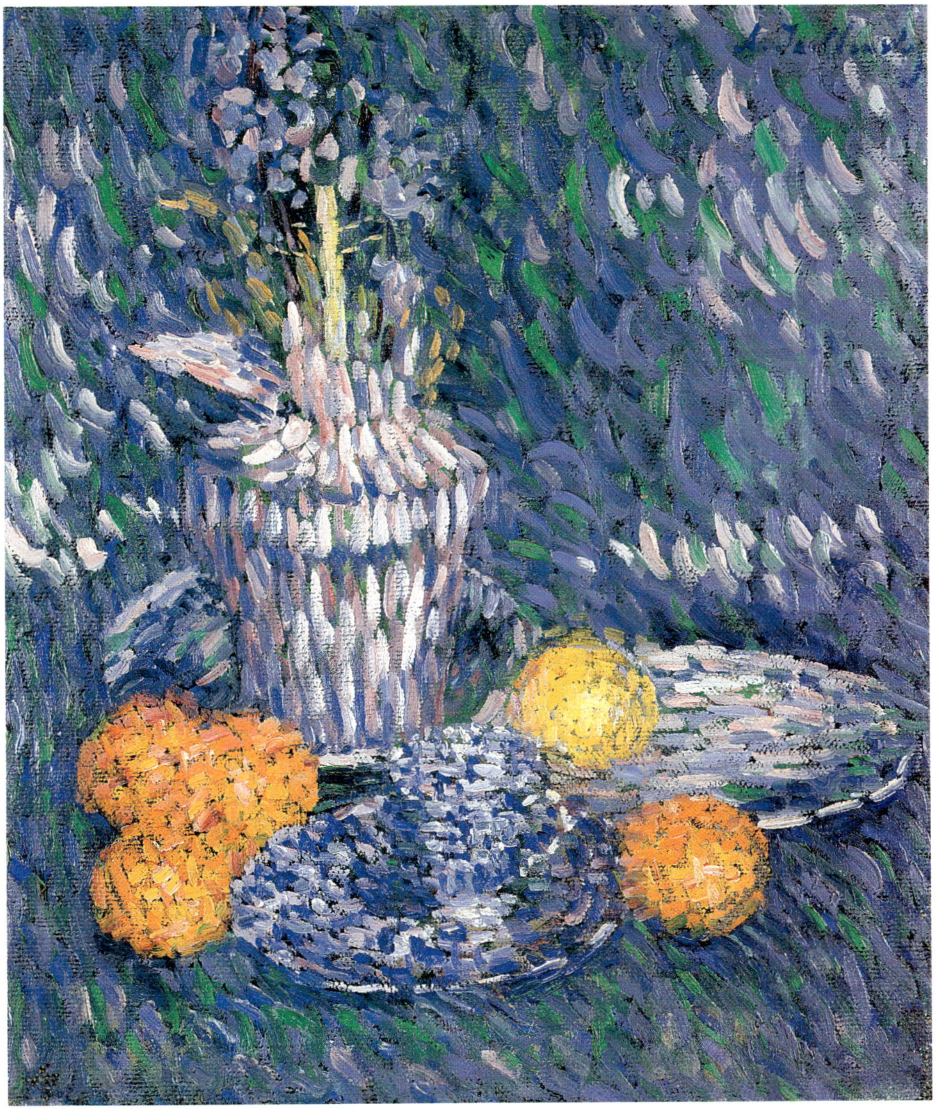

85 ***Alexej von Jawlensky,***
»Stilleben mit Hyazinthe und Orangen«*, 1902*
Öl auf Leinwand, 53,5 x 44,4 cm
bez. o. re.: »A. Jawlensky«
Wvz. Jawlensky Nr. 47
Privatbesitz

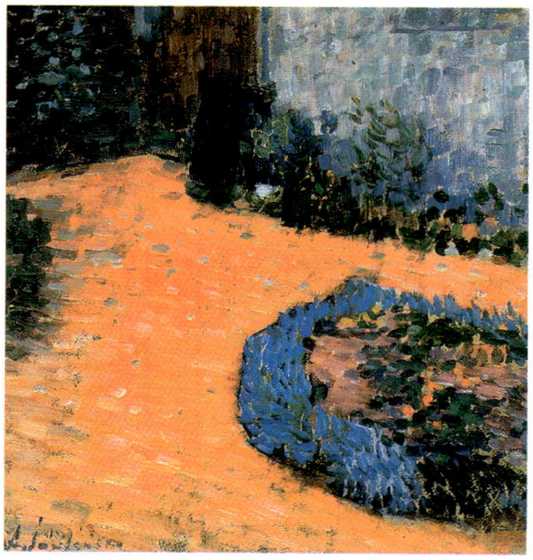

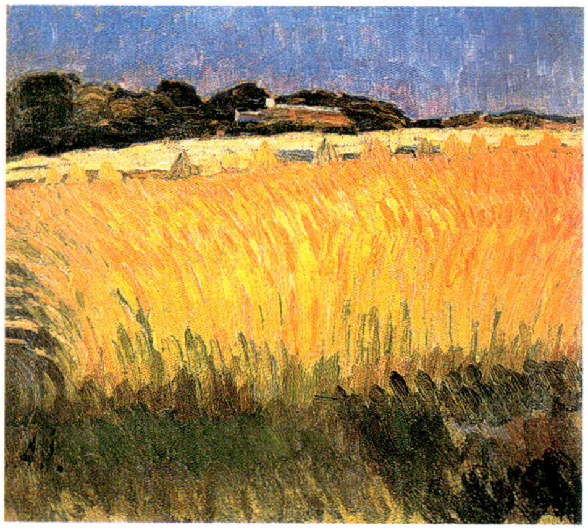

Abb. 1
Alexej von Jawlensky, »Andreas Garten – Carantec«, *1905, Öl auf Karton, 59 x 52 cm, Privatsammlung*

Abb. 2
Alexej von Jawlensky, »Kornfeld«, *um 1905, Öl auf Karton, 49 x 52,5 cm, Privatsammlung, Vaduz*

über die Farbe. Von Werekfin wissen wir durch ihre Aufzeichnungen, wie intensiv Jawlensky sich im September 1905 mit der Farbe beschäftigt hat.[11] Auch Jawlenskys gewählter Bildtitel »Harmonie« läßt sich mit Signacs Harmoniebestrebungen in Übereinstimmung bringen.

Wie ein Zitat Signacs klingend, äußert er 1905 über seine Stilleben: »Meine Freunde, die Äpfel, die ich wegen ihrer reizenden roten, gelben, lila und grünen Kleider liebte, sind für mich, auf diesem oder jenem Hintergrund, keine Äpfel mehr. Ihre Töne und ihre strahlenden Farben auf dem Grund anderer nüchterner Töne verschmelzen sich zu einer von Dissonanzen durchzogenen Harmonie. Und sie erklingen meinem Auge wie eine Musik, die mir diese oder jene Stimmung meiner Seele wiedergibt. Äpfel, Bäume, menschliche Gesichter sind für mich nur Hinweise, um in ihnen etwas anderes zu sehen: das Leben der Farbe, erfaßt von einem Leidenschaftlichen, einem Verliebten.«[12] Unter dem Einfluß Signacs wird hier nicht nur die Loslösung der Farbe vom Gegenständlichen, sondern die Entfernung von der Realität zugunsten der Ausdruckssteigerung propagiert (vgl. Kat.Nr. 86).

Über die Bilder, die in der Bretagne entstanden sind, schreibt er in seinen Lebenserinnerungen: »[...] und ich verstand, die Natur entsprechend meiner glühenden Seele in Farben zu übersetzen. Ich malte dort viele Landschaften, vom Fenster aus Gebüsche und bretonische Köpfe. Die Bilder waren glühend in Farben. Und mein Inneres war damals zufrieden. Zum erstenmal habe ich damals verstanden zu malen, nicht das, was ich sehe, aber das, was ich fühle.«[13] 1906 werden zehn dieser Bilder aus der Bretagne im Herbstsalon in Paris gezeigt. Neben neoimpressionistischen Annäherungen (Abb. 1) werden zwischen 1906 und 1907 auch Übereinstimmungen mit van Gogh (Abb. 2) und den »Fauves« (Abb. S. 306) deutlich.[14]

11 Clemens Weiler, *Alexej von Jawlensky*, Köln 1959, S. 49–50. »Die Farbe löst die Form auf. [...] Die Farbe hat einen unmittelbaren Einfluß auf die Größenempfindung. So scheint ein schwarzer Punkt kleiner als ein blauer oder brauner, obwohl er gleich groß ist. [...] Die nebeneinandergesetzten farbigen Flächen beeinflussen sich gegenseitig. [...] Die farbige Form ist einzig durch die Gesetze der Farbe beherrscht [...].«

12 Zitiert nach Clemens Weiler, »Jawlensky«, in *Kindlers Malerei Lexikon*, Zürich 1966, Band III, S. 434.

13 Clemens Weiler, *Alexej von Jawlensky. Köpfe, Gesichte, Meditationen*, Hanau, 1970. S. 109.

14 Ob Jawlensky die Bilder der »Fauves« im Herbstsalon 1905 in Paris gesehen hat, wird sich nicht mit letzter Sicherheit beweisen lassen. Er hat in seinen Lebenserinnerungen

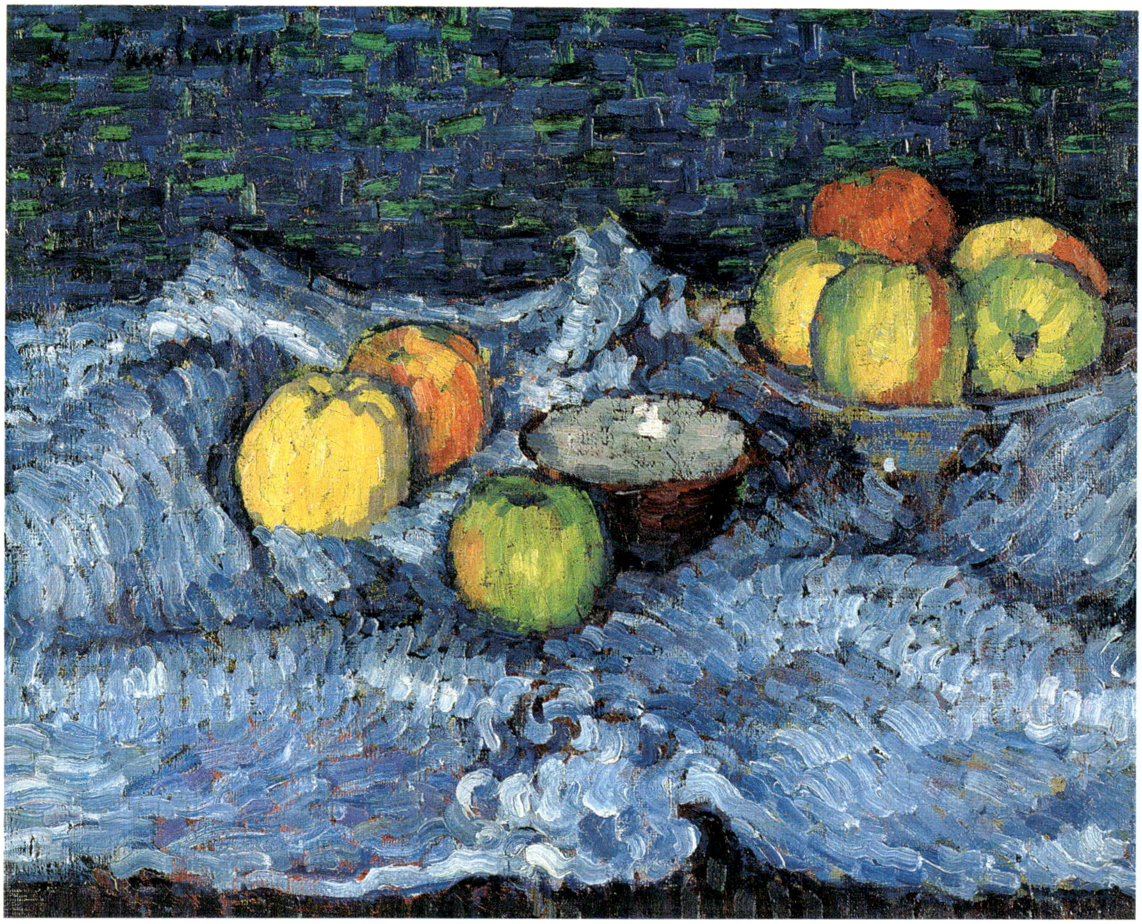

86 ***Alexej von Jawlensky,***
»Stilleben mit Äpfeln«*, um 1905*
Öl auf Leinwand, 46 x 57 cm
bez. o. li.: »A. Jawlensky«
Wvz. Jawlensky Nr. 117
Privatbesitz

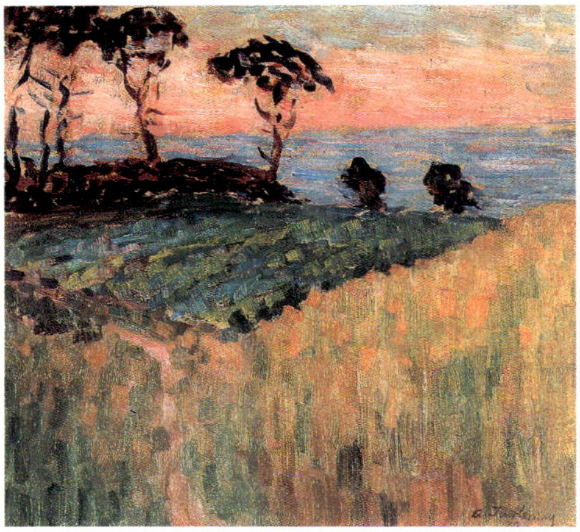

Abb. 3
Alexej von Jawlensky, »Landschaft bei Marseille«, *1907, Öl auf Pappe, 49,7 x 52,8 cm, Privatsammlung*

Die Auseinandersetzung Jawlenskys mit dem Neoimpressionismus läßt sich noch bis 1907 verfolgen (Abb. 3). Der »Malermönch« Verkade erinnert sich, daß er zusammen mit dem Berliner Maler Curt Herrmann dessen Ausstellung im Februar 1907 im Kunstverein in München besuchte:[15] »Während er mir seine neo-impressionistischen Werke zeigte, kam ein 40jähriger, etwas gedrungener Mann mit kindlich freundlichem Gesicht auf uns zu. Er rühmte die Ausstellung sehr und sagte, er sei von ähnlichen Bestrebungen geleitet.«[16] Es handelte sich um Jawlensky, der beim Abschied seine Adresse hinterließ und darum bat, ihn am Sonntagmorgen in seinem Atelier zu besuchen. In Jawlenskys Bildern beginnt sich die Farbe vom Motiv zu lösen; sie wird selbständiges Element, die Pinselstriche werden durch die Farbe geordnet, und sie bildet ihrerseits ein übergreifendes Strukturprinzip.

Wassily Kandinsky kam als Dreißigjähriger 1896 nach München und wurde im Mai 1901 Mitbegründer der Künstlervereinigung »Phalanx«. Als ihr Präsident – die Angaben schwanken, ob er bereits 1901 oder erst 1902 dieses Amt inne hatte – unterrichtete er in der ihr angeschlossenen »Phalanx-Malschule« und lernte *Gabriele Münter* kennen. Ob in dieser Malschule, wie ein Schüler von Kandinsky berichtet, tatsächlich bei Naturstudien nach Seurat und Signac in »divisionistischer Manier«[17] gearbeitet worden ist, läßt sich nicht mit Sicherheit entscheiden, ist aber durchaus anzunehmen. In diesem Zusammenhang ist sehr aufschlußreich, daß die von ihm organisierte erste Ausstellung vom 17. August bis Ende November 1901[18] anschließend in Wiesbaden, Krefeld und Barmen gezeigt wurde und somit Kontakte zu einem neoimpressionistischen Kunstzentrum bestanden haben müssen.[19] Zur ersten Ausstellung wurde kein Katalog gedruckt, doch eine Äußerung des Mediziners Gustav Freytag,[20] der durch seinen Anatomieunterricht

geschrieben, daß die zehn Bilder aus der Bretagne noch im gleichen Jahr im Herbstsalon gezeigt wurden. Dies kann nur 1906 gewesen sein, wie dem Ausstellungskatalog unter den Nummern 735–744 »Etudes (Bretagne)« zu entnehmen ist, also ein Jahr nachdem die »Fauves« ihren aufsehenerregenden Auftritt hatten.

15 Willibrord Verkade, *Der Antrieb ins Vollkommene, Erinnerungen eines Malermönches*, Freiburg 1931, S. 169 f. Verkade schreibt, daß es das Jahr 1908 gewesen sei, was nicht stimmen kann. Eine Ausstellung von Curt Herrmann im Münchener Kunstverein ist für Februar 1907 nachzuweisen (s. *Münchener Neueste Nachrichten* vom 19.2.1907).

16 Ebd., S. 169.

17 C. Palme, *Konstens Karyatider*, Stockholm 1950, S. 37–60, S. 54, zitiert nach Jelena Hahl-Koch, *Kandinsky*, Stuttgart 1993, S. 81/82. Vgl.

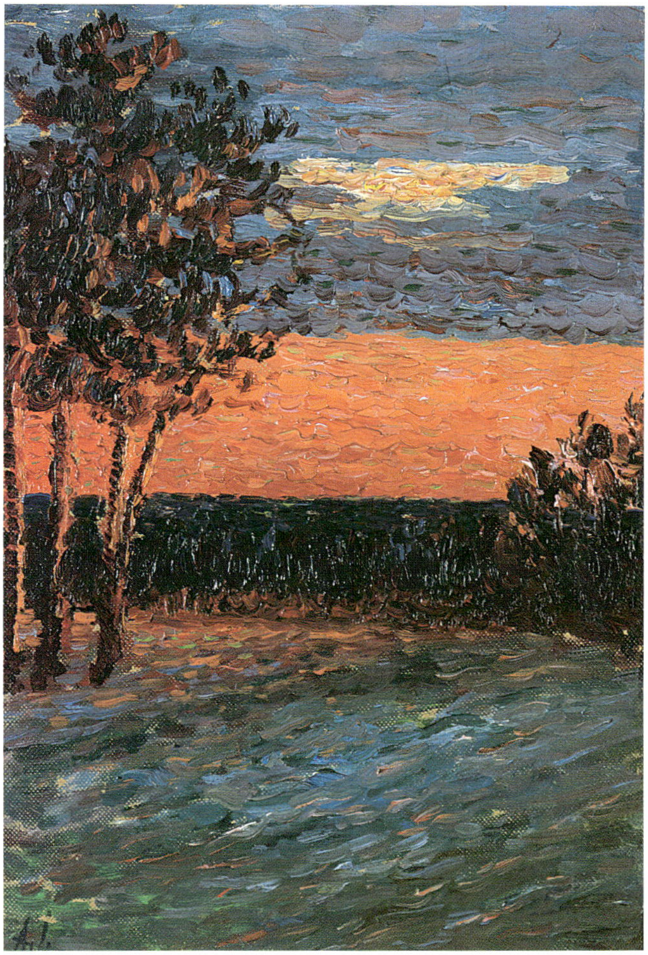

87 ***Alexej von Jawlensky,***
***»Abendglühen«**, 1905*
Öl auf Pappe 37,5 x 24,5 cm
bez. u. re.: »A. J.«
Wvz. Jawlensky Nr. 106
Kunstmuseum Düsseldorf im Ehrenhof

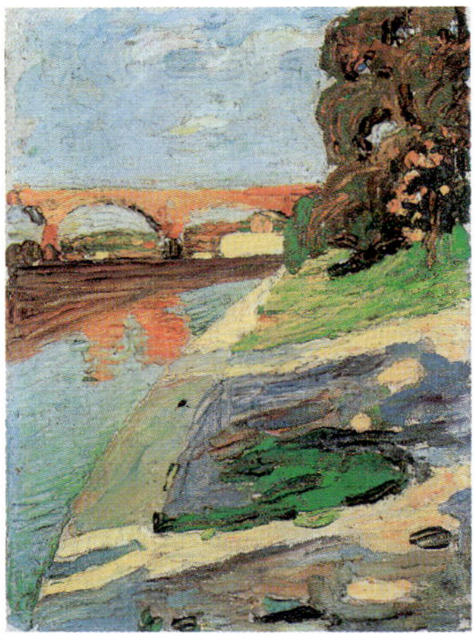

Abb. 4
Wassily Kandinsky, »München – Die Isar«, *1901, Öl auf Leinwandkarton, 32,5 x 23,6 cm, Städtische Galerie im Lenbachhaus, München*

mit den Künstlern vertraut war, hat sich erhalten: »Mit die bemerkenswertesten Bilder stammen von Kandinsky. Es war die Zeit, wo er noch völlig gegenständlich malte und wahre Orgien an Farbenwirkung bot, wie er denn auch ernsthafte technische Studien machte, um die Farben zu immer größerer Leuchtkraft und Dauerhaftigkeit zu bringen. [...] Die Farbe und ihre Kontraste beherrschten das ganze Bild, Anatomie und Dynamik traten zurück.«[21]

Man kann bei Kandinsky voraussetzen, daß er sich um 1900 mit Signacs Ideen auseinandergesetzt hat, schließlich war Signacs Aufsatz im *Pan* seit 1898, ein Jahr später sein Buch in französischer Sprache zugänglich. Die in Kandinskys Inventar von 1904[22] verzeichneten »108 Landschaftsstudien« können teilweise als Reflex dieser Auseinandersetzung betrachtet werden (Abb. 4). Doch noch eine andere Tatsache ist bemerkenswert, die Jelena Hahl-Koch berichtet.[23] Sie konnte nachweisen, daß Kandinsky Signacs Buch *Von Eugène Delacroix zum Neoimpressionismus* bestens vertraut gewesen ist. In seinem Nachlaß fand sich ein Heft mit 81 handgeschriebenen Seiten der russischen Übersetzung dieses Buches durch seine Jugendfreundin. Wenngleich hierfür eine genaue Datie-

hierzu ebenso Jonathan David Fineberg, *Kandinsky in Paris 1906–1907*, Ann Arbor, Michigan 1984, S. 10 und S. 12.

18 *Die Kunst für Alle* (hg. v. Friedrich Pecht), 17. Jg., 1901–1902, München 1902 (Redaktionsschluß 31. August 1901; Ausgabe 19. September 1901), S. 22.

19 Diese These wird durch folgende Eintragungen bestätigt: In dem von Kandinsky geführten Katalog seiner Bilder trägt er sorgfältig die Städte ein, in die er Arbeiten schickt. 1902: Berlin (Sezession), Wiesbaden und Krefeld; 1903: Berlin, Wiesbaden; 1904: Paris, Hamburg; 1905: Dresden, Berlin (Cassirer), Hamburg, Düsseldorf und Köln.

20 Sohn des Schriftstellers Gustav Freytag.

21 Zitiert nach Jelena Hahl-Koch, a.a.O., S. 79/80.

22 S. hierzu *Kandinsky, Werkverzeichnis der Ölgemälde* von Hans K. Roethel und Jean K. Benjamin, Band 1, 1900–1915, München 1982, S. 17. Bei dem Inventar handelt es sich um den »Hauskatalog I, ›Kleine Ölstudien‹«, der vermutlich 1904 entstanden ist.

23 Im weiteren folge ich den Gedankengängen von Jelena Hahl-Koch, ebd., S. 76/77.

24 S. auch Gisela Kleine, *Gabriele Münter und Wassily Kandinsky. Biographie eines Paares*, Frankfurt a. M., Leipzig 1990, S. 745, Anm. 29. Briefe. GM/JE. St. Bogajéwska übersetzte für Kandinsky Paul Signacs Werk. Die Handschrift befindet sich in der Donation Nina Kandinsky, Musée national d'art moderne, Centre Georges Pompidou, Paris.

25 In seinem Kommentar zu Kandinsky vergleicht ihn Wilhelm Hausenstein mit Signac: »Er [Kandinsky] empfindet

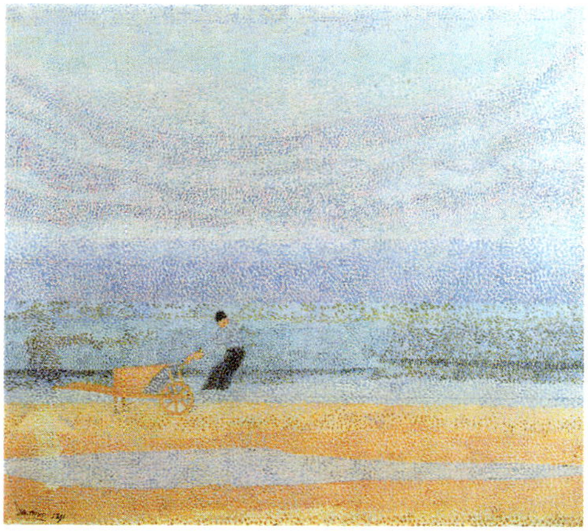

Abb. 5
Jan Toorop, »Die Muschelfischer am Strand«, *1891, Öl auf Leinwand, 61,5 x 66 cm, Kröller-Müller Museum, Otterlo*

rung nur annäherungsweise möglich ist, so sprechen für eine Entstehungszeit um die Jahrhundertwende neben der jugendlichen Handschrift fünf frühe Bleistiftskizzen, die in das Heft eingelegt waren.[24] Künstlerische und theoretische Berührungspunkte mit Signac lassen sich über Jahre bei Kandinsky verfolgen.[25] Signac bekennt von Beginn an, von Monet beeinflußt zu sein. Ähnlich Kandinskys Bekenntnis, daß der »Heuhaufen« Monets, den er in der Impressionisten-Austellung in Moskau 1895 gesehen hatte, das Gegenständliche »als unvermeidliches Element des Bildes diskreditiert« habe.[26] In diesem Zusammenhang stehen auch Kandinskys Reisepläne nach Algerien. Schon Delacroix hatte in der blendenden Sonne die Farbe als Licht und die Schatten als farbige Reflexe begriffen, wie auch Signac nochmals betont. So mag in gleicher Weise Kandinsky seine Reise mit Gabriele Münter als Hommage an Delacroix aufgefaßt haben.[27] Parallelen lassen sich nicht nur in der Loslösung der Farbe vom Gegenständlichen sehen, sondern auch in der engen Beziehung zur Musik. Signac verweist in zahlreichen Passagen innerhalb seines Buches auf die Verbindung von Farbe und Musik.[28] Für die Entstehung des Expressionismus war sicher Signacs Hinweis auf die psychologischen

sich als Konservativen: in dem Sinne etwa, in dem Signac sich als den Wahrer der formalen Traditionen eines Delacroix empfand.« Zitiert nach Hans K. Roethel, Jelena Hahl-Koch (Hg.), *Kandinsky. Die Gesammelten Schriften*, Bd. 1, Bern 1980, S. 183.

26 Max Imdahl, *Farbe. Kunsttheoretische Reflexionen in Frankreich*, München, 2. unveränderte Auflage 1988, S. 19.

27 S. auch Gisela Kleine, *Gabriele Münter und Wassily Kandinsky. Biographie eines Paares*, Frankfurt a. M., Leipzig 1990, S. 212/13.

28 Zitiert wird hier die französische Ausgabe nach Paul Signac, *D' Eugène Delacroix au néo-impressionnisme*, mit einer Einführung von Françoise Cachin, Paris 1978, S. 54, 149; die deutsche Ausgabe nach Paul Signac, *Von Eugen Delacroix zum Neo-Impressionismus*, Krefeld 1903. S. 24: Signac zitiert hier Charles Baudelaire: »Die Kunst des Koloristen hängt offenbar in gewisser Beziehung mit der Mathematik und der Musik zusammen«; S. 26: »Charles Blanc sagt in der Grammaire des Arts du Dessin: ›Die bestimmten Regeln unterstehende Farbe kann wie die Musik gelehrt werden‹«; S. 41: Farben werden »Ton an Ton mit kleinen Intervallen hingesetzt«; S. 99: »Die Farbenlehre läßt sich erlernen wie die Musik«; S. 102: Hier zitiert Signac Ernest Chesneau: » [...] wie ein geübtes Gehör für den Genuss der Musik« nötig sei, so müsse man den richtigen Blick für Malerei, Plastik oder Architektur haben.

Zusammenhänge der Farbe mit dem Ausdruck der Gemütszustände auch für Kandinsky von besonderer Bedeutung.

Daß Kandinsky – neben anderen Anregungen – auch den Neoimpressionismus rezipierte, machen die folgenden Ausstellungen deutlich, die vorrangig der Vermittlung neoimpressionistischer Ideen gegolten haben dürften. 1903 präsentierte er in der 6. »Phalanx«-Ausstellung neoimpressionistische Bilder von Jan Toorop (Abb. 5).[29] Die von Mai bis Juli 1903 stattfindende 7. Ausstellung der »Phalanx« zeigte neben sechzehn Gemälden von Monet und sechs eigenen Arbeiten die von Julius Meier-Graefe herausgegebene Mappe *Germinal* mit Lithographien und Holzschnitten u.a. von van Gogh, Signac, Gauguin, Vallotton. Kandinskys Bilder dieser Zeit erinnern zwar nur entfernt an den Neoimpressionismus, zeigen aber eine große Eigenständigkeit der Bildfarbe und werden in der Presse als »koloristische Excesse und phantastische Farbenorgien« getadelt.[30] Kandinsky malte Ende 1903, Anfang 1904 mehrere Bilder mit altrussischen Motiven. Durch zahlreiche Studien vorbereitet, entsteht das Bild »Sonntag (Altrussisch)« (Kat.Nr. 88), dessen intensive Farbigkeit und fleckiger Farbauftrag sich gegenüber den anderen Werken dieser Zeit abhebt. Einem Mosaik vergleichbar, bestimmen die leuchtenden Farbtupfen den Charakter des Bildes, der durch den Kontrast von Hell und Dunkel noch betont wird. »Dann schaute ich meine angefangene dekorative Sonnenfarbencomposition. Die Farben habe ich von meinem gestrigen kurzen Ausflug [...] mir geholt und in einem erfundenen altrussischen Stück verkörpert. Leidenschaftliche, tiefe, feierliche Farben, die als ff im Orchester klingen müssen. Leidenschaftliche, freche Behandlung im Aufsetzen [...].«[31] Anläßlich der 9. Ausstellung der »Phalanx« hebt die Presse bei Kandinskys Arbeiten den »kräftigen Kolorismus« hervor und spricht von »kleinen pastosen Farbenflecken, [...] bunten Edelsteinen, [...] lustig Barbarischem.«[32]

Mit der 10. Ausstellung der Künstlergruppe »Phalanx« (sie wurde mit der 11. Ausstellung als Doppelveranstaltung geplant) präsentierte er zum ersten Mal ausführlich vom 27.3. bis 1.5.1904 in den Räumen der »Phalanx« in der Theatinerstraße[33] neoimpressionistische Arbeiten, so u.a. von Signac, Guérin, Laprade, Lemmen, van Rysselberghe und Vallotton.[34] Bei den Werken Signacs handelte es sich um die Bilder, die bereits 1902 in Krefeld und 1903 in Weimar gezeigt wurden,[35] wie

29 Noch vor dem 4. März findet in München die Frühjahrs-Ausstellung der Sezession im Königlichen Kunstausstellungsgebäude statt. Dort sind neben Munch und Purrmann auch Toorop und van Gogh vertreten. Donald E. Gordon, *Modern Art Exhibitions 1900–1916*, Bd. 2, München 1974, S. 65.

30 *Münchner Neueste Nachrichten* vom 1. Juni 1903.

31 Kandinsky in einem Brief vom 10.2.1904 an Gabriele Münter. Zitiert nach *Der frühe Kandinsky 1900–1910*, hg. v. Magdalena M. Moeller, Ausst.-Kat. Brücke-Museum Berlin 1994 (weitere Station Tübingen), o.p., Kat. Nr. 61.

32 *Freisinnige Zeitung*, Berlin, vom 21. Januar 1904. Zitiert nach Rudolf H. Wackernagel, »Bei ›Öl‹ auch Aquarell ..., bei ›Aquarell‹ auch Öl usw. Zu Kandinskys Ateliers und seinen Maltechniken«, in Vivian Endicott Barnett, *Das bunte Leben. Wassily Kandinsky im Lenbachhaus*, hg. v. Helmut Friedel, mit einem Textbeitrag von Rudolf H. Wackernagel, München 1995, S. 547–568, S. 558, Anm. 79.

33 Bettina Raab, *Die Künstlervereinigung »Phalanx«*, Magisterarbeit, eingereicht an der Ludwig-Maximilians-Universität, München im Februar 1993. Frau Raab war so freundlich, die ausgestellten Künstler und die exakte Dauer der Ausstellung vom 27.3.–1.5.1905 mitzuteilen. Neben den bereits erwähnten Künstlern stellten u.a. Peter Behrens, Jan Toorop und Zuloaga aus.

34 *Die Kunst für Alle*, 19. Jg., 1903–1904, München 1904, S. 388 (Redaktionsschluß war der 21. April, die Ausgabe erschien am 5. Mai 1904): »München. Die ›Phalanx‹ hat in ihrer zehnten Ausstellung der neuen belgisch-französischen Richtung der Neo-Impressionisten Gelegenheit geboten, sich dem hiesigen Publikum bekannt zu machen. Der Führer dieser Gruppe, P. Signac, ist mit einer umfangreichen und interessanten Sammlung vertreten, neben ihm finden wir Hervorragendes von [...] Th. van Rysselberghe; Valloton u.a.«

35 Die Ausstellung *Farbenschau* in Krefeld im April 1902

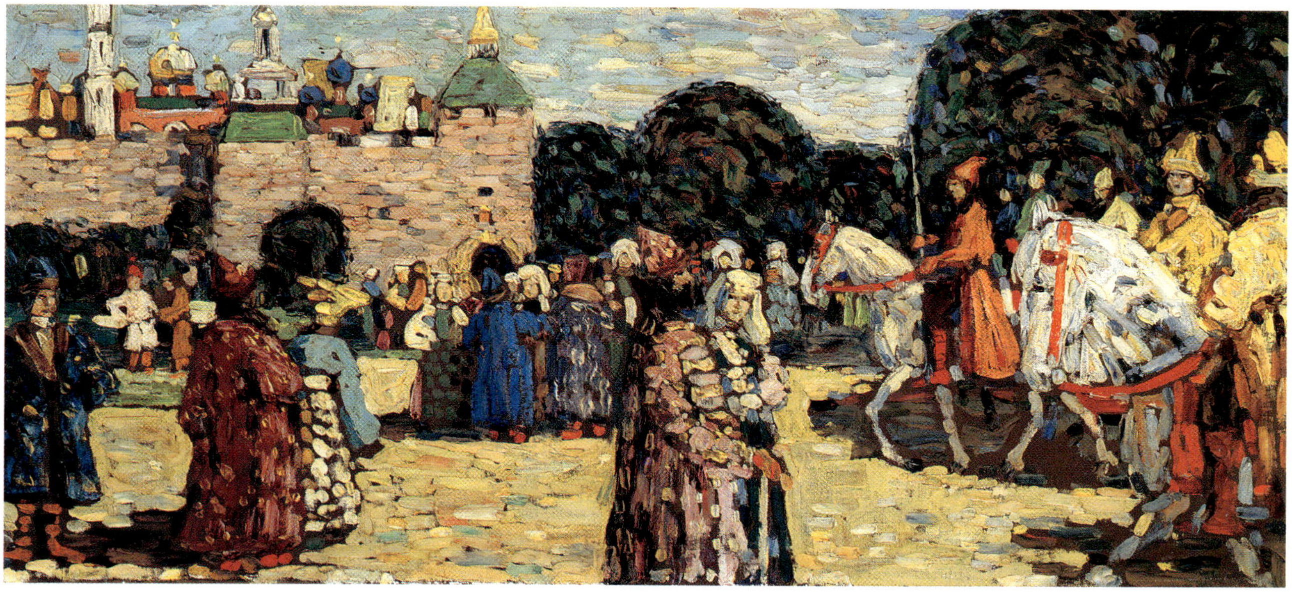

88 ***Wassily Kandinsky,***
***»Sonntag (Altrussisch)«**, 1904*
Öl auf Leinwand, 45 x 95 cm
bez. auf der Rückseite: »Kandinsky (München) – Sonntag (Öl) Nr. 27«
Wvz. Roethel/Benjamin Nr. 118
Museum Boijmans Van Beuningen, Rotterdam

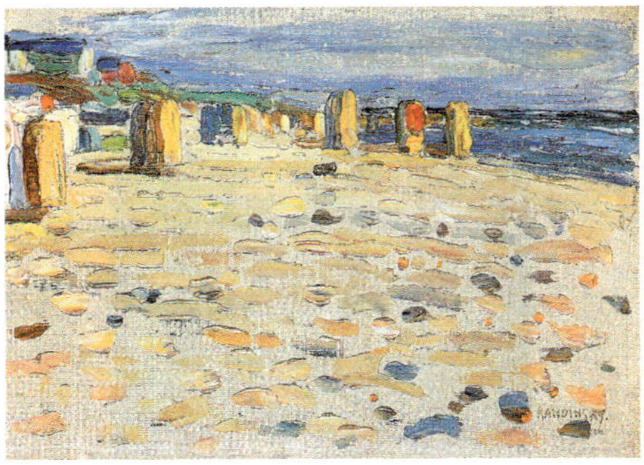

Abb. 6
Wassily Kandinsky, »Strandkörbe in Holland«, *1904, Öl auf Leinwandkarton, 24 x 32,6 cm, Städtische Galerie im Lenbachhaus, München*

zeigte fünf Gemälde und drei Aquarelle von Signac. – Vom 16.2.–28.2.1904 fand die Ausstellung *Der Französische Impressionismus* in Krefeld statt, in der neben anderen Künstlern Werke von Cross, Gauguin, van Gogh, Vallotton und Signac zu sehen waren.
36 Für diesen Hinweis danke ich Ina Ewers-Schultz, die mich auf diesen Zusammenhang aufmerksam gemacht hat und mir mitteilte, daß sich der Brief Kandinskys im Archiv des Kaiser Wilhelm-Museums in Krefeld befindet.
37 *Die Kunst für Alle*, 19. Jg., 1903–1904, Ausgabe vom 19. Mai 1904 (Redaktionsschluß 9. Mai 1904), S. 408: »München. Die ›Phalanx‹ hat gegenwärtig zwei Ausstellungen veranstaltet. Die eine führt die allerneueste, aus Belgien und Frankreich importierte Mode, den sogenannten Neo-Impressionismus, als dessen Anreger und bedeutendster Vertreter P. Si-

aus einem Brief Kandinskys hervorgeht.[36] Es dürfte zudem kein Zufall sein, daß es sich um jene Künstler handelt, deren Werke von Februar bis März in der XX. Ausstellung der »Artistes Indépendants« in den Grandes Serres de la Ville de Paris zu sehen waren. Zweifelsohne bestanden in diesem Jahr mehrfach Verbindungen nach Paris. So stellte Kandinsky laut seines handschriftlichen Notizbuches im Mai 1904 in der Ausstellung *Les Tendances Nouvelles* zwei Bilder und acht kleine Ölstudien aus.

Auf die 10. »Phalanx«-Ausstellung reagierte die Münchener Presse kritisch: Einen Schritt weiter, und man könne die »Mode« durch Maschinenkunst ersetzen.[37] In der *Kunstchronik* berichtete G. Fuchs ausführlich über die »Neo-Impressionisten-Ausstellung« der »Phalanx«: Signac und van Rysselberghe seien die vollgültigen Künstler dieser Schule. »Ihre Technik ist der ›Pointillismus‹. Dem Maler ist es im Prinzip nun gleichgültig, was er anschaut; er sucht ein Erlebnis des Auges und läßt den Gegenstand [...] ganz zurücktreten. [...] Aus den Verhältnissen von Licht, Schatten und Farbe, aus dem Mosaik des Valeurs, baut sich das Bild auf.«[38] Signac und Rysselberghe setzten eine Unmasse »lebender Punkte«, Farben-Zellen, auf die Leinwand, »die bei entsprechendem Zurücktreten sich zu einer Bild-Einheit zusammenordnet. Tritt man ganz nahe, so nimmt man wahr, daß die einzelnen ›Punkte‹ zumeist wieder aus mehreren kleineren Pigment-Zellen kombiniert sind. Der Gesamteindruck ist der, daß es hier fast gelungen erscheint, den Menschen ganz zum [...] Automaten zu machen. [...] Signacs Manier führt auf das dekorative Gebiet hinüber. Sein großes Bild [›Ansicht von Sisteron‹][39] zeigt in der Anordnung der Farbflecke gewisse rhythmische Kurven, von denen nicht viel mehr als ein Schritt noch zum eigentlichen Ornament zu tun übrig bleibt.«[40] Trotz dieser Reaktionen konnte das Publikum die Aus-

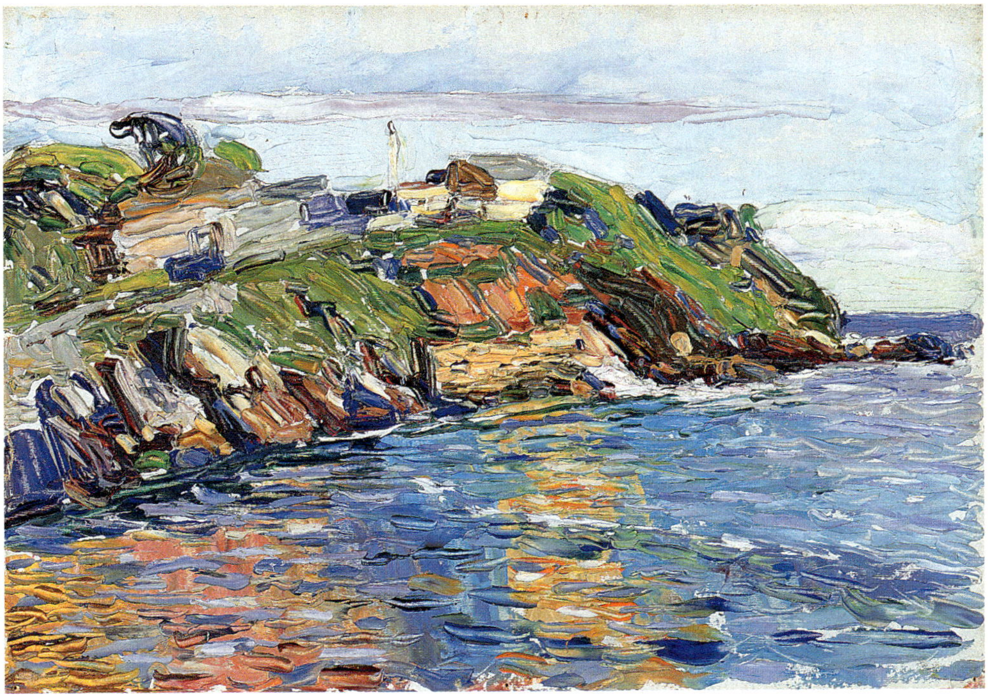

89 *Wassily Kandinsky,*
»Rapallo-Bucht«, *1906*
Öl auf Karton, 24 x 33,1 cm
Auf der Rückseite (in Münters Schrift):
»Kandinsky Bucht v. Rapallo«
Wvz. Roethel/Benjamin Nr. 156
Städtische Galerie im Lenbachhaus, München M

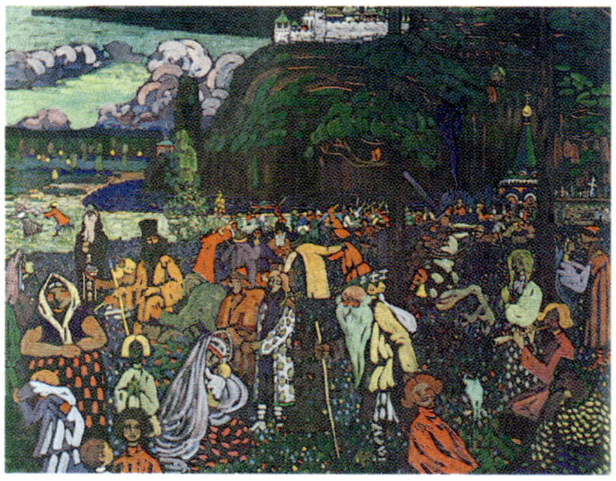

Abb. 7
Wassily Kandinsky, »Das Bunte Leben«, *1907, Tempera und Deckfarbe (?) auf Leinwand, 130 x 162,5 cm, Dauerleihgabe der Bayerischen Landesbank, Städtische Galerie im Lenbachhaus, München*

gnac gilt, vor. Er zerlegt die Eindrücke des Freilichts und die malerische Erscheinung der Gegenstände in ihre farbigen Werte und vereinigt sie wieder zu einem bildmäßigen harmonischen Eindruck mittels eines etwas grobsinnigen pointillistischen Verfahrens, wodurch ein Oelbild einer [!] Mosaik nahekommt. Wir können an dieser neuesten Phase moderner Experimentalkunst wenig Freude haben: ein nüchterner verstandesmäßiger Zug geht durch das Ganze. Es sind Erzeugnisse einer auf genau regulierten optischen Vorgängen und mechanisch reproduzierender Tätigkeit begründeten Kunst. Einen Schritt weiter und dieselbe Produktion kann durch Maschinen geregelt werden.«

38 Hier zitiert G. Fuchs Karl Scheffler, *Die moderne Malerei und Plastik*, Berlin o.J.

39 Dieses Bild wurde bereits in der Ausstellung in Weimar 1903 gezeigt (Kat. Nr. 69).

stellung bis Juni 1905 in Krefeld, Düsseldorf, Karlsruhe, Darmstadt, Frankfurt, Stuttgart, Dresden, Königsberg und St. Petersburg sehen.[41]

Ein erneuter Blick auf Kandinskys Bilder zeigt zu diesem Zeitpunkt die neoimpressionistische Auseinandersetzung. Auf der unmittelbar nach der Ausstellung entstandenen Landschaftsstudie »Strandkörbe in Holland« (Abb. 6)[42] setzt Kandinsky einzelne Farbtupfen mit dem Pinsel oder Spachtel direkt auf den Leinwandkarton, der als Untergrund sichtbar bleibt. Zeitgleich schreibt Kandinsky an einer Farbentheorie, die später Eingang in sein Buch *Über das Geistige in der Kunst* findet.[43]

Im November 1904 reist er anläßlich seiner Teilnahme am Salon d'Automne für fünf Tage nach Paris, den er mit Holzschnitten und farbigen Zeichnungen beschickt hatte. 1905 ist auch das Jahr, in dem er Mitglied des »Deutschen Künstlerbundes« wird. Auf der Zweiten Ausstellung des »Deutschen Künstlerbundes«, die in Berlin stattfindet, sind neben Bildern Kandinskys eine »Winterlandschaft« von Baum, Klimts »Apfelbaum« und »Birnbaum« sowie eine Arbeit von Adolf Hölzel vertreten.

Im folgenden Jahr ist Kandinsky bei zahlreichen Ausstellungen vertreten. Mit Künstlern der »Brücke« nimmt er an der »Secession« in Berlin teil, präsentiert seine Werke in Dresden, Wien und Krefeld. Ende Mai 1906 fährt Kandinsky mit Gabriele Münter für ein Jahr nach Paris und nimmt im Herbst als »Sociétaire« am Salon d'Automne mit neun Ölbildern, vier Holzschnitten und Perlenstickereien teil, die Gabriele Münter nach seinen Entwürfen angefertigt hatte. Abgesehen von Jawlensky, der mit seinen Studien aus der Bretagne vertreten war, nahmen, wie bereits ein Jahr zuvor, Künstler aus dem Umkreis der »Fauves« teil, darunter Henri Matisse, André Derain, Robert Delaunay, Maurice de Vlaminck und Kees van Dongen. Während seines

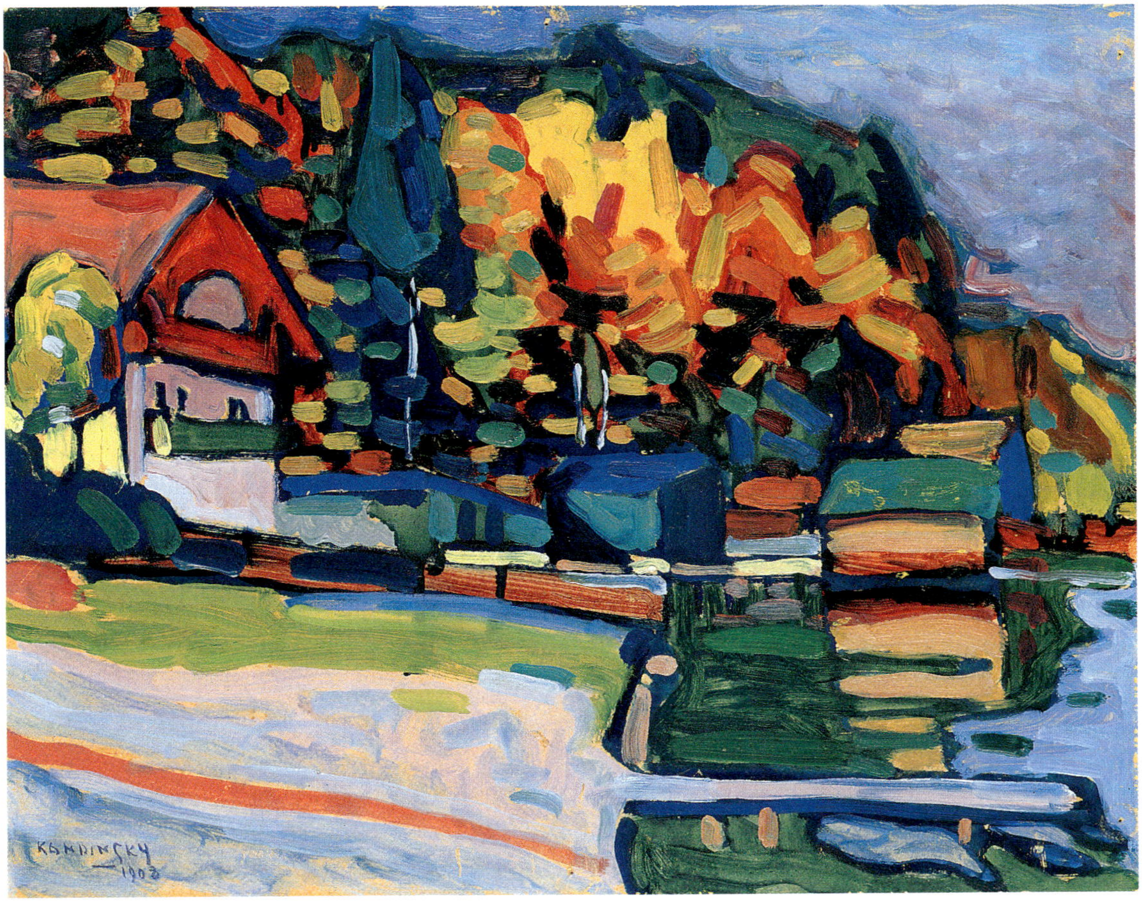

90 ***Wassily Kandinsky,***
***»Studie für Starnberger See«**, 1908*
Öl auf Karton, 33 x 41 cm
bez. u. li.: »Kandinsky/1908«
Wvz. Roethel/Benjamin Nr. 242
Privatbesitz

Abb. 8
Gabriele Münter,
»Gegen Abend«, *1909,*
Öl auf Pappe, 48 x 70 cm,
Privatbesitz

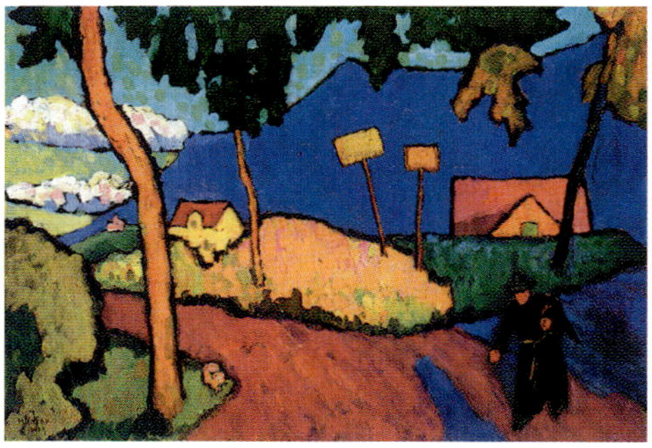

Abb. 9
Wassily Kandinsky,
»Herbststudie bei Oberau«,
Öl auf Karton,
32,8 x 44,5 cm,
Städtische Galerie im
Lenbachhaus, München

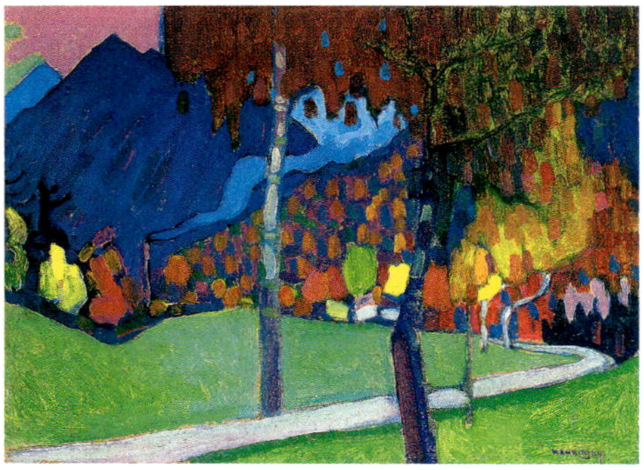

Paris-Aufenthalts hatte Kandinsky die Möglichkeit, in E. Druets Kunstsalon die permanente Ausstellung zeitgenössischer neoimpressionistischer Bilder zu sehen: darunter Signac, Seurat, van Rysselberghe, Cross. Ob er die Gelegenheit nutzte, im Januar / Februar 1907 die 80 Arbeiten von Signac bei Bernheim im Original zu sehen, ist nicht zu klären. Allerdings finden wir »Signac« in Gabriele Münters Notizbuch unter den Künstlern erwähnt, von denen sie Bilder während ihres Paris-Aufenthalts gesehen hat.[44] Kandinsky malte kurze Zeit später, Ende Februar / Anfang März 1907, an seinem Bild »Das Bunte Leben« (Abb. 7), in dem die farbige Zerlegung, wie wir sie von Signac und den »Fauves« kennen, abgewandelt wird. Kleine »Flecken« bedecken die Leinwand, die Farbe wird in einzelnen Tupfen auf geschwärzter Leinwand separiert.

Nach ihrer Rückkehr aus Paris hielten sich Münter und Kandinsky von Anfang September 1907 bis Ende April 1908 in Berlin auf, wo Kandinsky seit sechs Jahren regelmäßig in der »Secession« ausgestellt hatte. Wenngleich die Bilder aus dieser Zeit nicht erhalten sind, so sprechen ihre Titel doch für Kandinskys Auseinandersetzung mit der Farbe: »C(omposition) mit blauer Wolke, C. mit gelber Wolke, C. mit grün und blau, C. mit roten Wolken, C. mit grünen Frauen, Herbst und C. mit dem roten Reiter.«[45]

Die Zeit um 1908/09 verbrachten Kandinsky und Münter zusammen mit Jawlensky und Werefkin in München und Murnau. Sie kannten sich seit einem Jahrzehnt und teilten das Interesse für russische, deutsche und französische Kultur. Münter erinnert sich 1911 sehr positiv an diese Zeit: »Ich habe da nach einer kurzen Zeit der Qual einen großen Sprung gemacht – vom Naturabmalen – mehr oder weniger impressionistisch – zum Fühlen eines Inhaltes, zum Astrahieren – zum geben eines Extraktes. Es war eine schöne, interessante, freudige Arbeitszeit mit vielen Gesprächen über Kunst [...].«[46]

40 An dieser Stelle möchte ich nochmals Bettina Raab danken, die mich auf die hier zitierte Besprechung in den *Münchener Neuesten Nachrichten* aufmerksam machte. G. Fuchs, »Neo-Impressionisten-Ausstellung der ›Phalanx‹«, in *Münchener Neueste Nachrichten*, Nr. 202, 30.4.1904, S. 3.

41 Der Turnus dauerte vom 2. September bis Juni 1905; Kandinsky an Münter, 3. September 1904. S. Gisela Kleine, a.a.O., S. 706/07, Anm. 32.

42 Kandinsky hielt sich zusammen mit Gabriele Münter in der Zeit vom 23.5. bis 21.6.1904 in den Niederlanden auf.

43 S. Wassily Kandinsky, *Über das Geistige in der Kunst, insbesondere in der Malerei*, München 1912, S. 29. »Nach den realistischen Idealen kommen die diese ablösenden impressionistischen Bestrebungen in der Malerei. Die letzteren enden in ihrer dogmatischen Form und rein naturalistischen Zielen in der

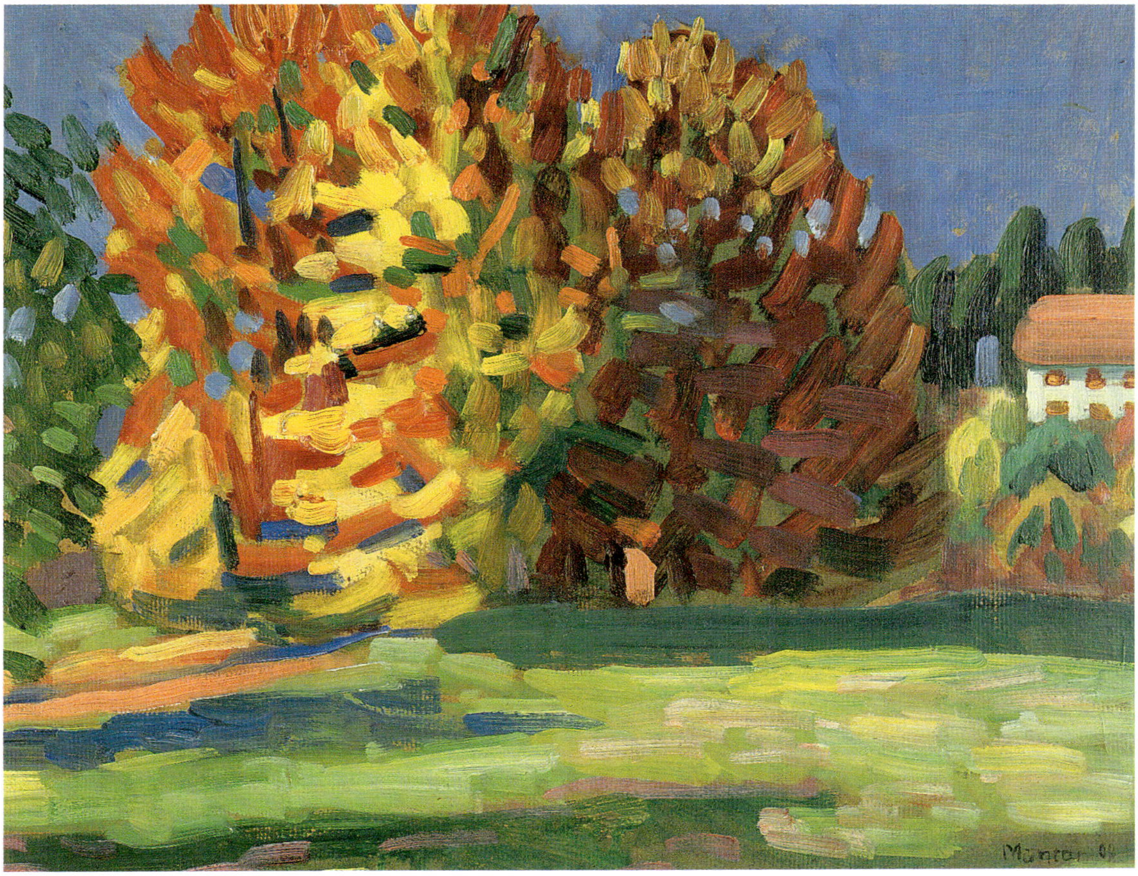

91 Gabriele Münter,
»Herbstbäume in Tutzing«, *1908*
Öl auf Karton, 32,8 x 40,5 cm
bez. u. re.: »Münter 08«
Kunsthalle in Emden,
Stiftung Henri und Eske Nannen M

Theorie des Neo-Impressionismus, welcher zur selben Zeit ins Abstrakte greift: Seine Theorie ist (eine von ihm als universal angesehene Methode), nicht das zufällige Stück Natur auf Leinwand zu fixieren, sondern die ganze Natur in ihrer Glanz- und Prachterscheinung zu bringen.« In der Anmerkung: »Siehe z.B. P. Signac: ›De Delacroix au Néo-impressionnisme‹. (deutsch erschienen im Verlag Axel Juncker, Charlottenburg, 1910). Kapitel V: Wirkung der Farbe, S. 37–42; Kap.VI: Formen- und Farbensprache, S. 43–100, S. 44.« Auch hier zitiert er Signac und verweist zugleich auf einen Artikel von K. Scheffler, »Notizen über die Farbe« (*Dekorative Kunst*, Febr. 1902), S. 69: »Grau – Unbeweglichkeit und Ruhe. Dieses ahnte schon Delacroix, welcher Ruhe durch Mischung von Grün und Rot erzielen wollte [...].«

44 Gisela Kleine, *Gabriele Münter und Wassily Kandinsky, Biographie eines Paares*, Frankfurt a. M., Leipzig 1994, S. 237: »Gauguin, van Gogh, [...] Cézanne, Matisse, [...] Signac und Renoir.«

45 Vivian Endicott Barnett, »Biographie«, in *Das bunte Leben. Wassily Kandinsky im Lenbachhaus*, Ausst.-Kat. Städtische Galerie im Lenbachhaus, München 1996, S. 32–539, S. 162.

46 Ebd., S. 191.

Gabriele Münter malte zu dieser Zeit farbintensive Bilder, die einerseits hinsichtlich ihrer Flächigkeit an die »Fauves«, anderseits in der Pinseltechnik noch an den Pointillismus erinnern (Abb. 8). Jawlensky habe in ihren Unterhaltungen stets das Wort »Synthese« benutzt, und er sei es gewesen, der bereits 1905 in der Bretagne und 1907 bei Henri Matisse in Paris eine professionelle Schulung an der französischen Malerei gehabt hätte. Ähnlich zeitversetzt, zwei Jahre später, wurde wohl auch Kandinsky durch Jawlensky angeregt, farbintensive Bilder zu malen, die neoimpressionistische und fauvistische Einflüsse spüren lassen, wie beispielsweise »Herbststudie bei Oberau« von 1908 (Abb. 9). Eine flache Ölmalerei mit breitem Kurzhaarpinsel löst die Spachteltechnik ab; dabei enstehen abstrakte, intensive Farbflächen mit erstaunlicher Farbwirkung. Kräftige Blau- und Orangetöne, starkfarbige Gelb- und Violettöne sowie leuchtende Rot- und Grüntöne dominieren im Bild.

Der konsequente Weg zur Malerei aus reiner Farbe bedeutete für Jawlensky, Kandinsky und Münter die Loslösung vom Gegenstand und die Hinwendung zum »Inhalt«. Ihre Farben erzeugen einen übergeordneten Rhythmus von Klängen und drücken eine ganzheitliche Harmonie aus, hinter der die Vorstellung von Malerei als einer reinen Orchestrierung von Farbe steht.

Alexej von Jawlensky
(1864 Torschok (Rußland) – 1941 Wiesbaden)

1874 Umzug nach Moskau.
1880 Erste Berührung mit zeitgenössischer Kunst auf der Weltausstellung in Moskau. Seitdem verbringt er jeden Sonntag in der Tretjakov-Galerie.
Ab 1884 widmet er sich in seiner Freizeit der Malerei. Als Leutnant in Moskau stationiert, mietet er ein Zimmer in Dimitry Petrovich Botkins Haus, der zeitgenössische Kunst sammelt. Hier kommt Jawlensky zum ersten Mal mit französischer Kunst in Berührung.
1889–1896 Neben dem Militärdienst seit September Besuch der Kunstakademie in St. Petersburg.
1891 Jawlensky trifft Marianne von Werefkin. Beginn der Freundschaft und gemeinsamen Arbeit.
1896 Jawlensky reist durch Deutschland, die Niederlande und Belgien; er besucht Dresden, Berlin, Köln und Antwerpen und fährt über Paris und London zurück nach St. Petersburg. Übersiedlung mit Werefkin nach München.
1896–1899 Studium an der Kunstschule von Anton Ažbè, wo er 1897 Kandinsky kennenlernt, der ebenfalls ein Jahr zuvor aus Rußland nach München gekommen war.
Ab 1901/02 spiegelt sich im Werk Jawlenskys die Auseinandersetzung mit der neoimpressionistischen Kunst wider.
1903 Teilnahme an der Ausstellung der Berliner Sezession, Jawlensky reist nach Berlin und im Sommer 1903 mit Werefkin in die Normandie und nach Paris. In jenem Jahr wird dort der Salon d'Automne gegründet. In München trifft Jawlensky Alfred Kubin und Theodor Lipps, der unter Münchener Künstlern als Dozent für Ästhetik gilt. Jawlensky hat Gelegenheit, die Münchener Sezession zu besuchen.
1904 verbringt er den Sommer in Bayern, wo zahlreiche Landschaftsbilder entstehen. Der Pinselstrich wird knapp und kurz, die Farben kraftvoll und leuchtend. Jawlensky und Vladimir Bechtejev freunden sich an. Jawlensky stellt auf der Berliner Sezession aus.
1905/06 Die Biographie, die vom Jawlensky-Archiv zusammengestellt worden ist, nennt drei Möglichkeiten für Jawlenskys Aufenthaltsorte während seiner Reisen: 1. Jawlensky fährt 1905 und 1906 nach Paris und in die Bretagne. 2. Er fährt nur 1906 in die Bretagne. 3. Er war nur 1905 in der Bretagne und in Paris und schickte 1906 Bilder zum Herbstsalon. Wenn Jawlensky tatsächlich im Frühling 1905 in Paris war, hatte er hier Gele-

genheit, von März bis April die 21. Ausstellung der Indépendants zu sehen, an der Künstler wie Cross, Delaunay, Derain, Seurat, Signac, Matisse, van Dongen, van Rysselberghe, van Gogh u.a. beteiligt waren. Die Farbe wird in dieser Zeit für Jawlensky zum bestimmenden Ausdrucksträger. Vibrierende Pinselhiebe bedecken die Bildfläche. Sechs Bilder (Stilleben) werden ab Oktober 1905 im Salon d'Automne, in der russischen Abteilung ausgestellt, die von Djaghilev organisiert worden war, durch dessen Vermittlung Jawlensky und Kandinsky ihre Bilder zeigen konnten. Die Arbeiten Jawlenskys stehen noch unter dem Einfluß der neoimpressionistischen Malerei.

Im Frühjahr 1906 fährt Jawlensky nach St. Petersburg, um seine Bilder in einer von Diaghilev organisierten Ausstellung, *Mir Iskusstva*, zu hängen. Jawlensky ist im Frühling auf der 11. Ausstellung der Berliner Sezession mit zwei Stilleben vertreten. Den Sommer verbringt er in Wasserburg. Es ist höchst wahrscheinlich, daß er auch 1906 nach Paris fuhr. Von Oktober bis November 1906 werden zehn Bilder von Jawlensky im Salon d'Automne ausgestellt, verzeichnet unter den Katalog-Nummern 735–744 als »Etudes (Bretagne)«.

1907 soll Jawlensky für kurze Zeit in Matisses Atelier gearbeitet haben. Die Auseinandersetzung mit den französischen »Fauves« führt zu einer stärker konturbezogenen Malerei.

1908 Erwerb des Landschaftsbildes »La Maison du Père Pilon« von van Gogh. Erster Aufenthalt in Murnau, wo er gemeinsam mit Kandinsky, Münter und Werefkin arbeitet.

1909 gründet Jawlensky in München zusammen mit Kandinsky, Werefkin und Gabriele Münter, Adolf Erbslöh, Alexander Kanoldt und Alfred Kubin die »Neue Künstler-Vereinigung München«. Bekanntschaft mit Cuno Amiet und Rudolf Steiner. Jawlensky stellt in der Berliner Sezession aus. In München findet unter seiner Beteiligung in der Galerie Thannhauser die erste Ausstellung der »NKVM« statt.

1910 nimmt er u.a. an der Sonderbundausstellung im Düsseldorfer Kunstpalast vom 16. Juli bis 9. September teil.

1911 besucht Jawlensky Matisse in Paris und Franz Marc in Oberbayern, er trifft auch Paul Klee.

1912 beginnt die Freundschaft mit Paul Klee und Emil Nolde, er erwirbt ein Werk von Robert Delaunay. An folgenden Ausstellungen ist er beteiligt: München, »Der Blaue Reiter«; Berlin, vierte Ausstellung der Galerie »Der Sturm«; Bremen, Deutscher Künstlerbund; Köln, Sonderbundausstellung.

Wassily Kandinsky

(1866 Moskau – 1944 Neuilly)

1876 Besuch des Gymnasiums in Odessa, erster Zeichen-, Klavier- und Cellounterricht.

Ab 1879 verbringt er jeden Sommer mit dem Vater in Moskau.

1889 zeigt er sich tief beeindruckt von der Volkskunst, insbes. von den farbigen dekorativen Bauernstuben; er besucht die Eremitage in St. Petersburg und reist zum ersten Mal nach Paris.

1895 leitet er die Lichtdruckabteilung einer Kunstdruckerei in Moskau, wo er durch seine Arbeit mit Malern und deren Werken in Berührung kommt.

1896 siedelt er nach München über und schreibt sich für fast zwei Jahre an der privaten Malschule von Anton Ažbè ein. Dieser unterrichtet die von den französischen Neoimpressionisten übernommene »Kristallisation der Farbe«. Er lernt dort u.a. Jawlensky und Werefkin kennen.

1898 fällt er bei der Aufnahmeprüfung für die Münchener Kunstakademie durch.

1900 Aufnahme an der Kunstakademie; nimmt im Februar an der Ausstellung »Moskauer Künstlervereinigung« teil.

1901 im Mai Mitbegründer der Ausstellungs- und Künstlervereinigung »Phalanx«, für die er insgesamt bis 1904 zwölf Ausstellungen organisiert. Im gleichen Jahr eröffnet er die Malschule »Phalanx«. Dort lernt er Gabriele Münter kennen.

1902 schreibt Kandinsky einen ausführlichen Bericht über das Münchener Kunstleben für die russische Kunstzeitschrift *Mir Iskusstva* (Welt der Kunst), stellt u.a. in St. Petersburg, in der Berliner Sezession und der »Phalanx« aus.

1903 präsentiert er auf der 6. Ausstellung der »Phalanx« Werke von Toorop. Auf dem Rückweg von Moskau besucht er Berlin und geht dort in die Museen. Zwischen 1903 und 1907 entstehen über 100 kleinformatige Landschaften, die z.T. der Maltechnik des Neoimpressionismus nahe stehen.

1904 schreibt er an einer Farbentheorie, die später Eingang in sein Buch *Über das Geistige in der Kunst* fin-

det. Er stellt zum ersten Mal im Salon d'Automne in Paris aus. Weitere Ausstellungen folgen u.a. in der Berliner Sezession und im Museum Krefeld. Auf der zehnten Ausstellung der »Phalanx« zeigt er von März bis Mai Werke der Neoimpressionisten, u.a. van Rysselberghe, Signac und Toorop. Im Dezember findet die zwölfte und letzte Ausstellung der »Phalanx« statt, die anschließend in Düsseldorf, Darmstadt, Frankfurt, Karlsruhe und Königsberg gezeigt wird.
1905 Erneut Ausstellungen im Salon d'Automne, dessen Jurymitgliedschaft er wegen Abwesenheit absagen muß. Er wird Mitglied des »Deutschen Künstlerbundes«.
1906 Ende Mai fährt er mit Gabriele Münter für ein Jahr nach Paris. Wiederum stellt er im Salon d'Automne aus, nimmt an Ausstellungen in Dresden mit Künstlern der »Brücke« teil und ist in der Sezession in Berlin, Wien und im Museum Krefeld vertreten.
1907 Ausstellungen u.a. in Paris und Berlin, wo er von Herbst 1907 bis zum Frühjahr 1908 mit Gabriele Münter wohnt. Für kurze Zeit hält er sich in der Schweiz auf.
1908 malen Kandinsky, Münter, Jawlensky und Werefkin in Murnau. Ausstellungen u.a. im Salon des Indépendants, im Salon d'Automne und in der Berliner Sezession. Kandinsky mietet eine Wohnung in München-Schwabing.
1909 wird die »Neue Künstlervereinigung München« gegründet, deren Vorsitzender er wird. Im Dezember findet in der Galerie Thannhauser die erste Ausstellung statt, die anschließend noch in Barmen, Hamburg, Düsseldorf, Wiesbaden, Schwerin und Frankfurt zu sehen ist. Teilnahme am Salon des Indépendants, im Dezember zusammen mit deutschen, russischen und französischen Künstlern am Internationalen Salon in Odessa.
1910 Zweite Ausstellung der »NKVM«, stellt u.a. auf der Sonderbundausstellung in Düsseldorf und im Salon d' Automne in Paris aus.
1911 stellt er im Salon des Indépendants, in der Neuen Sezession in Berlin, im Wallraf-Richartz-Museum in Köln und im Folkwang-Museum in Hagen aus. Im Dezember erscheint in München sein Buch *Über das Geistige in der Kunst*, auch wenn im Impressum die Jahreszahl 1912 vermerkt ist.

Gabriele Münter
(1877 Berlin – 1962 Murnau)

1878 Übersiedlung nach Herford.
1897 wird sie zum Zeichenstudium nach Düsseldorf geschickt.
1898 nimmt sie eine Einladung aus der Verwandtschaft nach Amerika an, wo sie bis Oktober 1900 bleibt.
1901 Umzug nach Bonn. Eine Studienfreundin macht sie auf die neugegründete Malschule der »Phalanx« in München aufmerksam. Im Winter 1901/02 arbeitet sie dort bei dem Bildhauer Wilhelm Hüsgen, der zugleich den »Abendakt« in der Malklasse Wassily Kandinskys abhält.
1902 erkunden im Juni die Schüler mit ihrem Lehrer Kandinsky in Kochel die Umgebung mit dem Fahrrad, um zu skizzieren. Gabriele Münter berichtet, Kandinsky habe aus ihrem Malkasten von vornherein bestimmte Braun- und Grüntöne verbannt.
1903 trifft sie im Juni Kandinsky in Ansbach und fährt mit ihm über Nürnberg nach München zurück. Anfang November sind sie einige Tage in Würzburg und Rothenburg.
1904 trifft sie sich am 11. Mai mit Kandinsky in Krefeld, wo sie die Ausstellung *Linie und Form* sehen. Es folgen Aufenthalte in Düsseldorf, Köln und Bonn. Anschließend fahren sie nach Rotterdam, Den Haag, Haarlem, Amsterdam und Zaandam. Im Oktober treffen sich Kandinsky und Münter in Frankfurt. Von Mitte Oktober bis Ende November hält sich Kandinsky erneut in Rußland und einige Tage in Paris auf; auf dem Rückweg trifft er Münter in Bonn. Im Dezember führt sie eine Reise über Straßburg, Basel, Lyon und Marseille nach Tunis.
1905 Ende Mai brechen sie erneut zu einer mehrmonatigen Reise nach Sachsen auf und mieten sich bis August in Dresden ein. Ihre Gemälde aus dieser Zeit verraten die Nähe zum Impressionismus. Mitte August kehrt Münter nach Bonn zurück. Im November bricht sie mit Kandinsky über Brüssel und Mailand zu einem anderthalb Jahre dauernden Auslandsaufenthalt auf. Weihnachten erreichen sie Rapallo und machen dort für mehrere Monate Station.
1906 fahren Münter und Kandinsky im Mai über Genua, Mailand, Luzern und Basel nach Paris, wo sie am 22. Mai eintreffen. Ende Juni siedeln sie für ein knappes Jahr nach Sèvres über. Am 17. November mietet Münter für einen Monat ein Zimmer in der Pariser Rue Madame und besucht in der »Académie Grande

Chaumière« den Zeichenunterricht bei Théophile Steinlen.
1907 stellt sie im Frühjahr im Salon des Indépen-dants aus. Ende Mai hält sie sich mit Kandinsky noch für einige Tage zu Besichtigungen in Paris auf. Am 11. Juni trennen sie sich in Köln. Ende Juli treffen sie sich in Stuttgart wieder. Am 8. September bricht Münter nach Berlin auf, wo sie mit Kandinsky bis April 1908 bleibt.
1908 Im August werden sie von Jawlensky und Werefkin nach Murnau eingeladen; eine intensive gemeinsame Arbeitszeit folgt. Sie malt starkfarbige Bilder, die vor allem an die »Fauves« erinnern. Münter schreibt, daß in dieser Zeit der Austausch mit Jawlensky besonders intensiv und wichtig für ihre künstlerische Entwicklung gewesen sei. Jawlensky habe stets das Wort »Synthese« benutzt; er sei es gewesen, der bereits 1905 in der Bretagne und 1907 bei Henri Matisse in Paris eine professionelle Schulung französischer Malerei gehabt habe. Im Herbst bezieht Münter bis zum Mai kommenden Jahres in München ein Zimmer.
1909 entsteht aus den zahlreichen Kontakten um den »Salon von Werefkin und Jawlensky« Ende Januar die »NKVM«. Mitbegründer sind neben Jawlensky und Werefkin, Kandinsky und Münter u.a. auch Erbslöh und Kanoldt. Im Dezember folgt die 1. Ausstellung der »Neuen Künstlervereinigung München«, die im folgenden Jahr durch zahlreiche Städte zieht.
1910 folgt im September eine weitere Ausstellung der »NKVM« in der Galerie Thannhauser, diesmal unter internationaler Beteiligung, u.a. von Braque, Derain, van Dongen, Picasso. Anschließend wird sie in Karlsruhe, Mannheim, Hagen, Berlin und Dresden gezeigt.
1911 vermutlich lernen am Neujahrstag Münter und Kandinsky Marc kennen. Im November beteiligen sich Münter, Nolde, Tappert, Morgner, Kirchner, Schmidt-Rottluff und Pechstein an der 4. Ausstellung der »Neuen Secession« in Berlin. Im Dezember findet die »Erste Ausstellung der Redaktion Der Blaue Reiter« statt. Es werden Werke von Campendonk, Delaunay, Kandinsky, Marc, Münter u.a. gezeigt.

Hans Hofmann

1880 Weißenburg (Bayern) – 1966 New York

1886 zieht die Familie nach München.
1898 schreibt er sich an der Münchener Kunstschule von Moritz Hemann ein. Einer seiner Lehrer, Willi Schwarz, macht ihn mit dem Neoimpressionismus vertraut. Er besucht die Münchener Secession und erhält einen Überblick über die zeitgenössische Kunst.
Aus dieser Zeit hat sich neben mehreren Zeichnungen u.a. ein neoimpressionistisches Stilleben erhalten, auf dessen Rückseite ein Selbstportrait Hofmanns zu sehen ist, und darüber hinaus ein neoimpressionistisches Portrait von Maria Wolfegg.
1903 trifft er den Kunstsammler Philipp Freudenberg, der ihm rät, nach Paris zu gehen.
1904–1908 In Paris besucht er am Abend die Zeichenklasse an der Académie Colarossi und die Académie de la Grande Chaumière, wo auch Matisse studiert. Es wird berichtet, er habe dort neben Matisse gezeichnet. Hofmann besucht das Café du Dôme und trifft Robert Delaunay; sie werden besonders gute Freunde. Ein ehemaliger Student berichtet, sie seien Zimmergenossen gewesen. Hofmann hat William Seitz erzählt, daß er es gewesen sei, der Delaunay mit Seurat vertraut gemacht habe. Ebenso trifft er u.a. Braque, Picasso und Leo Stein. Es existieren kaum noch Bilder, die während der Zeit in Paris entstanden sind.
1908 reist Matisse nach Berlin, um seine Ausstellung bei Paul Cassirer zu sehen. Man sagt, er habe Freudenberg besucht und die Sammlung von Hofmanns Bildern, dort gesehen und ihn darin bestärkt, Hofmanns Kunst weiter zu unterstützen. Er nimmt an der Ausstellung der Neuen Secession in Berlin mit einem Bild teil. Im Katalog wird das Bild als »Akt« aufgelistet, sein Wohnort mit Paris angegeben.
1909 ist er wiederum auf der Ausstellung der Neuen Secession in Berlin vertreten. Diesmal mit einem »Damenbildnis«.
1910 Erste Einzelausstellung in der Berliner Galerie Paul Cassirer.

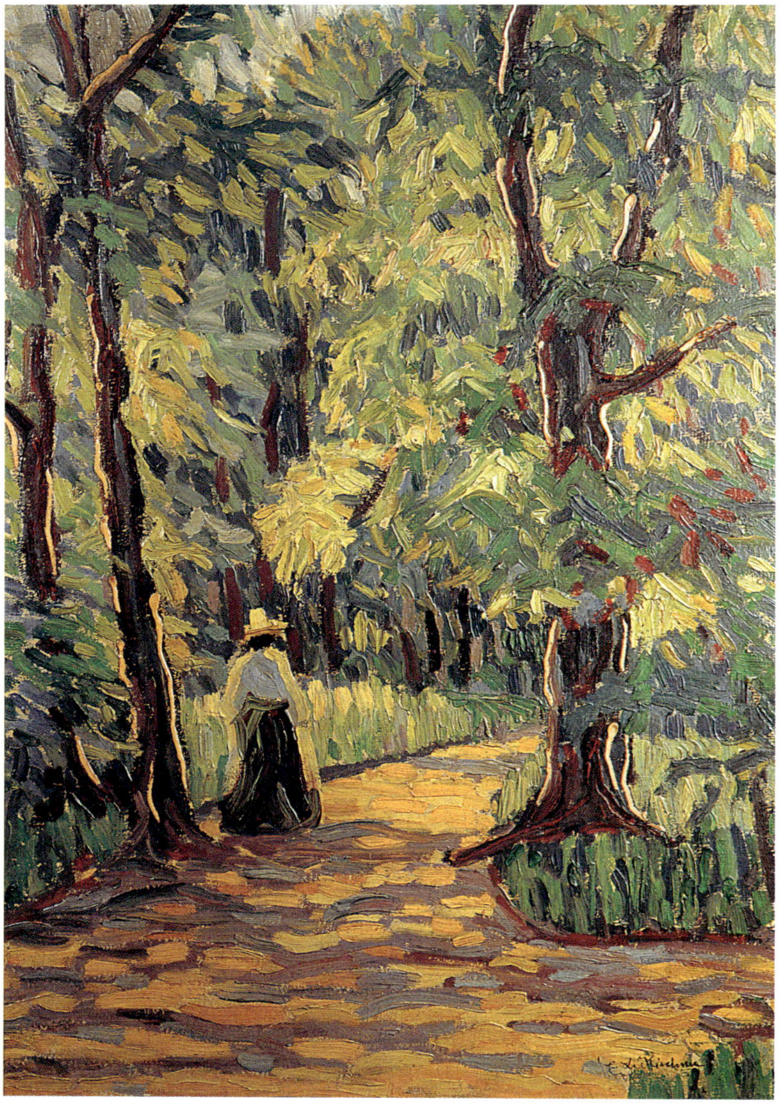

92 **Ernst Ludwig Kirchner,**
»Im Park«, *um 1906*
Öl auf Pappe, 69,5 x 48,5 cm
sign. u. re.: »E. L. Kirchner«
nicht im Wvz. Gordon
Privatbesitz

»Die großen Franzosen Monet, Cézanne, van Gogh, Signac waren die Eisbrecher.«

(Emil Nolde)[1]

Andrea Witte

Die »Brücke«

In Dresden, dem späteren Zentrum der »Brücke«-Künstler, war das Klima für die Avantgarde zu Beginn des Jahrhunderts ausgesprochen günstig. An ihrer Spitze stand der Kunsthändler, Galerist und Ausstellungsmacher Ludwig Wilhelm Gutbier (1873–1951). 1890 trat er in die bereits 1818 gegründete Kunsthandlung Ernst Arnold ein, die sein Vater Adolph Gutbier in den sechziger Jahren des vergangenen Jahrhunderts übernommen hatte.[2] Gutbier konnte nicht nur auf eine lange Tradition dieser Galerie zurückblicken, sondern auch auf ihre ausgezeichneten Kontakte bis in die höchsten Adelskreise noch aus der Zeit als »Königlich Sächsische Hofgalerie« zurückgreifen, wodurch sie als besonders einflußreich galt. Schon 1895 hatte der Direktor der Hamburger Kunsthalle, Professor Dr. Alfred Lichtwark, den erst 22jährigen Ludwig Gutbier gewürdigt und in einem Sonderheft der luxuriös gestalteten Zeitschrift *Pan* über die Sonderausstellungen der Arnoldschen Kunsthandlung und über das neue Emporblühen der Kunststadt Dresden berichtet.[3]

Gutbiers hervorragende Sprachkenntnisse trugen ihm das Renommee ein, der am besten Englisch und Französisch sprechende moderne deutsche Kunsthändler zu sein.[4] Durch diese Voraussetzungen sowie durch seine zahlreichen Reisen hatte er einerseits beste Beziehungen zur Avantgarde im Ausland, andererseits stellte er sich mit großem Engagement den Künstlern in Deutschland zur Verfügung. So fanden sich in seinen Ausstellungen Künstler der Dresdner Sezession wieder, darunter ab 1896 auch der später neoimpressionistisch arbeitende Künstler Paul Baum. Seit 1902, nach dem Tod seines Vaters nun als Inhaber der Galerie tätig, zeigte er Gruppenausstellungen von Impressionisten und Neoimpressionisten, denen Einzelausstellungen mit Werken von van Gogh 1905, Amiet 1906, Nolde 1906 und ab 1910 der Künstler der »Brücke« folgten.

Im Oktober 1902 waren erstmalig Werke Paul Signacs in der Galerie Arnold zu sehen, wie folgender Pressemitteilung zu entnehmen ist: »Ausgiebig zu Worte kamen die Neo-Impressionisten Signac, Croß, Seurat, Rysselberghe, Luce. Man konnte sich in diesen ebenso umfänglichen wie lehrreichen Veranstaltungen, die mit großer

1 Emil Nolde in einem Brief von 1908, zitiert nach Lucius Grisebach, *Ernst Ludwig Kirchner 1880–1938*, Köln 1995, S. 27.

2 *Leben und Wirken eines Dresdner Kunsthändlers. Ludwig Gutbier. Von Freunden der Galerie Arnold*, Dresden 1934, S. 3. 1867 hatte er sie vom damaligen Besitzer Friedrich Albert Arnold übernommen.

3 Ebd., S. 5.

4 Ebd., S. 10.

Mühe und gleicher Sachkenntnis zusammengebracht waren, von der Entwicklung der französischen Landschaftskunst in ihren wichtigsten Erscheinungen ein treffliches Bild machen.«[5]

Zwei Jahre später fand im Kunst-Salon Ernst Arnold eine weitere Ausstellung mit dem Titel *Deutsche und französische Impressionisten und Neo-Impressionisten* statt. Neben Werken von Paul Baum, Henri Edmond Cross, Curt Herrmann, Theo van Rysselberghe, einem Bild von Georges Seurat wurden auch sieben Arbeiten von Paul Signac gezeigt. Anders als der Titel der Ausstellung vermuten läßt, erfuhr der Leser des Ausstellungskatalogs nur die wichtigsten Grundsätze »Zum Verständnis des Neo-Impressionismus«: Der Autor verweist erstens darauf, daß der Neoimpressionist nur mit »Urfarben« (»Farben des Regenbogen«) male, die er ungemischt nebeneinandersetze und die sich erst im Auge des Betrachters mit dem Ziel mischen, »die höchste Reinheit und Leuchtkraft der Farben zu erhalten«. Zweitens erklärt er »die Verwendung der Helligkeitskontraste« und das optische Eindringen von hellen Tönen in die Randzonen des Dunklen. Drittens macht er auf die »Verwendung der Farbenkontraste« aufmerksam, beispielsweise auf den Komplementärkontrast, und im vierten Abschnitt verdeutlicht er die kunsthistorische Entwicklung seit Delacroix.[6]

Ausstellung und Katalog wurden in der Fachpresse ausführlich besprochen und das Für und Wider des Neo-Impressionismus diskutiert. Dabei befaßte man sich in erster Linie mit den Künstlern Signac, Cross, Baum und van Rysselberghe. In dem Aufsatz »Vom Wert des Neo-Impressionismus« kritisierte Anna L. Plehn Signacs »übersättigende Leuchtkraft« der Farben, die »minder naturwahr« sei, und seine »Art des Farbenauftrages«, die »der Formdarstellung im höchsten Grade hinderlich« sei. Sie wirft der Lehre Fanatismus vor, gesteht den Künstlern jedoch zu, sich einzelne Erfahrungen dieser Lehre zunutze zu machen. So kommt sie zu dem abschließenden und zugleich wohlwollenden Urteil, daß die »Bewegung als anregende Kraft nach mancher Richtung Früchte tragen« werde.[7]

In der Galerie Arnold wechseln sich nach 1904 Ausstellungen über den Neoimpressionismus mit Einzelausstellungen van Goghs, Munchs, den »Fauves« und Gauguins ab, die mögliche Anregungen für die Künstler der »Brücke« werden vielfältiger.[8]

Im November 1906 haben die Künstler erneut Gelegenheit, in der Galerie Arnold eine Austellung *Französischer Künstler* zu sehen, darunter Werke von Cross, van Gogh, Matisse, van Rysselberghe, Seurat und Signac, die z.T. im Katalog abgebildet sind, wie beispielsweise Paul Signacs Bild »Die lateinischen Segel« (Nr. 115) oder eine Studie zur »Grande Jatte« von Georges Seurat (Nr. 99). Diese Ausstellung war zuvor im September im Kunstverein in München und im Oktober im Kunstverein in Frankfurt gezeigt worden. Anschließend ging sie noch in die Kunstvereine nach Karlsruhe und Stuttgart.

5 »Die Ernst Arnoldsche Hofkunsthandlung (Ludwig Gutbier) hat ihre Winterausstellung in überaus vornehmer Weise mit einer Ausstellung auserlesener Ölgemälde, Zeichnungen und Radierungen von Meistern der Schule von Barbizon und Vertretern des Neo-Impressionismus begonnen.« *Die Kunst für Alle*, 18. Jg. 1902–1903, München 1903, S. 77 (Redaktionsschluß 4. Oktober 1902; Ausgabe 16. Oktober 1902). Die einzelnen Ausstellungen im Winter 1902/03 bei Arnold werden aufgeführt: »Daran schlossen sich die Impressionisten Monet, Sisley [...], während in der folgenden Ausstellung die Neo-Impressionisten Signac, Croß, Seurat, Rysselberghe, Luce ausgiebig zu Worte kamen«, ebd., S. 292 (Redaktionsschluß 21. Februar 1903; Ausgabe 5. März 1903).

6 *Deutsche und französische Impressionisten und Neo-Impressionisten*, Sonder-Ausstellung im Kunst-Salon Ernst Arnold (L. W. Gutbier), Dresden 1904, S. 3.

7 Anna L. Plehn, »Vom Wert des Neo-Impressionismus«, in *Die Kunst für Alle*, 19. Jg., München 1904, S. 514–522 (Redaktionsschluß war am 21.7.1904; die Ausgabe kam am 4. August 1904 heraus).

8 November 1905, Galerie Arnold: 50 Gemälde von van Gogh; Februar 1906, Sächsischer Kunstverein: 20 Gemälde Munchs; November 1906, Galerie Arnold: mindestens 50

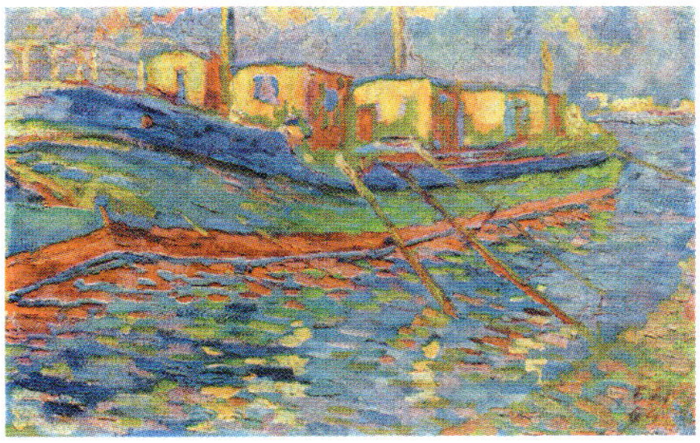

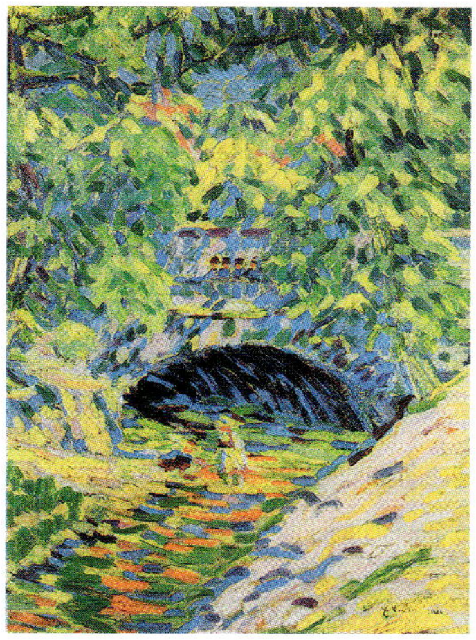

Abb. 1
Erich Heckel,
»Elbkahn« (Kahn auf der Elbe), *1904, Öl auf Karton, ca. 45 x 70 cm, Privatbesitz*

Abb. 2
Ernst Ludwig Kirchner,
»Priessnitzbrücke«, *1905, Öl auf Karton/ Hartfaserplatte, 69,5 x 50,5 cm, Privatbesitz*

In der Einleitung des Ausstellungskatalogs beschreibt Rudolf Adelbert Meyer, zugleich Organisator dieser Ausstellung, die Grundsätze der neoimpressionistischen Technik. 1. Die Farbe werde durch drei Faktoren bestimmt: die Lokalfarbe, das Tageslicht und die Reflektion der Farben auf den Körper. 2. Die gegenseitige Beeinflussung der Farben. 3. Verzicht auf die Töne Schwarz und Grau. 4. Das Nebeneinandersetzen von ungemischten Farben.[9] Er betont, daß es sich nicht um Willkür, sondern um intensive Forschung handele, die mit der Tradition verbunden ist, wobei die »markanteste Persönlichkeit des Kreises«, Paul Signac, soeben die Schrift *Von Eugen Delacroix zum Neoimpressionismus* publiziert hätte.[10]

Die in Dresden gezeigten Bilder der internationalen Moderne schufen den Nährboden für die künftige Malerei der »Brücke«-Künstler und förderten zugleich eine Auseinandersetzung mit den neuesten Positionen französischer Kunst. Gerade hinsichtlich der Farbgestaltung erhielten die Künstler der »Brücke« hier entscheidende Impulse. Neben den äußeren Anhaltspunkten der Rezeption Signacs verrät ein Blick auf die frühen Bilder von Erich Heckel (Abb. 1), Karl Schmidt-Rottluff (Kat. Nr. 95) und Ernst Ludwig Kirchner (Abb. 2) die neoimpressionistischen Einflüsse.

1901 lernte *Erich Heckel* als 18jähriger Schüler in dem Literaturzirkel »Vulkan« den um ein Jahr jüngeren Karl Schmidt aus Rottluff kennen. Beide schlossen schnell Freundschaft, die ihr Leben lang andauern sollte. Gemeinsam besuchten sie den örtlichen Kunstverein und das Theater, man las, diskutierte, malte und zeichnete zusammen. Drei Jahre später schrieb sich Heckel nach seinem Abitur zum Sommersemester 1904 an der TH in Dresden als Architekturstudent ein. Über seinen älteren Bruder begegnete er hier Ernst Ludwig Kirchner, der bereits seit 1901 in der sächsischen Residenzstadt

Werke von 16 französischen neoimpressionistischen Künstlern, darunter Seurat, Signac, Gauguin und van Gogh; Oktober 1907, Galerie Arnold: Wiener Kunst, darunter Gemälde von Klimt; Mai 1908, Kunstsalon Richter: mindestens 60 Werke französischer »Fauves«; September 1910, Galerie Arnold: Retrospektivausstellung Gauguins.

9 R. A. Meyer, *Franzoesische Kuenstler*, Kunstverein, München 1906 (Wanderausstellung Frankfurt, Dresden, Karlsruhe, Stuttgart), S. 6.

10 Ebd., S. 7, 10. Die Ausstellung wurde in der Münchener Presse lebhaft diskutiert. So wird vor allem die »blendende Licht- und Farbenflut«, die von den Bildern ausgehe, hervorgehoben, »die an Intensität des Farbenfeuers nicht mehr zu überbieten sein dürften«. (Ohne Angabe des Autors, »Französische Künstler im Münchner Kunstverein«, in

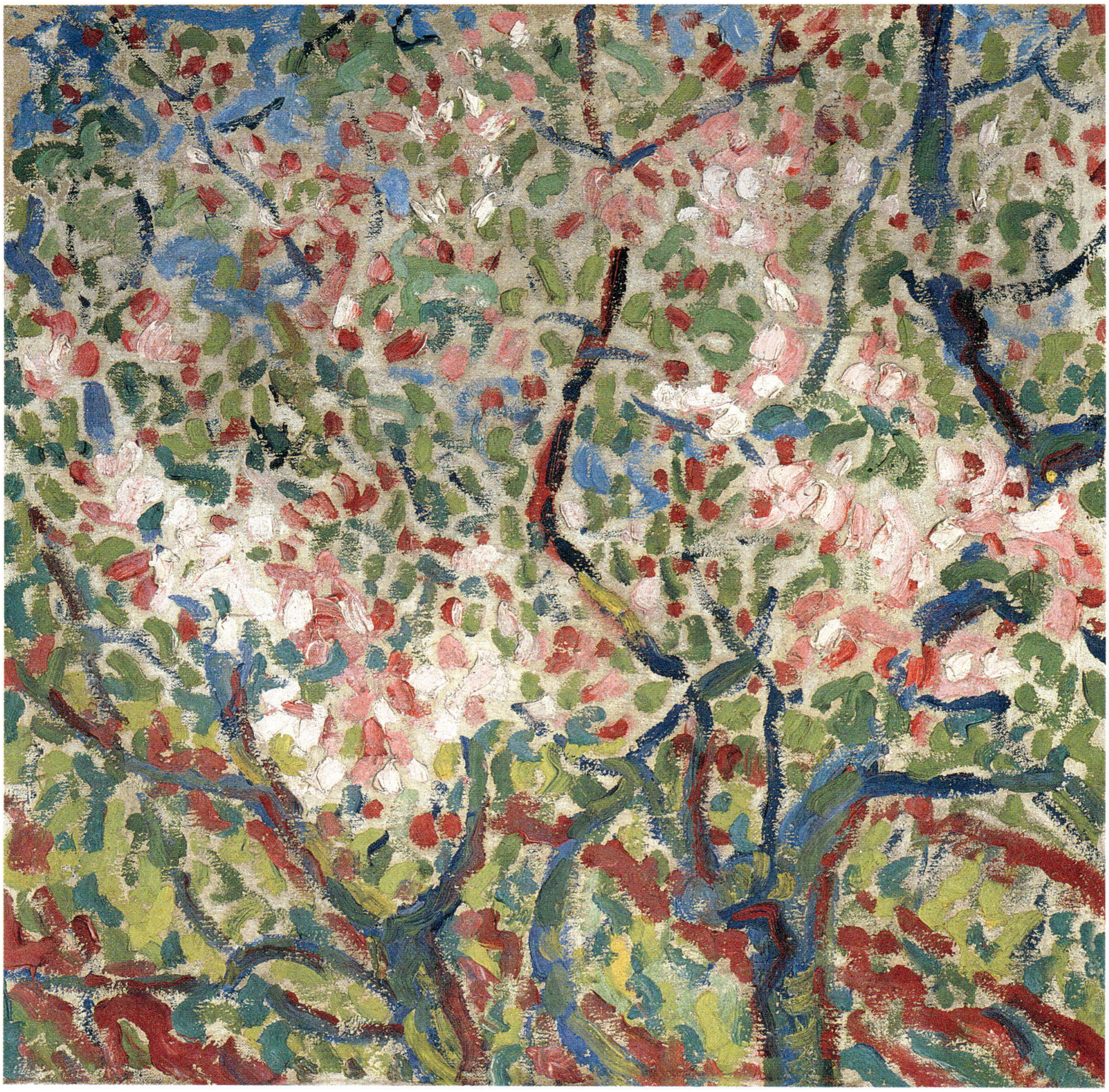

93 ***Erich Heckel,***
***»Blühende Zweige«**, 1905*
(Rückseite: Tote Hühner)
Öl auf Leinwand, 60 x 60 cm
Wvz. Vogt Nr. 1905,1
Brücke-Museum Berlin

immatrikuliert war und zuvor den gleichaltrigen Fritz Bleyl kennengelernt hatte. Karl Schmidt aus Rottluff, der von Heckel Ostern 1905 in diesen Kreis eingeführt wurde, nahm zum Sommersemester ebenfalls das Architekturstudium an der TH auf. Dieses Quartett von Architekturstudenten (Kirchner, Heckel, Schmidt-Rottluff und Bleyl) schloß sich am 7. Juni 1905 zur Künstlergruppe »Brücke« zusammen.

Erich Heckel galt als der ruhigste und besonnenste unter den »Brücke«-Mitgliedern, als geistiger Initiator der Gruppe und Organisator von Ausstellungen. »[...] ohne daß ihn jemals die Theorie des Neoimpressionismus näher interessiert hätte«, so konstatiert Paul Vogt in seiner Biographie Erich Heckels, hätten die Bilder anfänglich nur den einen erkennbaren Zweck gehabt: »im elementarsten Sinne Farbe zu sein.« Die frühesten Bilder, die erhalten sind, »Brandstätte« und »Elbkahn« von 1904, legen die Vermutung nahe, daß Heckel neben Werken impressionistischer Maler bei Arnold 1904 auch solche von Künstlern wie Signac, Cross und van Rysselberghe gesehen hat. Als Autodidakt hatte er kaum akademische Vorbilder; um so mehr besuchte er jedoch Ausstellungen und studierte Kunstzeitschriften, die als einzige Anregungen zur Verfügung standen.

Vermutlich im Frühjahr 1905 entstand Erich Heckels Bild »Blühende Zweige« (Kat.Nr. 93), mit dem er Anregungen des Neoimpressionismus aufnimmt. Er beginnt, in einer pointillistischen Technik zu malen, die die gesamte Leinwand z.T. flächenhaft überzieht, allerdings durch eine impulsivere Handschrift gelockert erscheint. Zwischen den einzelnen Pinselstrichen schimmert die Leinwand durch, der Untergrund bleibt sichtbar. Die Komposition ist nicht streng ausgerichtet, vom unten dichteren Astwerk führen in einem bewegten Rhythmus kleine lichte Fleckenabfolgen zu den oberen Zweigen. Heckel hält sich zwar noch an die Lokalfarbe, verzichtet aber völlig auf Grau- und Schwarztöne. Neben gemischten Farben setzt er ungemischt rote und grüne Akzente, die durch ihre gegenseitige Beeinflussung das Bild sehr farbintensiv leuchten lassen. Ebenso gehört das Bild »Flußlandschaft mit Brücke und Zug« (1905; Kat.Nr. 94) zu den frühesten Werken, in denen sich Heckel mit Signac auseinandergesetzt hat. Während Komposition, Licht- und Schattenbehandlung noch traditionell erscheinen mögen, arbeitet Heckel vor allem im Vordergrund mit reinen Farben. Leuchtendes Rot, Gelb, Grün und Orange, direkt aus der Tube auf die Leinwand gesetzt, bestimmen das Bild.

Nach der Gründung der »Brücke« beschloß Karl Schmidt, freier Maler zu werden, und nannte sich nach seinem Geburtsort *»Schmidt-Rottluff«.* An Karl Brix schrieb er rückblickend über die Anfänge: »Paul Baum und die Neoimpressionisten traten in Dresden auch damals in den Gesichtskreis – kurze Zeit wohl. Paul Baum hatte eine eigene Note, die Schlichtheit des Motivs und die Andacht vor der Natur – so ist mir das in Erinnerung.«[11] Sichtbar wird dies bereits in seinem Bild »Morgen an

Münchner Neueste Nachrichten vom 6. September 1906, 59. Jg., No 415) Der Artikel betont vor allem die »Divisionstechnik« von Paul Signac, nimmt aber Anstoß an dem »grellbunten Fleckengewimmel« im Bild »Die lateinischen Segel«. Anläßlich der Ausstellung im Frankfurter Kunstverein kritisiert der Autor in der *Frankfurter Zeitung*, daß z.B. bei den Bildern von Cross und Signac »die nebeneinander gesetzten Farbenflecke nicht entfernt zu einer großen Gesamtwirkung« verschmelzen würden; »man glaubt vielmehr mosaikartige Gebilde vor sich zu haben.« Er kritisiert weiter das »Ornamental-Dekorative« und die dogmatische Technik, die er als »krankhaft« und »zu gelehrt« attakiert. Spectator (Synonym des Autors), »Frankfurter Kunstschau. Die Franzosen im Kunstverein«, in *Frankfurter Zeitung* vom 16.10.1906, Nr. 286, 51. Jg., zweites Morgenblatt.

11 Aus einem Brief vom 4.9.1970 von Karl Schmidt-Rottluff an Karl Brix.; zitiert nach Karl Brix, »Karl Schmidt-Rottluff. Biographie«, in *Karl Schmidt-Rottluff. Der Maler*, Ausst.-Kat. Stuttgart 1992, S. 252–277, S. 253.

der Elbe« von 1905 (Kat.Nr. 95), das schon in der damaligen Presse Erwähnung fand. Karl Brix schreibt in seiner Monographie: »Morgennebel verhüllt die Sicht auf den Fluß und die Landschaft. Dünnflüssig und pointillistisch ist die Farbe aufgetragen, einen Duktus zeigend, der dieses Bild mit einigen anderen kleinformatigen Gemälden aus dem Jahre 1904 verbindet. Im wesentlichen ist der Eindruck einer kühlen Morgenstimmung wiedergegeben. Der starke Fabklang von Rot und Blau am Heck des vorderen Schiffes jedoch geht über das natürliche Sehen hinaus. Hier verrät sich der Drang des Künstlers, im Bild die Kraft sichtbar werden zu lassen, die das Schiff bewegt, über das Wasser treibt.«[12] Noch deutlicher wird der neoimpressionistische Einfluß in dem ein Jahr später entstandenen Bild »Am Pleißebach« (Kat.Nr. 96). Pastose Pinselstriche werden nebeneinandergesetzt, die Farben kaum noch auf der Palette gemischt, sondern meistens rein aufgetragen. Die Ausrichtung der Pinselstriche formen in Farbbahnen das Motiv, die Benutzung von Spektralfarben steigert das flimmernde Farbenspiel.

Kirchner war der einzige, der außerhalb Dresdens neue künstlerische Eindrücke hatte sammeln können. Er studierte im Wintersemester 1903/04 für zwei Semester am »Lehr- und Versuchsatelier für angewandte und freie Kunst« in München.[13] Dort sah er zahlreiche Arbeiten der Neoimpressionisten, die sein Interesse fanden. Es waren die reinen Farben des Neoimpressionismus, die ihn beeindruckten: »[...] und zu dieser Form kam die reine Farbe, wie sie die Sonne erzeugte. – Eine Ausstellung französischer Neoimpressionisten ließ mich aufmerken [...].«[14]

Ob Kirchner bei der Münchener Ausstellung Kandinsky persönlich kennengelernt hat, wissen wir nicht. Tatsache ist aber, daß Kandinsky sich ein Jahr später offensichtlich für mehrere Wochen in Dresden aufhält. Jelena Hahl-Koch gibt an, daß er am 21. Mai 1905 in Dresden eintrifft und nach einer Radtour am 31. Mai dorthin zurückkehrt.[15] Magdalena M. Moeller notiert darüber hinaus einen weiteren Aufenthalt vom 1. Juni bis 15. August 1905 in Dresden.[16] Demnach wäre Kandinsky zur Zeit der Gründung der Künstlergruppe »Brücke« am 7. Juni 1905 in Dresden gewesen.[17]

Im Zusammenhang mit Kirchners zweisemestrigem Studienaufenthalt in München soll folgende Bemerkung von ihm drei Jahrzehnte später nicht unerwähnt bleiben. In einem Brief an Curt Valentin erinnert er sich 1937 an die Ausstellung der Neoimpressionisten: »[...] die Zeichnung [dieser Bilder] fand ich zwar schwach, aber die Farbenlehre, auf der Optik begründet, studierte ich, um dann auf ihren Gegensatz zu kommen, nämlich nicht komplementäre Farben und die Komplementäre selbst vom Auge erzeugen zu lassen, laut Goethes Theorie. Das macht die Bilder viel farbiger [...].«[18] Er strebte also nicht nach Harmonie der Farben, sondern nach Dissonanzen, um das Auge zu aktivieren.

Van Gogh gelten weitere Bemerkungen Kirchners: »Ich sah in München 03

12 Karl Brix, *Schmidt-Rottluff*, Leipzig 1972, S. 16.

13 Es steht fest, daß Kirchner eine Ausstellung der »Phalanx« gesehen hat, in der Neoimpressionisten, u.a. auch Signac, zu sehen waren. »Während des Münchner Aufenthaltes 1903–04 besucht Kirchner neben den Museen auch eine Reihe verschiedener Ausstellungen. So sieht er in der 8. Ausstellung der Münchner Künstlergruppe ›Phalanx‹, deren Führer der Russe Wassily Kandinsky ist, im Dezember 1903 – Januar 1904 Bilder der französischen Neoimpressionisten Seurat, Signac, Cross und Pissarro«. Zitiert nach Hans Bolliger und Georg Reinhardt, »Ernst Ludwig Kirchner 1880–1938. Eine biographische Text-Bild-Dokumentation«, in *Ernst Ludwig Kirchner 1880–1938*, Ausst-Kat. Nationalgalerie Berlin, Staatliche Museen Preußischer Kulturbesitz, 29.11.1979–20.1.1980, S. 46–106, S. 49 (weitere Stationen: München, Köln, Zürich). Ob es sich dabei um die 8. Ausstellung (mir sind aus Zeitschriften keine Anhaltspunkte für diese Ausstellung bekannt) oder die 10. handelt, läßt sich nicht eindeutig klären.

14 Donald E. Gordon, *Ernst Ludwig Kirchner, mit einem kritischen Katalog sämtlicher Gemälde*, München 1968, S. 12.

15 Jelena Hahl-Koch, *Kandinsky*, Stuttgart 1993, S. 29.

16 Magdalena M. Moeller, »Zur Ausstellung«, in *Der frühe*

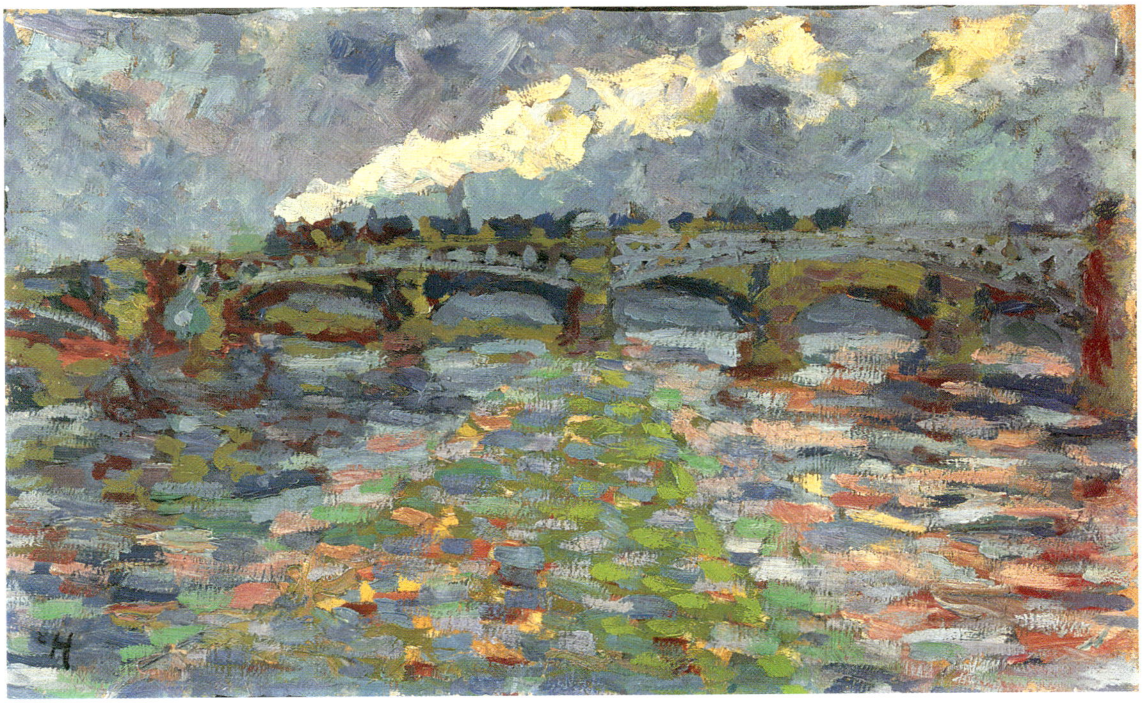

94 **Erich Heckel,**
»Flußlandschaft mit Brücke und Zug«,
1905
Öl auf Pappe, 45 x 70 cm
bez. u. li.: »H«
nicht bei Vogt
Städtische Kunstsammlungen Chemnitz

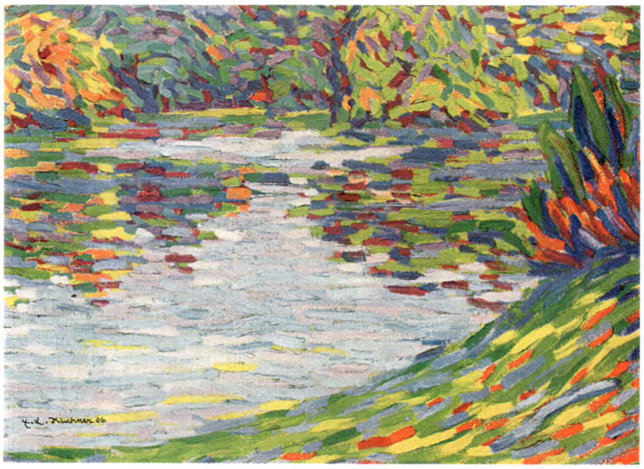

Abb. 3 **Ernst Ludwig Kirchner, »Parksee in Dresden«**, *1906, Öl auf Karton, 52 x 70 cm, Gemäldegalerie Dresden*

eine Ausstellung der Neoimpressionisten, bei denen auch einige van Goghs waren, der mir aber zu nervös zerrissen erschien [...].«[19] In der damaligen Kunstbetrachtung wurde van Gogh zu den französischen Neoimpressionisten gezählt. Bezieht sich Kirchners Feststellung, daß van Gogh »zu nervös zerrissen erschien«, auf die Komposition, auf den Pinselduktus, oder versuchte er nachträglich, den Einfluß van Goghs zu schmälern, um seine eigene Vorreiterrolle hervorzuheben?

In dem Bild »Nacktes Mädchen mit Zweigschatten« von 1905 (Kat.Nr. 97) betont Kirchner durch ganz eigenwillige kräftige Farben die Zerlegung der Bildfläche in ein stark abstrahiertes System von »Licht- und Schattenflecken«.[20] Der Dresdener Kunstkritiker F. Ernst Köhler-Haußen schrieb unmittelbar nach seinem Atelierbesuch bei Kirchner 1907: »Bilder fand ich dort, so bunt und fleckig, wie ich selbst bei den kühnsten französischen Impressionisten nie welche gesehen habe. Der Leib eines Aktes schimmerte wie von grün und rosa Schuppen, so ›pastos‹ waren die fingerbreiten Farbflecken darauf gesetzt [...].«[21]

Kandinsky 1900–1910, hg. v. Magdalena M. Moeller, München 1994, S. 9–14, S. 10.

17 Kontakte, wenngleich bis heute noch nicht durch Schriften belegbar, müssen bestanden haben, denn ohne eine Beziehung zur »Brücke« gehabt zu haben, hätte Kandinsky im Dezember 1906 in Dresden sicherlich nicht seine Holzschnitte gezeigt.

18 Brief Kirchners an Curt Valentin, Frauenkirch, 17. April 1937; zitiert nach Hans Bolliger und Georg Reinhardt, a.a.O. (s. Anm. 13), S. 49.

19 Bei dieser Äußerung bleibt unklar, um welche Ausstellung in München es sich gehandelt hat. Die 10. Ausstellung der »Phalanx« fand erst 1904 statt. Allerdings sollen auf der 8. Werke von van Gogh gezeigt worden sein. Kirchners Äußerung zitiert nach »Die Arbeit E. L. Kirchners«, in *Ernst Ludwig Kirchner*, Ausst.-Kat. Bern 1954/55, S. 7. Für Magdalena M. Moellers Hinweis, daß in der 10. Ausstellung der Künstlergruppe »Phalanx« neben Neoimpressionisten auch van Gogh zu sehen gewesen sei, gibt es nach meinem Wissen keinen Anhaltspunkt. Zwar waren in der Frühjahrsausstellung der Münchener Sezession im Februar / März 1903 sieben Arbeiten von van Gogh zu sehen, doch wäre dies für Kirchners Immatrikulation zum Wintersemester zu früh.

20 Georg Reinhardt, *Die frühe »Brücke«, Beiträge zur Geschichte und zum Werk der Dresdener Künstlergruppe »Brücke« der Jahre 1905–1908*, Diss. Bonn 1976, in der Reihe *Brücke-Archiv*, hg. v. Leopold Reidemeister, H. 9/10, Berlin 1977/78, S. 45/46. Er vergleicht das Bild mit Amiets Arbeit »Sonnenflecken« (1904, Öl / Eternit, 20 x 12 cm, Solothurn, Slg. U. Kottmann).

21 Zitiert nach Lucius Grisebach, *Ernst Ludwig Kirchner 1880–1938*, Köln 1995, S. 7.

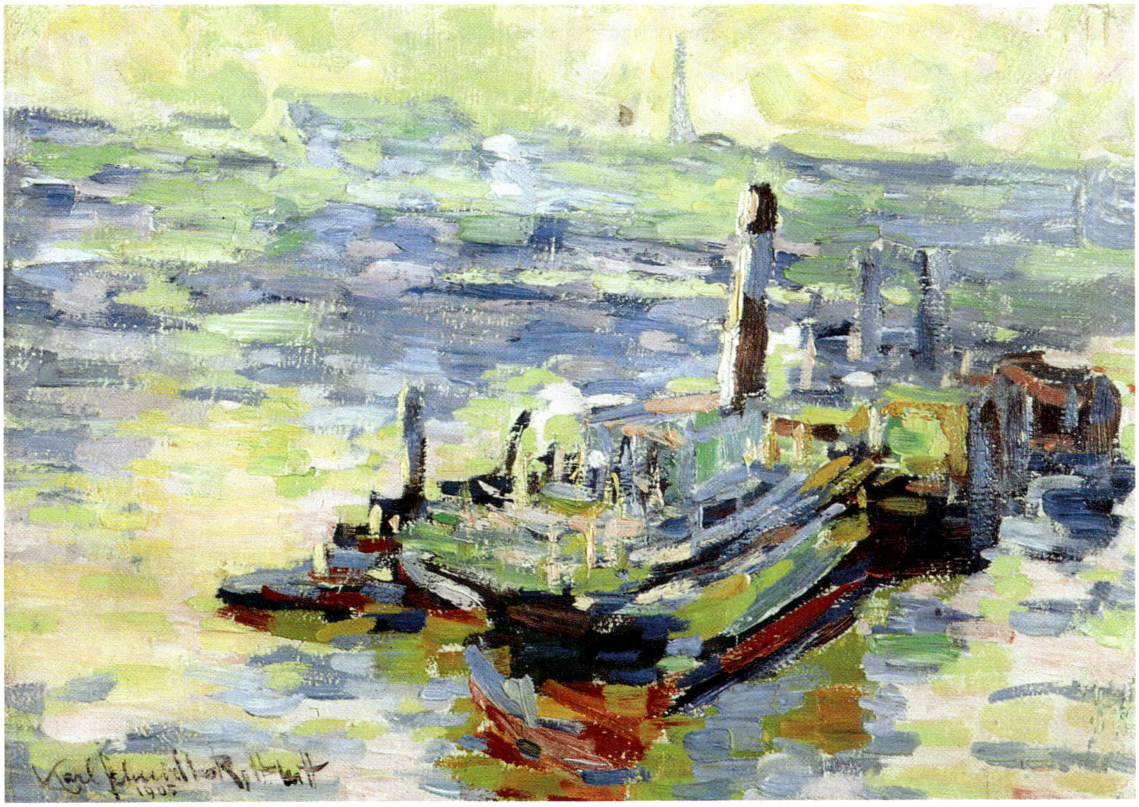

95 ***Karl Schmidt-Rottluff,***
»Morgen an der Elbe«*, 1905*
Öl auf Karton, 36,5 x 48,5 cm
bez. u. li.: »Karl Schmidt-Rottluff 1905«
verso beschriftet:
»Schmidt-Rottluff | Morgen a.d. Elbe«
Schleswig-Holsteinisches Landesmuseum,
Schloß Gottorf, Schleswig
Sammlung Hermann Gerlinger M

Ein Jahr später, wenngleich Signaturen und Datierungen gerade bei Kirchner nicht selten nachträglich oder nicht eigenhändig vorgenommen wurden, entstand das wohl als gesichert datiert geltende Bild »Parksee in Dresden« (Abb. 3) von 1906. Dazu schreibt Donald E. Gordon in seiner Monographie: »Vor allem anderen ist hier in höchst überzeugender Weise die divisionistische Farbentheorie der französischen Neoimpressionisten angewendet. Pastellrosa und violette Pinselstriche vermischen sich mit den hellblauen Tönen des Wassers, während in den sonnigen Büschen des Hintergrundes und im Gras des Vordergrundes gelbe, orange und sogar rote Tupfen mit den für die Lokalfarben benutzten grünen und grüngelben Pinselstrichen abwechseln. In dem schattigen Laub links oben dienen blau-rote Töne (von Blauviolett bis Scharlachrot) als Folie für Pinselstriche, welche die dunkelgrüne Lokalfarbe bezeichnen.«[22]

Kirchner intensivierte hier die Farben durch harmonische Komplementärwerte wie auch aggressivere Bezüge (Gelb zu Grün, Rot zu Violett). Es gibt kein Hell-Dunkel im eigentlichen Sinne, die Schatten sind farbig aufgelöst. Einzelne Farbpartikel setzte er in kleinen Pinselstrichen rhythmisch über- und nebeneinander, die sich zu einer gleichmäßigen Struktur zusammenfügen und als klar abgesetzte Farbtupfer die gesamte Bildfläche überziehen. Mag der einzelne Pinselstrich, wie Gordon bemerkt, Erinnerungen an van Gogh hervorrufen; er fügt sich, anders als beim »nervös zerrissenen« van Gogh, bei Kirchner einem gleichmäßig schillernden Gesamteindruck ein, dessen Komposition sich in diesem Bild noch dem Natureindruck unterordnet.

Noch weiter hinsichtlich der Farbgestaltung geht Kirchner in dem Bild »Doris mit Halskrause« (Kat.Nr. 102). Er formt hier Signacs Farbzerlegung in eine ganz eigenwillige Farbigkeit um. Die rote Halskrause kontrastiert dem mit grünen Strichen durchsetzten Gesicht, deren Farbigkeit im fächerartigen Kragen erneut auftaucht. Intensives Gelb im Kragen und Violettöne des Gesichts wechseln mit den Blautönen des Kleides und dem orangefarbenen Hintergrund ab, die Farben entwickeln sich zunehmend unabhängig vom Gegenstand.

Zwei Wochen vor der Gründung der »Brücke« war die Ausstellung *Cuno Amiets* im Kunstsalon Richter zu Ende gegangen; 40 leuchtende Bilder mit großen, häufig durch Farbtupfen belebten Flächen waren ausgestellt. Die Ausstellung hatten Heckel, Kirchner und Schmidt-Rottluff nachweisbar gesehen, und ihr Interesse galt vor allem der Farbe. So berichtet Schmidt-Rottluff: »Amiet ist uns mit seinen großen Farbflächen voraus.« Dieser hatte ähnlich wie Kirchner in München 1904 die Werke der Neoimpressionisten in der »Phalanx« gesehen und von ihnen Anstöße für seine Kunst erhalten (Abb. 4). Im Januar 1906 erschien ein ausführlicher Aufsatz über den Schweizer von Hermann Kesser in der Zeitschrift *Kunst und Künstler*. Neben zahlreichen Abbildungen, die den Einfluß des Neoimpressionismus verraten, wird

22 Donald E. Gordon, a.a.O. (Anm. 14), S. 48. Bei der Betrachtung des Originals, so Gordon, würden die pastose Farboberfläche sowie Breite und Länge der einzelnen Pinselstriche eher an die Malweise van Goghs erinnern.

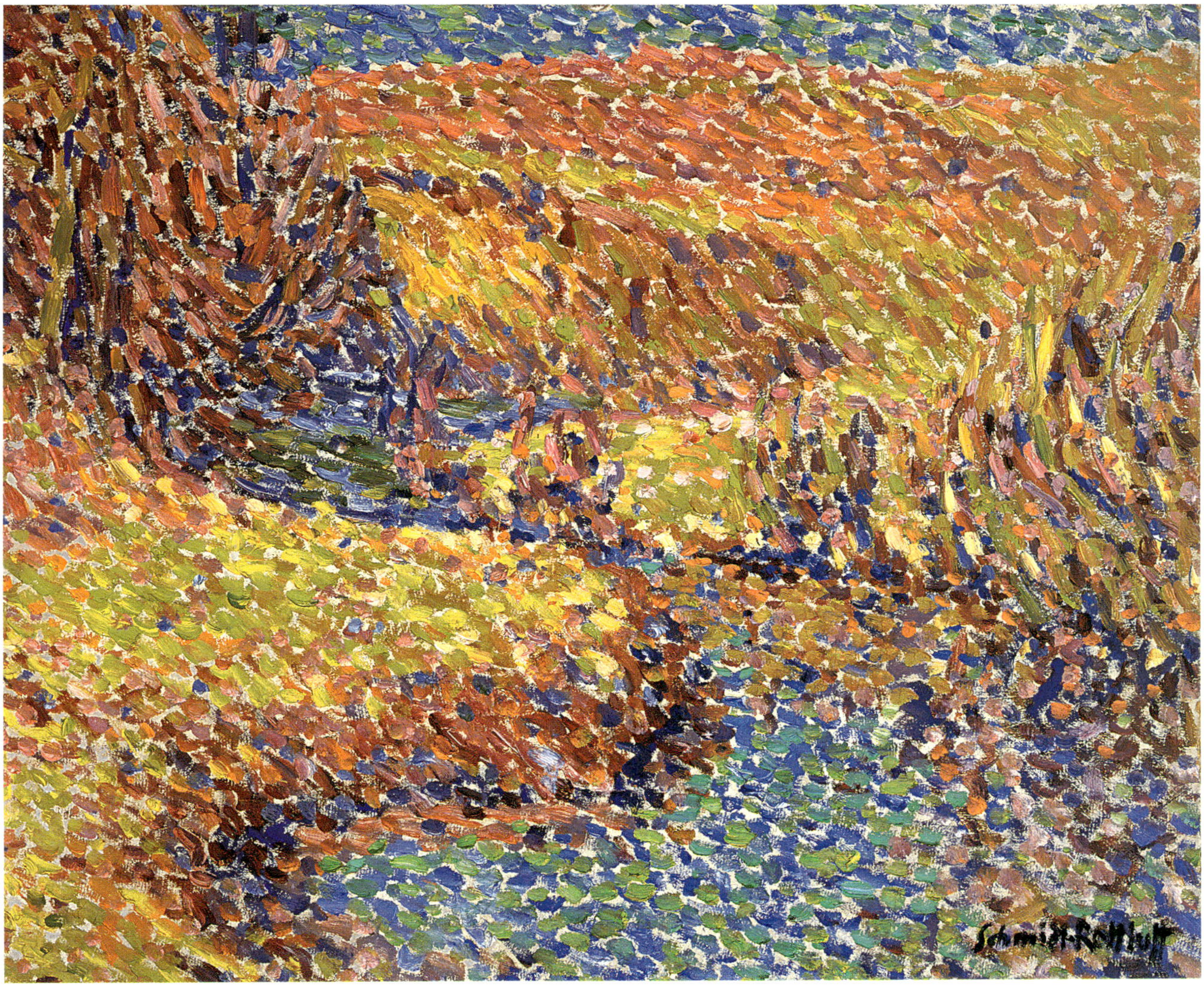

96 ***Karl Schmidt-Rottluff,***
»Am Pleißebach«*, 1906*
Öl auf Pappe, 60 x 71 cm
bez. u. re.: »Schmidt-Rottluff«; bez. auf der Rücks. des Keilrahmens: »Schmidt-Rottluff Am Pleißebach«; mit Bleistift: »Am Pleissebach 1906«
Brücke-Museum, Berlin G,W

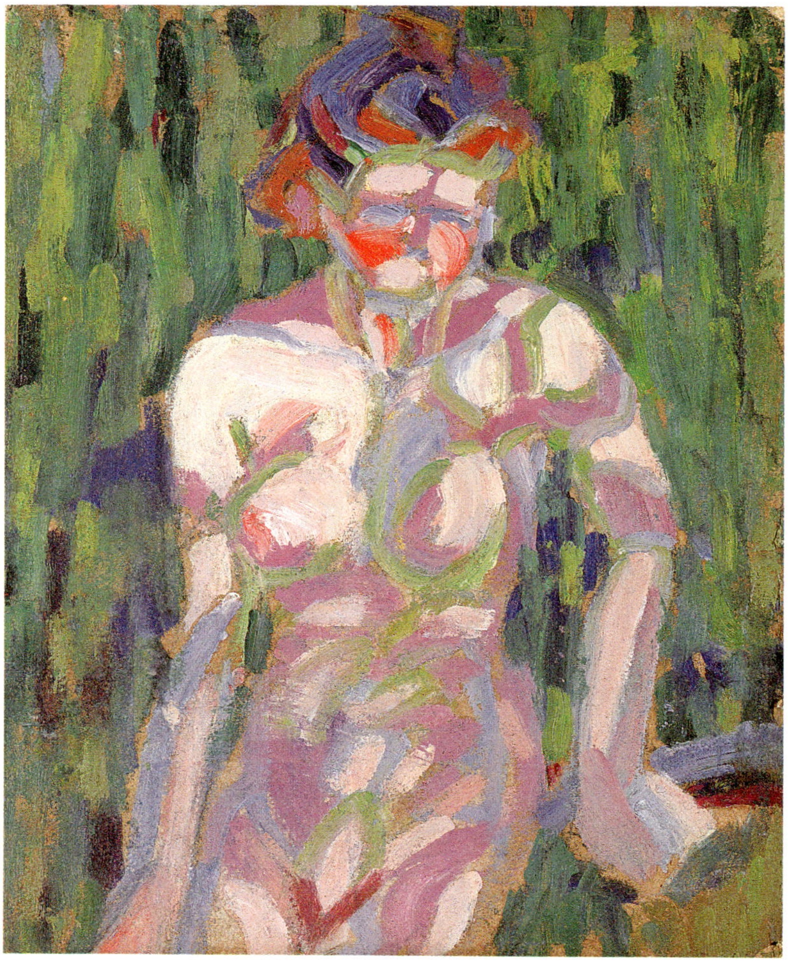

97 ***Ernst Ludwig Kirchner,***
»Nacktes Mädchen mit Zweigschatten«,
1905
Öl auf Karton, 37 x 30 cm
Wvz. Gordon Nr. 5
E.L. Kirchner Stiftung
(Kirchner Museum Davos)

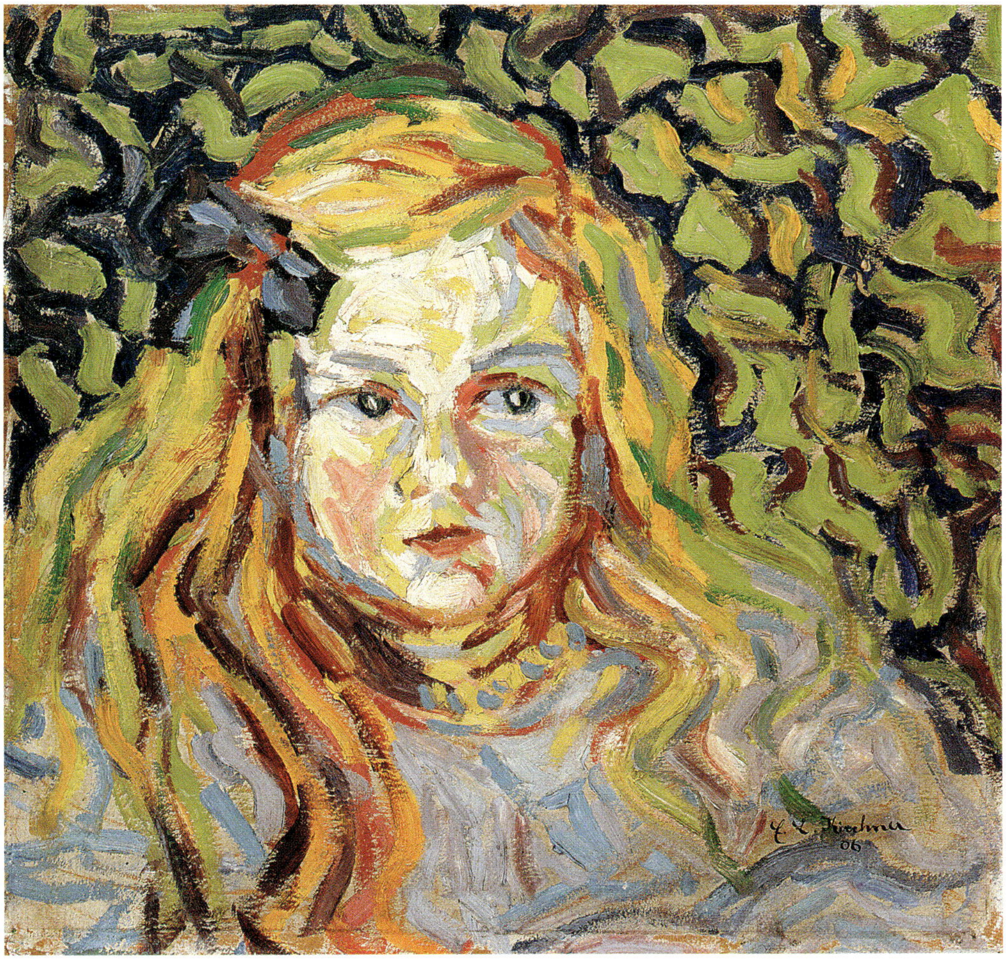

98 ***Ernst Ludwig Kirchner,***
»Kinderköpfchen«*, 1906*
Öl auf Pappe, 48 x 49,5 cm
bez. u. re.: »E. L. Kirchner 06«
Wvz. Gordon Nr. 18
Ketterer Kunst, München

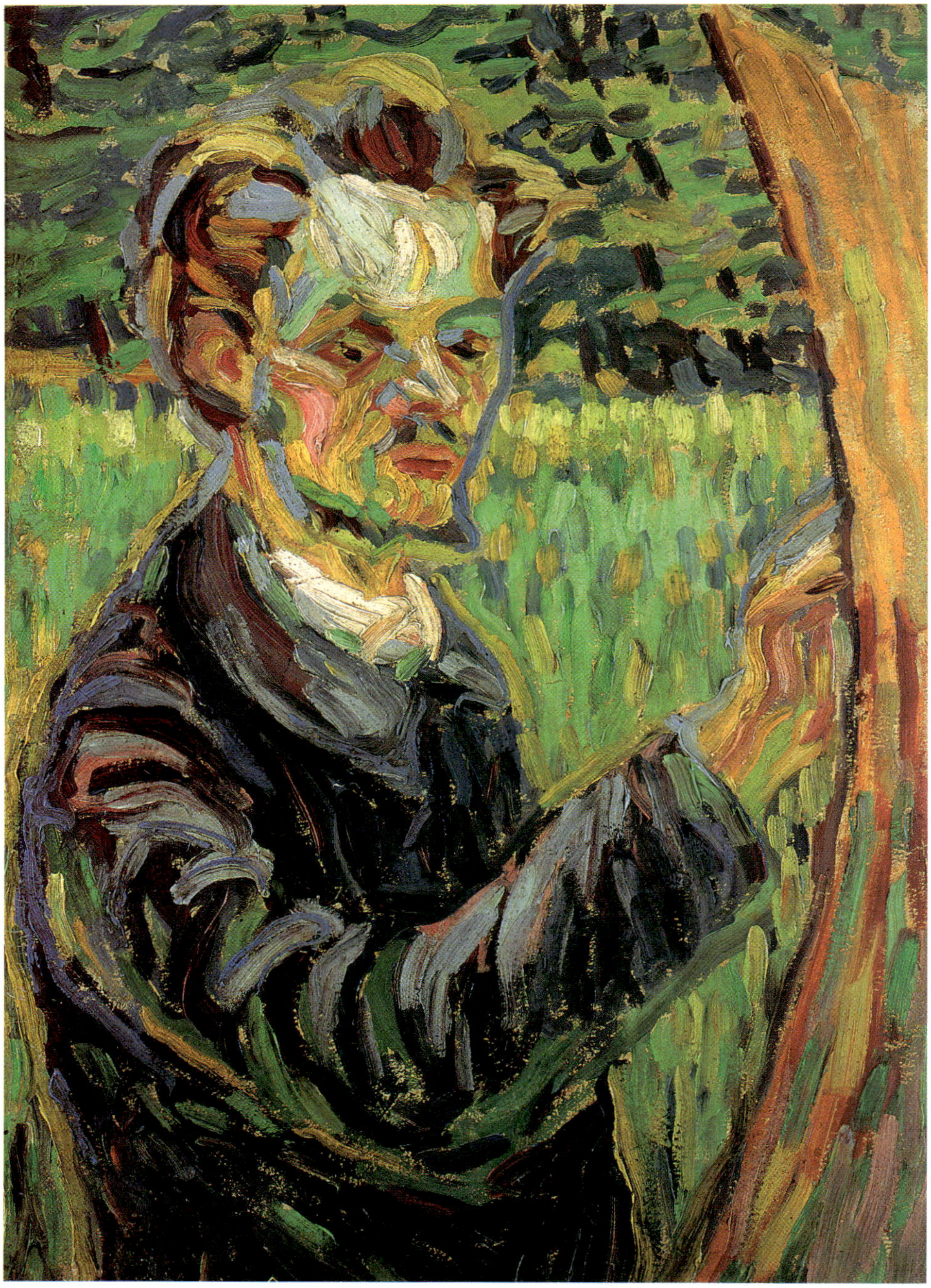

99 ***Ernst Ludwig Kirchner,***
»Portrait des Malers Heckel«*, um 1907*
Öl auf Pappe, 70 x 50,5 cm

Wvz. Gordon Nr. 28
Kunsthalle Bielefeld, Leihgabe aus Privatbesitz M, W

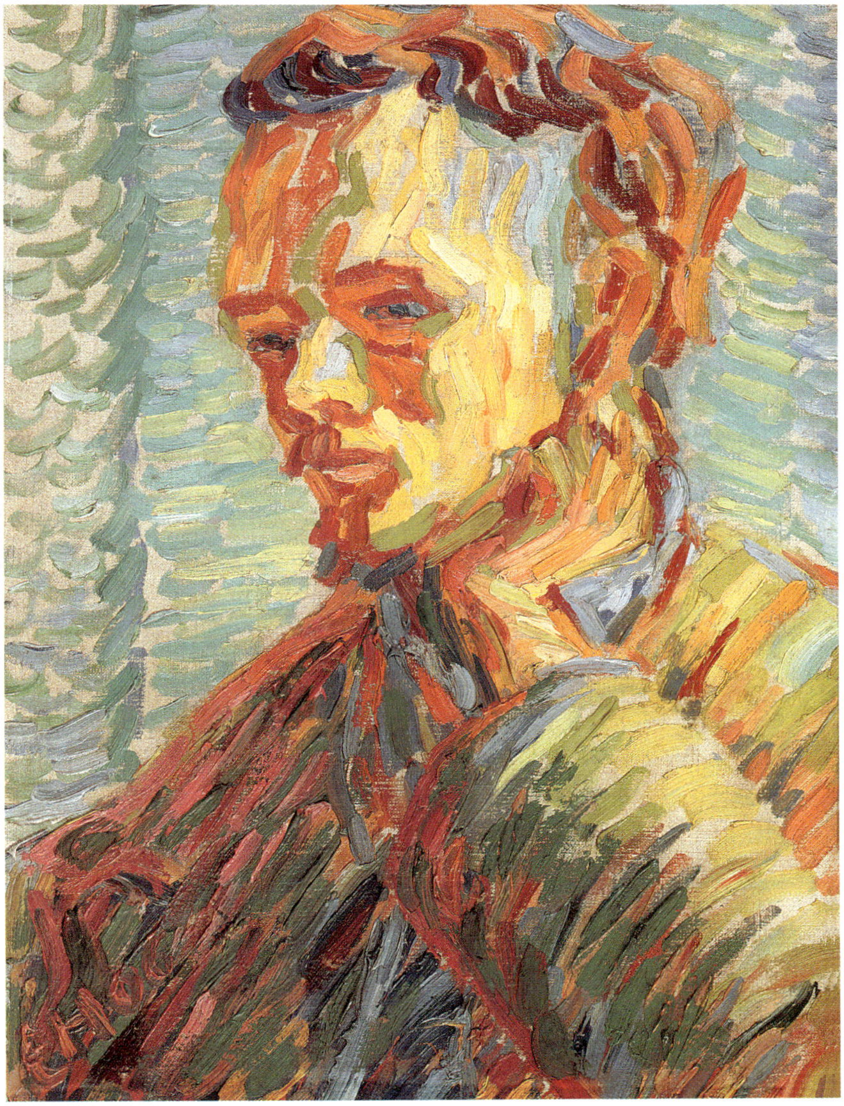

100 ***Erich Heckel,***
»Mann in jungen Jahren
(Selbstbildnis)«*, 1906*
Öl auf Pappe, 47,5 x 36 cm
bez. u. li.: »EH 06«
Wvz. Vogt Nr. 1906, 3
Brücke-Museum Berlin

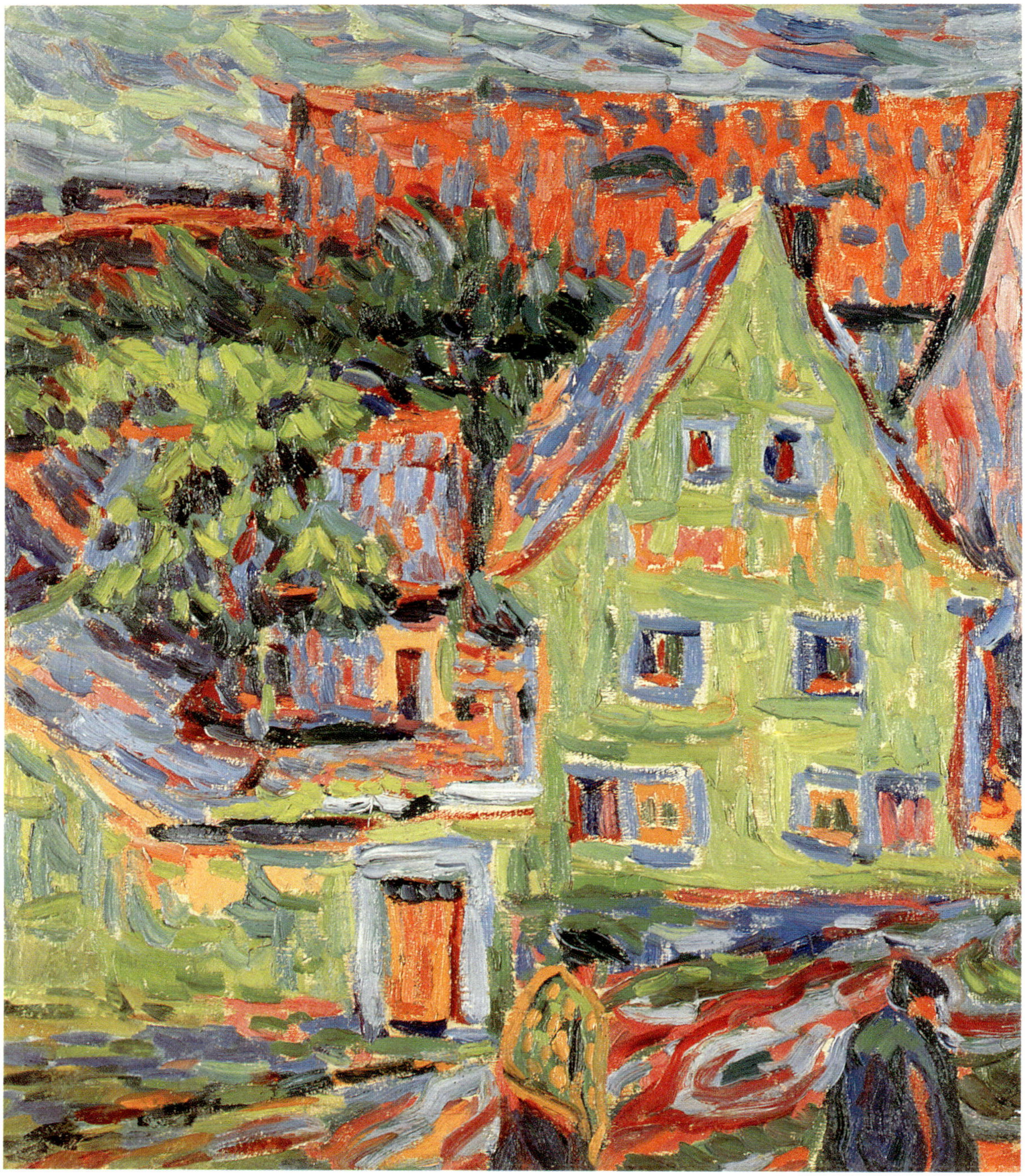

101 **Ernst Ludwig Kirchner, »Grünes Haus«**, *1907*
Öl auf Leinwand, 70 x 59 cm

Wvz. Gordon Nr. 26
Museum moderner Kunst
Stiftung Ludwig, Wien

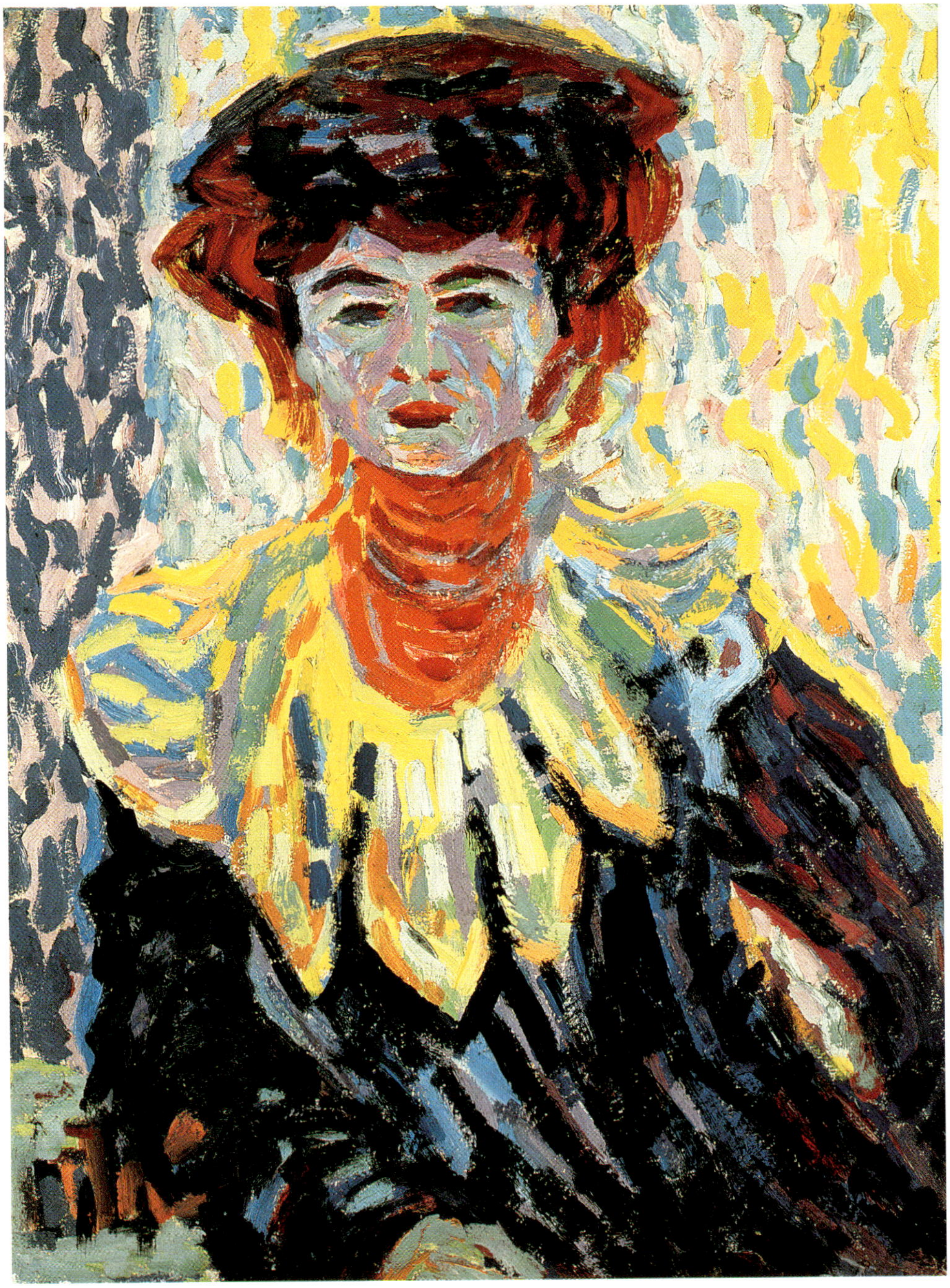

102 ***Ernst Ludwig Kirchner,***
»Doris mit Halskrause«*, um 1906*
Öl auf Karton, 70,5 x 51 cm

Wvz. Gordon Nr. 16, Fundacirdon Nr. 16
Funación Colección Thyssen-Bornemisza,
Madrid M, G

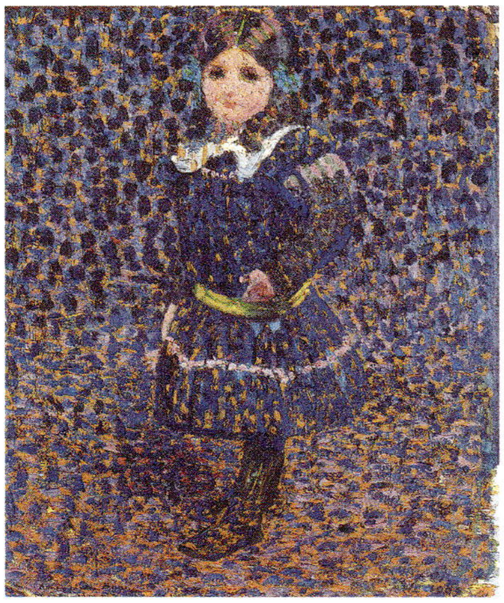

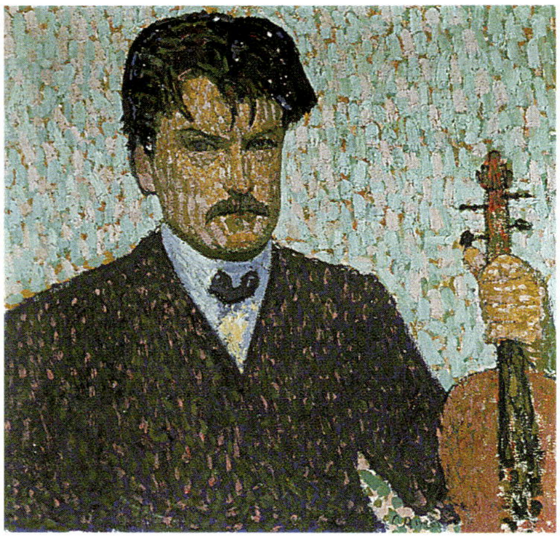

Abb. 4
Cuno Amiet, »Kinderbildnis (Greti)«, *1905, Öl auf Leinwand, 67,5 x 54 cm, Privatsammlung Bern*

Abb. 5
Cuno Amiet, »Der Geiger (Emil Wittwer-Gelpke)«, *1905, Öl auf Leinwand, 60,5 x 62,5 cm, Kunstmuseum Basel*

in dem Aufsatz vor allem der »kräftige Kolorismus« Amiets hervorgehoben, gipfelnd in der Kennzeichnung »farbengieriger« Amiet.[23] Er hatte in seinen Werken die Umbildung des Raumes zur Fläche betont und dadurch den ornamentalen Eindruck gesteigert. Die Farbe faßte er nicht mehr als Färbung eines Gegenstandes, sondern als Ursache des malerischen Geschehens selbst auf. Aus diesen Gründen wird die Einladung zur Mitgliedschaft in der »Brücke« ein Jahr später, im September 1906, von Erich Heckel ausgesprochen, nur allzu verständlich. In der Ausstellung der »Brücke«, die im Oktober in den Dresdner Kunstwerkstätten von Max Seifert, einer Lampenfabrik stattfand, war Amiet mit dem »Geiger (Emil Wittwer-Gelpke)« aus dem Jahr 1905 vertreten (Abb. 5).

Auch *Emil Nolde* wurde, wie Cuno Amiet, aufgrund seiner »Farbenstürme« im Februar 1906, nachdem er ebenfalls bei Gutbier ausgestellt hatte, von Heckel zur Mitgliedschaft in der »Brücke« aufgefordert. Nolde, ein gutes Jahrzehnt älter als seine jungen Künstlerkollegen der »Brücke«, war bereits durch Adolf Hölzel, seine Reise nach Amsterdam und Paris sowie durch Aufenthalte zu eigenen Ausstellungen in Leipzig, Berlin und Weimar dem Neoimpressionismus begegnet. Nolde folgte im Herbst 1906 der Einladung von Karl Ernst Osthaus nach Soest und freundete sich mit Christian Rohlfs an, der sich bis zu diesem Zeitpunkt bereits intensiv mit den Neoimpressionisten sowie mit van Gogh auseinandergesetzt hatte. Für Nolde brachte das Jahr 1906 eine Intensivierung der Farbe; von da an erklärte er sie zu seinem wichtigsten Ausdrucksmittel. Auf Noldes Einladung hin besuchte Schmidt-Rottluff ihn im Sommer 1906 für vier Monate auf der Insel Alsen; für beide eine Zeit der Bereicherung. Schmidt-Rottluff beschäftigte sich damals mit einer ähnlichen Farbzerlegung und -steigerung, wie ein Vergleich von Noldes »Badehaus« (Kat.Nr. 104) mit Schmidt-Rottluffs

23 Hermann Kesser, »Kuno Amiet«, in *Kunst und Künstler*, 4. Jg., 5. Heft, Januar 1906, S. 185–194, S. 188. Vgl. die Bilder Amiets »Der Garten«, S. 187; »Kinderbild«, S. 191.

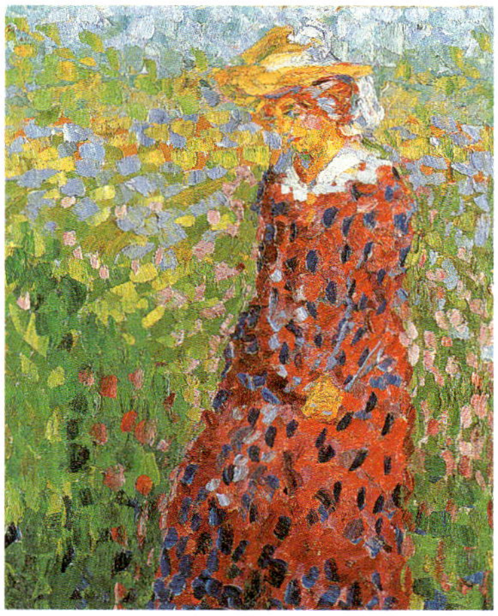

Abb. 6
Emil Nolde,
»Junge Frau«, *1907, Öl auf Leinwand, 73 x 58 cm, Nolde Stiftung Seebüll*

»Straße im Norden« (Kat.Nr. 103) verdeutlicht. Die Dorfstraße auf Alsen, vermutlich mit Noldes Fischerhaus im Vordergrund, erinnert nach Motiv und Pinselduktus an van Goghs Bilder aus Arles. Schmidt-Rottluff jedoch verstärkt das flimmernde Farbenspiel durch reine Spektralfarben, die er komplementär gegenüberstellt: der gelb-orange Weg, der blau-violette Himmel, die zahlreichen grünen und roten Töne am Haus und in der umgebenden Landschaft. Noldes Farbgebung ist dagegen viel weniger geordnet, aber auch er verwendet keine abgedunkelten Farben und macht jeden Pinselstrich sichtbar. 1907 malt Emil Nolde das Bild »Junge Frau« (Abb. 6), in dem kleine regelmäßige Farbtupfen die Leinwand bedecken. Die Komplementärfarben (Rot zu Grün, Blau zu Orange) lassen das Bild durch seine intensive, weitgehend reine Farbigkeit in strahlender Helligkeit erscheinen.

Hinsichtlich der Ausstellungstätigkeit der »Brücke«-Künstler ist die Tatsache wenig bekannt, daß die erste Wanderausstellung mit Gemälden der »Brücke« spätestens im Juli 1906 in Braunschweig, im Kunstsalon Dörbandt, stattgefunden hat. C. Hildebrandt besprach sie in der *Braunschweiger Landeszeitung* vom 8.7.1906: »[...] mehrere ihrer Bilder sind sogar in neoimpressionistischer Art gehalten. Die letztere besteht in technischer Hinsicht darin, daß die Farbenwerte nicht fertig auf der Palette gemischt und dann erst hingesetzt werden, sondern daß von vornherein eine Art Farbenzerlegung vorgenommen wird; einzelne Farbenflecke oder -striche werden mosaikartig nebeneinander gesetzt, *und dem Auge wird es überlassen*, diese einzelnen Farben-Komponenten zu *einer* Farbenempfindung zu vereinigen. Nun hat das Auge tatsächlich die Fähigkeit, die benachbarten Farbenflecke von geringer Ausdehnung zu einem einzigen Farbenton zu addieren; es wird dadurch unter Umständen eine Frische, Leuchtkraft und Helligkeit in der Wirkung erreicht, die durch Mischung der Far-

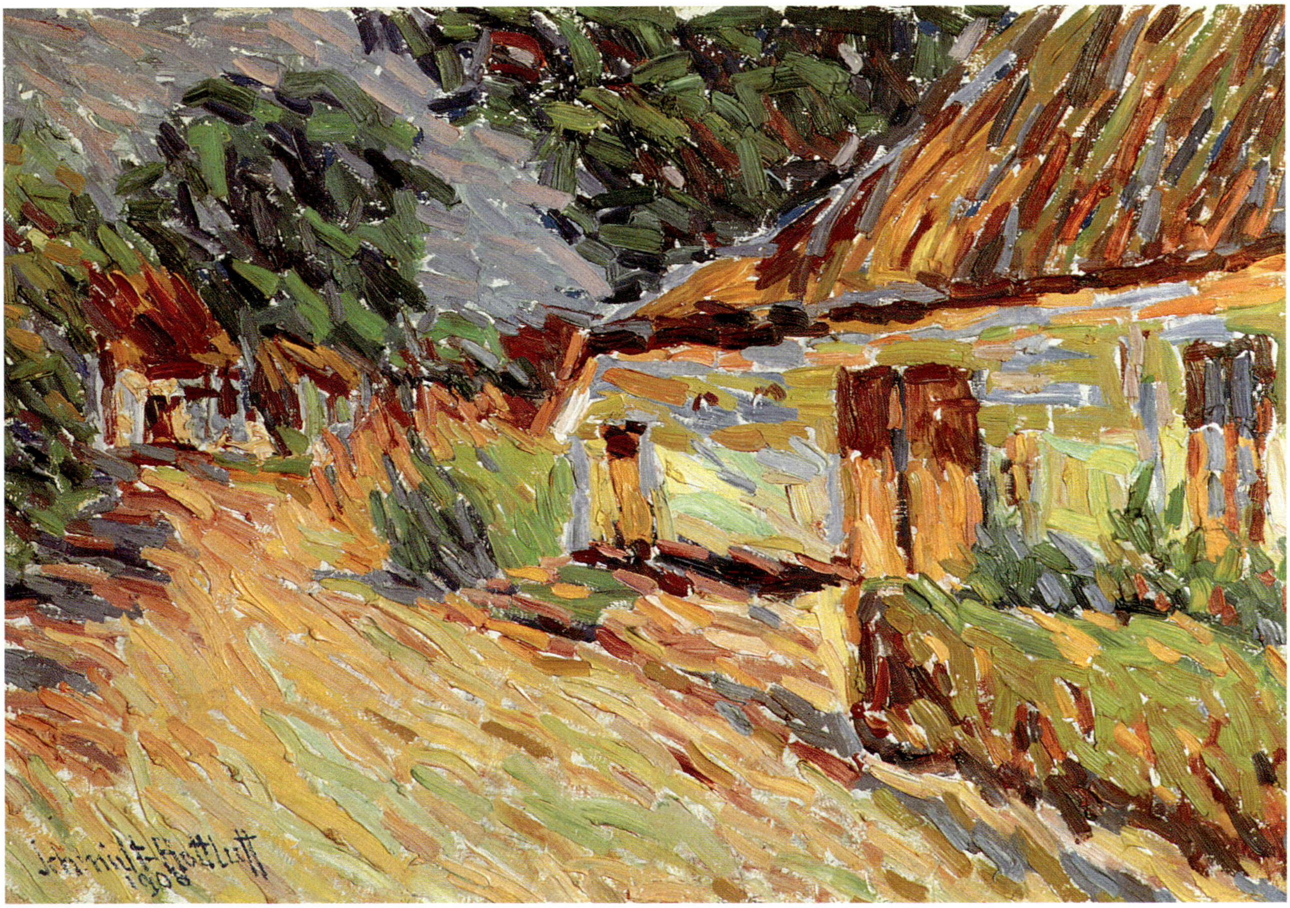

103 **Karl Schmidt-Rottluff,**
***»Straße im Norden«**, 1906*
Öl auf Pappe, 50 x 71,5 cm
bez. u. li.: »Schmidt-Rottluff 1906«
verso: »Straße im Norden – Schmidt-Rottluff«
Schleswig-Holsteinisches Landesmuseum,
Schloß Gottorf, Schleswig
Sammlung Hermann Gerlinger M

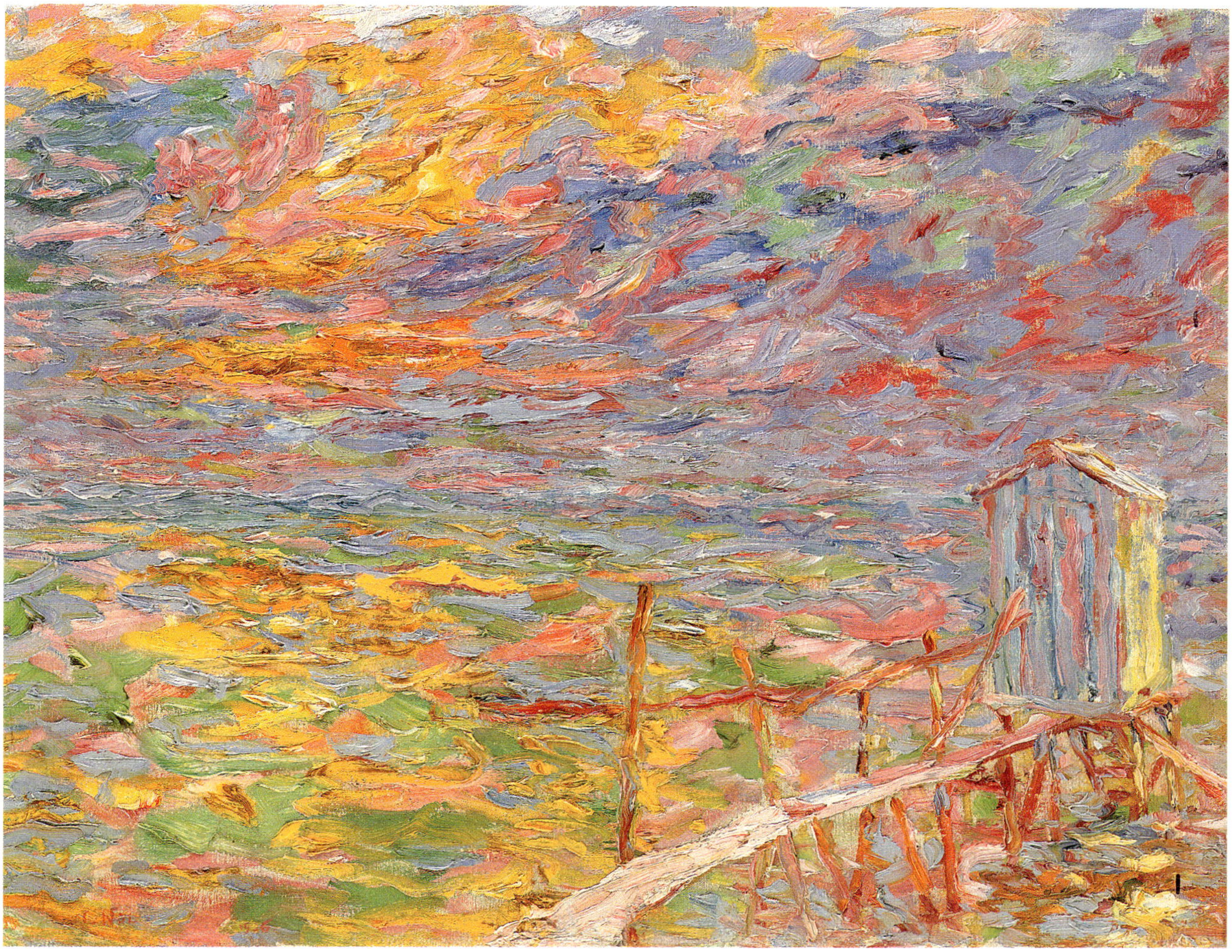

104 ***Emil Nolde,***
»Badehaus«*, 1906*
Öl auf Leinwand, 64 x 82 cm
bez. u. li.: »E. Nolde 1906«
Wvz. Urban Nr. 189
Stiftung Seebüll Ada und Emil Nolde

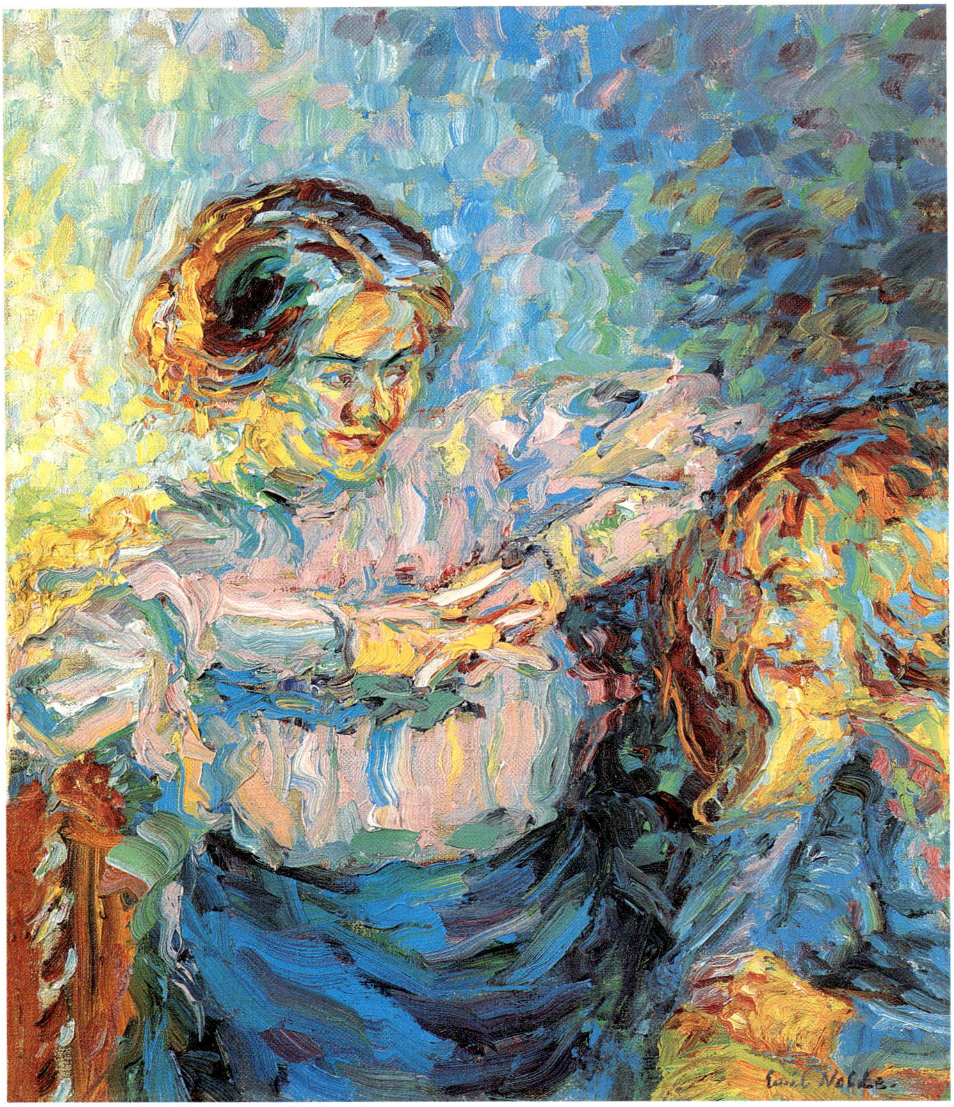

105 ***Emil Nolde,***
»Junges Mädchen«*, 1906*
Öl auf Leinwand, 70 x 58 cm
bez. u. re.: »Emil Nolde«
Wvz. Urban Nr. 194
Stiftung Seebüll Ada und Emil Nolde

ben nicht erzielt werden kann. Diese Wirkung tritt aber nur dann ein, wenn bei Bildern gewöhnlichen Formats die einzelnen Farbflecke so dicht benachbart stehen, daß das Auge wirklich unbewußt eine Verschmelzung vornehmen kann. [...] Die drei Oelstudien ›Großer Garten‹ (Kirchner), ›Sonniger Tag‹ (Bleyl) und ›Im Park‹ (Kirchner) wirken schon befriedigender, weil sie, aus einiger Entfernung betrachtet, eine Verschmelzung der Farbflecke ermöglichen. Die anderen Oelstudien wirken ungleich; auf mehreren sind die Tonarten nicht abgewogen genug (vergl. z.B. den ›Augustvormittag‹ mit dem brennendroten Abhange und Hintergrunde). Doch zeigen diese Bilder von K. Schmidt entschieden eine ganz besondere Art von Farbenempfindung und Naturanschauung. Wenn sich dieser Künstler in der Richtung weiter ausbildet, die er mit den beiden Bildern ›Frühnebel‹ und ›Morgen über'm Tal‹ (mit den glänzenden Dächern) beschritten hat, so werden wir sicher noch recht viel von ihm zu sehen bekommen. [...] Der ›Dudelsackpfeifer‹ von Emil Nolde wirkt zu unausgeglichen in seinen vielen robust hingestrichenen Farbtönen [...].«[24]

Die Ausstellung wanderte im September nach Hamburg. Aufschlußreich für die Rezeption Signacs hieß es in einer Ausstellungsbesprechung: Man folge »insgesamt den Spuren der ›Neo-Impressionisten‹, ohne jedoch deren Technik so zu beherrschen, daß man sagen kann, das Ergebnis entspricht in allen Fällen der Absicht. Selbst um das zu erreichen, was Paul Baum von den Seurat und Signac gelernt hat, müssen sie wohl noch ein weites Stück wandern.«[25]

Fast zeitgleich mit der Ausstellung im Hamburger Kunstgewerbehaus Georg Hulbe fand September / Oktober 1906 die erste Ausstellung der »Brücke« in einem Vorort Dresdens unter ungewöhnlichen Bedingungen im Ausstellungsraum einer Lampenfabrik im Stadtteil Löbtau statt, da weder die Galerie Arnold, der Kunstsalon Richter noch der Sächsische Kunstverein ihr ein Ausstellungsforum angeboten hatte.[26]

Richard Stillere formuliert in seinem Artikel über die Ölgemälde von »Kirchner, Heckel, Bleyl, Schmidt-Rottluff, Pechstein, Nolde, Caro[!] Amiet«:[27] »Wenn man die mehr oder weniger robuste Anwendung der Farbenprinzipien des Pointillismus, der ungebrochenen Farben des Sonnenspektrums für modern hält, so sind die Ölgemälde, mit ein paar Ausnahmen, im höchsten Grade ›moderne‹ Bilder, die in einem wilden Farbenrausch entstanden zu sein scheinen, Improvisationen in ungewissen Formen [...], wobei die enge Anlehnung an die französisch-belgische mit den Einwirkungen japanischer Kunst reichlich versetzte Moderichtung unabweislich in die Augen springt [...].« Auch Otto Sebaldt geht in seiner Rezension auf die Beziehungen zum französischen Pointillismus ein: »In ›gepunkelten‹ Landschaften, in denen freilich das Können noch nicht recht das Wollen erreicht, zeigt sich Schmidt-Rottlaff [sic]. Viel frisches Temperament, aber wie gesagt, noch nicht künstlerisch gebändigt. [...] Besser sind

24 C. Hildebrandt, in *Braunschweiger Landeszeitung*, Nr. 314, Morgenausgabe vom 8.7.1906, S. 1.

25 Georg Reinhardt, a.a.O. (Anm. 20), S. 57.

26 Ebd., S. 75.

27 R.(ichard) S.(tillere), in *Dresdner Anzeiger*, Nr. 275 vom 6.10.1906, S. 4.

übrigens [...] ein famoser Frühlingstag am Elbufer des gleichen. Kuno Amiet beherrscht entschieden besser den ›Pointillismus‹. Sein Herrenbildnis in dieser Manier geht, aus der nötigen Entfernung gesehen, vorzüglich zusammen und erscheint mir in der Auffassung und Charakteristik recht gut. Kunstwert finden wir auch im Parkweg von Kirchner in der gleichen Behandlungsweise. [...] Ein sehr kühner Impressionist mit auffallend schweren Farben ist Nolde [...].«[28]

Es konnte nicht nur gezeigt werden, wie die jungen Künstler der »Brücke« nach und nach durch Ausstellungen französischer Neoimpressionisten in Dresdener Galerien wichtige Orientierungshilfen und Anregungen erhielten, sondern darüber hinaus, in welchem Umfang diese von der Presse wahrgenommen wurden. Gerade der Vergleich mit der französischen Kunst, dem Neoimpressionismus und seinen Folgeerscheinungen, war für die damalige Avantgarde ein allgemeines Thema. Doch der Wunsch, die deutsche Kunst zu erneuern und mit allem Althergebrachten zu brechen, bedeutete für die Künstler eine Gratwanderung, einerseits mit der übermächtigen französischen Moderne gleichzuziehen und andererseits eigene Wege zu finden.

Deutlich angeregt von pointillistischen Bildern Signacs, entwickelte sich bis zum Jahr 1907 bei allen »Brücke«-Künstlern eine im Ansatz divisionistische Malerei mit flächenhaftem Aufbau aus regelmäßigen Pinselstrichen und weitgehend reinen Farben. Wie Signac bereits ab 1894 die Farbflecken vergrößert und verselbständigt hatte, führten nun die »Brücke«-Künstler diese Eigenwertigkeit der Pinselsetzungen auf ihre Art weiter, bis hin zu ganz eigenständigen Farbelementen. Daß man dem Neoimpressionismus als Vorbild für den Expressionismus bislang nur wenig Beachtung geschenkt hat, mag an dem kleinen Fundus dieser Werke liegen, auf den wir heute zurückblicken. Der Vorstellung von einer bloßen Übergangsphase kann man hier mit folgenden Argumenten entgegentreten: Es gab offenbar weitaus mehr neoimpressionistisch beeinflußte Bilder, als sich bis heute erhalten haben. Zeitgleich mit der ersten Ausstellung der »Brücke«-Künstler in Dresden fand im Hamburger Kunstgewerbehaus Georg Hulbe eine Ausstellung mit Bildern statt, die belegt, daß der Bestand an Gemälden wesentlich umfangreicher gewesen sein muß, als es heute den Anschein hat.[29] Hierzu mögen die spätere Zerstörung durch die Künstler selbst, der Zweite Weltkrieg und der Nationalsozialismus ihr übriges beigetragen haben. Die Jahre 1904 bis 1907 waren für die jungen »Brücke«-Künstler jedoch nicht nur »Farbenrausch« und »Pointillées«, häufig als epigonales Stricheln abgetan. Sie waren der markante, bereits sehr eigenständige Beginn eines veränderten Verhältnisses der Künstler zur Natur.

28 Otto Sebaldt, »Dresdener Kunstschau II«, in *Sächsische Arbeiter Zeitung* vom 23.10.1906, Nr. 246, 1. Beilage, S. 1; zitiert nach Reinhardt, a.a.O. (Anm. 20), S. 76.

29 Reinhardt, a.a.O. (Anm. 20), S. 82.

Erich Heckel
(1883 Döbeln – 1970 Radolfzell am Bodensee)

1901 Freundschaft mit Karl Schmidt aus Rottluff.
1904/05 ist er zwei Semester an der TH in Dresden eingeschrieben. Über seinen älteren Bruder Manfred lernt er 1904 Ernst Ludwig Kirchner kennen; seit Ostern 1905 schließt er sich auch Karl Schmidt-Rottluff an, der ebenfalls an der TH in Dresden studiert.
1904 findet in der Dresdener Galerie Arnold eine Ausstellung mit Werken neoimpressionistischer Künstler statt. Heckel arbeitet mit reinen, leuchtenden Farben, die wie Linien und Flächen als Ausdruckswerte gelten.
7. Juli 1905 Gründung der »Brücke«, deren Vorsitzender er wird. Im Herbst stellt sie zum ersten Mal in der Kunsthandlung Beyer & Sohn in Leipzig aus. Heckel sieht in der Galerie Arnold in Dresden die Van Gogh-Ausstellung.
1906 Max Pechstein und Cuno Amiet werden Mitglieder der »Brücke«. Heckel freundet sich, vermutlich über Karl Ernst Osthaus, mit dem Hamburger Sammler Gustav Schiefler an. Im August findet erneut in der Kunsthandlung Beyer & Sohn in Leipzig eine Ausstellung der »Brücke« statt. Im Oktober folgt in den Räumen der Dresdner Kunstwerkstätten von Max Seifert in Dresden-Löbtau eine weitere.
Bis 1907 bleibt er in einem Architekturbüro als Entwurfszeichner tätig.
1907 wird im Juni / Juli eine Ausstellung der »Brücke«-Künstler in Hagen realisiert, an der Heckel neben Graphiken mit acht Gemälden vertreten ist; in den Herbstmonaten hält er sich erstmals mit Schmidt-Rottluff im Dangaster Moor und in Dangast am Jadebusen auf. Seine Bilder aus der Dangaster Zeit sind stark koloristisch geprägt.
1908 ist er von Mai bis Oktober erneut mit Schmidt-Rottluff in Dangast. Im September und Oktober stellen Heckel und Schmidt-Rottluff im Augusteum in Oldenburg aus. Schmidt-Rottluff und Heckel besuchen auf der Rückreise nach Dresden Max Pechstein in Berlin. Während bis 1907 für Heckels Stil der Einfluß des Neoimpressionismus und van Goghs verbindlich ist, löst er sich 1908 mehr und mehr davon.
1909 Im Juni »Brücke«-Ausstellung in der Galerie Emil Richter in Dresden. Im Sommer arbeitet Heckel zusammen mit Kirchner an den Moritzburger Teichen, im Herbst hält er sich mit Schmidt-Rottluff in Dangast auf.
1910 lernt er im Frühjahr Otto Mueller kennen, der ebenfalls »Brücke«-Mitglied wird. Kirchner und Heckel arbeiten in Pechsteins Atelier in Berlin. Alle drei arbeiten in diesem Jahr in Dangast und an den Moritzburger Teichen zusammen. Heckel und Kirchner besuchen im Oktober den Sammler Gustav Schiefler in Hamburg. In Dresden beziehen sie ein neues Ladenatelier. Die »Brücke«-Künstler nehmen auf Vermittlung von Karl Ernst Osthaus an der Ausstellung des Sonderbundes westdeutscher Künstler in Düsseldorf teil. In der Galerie Arnold in Dresden findet eine Ausstellung der »Brücke«-Künstler statt.
1911 Übersiedlung nach Berlin, wo sich mittlerweile alle »Brücke«-Künstler versammelt haben.
1912 Teilnahme an der Kölner Sonderbundausstellung. Lernt Walter Kaesbach kennen, über den er die Bekanntschaft mit Christian Rohlfs macht. Marc und Macke besuchen Heckel im Berliner Atelier. Im Herbst treffen sich Lyonel Feininger und Heckel.

Ernst Ludwig Kirchner
(1880 Aschaffenburg – 1938 Frauenkirch bei Davos)

1886 Umzug nach Frankfurt a. M.
1890 Umzug der Familie nach Chemnitz, wo er ab 1892 das Humanistische Königliche Gymnasium besucht.

1895 und 1898 reist er mit seinem Vater nach Berlin.
1901 schreibt er sich auf Wunsch des Vaters zum Sommersemester 1901 für das Studienfach Architektur an der Sächsischen Technischen Hochschule in Dresden ein. Dort lernt er Fritz Bleyl aus Zwickau kennen.
1903/04 zum Wintersemester Wechsel nach München an die Königlich Bayerische Technische Hochschule; nebenher besucht er die private Lehr- und Versuchsanstalt für Angewandte und Freie Kunst von Wilhelm von Debschitz und Hermann Obrist.
1904 kehrt er zum Sommersemester nach Dresden zurück. Erste Begegnung mit Erich Heckel.
1905 kommt im Frühjahr Karl Schmidt aus Rottluff, in der Nähe von Chemnitz gelegen, der mit Heckel befreundet war, ebenfalls als Architekturstudent nach Dresden und schließt sich ihm und Heckel an. Am 7.6.1905 wird von ihnen die Künstlergruppe »Brücke« gegründet. Im November 1905 findet in der Buchhandlung P. H. Beyer & Sohn in Leipzig die erste Ausstellung der »Brücke« statt.
1906 findet vom 24. September bis Ende Oktober die erste Dresdener Ausstellung der »Brücke« in den Räumen der Lampenfabrik Karl Max Seifert statt. Vom 3. Dezember bis zum 31. Januar 1907 folgt dort eine weitere Ausstellung mit Druckgraphiken, darunter auch von anderen Künstlern wie z.B. Kandinsky.
1907 malen Kirchner und Pechstein zusammen in Dresden. Vom 1.–21. September findet eine Ausstellung der »Brücke« im Kunstsalon Emil Richter in der Prager Straße 13 in Dresden statt.
1908 folgt im Januar zusammen mit Karl Schmidt-Rottluff eine Ausstellung im Kunstsalon August Dörbrandt in Braunschweig. Vom 1.–23. September ist im Kunstsalon Emil Richter in Dresden eine zweite Ausstellung der »Brücke« mit Gemälden von Amiet, Heckel, Kirchner, Pechstein und Schmidt-Rottluff zu sehen.
1909 trifft er im Januar Pechstein in seinem Berliner Atelier. Zusammen besuchen sie die erste deutsche Ausstellung von Henri Matisse in der Galerie von Paul Cassirer. Vom 15.–30. Juni findet die dritte Ausstellung der »Brücke« im Kunstsalon Emil Richter in Dresden statt. Im November schauen sich Schmidt-Rottluff und Kirchner die Cézanne-Ausstellung in der Berliner Galerie von Paul Cassirer an.
1910 Heckel und Kirchner arbeiten für längere Zeit in Pechsteins Atelier in Berlin. In Berlin gründet sich als Abspaltung der Berliner Sezession die »Neue Secession«, der die »Brücke«-Künstler beitreten. Im Mai lernt Kirchner Otto Mueller kennen. Vom 1.–30. September findet in der Dresdener Galerie Ernst Arnold eine weitere Ausstellung der »Brücke« statt, zu der ein Katalog erscheint. Im Oktober besucht Kirchner den Kunstsammler Gustav Schiefler in Hamburg und die Kunsthistorikerin Rosa Schapire. Schiefler fährt daraufhin im Dezember zu Kirchner nach Dresden. Kirchner wird Mitglied im »Deutschen Künstlerbund«.
1911 findet von Februar bis März eine große Ausstellung der »Brücke« im Kunstverein Jena statt. Im Oktober zieht Kirchner nach Berlin um.
1912 Die »Brücke« beteiligt sich im Februar an der zweiten Ausstellung des »Blauen Reiter« in der Galerie Hans Goltz in München, die von März bis April in der Berliner Galerie »Der Sturm« gezeigt wird. Ihr folgt im April eine weitere »Brücke«-Ausstellung im Kunstsalon Fritz Gurlitt, die anschließend noch in Hamburg zu sehen ist. Von Mai bis September ist Kirchner zusammen mit den anderen Künstlern der »Brücke« auf der Kölner Sonderbundausstellung vertreten.

Karl Schmidt-Rottluff
(1884 in Rottluff bei Chemnitz – 1976 Berlin)

1897 Besuch des humanistischen Gymnasiums in Chemnitz.
1901 beginnt spätestens die Freundschaft mit Erich Heckel, mit dem er Museen und Ausstellungen besucht.
1905 schließt er sich Ostern den Künstlern Heckel,

Kirchner und Bleyl an. Am 7. Juni wird die »Brücke« gegründet. Nach der Gründung beschließt er, freier Maler zu werden; er nennt sich nach seinem Geburtsort »Schmidt-Rottluff«; im Herbst beginnt er das Architekturstudium an der TH in Dresden. Im November zeigt die Dresdener Galerie Arnold eine Ausstellung mit Werken van Goghs. Er zeigt sich beeindruckt von Paul Baum; an Karl Brix schreibt er rückblickend: »Paul Baum und die Neoimpressionisten traten in Dresden auch damals in den Gesichtskreis – kurze Zeit wohl. Paul Baum hatte eine eigene Note, die Schlichtheit des Motivs und die Andacht vor der Natur – so ist mir das in Erinnerung.« Schmidt-Rottluff verwendet zunehmend reine Farben.

1906 Von Januar bis März ist in der Galerie Ernst Arnold eine Ausstellung von Emil Nolde zu sehen. Im Februar lädt er Emil Nolde aufgrund der »Farbenstürme« zur Künstlergemeinschaft »Brücke« ein. Im März folgt eine Einladung von Emil und Ada Nolde auf die Ostseeinsel Alsen. Vermutlich im Juli reist er dorthin. Es entstehen zahlreiche Landschaften, ein Selbstportrait sowie ein Bildnis von Nolde. Über Berlin fährt er zurück nach Dresden. Im September findet dort in den Räumen der Lampenfabrik die erste »Brücke«-Ausstellung statt. Im November bietet er dem Sammler Gustav Schiefler aus Hamburg die passive Mitgliedschaft der »Brücke« an. Ebenfalls im November werden in der Dresdener Galerie Arnold über 50 Werke französischer post- und neoimpressionistischer Maler gezeigt. Vom 3. Dezember bis zum 31. Januar 1907 findet erneut in den Räumen der Dresdner Lampenfabrik Seifert eine Ausstellung der »Brücke«-Künstler mit Graphik statt.

1907 Im April meldet er sich von der »Königlich Sächsischen Technischen Hochschule« ab. Ende Mai trifft er gemeinsam mit Heckel in Dangast ein. Im Mai schreibt Schmidt-Rottluff an Schiefler: »›Rhythmisierung‹ – für dieses Wort bin ich ihnen besonders dankbar. Der Rhythmus, das Rauschen der Farben, das ist das, was mich immer bannt und beschäftigt.« Im Juni lernt er die Kunsthistorikerin Rosa Schapire kennen. Im Juli trifft er zum ersten Mal Schiefler in Hamburg. Schmidt-Rottluff stellt im Rahmen der »Brücke« im September in Dresden im Kunstsalon Richter aus.

1908 besucht er im März erneut Schiefler in Hamburg. Mit kürzeren Unterbrechungen hält er sich von April bis November in Dangast auf. In einem Brief vom 8.6.1908 schreibt er an den Maler Richard tom Dieck: »[...] Farben alles wie Feuer [...]«. Er verbringt den Winter vorwiegend in Dresden und Rottluff. Rosa Schapire besucht ihn im August in Dangast. Im Oktober reist er für mehrere Tage nach Hamburg und ist bei Schieflers täglicher Gast. Ende Oktober, auf der Rückfahrt nach Dresden, besuchen er und Heckel Max Pechstein, der kurz zuvor nach Berlin gezogen war.

1909 Im Februar sucht er gemeinsam mit Rosa Schapire Ada und Emil Nolde in Berlin auf. Von April bis Anfang November wohnt er erneut im Dangastermoor und ab Anfang Juni in Dangast. Er notiert an Schiefler (der Brief ist undatiert): »[...] Es ist unglaublich, wie stark man Farben hier findet, fast zu scharf für das Auge. Dabei sind die Farbakkorde von großer Einfachheit. Malen kann eigentlich nur heißen: Verzicht leisten vor der Natur, und es an rechter Stelle tun ist vielleicht eine Definition für Kunst.«

1910 hält er sich im Januar und Februar aufgrund seiner ersten Einzelausstellung in der Galerie Commeter in Hamburg auf. Von Ende April bis November sucht er erneut Dangast auf, wo zeitweilig auch Max Pechstein arbeitet. Im Mai wird er mit den übrigen Künstlern der »Brücke« Mitglied der Berliner Sezession.

1911 Ende Oktober Übersiedlung von Dresden nach Berlin.

1912 lernt er Anfang Januar Franz Marc kennen. Auf der Sonderbundausstellung in Köln ist Schmidt-Rottluff mit drei Gemälden vertreten.

Emil (Hansen) Nolde

(1867 Nolde – 1956 Seebüll)

1884–1888 macht er eine Lehre als Holzbildhauer.
1888–1891 arbeitet er in Möbelfabriken in München und Karlsruhe.
1892–1897 ist er Lehrer für gewerbliches Zeichnen am Industrie- und Gewerbemuseum in St. Gallen in der Schweiz.
1898–1900 Nachdem er an der Akademie in München abgelehnt wurde, besucht er die private Friedrich Fehr-Schule. 1899 geht er zu Hölzel nach Dachau. Nach Studien in der Münchener Pinakothek reist er Ende Oktober über Amsterdam nach Paris. In der Académie Julian malt Nolde Akt. Als Vorbilder werden für ihn die Impressionisten wichtig.
1902 ändert er seinen Geburtsnamen Hansen in den seines Heimatdorfes. Er lebt nach seiner Hochzeit mit Ada Vilstrup in Berlin.
1903 zieht er im Mai mit Ada auf die Insel Alsen. Es folgen Ausstellungen in Leipzig, Berlin und Weimar.
1905 sieht er in Weimar eine Gauguin-Ausstellung; im Herbst hält er sich in Berlin auf.
1906 In Hamburg trifft er Gustav Schiefler. Die »Brücke«-Künstler sind von den »Farbenstürmen« Noldes, dessen Bilder sie in einer Ausstellung in Dresden gesehen haben, begeistert und bieten ihm die Mitgliedschaft an. Schmidt-Rottluff arbeitet mit Nolde für vier Monate auf Alsen. Die Farbe wird für Nolde zum wichtigsten Ausdrucksmittel. Im Herbst lädt Karl Ernst Osthaus Nolde nach Soest ein und kauft für das Folkwang-Museum ein Bild.
1906/07 nimmt er an den Wanderausstellungen der »Brücke« teil.
1907/08 ist er zunächst in Berlin und fährt im Frühjahr nach Dresden, wo Ada sich im Sanatorium aufhalten muß. Nolde trifft sich regelmäßig mit den Malern der »Brücke«. Im Sommer malt er auf Alsen, in den Wintermonaten hält er sich in Berlin auf.
1908 Zu Beginn des Jahres stellt er zehn Bilder in der Berliner Galerie von Paul Cassirer aus. Auch in Jena und Hamburg finden Ausstellungen statt. Man wählt ihn zum Mitglied der Berliner Sezession.
1909 engagiert er sich für eine neue Vereinigung junger Künstler, die er ins Leben rufen möchte. Dabei fallen Namen wie Beckmann, Rohlfs, Amiet, Matisse u.a.
1910 finden Anfang des Jahres umfassende Ausstellungen seiner Arbeiten in Hamburg und Essen statt.
1912 zeigt er seine Bilder auf einer Ausstellung im Museum Folkwang in Hagen, beteiligt sich an einer Ausstellung des »Blauen Reiter« in Berlin. Im Oktober findet im »Neuen Kunstsalon« in München eine Ausstellung statt.

Vom Einfluß der »Fauves« auf den frühem Expressionismus – Eine kritische Überprüfung

Annegret Rittmann

Die vergleichende expressionistische Ausstellung *Triumph der Farbe* von 1959 trug den Untertitel *Die europäischen Fauves*[1] und prägte damit einen Begriff, der auf gemeinsame Ursprünge der Expressionisten und auf die Vorreiterrolle der französischen »Fauves« anspielt. Insbesondere die französische Rezeption hielt lange am Primat der »Fauves« fest; erst in jüngster Zeit relativierte sie diese Sicht, und in der großen Pariser Ausstellung von 1992 *Figures du Moderne. L'Expressionnisme en Allemagne 1905–1914* wurden Eigenständigkeit und Spezifika des deutschen Expressionismus gewürdigt.[2] Auf deutscher Seite prägten von Beginn an starke Ambivalenzen das Bekenntnis zu französischen Vorbildern. In der Zeit der Herausbildung moderner expressionistischer Kunst – in den Jahren vor dem Ersten Weltkrieg – richtete sich der Blick der deutschen Künstler zwar auf die europäische Kunstmetropole Paris, insbesondere auf die impressionistische und spätimpressionistische Malerei, zugleich aber strebten sie nach Eigenständigkeit und pochten auf ihre Unabhängigkeit gegenüber äußeren Einflüssen. Die Propagierung der Autonomie hängt sowohl mit dem Ideal des unabhängigen Künstlergenies als auch mit weitverbreiteten Abgrenzungsstrategien im wilhelminischen Deutschland gegenüber Frankreich zusammen. Nicht nur Künstler, auch eine Reihe Kunstkritiker und Kunsthistoriker wehrten sich vor dem Ersten Weltkrieg gegen das Übergewicht französischer Kunst oder leugneten gar ihren Einfluß. Solche Rivalitäten führten gelegentlich zur Verschleierung der französischen Vorbilder und erschweren die Nachforschungen über die tatsächlichen Beziehungen zwischen den Kunstströmungen.[3]

Der Titel der eingangs erwähnten Ausstellung verweist zugleich auf die elementare Rolle der Farbe in der fauvistischen und expressionistischen Kunst. Für die Entwicklung des Fauvismus in seinem Streben nach leuchtender, reiner Farbgebung kamen entscheidende Impulse aus den neoimpressionistischen Farbtheorien. Matisse, der 1904 an der Seite von Signac und Cross gemalt hatte und zur führenden Persönlichkeit unter den »Fauves« wurde, spielte dabei eine zentrale Mittlerrolle. Wegweisende fauvistische Bilder von Derain, Vlaminck und Braque

1 Die in Berlin und Schaffhausen veranstaltete Ausstellung wurde von Leopold Reidemeister organisiert, der auch den Titel prägte. Es waren 136 expressionistische Gemälde der Jahre 1905–1910/11 zu sehen. Neben französischen und deutschen Künstlern waren auch Maler aus Belgien, den Niederlanden, Skandinavien und der Schweiz vertreten.

2 Im Vorwort des Katalogs dieser Ausstellung, die im Musée d'Art moderne gezeigt wurde, grenzt sich Suzanne Pagé dezidiert von der bis dahin vorherrschenden französischen Sicht ab, den deutschen Expressionismus lediglich in der Folge der »Fauves« zu sehen, wie etwa noch in der Ausstellung *Le Fauvisme français et les débuts de l'Expressionisme allemand*, 1966 vom gleichen Pariser Museum veranstaltet. Statt dessen betont sie die Eigenständigkeit und Unverwechselbarkeit des deutschen Expressionismus. Vgl. Ausst.-Kat., S. 11–15.

3 Zu diesem Problem vgl. Gabriele Linnebach, »Die

lassen sich nicht ohne die Anregungen durch Matisse und die neoimpressionistische Auseinandersetzung denken. Bei den deutschen Expressionisten gibt es deutliche Hinweise dafür, daß auch sie sich mit den Farbgesetzen Signacs und den optischen Lehren des Neoimpressionismus beschäftigten.[4] Allerdings steigerte sich ihre Farbigkeit bald zu einer außerordentlichen Leuchtkraft und Intensität, die eher an fauvistische Malerei denken läßt als an die harmonische Verhaltenheit neoimpressionistischer Bilder. Solche Verwandtschaften verlangen eine detaillierte Untersuchung, die neben den jeweiligen Ausgangssituationen vor allem die Berührungspunkte zwischen der fauvistischen Malerei und den Expressionisten in Deutschland nachzeichnet.

Die Anfänge der »Fauves«

Das Gründungsdatum des Fauvismus geht mit dem 3. Salon d'Automne, veranstaltet vom 18. Oktober bis 25. November 1905, einher, als im Saal VII des Grand Palais die Werke von zehn Malern gezeigt wurden, die durch besonders lebhafte Farbgebungen und den Auftrag kräftiger Tupfen Aufmerksamkeit erregten. Nach diesem stilistischen Kriterium waren sie wohl von dem Verantwortlichen der Ausstellung, Armand Dayot, für einen gemeinsamen Saal zusammengestellt worden, obgleich sie keinesfalls eine feste Gruppe bildeten. Dennoch kannten sich die meisten unter ihnen: Henri Matisse, Albert Marquet, Henri Manguin, André Derain und Maurice de Vlaminck, Charles Camoin, Kees van Dongen, Othon Friesz, Jean Puy und Louis Valtat. Braque, der 1906 zusammen mit Friesz in Antwerpen malte und den Herbst in Estaque verbrachte, stieß etwas später dazu. Erst durch den Kritiker der Zeitschrift *Gil Blas*, Louis Vauxcelles, erhielten sie den Gruppennamen »Fauves«.[5] Zwar stellten sie während der beiden folgenden Jahre als Gruppe der Fauvisten aus, doch blieben sie ein loser Verbund ohne festes Progamm. Als führende Malerpersönlichkeit unter ihnen galt Matisse, der mit 36 Jahren der Gruppenälteste war. Ein Jahr vor dem Zusammenfinden der fauvistischen Gruppe hatte er sich bei Signac in Saint-Tropez intensiv mit neoimpressionistischen Farbtheorien und Maltechniken beschäftigt. Obgleich er später immer wieder behauptete, die Berücksichtigung von Farbgesetzen und die Technik der Farbzerlegung hätten ihn sehr bald eingeengt und er habe sich schnell wieder von den Regeln des Neoimpressionismus befreit, hinterließ diese Phase nachhaltige Spuren in seinem Werk.[6] Auch als er zusammen mit André Derain im Sommer 1905 in Collioure an der französischen Mittelmeerküste malte, spiegelt sich im Nebeneinandersetzen von Farbtupfen, in der Wahl reiner, leuchtender Farben und starker Farbkontraste die Nähe zum Neoimpressionismus. Ebenso blieb Derains Freund und Malerkollege Vlaminck nicht unberührt von diesen Anregungen. Besonders zwischen 1905 und 1907 verselbständigte sich bei Vlaminck der einzelne Pinselstrich

Brücke und die Fauves«, in *Berlin – Paris: 1900–1933*, Ausst.-Kat. Centre National d' Art et de Culture Georges Pompidou, Paris 1977, S. 70–76. In diesem Aufsatz resümiert sie Ergebnisse ihrer Dissertation: *La peinture française en Allemagne; recherches sur les rapports artistiques franco-allemands à la veille de la Première Guerre mondiale 1905–1914*, unveröffentlichte Thèse Ecole du Louvre, Paris 1977.

4 Vgl. den Katalogbeitrag von Andrea Witte, S. 245–294.

5 Vauxcelles schrieb im *Gil Blas* am 17. Oktober 1905 angesichts des Kontrastes zwischen der kühnen Malerei und den im Saal zentral positionierten traditionellen Skulpturen (»Kindertorso« von Albert Marquet und eine weibliche Marmorbüste): »Donatello au milieu des fauves«, und gab damit der Gruppe im folgenden ihren Namen.

6 Catherine C. Bock, *Henri Matisse and Neoimpressionism 1898–1908*, Diss. University of California in Los Angeles, UMI Research Press 1981, insbes. Kap. II., III, und IV.

und fügte sich in isolierteren, repetitiven Setzungen zum Bildganzen. Als Braque sich ein Jahr später den Fauvisten anschloß, verarbeitete auch er neoimpressionistische Anregungen.

Auf dem Herbstsalon von 1905 hingen neben einigen Stilleben und Portraits im Saal der »Fauves« überwiegend Landschaftsbilder, die – zumeist im Freien entstanden – in leuchtenden Farben die Tradition des Impressionismus und Neoimpressionismus aufnehmen und über sie hinauswachsen. Judi Freeman wies 1995 sicher zu Recht darauf hin, daß die Fauvisten sehr viel stärker als allgemein angenommen aus der Auseinandersetzung mit den Traditionen der französischen Malerei hervorgegangen sind.[7] Hier ist nochmals zu betonen, daß die »Fauves« über stilistische Gemeinsamkeiten ihren Namen erhielten und nicht über ein gemeinsames Programm, wie etwa die im selben Jahr gegründete Dresdner Künstlergruppe »Brücke«.

Dresden

Anders als im zentralistischen Frankreich mit der Pariser Metropole bildeten sich im deutschen Kaiserreich ab 1905 mehrere Orte moderner, expressionistischer Kunst heraus. An erster Stelle sei die sächsische Residenzstadt Dresden genannt, wo sich am 17. Juni 1905 vier junge aufrührerische Architekturstudenten als malende Autodidakten zur Künstlergruppe »Brücke« zusammenschlossen. Zwei von ihnen, Fritz Bleyl und Ernst Ludwig Kirchner, hatten erst jüngst ihr Studium an der Technischen Hochschule in Dresden abgeschlossen, die beiden anderen, Erich Heckel und Karl Schmidt-Rottluff, brachen das gerade begonnene Architekturstudium ab. Unterricht im Freihandzeichnen hatten Bleyl, Kirchner und Heckel an der Technischen Universität erhalten, vornehmlich bei Fritz Schumacher, doch spielte der Zeichenunterricht innerhalb des Architekturstudiums eine untergeordnete Rolle. Allein Kirchner, der als einziger unter ihnen auswärts – in München – studiert hatte, wo er 1903/04 parallel zum Architekturstudium Kurse am »Lehr- und Versuchsatelier für Angewandte und Freie Kunst« belegte, konnte auf ein intensiveres akademisches Zeichen- und Graphikstudium zurückblicken. Die vier autodidaktischen Maler unternahmen gemeinsam malerische und zeichnerische Versuche, die zur Gründung der Künstlergruppe führten. Entsprechend ihrer Vorbildung erstaunt es nicht, daß sie sich – anders als die »Fauves« – neben der Malerei intensiv mit den Ausdrucksmöglichkeiten der Schwarz-Weiß-Kunst, insbesondere des Holzschnitts, befaßten. Während die fauvistischen Gemälde auf dem Pariser Herbstsalon 1905 durch starke Farbigkeit Aufmerksamkeit erregten, spielten für die frühen »Brücke«-Künstler die graphischen Techniken mit dem Ringen um Formvereinfachung eine entscheidende Rolle. In ihrer frühen Malerei ist zwar ebenfalls die Suche nach farbiger Leuchtkraft erkennbar, doch erreichen sie noch nicht die Farbintensität der späteren Jahre.

7 Judi Freeman, »Exhibition preview, Revisting the Fauves«, *Apollo*, Oktober 1995, S. 48.

Tatsächlich lassen sich für das Jahr 1905, das Gründungsjahr der »Brücke«, bis heute keinerlei direkte Verbindungen zum Kreis der »Fauves« in Paris nachweisen. Es kann aber vorausgesetzt werden, daß die jungen kunstinteressierten Maler in Dresden Beispiele neuerer französischer Malerei und Graphik kannten. Dresden war eine künstlerisch lebendige, aufgeschlossene Stadt und gehörte nach Berlin und München vor dem Ersten Weltkrieg zu den führenden Kunstzentren in Deutschland. Nicht nur die barocke Kultur und die traditionsreichen Sammlungen der großen Museen bestimmten in hohem Maße das künstlerische Leben, auch die zeitgenössische Kunst eroberte wichtige Präsentationsplätze. Als erste Adresse ist der Salon Arnold zu nennen, der nach dem Umzug 1906 in die Schloßstraße in die Galerie Arnold überging und in dem »Königlichen Hofkunsthändler« Ludwig Gutbier einen der französischen Kunst aufgeschlossenen Leiter besaß. Obgleich es in Dresden keine Sezessionsbewegung unter jüngeren Künstlern gab, existierten doch zwei weitere nennenswerte Ausstellungsorte für moderne zeitgenössische Kunst: der Sächsische Kunstverein, der an den Brühlschen Terrassen seinen Sitz hatte, und der private Salon Emil Richter auf der renommierten Prager Straße. Im Sächsischen Kunstverein war neben den lokalen Künstlern auch internationale Kunst zu sehen, und der Salon Richter setzte sich für jüngste, radikale Bestrebungen der Avantgarde ein. Bereits seit 1902 zeigte der Salon bzw. die Galerie Arnold regelmäßig neoimpressionistische Malerei.[8] Außerdem waren dort 1905 fünfzig Gemälde von van Gogh zu sehen, die bei den »Brücke«-Malern einen außerordentlich starken Eindruck hinterließen.[9]

Eine gewisse Kenntnis der französischen Kunst, der Neoimpressionisten, der »Nabis« wie auch van Goghs, kann somit in den Gründungsjahren der »Brücke« vorausgesetzt werden. Lose Verwandtschaften mit den »Fauves« in den Jahren 1905/06, die sich im getupften oder gestrichelten Farbauftrag wie auch in einem leuchtenden Kolorit zeigen (Abb. S. 274), gehen wohl auf gemeinsame neoimpressionistische Vorläufer[10] und das Vorbild van Gogh zurück, aber noch nicht auf die »Fauves« selbst.

Allerdings könnten sich indirekte Verbindungen zur aktuellen Pariser Kunstszene um 1906 über Cuno Amiet und Wassily Kandinsky ergeben haben. Als Heckel den Schweizer Maler Amiet am 6. September 1906 im Namen seiner Freunde zur Mitgliedschaft bei der Künstlervereinigung einlud,[11] kannten sie sein Werk vor allem aus zwei Dresdner Ausstellungen: Im Mai 1905 zeigte der Kunstsalon Richter für vierzehn Tage eine Kollektion seiner Malerei, und im Sommer 1906 präsentierte die Galerie Arnold ebenfalls seine Werke.[12] Zudem erschien im Februar 1906 in der Zeitschrift *Kunst und Künstler* ein umfangreicher Aufsatz über sein malerisches Schaffen.[13] Es muß vor allem die leuchtende Farbigkeit gewesen sein, die die »Brücke«-Maler beeindruckte. Amiets fleckenhaft-starkfarbige Bilder zwischen 1904 und 1906 wurzeln einerseits in der Aus-

8 Hinweise auf eine Ausstellung von 1902 gibt die Zeitschrift *Die Kunst für Alle*, Bd. XVIII (1902/03), S. 77 und S. 292. Neben Werken der Schule von Barbizon und den Impressionisten werden Gemälde der Neoimpressionisten Seurat, Signac, Cross, Luce und Rysselberghe erwähnt. 1904 folgt die Ausstellung *Französische Impressionisten und Neoimpressionisten* (Ausst.-Kat. Dresden 1904) und 1906 die Wanderausstellung *Französische Künstler* (s. Anm. 17). Kircher selbst erwähnte später den Besuch einer Ausstellung französischer Neoimpressionisten, die ihn zum Studium der Farbenlehre und Optik angeregt habe.

9 Nach den Aufzeichnungen von Fritz Schumacher, ihrem Lehrer an der Technischen Hochschule, gerieten sie angesichts dieser Ausstellung »außer Rand und Band«; nach Jähner, *Künstlergruppe Brücke, Geschichte – Leben und Werk ihrer Maler*, Berlin 1984, S. 33, Anm. 42.

10 Vgl. Katalogbeitrag von Andrea Witte.

11 Zur Datierung des Briefes findet sich in der Literatur sowohl der 1. wie auch der 6. September genannt. Die Literatur des Amiet-Archivs in Oschwand, wo sich der Brief befindet, erscheint mit ihrer Datierung am zuverlässigsten.

12 Zu den Ausstellungen vgl. Georg Reinhardt, *Die frühe ›Brücke‹, Beiträge zur Geschichte und zum Werk der*

einandersetzung mit dem Neoimpressionismus, wachsen andererseits aber durch Anregungen aus der Schule von Pont Aven und den »Nabis« in der farbigen Expressivität und in dem großzügigeren Farbauftrag über diese hinaus. Ein direkter Kontakt zu den frühen »Fauves« ist unwahrscheinlich, da Amiet in dieser Zeit – vor 1907 – nicht in Paris weilte.

Von der Mitgliedschaft Amiets, der in dieser Zeit bereits auf zahlreichen Ausstellungen im In- und Ausland vertreten war, versprachen sich die »Brücke«-Maler offensichtlich eine Anbindung an die internationale Kunstszene. Amiet organisierte 1907 für die »Brücke«-Maler eine Ausstellung in Solothurn in der Schweiz. Ebenso schlug er eine Ausstellung der »Brücke« in Paris vor,[14] wo er selbst zwischen 1907 und 1909 wiederholt ausstellte, doch zu diesem Vorhaben kam es nicht.

Zu prüfen ist noch der zweite mögliche Strang zur französischen Avantgarde über Kandinsky. Im November 1904 war er anläßlich des Salon d'Automne nach Paris gereist und weilte von Mai 1906 bis Juni 1907 in der französischen Hauptstadt. Während dieser Zeit stand er mit der »Brücke« in Kontakt, denn er beteiligte sich im Dezember 1906 an deren Ausstellung in der Dresdner Lampenfabrik Seifert mit einigen Holzschnitten.[15] Die Beschäftigung mit dem Farbholzschnitt verband Kirchner und Kandinsky bereits seit 1904.[16] In ihrer Flächigkeit und ornamentalen Auffassung standen die Arbeiten Kirchners jedoch dem deutschen Jugendstil und den »Nabis«-Künstlern – v.a. Vallotton – wesentlich näher als den stilistischen Bestrebungen der »Fauves«. Da sich auch sonst keine Spuren eines Einflusses ausmachen lassen, blieb Kandinskys Paris-Aufenthalt offensichtlich ohne Auswirkungen auf die »Brücke«-Künstler.

Eine erste Gelegenheit, fauvistische Gemälde in Dresden im Original zu sehen, bot sich den »Brücke«-Malern im Herbst 1906: Die Wanderausstellung *Französische Künstler* in der Galerie Arnold im November 1906 zeigte nämlich außer den Neoimpressionisten und neben van Gogh, Gauguin und anderen auch eine beachtliche Zahl fauvistischer Werke: vier Gemälde von Camoin, vier Gemälde und fünf Zeichnungen von Henri Matisse, vier Gemälde von Henri Manguin, drei Gemälde von Jean Puy und vier Gemälde von Louis Valtat.[17] Schon ihre Faszination von van Gogh läßt mit Sicherheit annehmen, daß die »Brücke«-Maler dieser Ausstellung großes Interesse schenkten und die Werke mit Aufmerksamkeit studierten. So kamen die Dresdner Künstler gewiß schon vor 1908 – vor der fauvistischen Ausstellung bei Richter und vor Pechsteins Paris-Aufenthalt[18] – mit der Malerei der »Fauves« in Berührung.[19] Allerdings waren 1906 unter den ausgestellten »Fauves« bis auf Matisse nur diejenigen vertreten, die ohne neoimpressionistische Zwischenphase zu einer farbintensiven Malweise gefunden hatten, in der die Farben nicht in separierten Pinselsetzungen, sondern flächenhaft-flüchtig aufgetragen wurden und

Dresdner Künstlergruppe ›Brücke‹ der Jahre 1905 bis 1908, Brücke-Archiv, Heft 9/10, Berlin 1977/78, S. 44 und 45. Neben den oben erwähnten Ausstellungen war Amiet noch mit zwei Radierungen an der Großen Dredner Kunstausstellung 1904 beteiligt.

13 Hermann Kesser, »Kuno Amiet«, *Kunst und Künstler*, IV, 1906, H. 5, S. 185–194.

14 Heckel, der mit Cuno Amiet in Briefkontakt stand, schrieb am 18. Mai 1907 an Axel Gallén-Kallela: »Cuno Amiet ... hofft, dass die Brücke in Paris bald einmal zusammenfindet, da es dort so schön ist. Hoffentlich wird es noch, vielleicht nächstes Jahr feiern wir Wiedersehen in Paris.« Zit. nach George Mauner, *Cuno Amiet, Cuno Amiet und die Maler der Brücke*, Ausst.-Kat. Zürich 1979, S. 19.

15 Möglicherweise stand er bereits seit seinem Dresdner Aufenthalt vom 1. Juni bis 15. August 1905 mit der »Brücke« in Verbindung. Nach Aussage Gabriele Münters lebte das Paar jedoch sehr zurückgezogen und ohne näheren Kontakt zur Kunstszene in Dresden. Vgl. Eberhard Roters, »Beiträge zur Geschichte der Künstlergruppe ›Brücke‹«, in *Jahrbuch der Berliner Museen*, 2. Bd., 1960, S. 193.

16 Vgl. Magdalena M. Moeller, *Der frühe Kandinsky*, München 1994, S. 9. Sie sieht die Verwandtschaft vor allem in der Zartheit der Farben bei den aquarellierten Drucken und

in größeren changierenden Farbzusammenhängen auf spätimpressionistische Weise verschwammen.[20] Unter den ausgestellten Figurenbildern dominierte ein linear-skizzenhafter Stil.[21] Es fehlten somit Werke, die etwas von der neoimpressionistischen Auseinandersetzung hätten vermitteln können, wie Gemälde von Derain, Vlaminck oder Braque. Auch von Matisse lassen sich auf dieser Ausstellung keine Werke nachweisen, die neoimpressionistisch geprägt sind.[22]

Ein Blick auf die Malerei der »Brücke« aus den Jahren 1906/07 bestätigt eine eigene, von den »Fauves« unabhängige Entwicklung. In dieser Zeit, in der die »Brücke«-Maler so eng wie später nie wieder zusammenarbeiteten und oft in der Landschaft zu zweit oder zu dritt vor einem Motiv malten, weisen ihre Gemälde große stilistische Gemeinsamkeiten auf: In der Farbzerlegung und den Pinselsetzungen zeigen sich noch Spuren neoimpressionistischer Auseinandersetzung, die durch den bewegten Duktus in eine heftigere, ausdrucksstarke Malerei überführt wird, van Gogh nahestehend. Dicht drängt sich die Farbe auf die Leinwand, expressive Pinselhiebe legen sich neben- und übereinander. Die Farbigkeit ist zwar lichter als in den späteren Jahren, aber nicht ganz frei von dunklen und erdigen Tönen (Abb. 2). Dementgegen tragen die »Fauves« die Farbe dünner, lasierender auf, sie lassen die Leinwand häufig als freie Fläche durchschimmern, geben den Motiven dadurch mehr Leichtigkeit und setzen – bis auf Vlaminck – keine dunklen oder erdigen Farben ein (Abb. 3).

Ein persönlicher Kontakt zur modernen Pariser Kunstszene ergab sich dann 1908 durch den Paris-Aufenthalt von Max Pechstein, der im Sommer 1906 als aktives Mitglied zur »Brücke« gestoßen war und sich wohl durch Amiets begeisterte Berichte aus Paris zu einem Aufenthalt in der Kunstmetropole anregen ließ.[23] Vermutlich stand dahinter auch der Gedanke, in Paris namhafte ausländische Künstler als Mitglieder der »Brücke« zu gewinnen. Vom Dezember 1907 bis zum Sommer 1908 hielt er sich in Paris auf und arbeitete in Ateliers des Quartier Latin und der Rue de Vaugirard. Als er im Frühjahr 1908 mit drei Bildern am Salon des Artistes Indépendants teilnahm,[24] muß er in unmittelbaren Kontakt mit den »Fauves« gekommen sein, denn in der Hängekommission des Salons befanden sich auch Camoin,

dem farblichen Variieren von Abzügen ein und desselben Motivs.

17 Katalog der Wanderausstellung *Französische Künstler*, Kunstverein München, Kunstverein Frankfurt, Galerie Arnold Dresden, Kunstverein Karlsruhe, Kunstverein Stuttgart 1906/07.

18 Siehe S. 267 ff.

19 Bislang ging man davon aus, daß die »Brücke«-Maler erst 1908/9 von den »Fauves« Kenntnis erhielten, vermittelt durch Pechstein. Vgl. Magdalena M. Moeller, *Die Brücke, Zeichnungen, Aquarelle, Druckgraphiken*, Ausst.-Kat. Brücke-Museum-Berlin 1992, S. 23; Ingried Brugger, *Die Brücke – Stil und Entwicklung, Wege des Expressionismus – Wege der »Brücke«*, München 1995, S. 15.

20 Allein bei Valtat finden sich früh isolierte breite Pinselsetzungen, oft von bewegtem Duktus in der Manier van Goghs und mit gemischten, abgetönten Farben.

21 Abbildungen im Ausstellungskatalog von 1906: Manguin »Die junge Mutter« (Nr. 80); Jean Puy »Das Modell« (Nr. 90).

22 Sein Gemälde »Landschaft von Belle-Isle« (Kat.Nr. 53) muß auf einen Bretagne-Aufenthalt der Jahre 1896 und 1897 zurückgehen, gehört also noch der »vor-impressionistischen« Schaffensphase an, und das eindeutig zu identifizierende Gemälde »Place des Lices in St. Tropez« von 1904 (Kat. Nr. 54; Abb. in Alfred H. Barr, *Matisse. His Art and His Public*, New York 1951, S. 314) weist kaum Spuren neoimpressionistischer Auseinandersetzung auf. Die beiden anderen Gemälde »Stilleben« (Kat. Nr. 52) und »Der Knabe mit den Spielsachen« (Kat. Nr. 55) sind nicht zu identifizieren. In den Kritiken wird seine leuchtende Farbigkeit auf den »Bahnen von Cézanne« gesehen (*Münchner Neueste Nachrichten*, Nr. 415, 6. September 1906). Mit dieser Wanderausstellung wurden wahrscheinlich erstmals in Deutschland Werke von Matisse gezeigt. Vgl. Peter Kropmanns, »Die deutsche Matisse-Premiere«, in *Die Weltkunst*, 1. Juli 1996, S. 1519–1521.

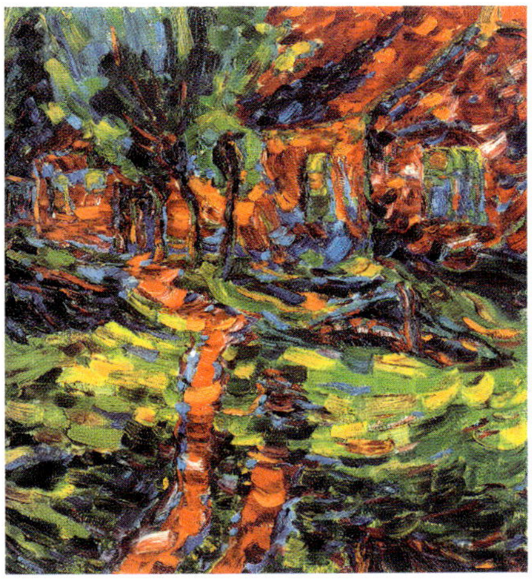

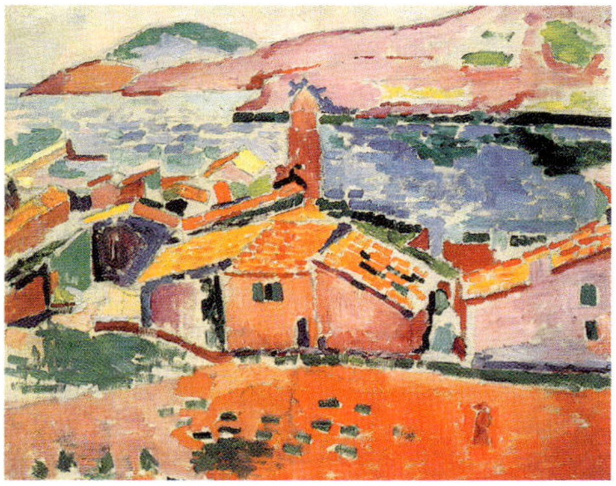

Abb. 2
Karl Schmidt-Rottluff, »Dorfhaus mit Weiden«, *1907, Öl auf Leinwand, 85 x 75 cm, Staatliche Museen zu Berlin*

Abb. 3
Henri Matisse, »Die Dächer von Collioure«, *1905, Öl auf Leinwand, 59,5 x 73 cm, Eremitage, St. Petersburg*

Derain, Friesz, Matisse, Manguin und Marquet; die drei letztgenannten bildeten auch den Vorstand. Zudem boten sich ihm in aktuellen Pariser Ausstellungen zahlreiche Möglichkeiten, Bilder von Camoin, Marquet, Matisse u.a. zu sehen, etwa in der Galerie Eugène Blot oder auch bei Bernheim-Jeune.[25] Obgleich Pechstein Anregungen durch französische Malerkollegen in Abrede stellte[26] – eine der typischen Abgrenzungsstrategien zur Betonung der Unabhängigkeit –, verraten seine Zeichnungen, Gouachen und wenigen Gemälde aus der Pariser Zeit den Einfluß der »Fauves«, etwa von Derain, Manguin und Marquet. Unter dem Aspekt der Farbbehandlung ist speziell die Verbindung zu Derain, mit dem er auch in persönlichem Kontakt gestanden haben muß,[27] von Interesse. Ein Gemälde wie Pechsteins »Seine-Brücke mit kleinem Dampfer« (Abb. 4) ist nicht nur durch die Aufsichtsperspektive, die »vue plongeante«, den Kompositionen Derains verwandt (Abb. 5); es steht ihnen gerade auch in der Zusammensetzung des Bildes aus einzelnen, isoliert gesetzten Pinselstrichen nahe, die die Leinwand nicht ganz decken und in einem dynamischen Fluß der Bewegung das Motiv skizzieren. Hier kommt es offensichtlich zu einer direkten Berührung mit den weiterentwickelten Formen des Neoimpressionismus bei den »Fauves«.

Als Pechstein nach Deutschland zurückgekehrt war, regte er wahrscheinlich die Ausstellung moderner französischer Kunst im September 1908 in der Kunsthandlung Richter in Dresden an.[28] Dort präsentierte man parallel zur »Brücke«-Ausstellung vom 1.–13. September in einem Nebenraum Werke von Camoin, Denis, Diriks, Derain, van Dongen, Friesz, Guérin, Girieud, Lampereux, Marquet, Metzinger, Picasso, Puy, Roussel, Signac und de Vlaminck.[29] Als einen »interessanten Vergleich zwischen den Bestrebungen dieser jungen Künstler [den »Brücke«-Malern] und den Vertretern der

23 Vgl. Reinhardt, a.a.O., S. 142 und Anm. 700.D

24 Pechsteins Bilder sind nicht im Katalog der Ausstellung abgebildet, da sie wahrscheinlich zu spät eingereicht wurden. Vgl. Brugger, a.a.O., Anm. 49.

25 Ausstellungen aufgeführt bei Reinhardt, a.a.O., S. 143.

26 »So lebte ich in dieser Stadt, hingegeben allem, was das Auge sah und das Herz fühlte. Dabei war es gewiß ein Glück für mich, daß ich ihren Kunstäußerungen mit innerer Selbstbehauptung gegenüberstand und nicht in Versuchung geriet, ihre Sprache zu übernehmen.« Max Pechstein, *Erinnerungen*, Wiesbaden 1960, S. 32.

27 Nach Günter Krüger, »Ein Bildnis des jungen Kirchner von Max Pechstein im Kupferstichkabinett«, in *Berliner Museen*, N.F. XVI, 1966, H. 1, S. 32.

28 Daß Pechstein als der Vermittler dieser Ausstellung gilt, ist zum Konsens in der kunsthi-

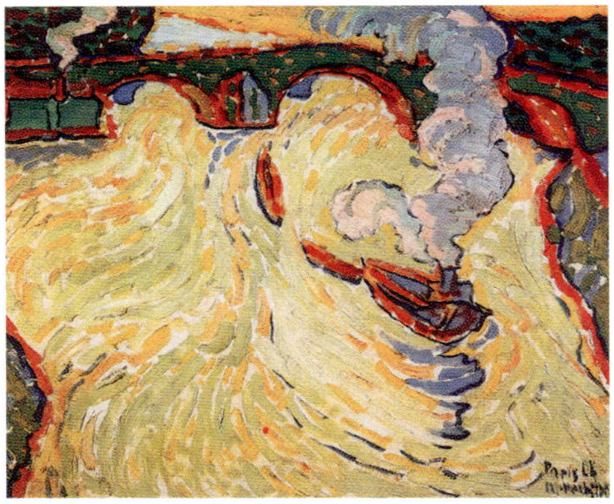

Abb. 4
Max Pechstein, »Seine-Brücke mit kleinem Dampfer«, *1908, Öl auf Leinwand, 45 x 56 cm, Privatbesitz*

storischen Literatur geworden.

29 Angaben nach Reinhardt, a.a.O., S. 146. Er bezieht sich auf eine Besprechung im *Dresdner Journal* vom 12.9.1908.

30 *Dresdner Journal*, ebd.

31 Vermutung von Reinhardt, a.a.O., S. 146.

32 Eine Postkarte von Schmidt-Rottluff an Amiet vom 24. Dezember 1908 enthält den Hinweis, daß eine Teilnahme nicht kooperativ, sondern einzeln, mit der Möglichkeit einer geschlossenen Präsentation, erwogen werde. Elf Tage später folgte dann die Mitteilung, daß die Ausstellungsräume in den »Serres de l'Orangerie« nicht ausreichend Platz böten und sich der Plan zerschlagen habe. Vgl. Reinhardt, a.a.O., S. 146 und 148.

modernen Richtung in Frankreich« verstanden auch die Zeitgenossen die Gegenüberstellung der deutschen und französischen Malerei.[30] Die Besprechungen in Dresdner Tageszeitungen, die einzigen Referenzen zu dieser Ausstellung, lassen leider keine Identifizierung einzelner Werke zu. Unter den Künstlern fehlte zwar Matisse, doch mit Signac, Derain, Metzinger und Vlaminck waren einige Vertreter des Neoimpressionismus und seiner freien Weiterentwicklung im Fauvismus vertreten. Im allgemeinen wird davon ausgegangen, daß von den »Brücke«-Malern nur Kirchner diese »Fauves«-Ausstellung in Dresden gesehen habe, da Heckel und Schmidt-Rottluff im September in Dangast an der Nordsee weilten und Pechstein sich zu Ausmalungs-Aufträgen in Berlin aufhielt. Zu vermuten ist, daß zumindest Pechstein diese Ausstellung ein Besuch in Dresden wert war, zumal er als ihr Urheber gilt. Stilistisch lassen die Landschaftsbilder der »Brücke«-Maler bis Ende 1908 noch Spuren der neoimpressionistischen Farbzerlegung erkennen, allerdings ist ihr Duktus sehr viel bewegter und ungestümer, der Farbauftrag pastoser und deckender, und im Kolorit finden sich mehr Mischfarben als bei den französischen Kollegen.

Kees van Dongen, der ebenfalls an der Ausstellung im September 1908 beteiligt war und zu dem Pechstein während seines Paris-Aufenthalts engere Beziehungen unterhielt, konnte zur Jahreswende 1908/09 als aktives Mitglied der »Brücke« gewonnen werden. Der aus Rotterdam stammende Maler war seit 1899 in Paris ansässig und gehörte inzwischen zum Kreis der »Fauves«. Wahrscheinlich geht auf van Dongen das Bemühen zurück, eine Teilnahme der »Brücke« am Salon der Société des Indépendants (25. März–2. Mai 1909) zu erwirken.[31] Daß eine solche Möglichkeit Ende 1908 konkret erwogen wurde, ergibt sich aus der Korrespondenz zwischen Heckel und Amiet.[32] Wie schon Amiets Vorschlag

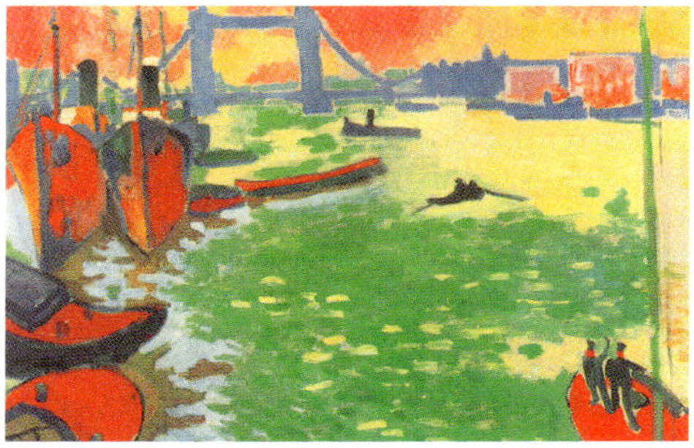

Abb. 5
André Derain,
»La Tamise«, *1906,*
Öl auf Leinwand,
66 x 99 cm,
Fridard Foundation

einer gemeinsamen »Brücke«-Präsentation in Paris 1907 nicht zustandekam, so scheiterte auch dieses Vorhaben der Dresdner Maler, ihre Kunst der französischen Öffentlichkeit vorzustellen. Zudem erschöpfte sich mit diesem Akt auch schon das Engagement Kees van Dongens für die »Brücke«, denn es sind keine weiteren Kontakte zur Künstlervereinigung in Dresden bekannt. So erfüllten sich die Hoffnungen auf einen Mittelsmann in Paris nicht, und auch Matisse sollte eine Mitgliedschaft bei der »Brücke« ablehnen.[33]

Zu prüfen bleibt, inwiefern Matisse ab 1908 die stilistische Entwicklung der »Brücke« mit beeinflußte. Bereits 1906 erwarb der deutsche Maler Curt Herrmann ein Matisse-Gemälde (Kat.Nr. 60) über die Galerie Druet in Paris. Ab 1907 konnte man Werke des führenden Fauvisten in Berlin auf verschiedenen Ausstellungen sehen: im Herbst 1907 innerhalb einer Ausstellung moderner Kunst bei Cassirer,[34] bei den Zeichnenden Künsten der Berliner Sezession im November 1907 – wo übrigens auch zwei Zeichnungen und zwei Lithographien von Schmidt-Rottluff hingen[35] – und im Dezember 1908 auf einer Retrospektive in der Galerie von Paul Cassirer. Bezeugt ist Kirchners Besuch der Matisse-Retrospektive in Berlin durch eine Postkarte an Heckel vom 12. Januar 1909.[36] Der stilistische Wandel der »Brücke« ab 1908/09, die Aufgabe kleinteiliger Oberflächenstrukturen zugunsten großteiliger Zusammenfassungen und stärkerer Konturierungen der Formen werden mit Matisse und den »Fauves« in Verbindung gebracht.[37] Pechsteins künstlerische Verwandtschaft mit van Dongen[38] und Kirchners Nähe zu Matisse wurden in der kunsthistorischen Literatur bereits ausführlich anhand von Bildvergleichen aufgezeigt.[39] Angesichts dieses fauvistischen Einflusses auf die »Brücke« ab 1909 spricht Gordon sogar vom »German Fauves Style«.[40] Die übereinstimmenden Aspekte beziehen sich jedoch vor allem auf die Form- und Raumauf-

33 Magdalena M. Moeller, *Die »Brücke«. Zeichnungen, Aquarelle, Druckgraphik*, Stuttgart 1992, S. 23.

34 Hinweise auf die Ausstellungen bei Cassirer in Georg Brühl, *Die Cassirers*, Leipzig 1991. Zu den ersten Ausstellungen von Matisse in Deutschland vgl. auch Kropmanns, a.a.O.

35 Nach Donald E. Gordon, *Modern Art Exhibitions 1900–1916*, Bd. II, S. 280: acht Zeichnungen von Matisse.

36 Altonaer Museum, Hamburg. Nach Magdalena M. Moeller, a.a.O., S. 23, Anm. 31.

37 Ingried Brugger, »Die ›Brücke‹ – Stil und Entwicklung«, in *Wege des Expressionismus – Die »Brücke«*, München 1995, S. 17.

38 Vgl. Reinhardt, a.a.O., S. 144–146.

39 Donald E.Gordon, »Kirchner in Dresden«, in *Art Bulletin*, 48, 1966, S. 348 ff., und Brugger, a.a.O., S. 17 ff.

40 Gordon, 1966, S. 349.

41 Andere wichtige deutsche Sammler, wie Harry Graf Kessler, Eberhard von Bodenhausen oder Hugo von Tschudi, die der französischen Kunst gegenüber aufgeschlossen waren, verfolgten die neueste französische Entwicklung nicht mehr mit dem gleichen Interesse.

42 Angaben nach Herta Hesse-Frielinghaus, *Karl Ernst Osthaus. Leben und Werk*, Recklinghausen 1971, S. 512. Die Ausstellung der Franzosen wurde besprochen in der *Hagener Zeitung*, 24.12.1907.

43 »Stilleben mit Asphodelen« (1907), »Flußlandschaft« (1907, im nationalsozialistischen Bildersturm zerstört), »Badende mit Schildkröte« (1908). Vgl. Hesse-Frielinghaus, S. 149 und Abb. 152 und 153.

44 Die 1907 in Auftrag gegebenen Keramiken wurden im März 1908 geliefert. Ebd., S. 149–150.

45 Es handelt sich um eine Ausstellungsübernahme mit Werken von Künstlern der »Neuen Künstlervereinigung München« sowie von Matisse, van Dongen, Hodler, Amiet und Braque. Vgl. Herta Hesse-Frielinghaus, *Die Neue Künstlervereinigung München, der Blaue Reiter und das Folkwang-Museum Hagen*, Hagen 1980, (o.p.).

fassung, weniger auf die Farbe. Koloristische Ähnlichkeiten werden lediglich in dem sehr gezielten, sparsamen Einsatz der Farbe und den Kompositionen aus großen Farb*flächen* gesehen, nicht mehr in der Zerlegung der Farbe durch eine offene Pinselschrift, durch separierte Farbstriche oder -tupfen. Die eigentlich »fauvistische« Phase der »Brücke«-Maler ab 1909 liegt somit bereits außerhalb der Reichweite neoimpressionistischer Einflüsse. Ihre Verarbeitung war in dieser Phase bereits abgeschlossen.

Hagen

Unter den deutschen Sammlern und Museumsleitern war es Karl-Ernst Osthaus in Hagen, der der jüngsten französischen Kunst am aufgeschlossensten begegnete.[41] Das von ihm gegründete Folkwang-Museum in Hagen bildete sich dank seiner Aktivitäten als Sammler und Kunstförderer zu einem Treffpunkt moderner französischer und deutscher Kunst heraus. So veranstaltete er im Juni / Juli 1907 zunächst eine Ausstellung mit Arbeiten der »Brücke«; anschließend zeigte er im Oktober Werke von Braque, Dufy, Herbin und Metzinger, die dem neoimpressionistischen und fauvistischen Umkreis angehörten.[42] Mit dem Ankauf dreier Matisse-Gemälde bis 1908[43] besaß das Folkwang-Museum als erstes Museum in Deutschland Werke des führenden Fauvisten. Diese drei Gemälde gehören bereits dem neueren linearen Stil von Matisse an, ebenso wie sein im Privatauftrag von Osthaus geschaffenes Keramik-Triptychon für dessen Haus Hohenlohe bei Hagen.[44]

Für die Präsenz der französischen Moderne in der deutschen Kunstöffentlichkeit trug das Engagement von Osthaus als Sammler und Museumleiter gewiß entscheidend bei. Eine direkte Auswirkung auf deutsche Künstler, etwa auf Christian Rohlfs, Emil Rudolf Weiß oder auch Emil Nolde, die im Umkreis von Osthaus arbeiteten, läßt sich in den Jahren bis 1909 kaum nachzeichnen. Erst ab 1910, als das Folkwang-Museum mit der »Neuen Künstlervereinigung München« kooperierte und deren Kunst in Verbindung mit der französischen Avantgarde präsentierte, die beispielsweise auch August Macke zu einem Besuch nach Hagen lockte,[45] zog die Rezeption der französischen Kunst weitere Kreise unter jungen deutschen Künstlern.

München

Ein weiterer wichtiger Kristallisationsort moderner expressionistischer Kunst bildete sich nach der Jahrhundertwende in München aus, unmittelbar verknüpft mit den dort lebenden russischen Malern Alexej von Jawlensky und Wassily Kandinsky. Als die beiden 1896 unabhängig voneinander in die bayerische Kunstmetropole kamen, fanden sie ein Kunstleben vor, das sich außer in den etablierten Institutionen auch in einer Reihe junger aufgeschlossener Einrichtungen abspielte: Bereits 1892 – noch vor Berlin und Wien – kam es zur Gründung einer »Sezession«, die dem Münchener Publikum die internationale Kunstszene eröffnete. 1896 fand der Münchener Jugendstil in den Zeitschriften *Jugend* und *Simplizissimus* überregionale Publikationsorgane, die sich neben künstlerisch-gestalterischen Themen auch mit Fragen lebensreformerischer Bewegungen beschäftigten. Zu den Studienmöglichkeiten gehörten außer der Akademie seit 1897 auch das »Lehr- und Versuchsatelier für Angewandte und Freie Kunst« – eng verbunden mit dem Jugendstil der »Vereinigten Werkstätten für Kunst und Handwerk« – und eine Reihe privater Kunstschulen.

Ausgehend von den Möglichkeiten impressionistischer Malerei hatten sich Jawlensky und Kandinsky unabhängig voneinander jeweils im Alter von über dreißig Jahren zum Studium der Kunst entschlossen. 1897 trafen sie sich in der Malschule des Anton von Ažbè, einem unter jungen Russen beliebten Lehrer aus Ljubljana. Beide Studierenden suchten aber in den nächsten Jahren ihren künstlerischen Weg eher außerhalb des Lehrbetriebs, durch vielfältige Anregungen und Auseinandersetzungen. Im Unterschied zu den Dresdner »Brücke«-Malern, die wenig reisten und Dresden meist nur zu ländlichen Malaufenthalten verließen, machten sich Jawlensky und Kandinsky zusammen mit Marianne von Werefkin und Gabriele Münter auf verschiedenen Reisen ein Bild von den zeitgenössischen Kunstströmungen.

In München setzte sich Kandinsky über die Veranstaltung von Ausstellungen für Begegnungen mit moderner internationaler Kunst ein. Der von ihm 1901 mitbegründeten Künstlerorganisation »Phalanx« sind mehrere Ausstellungen zu verdanken, in denen auch französische Kunst seit dem Impressionismus gezeigt wurde. Sowohl für Kandinsky als auch für Jawlensky gilt die Auseinandersetzung mit den Methoden neoimpressionistischer Farbzerlegung und mit Signacs Schrift *Von Eugène Delacroix zum Neoimpressionismus* als erwiesen und läßt sich in verschiedenen malerischen Formulierungen nachvollziehen.[46]

Zu einer ersten Präsentation fauvistischer Werke in München kam es im Rahmen der bereits erwähnten Wanderausstellung *Französische Künstler*, die noch vor den Stationen in Frankfurt und Dresden im September 1906 im Münchener Kunstverein zu sehen war. Zu diesem Zeitpunkt weilte Kandinsky selbst allerdings in Paris, und auch für Jawlensky werden die eigenen Reisen nach Frankreich und die Berührung mit der avantgardistischen Kunst in Paris von nachhaltigerer Wirkung gewesen sein als die Eindrücke dieser Ausstellung.

Schon 1903 reiste Jawlensky mit Marianne Werefkin in die Normandie, und im Herbst desselben Jahres besuchten sie Paris, wo die erste Ausstellung des Salon d'Automne mit Bildern von Gauguin, Matisse, Marquet und Rouault gezeigt wurde. Zwei Jahre später, 1905, nimmt Jawlensky wie auch Kandinsky durch die Vermittlung des russischen Tänzers und Kunstförderers Sergej Djagilev am Pariser Herbstsalon

46 Vgl. Katalogbeitrag von Andrea Witte.

Abb. 6
Alexej von Jawlensky, »Stilleben mit Kulitsch«, *1905, Öl auf Pappe, montiert auf Holzplatte, 76 x 71 cm, The Art Institute of Chicago*

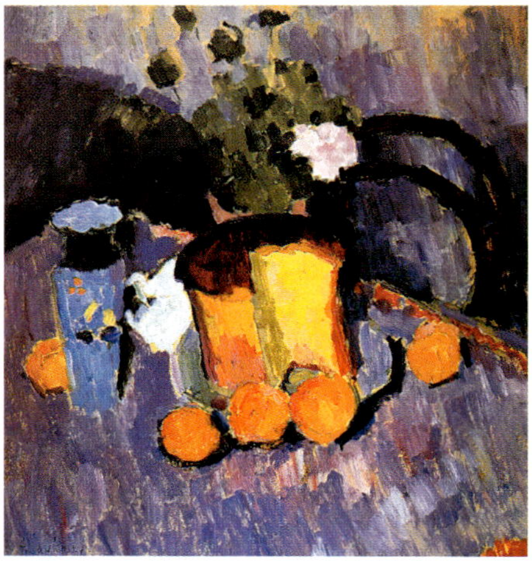

Abb. 7
Henri Matisse, »Le Géranium«, *1906, 97,9 x 80,2 cm, Öl auf Leinwand, The Art Institut of Chicago*

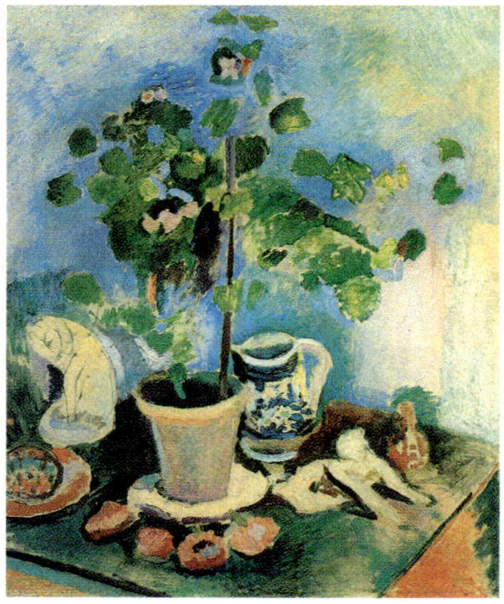

teil. Es ist jener Salon d'Automne, der sich durch den ersten Gruppenauftritt der »Fauves« einen Namen machte. Im »Russischen Saal« des Salons hingen sechs Gemälde von Jawlensky, überwiegend Stilleben; im Jahr darauf beteiligte er sich nochmals mit zehn Gemälden am Salon d'Automne. Jawlensky fuhr zu diesen Anlässen nach Paris – ob zu beiden Ausstellungen, ist nicht sicher geklärt[47] – und verband diese Reisen mit Malaufenthalten in Carantec an der bretonischen Küste, in der Provence und am Mittelmeer. 1907, als die Cézanne-Ausstellung stattfand, besuchte er nochmals Paris. Während dieses Aufenthalts soll er im Atelier von Matisse, den er 1905 kennenlernte, gearbeitet haben.[48] Anschließend reiste er wiederum in den Süden Frankreichs und malte in der Nähe von Marseille.

Eine exakte Chronologie seiner Werke läßt sich mangels Datierungen für die Jahre 1905 bis 1907 nicht erstellen, und es gibt – wie erwähnt – auch Zweifel hinsichtlich der Abfolge und Häufigkeit seiner Reisen. Mit Sicherheit läßt sich jedoch sagen, daß er sich in diesen Jahren zwei- bis dreimal zum Besuch von Ausstellungen in Paris aufhielt und mit Matisse und fauvistischen Künstlern in Kontakt stand.

Eine Berührung mit dem Werk von Matisse zeigt sich beispielsweise im Genre des Stillebens, das gemeinsame Wurzeln der beiden Maler im Neoimpressionismus offenbart, wie ein Vergleich der beiden Werke »Tulipes perroquets II« und »Vase mit Astern« deutlich macht.[49] Im Verlauf der Weiterentwicklung der beiden Maler verwischen sich die deutlichen Pinselsetzungen, verschwimmen zu changierenden Farbklängen um einen Grundton. Gemeinsam sind den Stilleben intensive Blautöne von stark transparenter Wirkung sowie lebhafte Farbkontraste – etwa Rot-Grün, Orange-Blau, Rot-Blau –, die bei Jawlensky eine noch stärkere Akzentuierung erfahren als bei seinem französischen Kollegen (Abb. 6, 7). Jawlenskys Stilleben »Roter Tisch«,

47 Jawlenskys Erinnerungen, 73jährig diktiert und niedergeschrieben, weisen Widersprüche auf. Die neueste Jawlensky-Forschung geht von folgenden Möglichkeiten aus: a) Er war sowohl 1905 als auch 1906 in der Bretagne und in Paris, b) er war nur 1905 in der Bretagne und in Paris oder c) nur 1906 in den genannten Orten. Vgl.: Maria Jawlensky u.a., *Catalogue Raisonné of the Oil Paintings*, München 1991, Bd. 1, S. 15.
48 Jürgen Schultze, *Alexej Jawlensky*, Köln 1970, S. 12.
49 Jawlensky, *Catalogue raisonné*, Nr. 119; Matisse in *Matisse 1904–1917*, Ausst.-Kat. Paris 1993, Nr. 9.

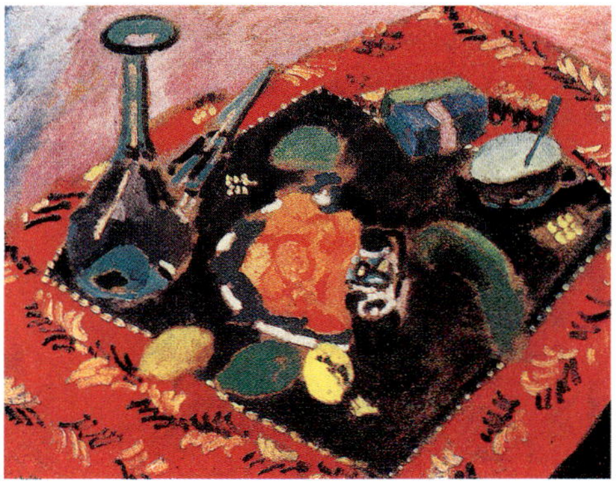

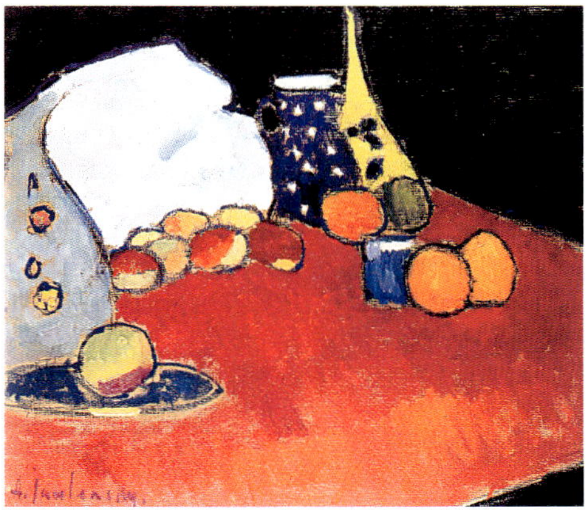

Abb. 8
Henri Matisse, »Vaissells et fruits sur un tapis rouge et noir«, *1906, Öl auf Leinwand, 61 x 73 cm, Eremitage, St. Petersburg*

Abb. 9
Alexej von Jawlensky, »Roter Tisch«, *um 1907, Öl auf Pappe, 59,7 x 66 cm, Besitzer unbekannt*

um 1907 entstanden, erinnert nicht nur kompositorisch und farblich – durch das intensive Rot – an Matisses Stilleben von 1906 (Abb. 8, 9), sondern auch durch die Konturierung der gegenständlichen Formen. Hier ist die neoimpressionistische Auseinandersetzung gänzlich abgeschlossen und in eine andere Qualität flächiger Farbmalerei überführt.

Auf etwas andere Weise zeigen sich fauvistische Einflüsse in den Gartenbildern, die im bretonischen Carantec entstanden. Gelegentlich wird dort noch die Nähe zu van Gogh spürbar, etwa in dem heftigen Duktus breit gesetzter Pinselstriche, die sich im Bild »Garten von Carantec« (Abb. 10) in kreisförmige Rotationsbewegungen und auseinandersprengende Bündelungen formieren. Darüber hinaus erinnern die versprengten breiten Pinselsetzungen aber auch an zwei Collioure-Landschaften von Derain und Matisse aus dem Jahr 1905 (Abb. 11).[50] In anderen Gartenbildern von Carantec schließen sich die einzelnen Pinselstriche mehr zu größeren, einheitlichen Farbflächen zusammen (Abb. S. 248).[51] Häufig wird eine starke Ausschnitthaftigkeit und eine Aufsicht des Motivs gewählt, die – verbunden mit den großflächigen Farbeinheiten – die Zweidimensionalität des Bildes betonen. Die Verflächigung in der Malerei geht bis auf die Impressionisten zurück, verstärkte sich dann sukzessiv bei den »Nabis« und bei den »Fauves«. Gegenüber Jawlenskys Wintergemälden um 1905, die noch eine ganz andere räumliche Tiefe des Motivs suggerieren und sich farblich an das Naturvorbild anlehnen,[52] ist ein deutlicher Entwicklungsschritt zu größerer Abstraktion und Farbintensivierung zu konstatieren, der kaum ohne fauvistische Einflüsse zu denken ist. In hoher malerischer Konzentration und farbiger Dichte verarbeitet er sie in einem Meeresbild, dessen Entstehungsdatum und -ort umstritten sind (Abb. 12).[53] Der Aufbau des Bildes aus einzelnen breiten, dicht nebeneinander- oder überein-

50 Derain »Montagne à Collioure«, 1905, Abb. in *André Derain*, Ausst.-Kat. Paris 1995, Nr. 28, Abb. S. 39.

51 Auch die Bilder »Gartenweg in Carantec« und »Landschaft aus Carantec mit Frau« (*Catalogue raisonné*, Nr. 108 und 109).

52 Jawlensky, *Catalogue raisonné*, Nr. 95, 99, 100.

53 Dieses Gemälde, lange als Mittelmeerküste um 1907 geführt, ist möglicherweise schon 1905 in Carantec entstanden, wie die Datierung aus dem Photoarchiv des Künstlers ergibt. Vgl. Carla Schulz-Hoffmann, *Sammlung Etta und Otto Stangl*, Ausst.-Kat. München 1993, Nr. 2.

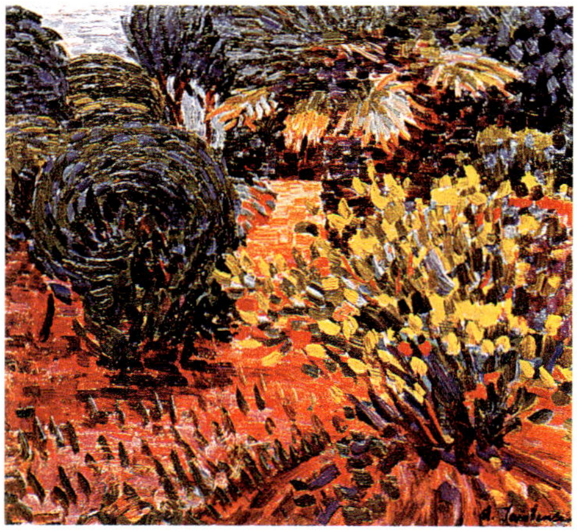

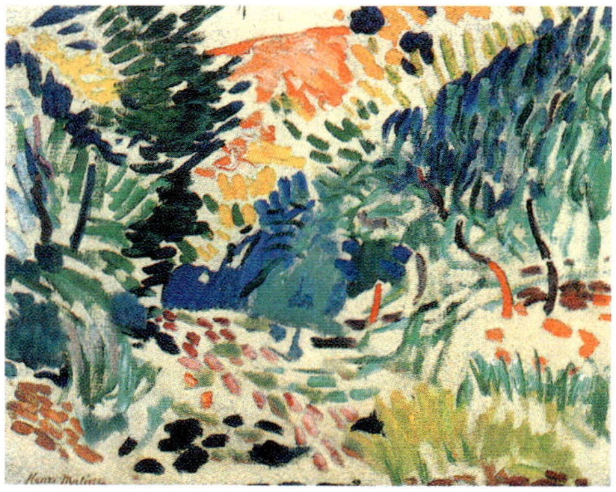

Abb. 10
Alexej von Jawlensky, »Garten in Carantec«, *1906, Öl auf Pappe, 49,5 x 52,5 cm, Privatbesitz*

Abb. 11
Henri Matisse, »Paysage à Collioure«, *1905, Öl auf Leinwand, 39 x 46,2 cm, The Museum of Modern Art, New York*

andergelegten Pinselstrichen ergibt eine Oberflächenstruktur, die sich nahezu wie ein gleichmäßiges feines Raster über das Bild legt. Sie erinnert an Collioure-Bilder von Derain; auch läßt die leichte Aufsichtigkeit an ein solches Vorbild denken. Offensichtlich ist zudem die Nähe zu Matisse, dessen kleines Bild »La Moulade« (Abb. 13) von 1905 Jawlensky sowohl motivisch wie auch farblich Pate gestanden haben könnte. Die Aufteilung in deutlich voneinander abgesetzte Farbfelder und die intensiven Kontraste von Blau, Rot und Gelb zeigen starke Entsprechungen und signalisieren einen ähnlichen Ausdruckswillen. Jawlenskys Gemälde erreicht allerdings durch den systematischeren, konzentrierten Farbauftrag, die größere farbige Dichte und den intensiven Kontrast des gelben Himmels zum Blau des Meeres eine magische Qualität, die seinem persönlichen künstlerischen Wollen entspricht.

Auch Kandinsky hielt sich – wie bereits erwähnt – längere Zeit in Paris auf. Der über einjährige Aufenthalt von Mai 1906 bis Juni 1907 hinterließ in seinem Werk jedoch weniger Spuren als bei Jawlensky. Auf dem Salon d'Automne stellte er 1906 als »Sociétaire« neben Ölbildern auch Holzschnitte aus,[54] und ebenso beteiligte er sich an der Zeitschrift *Les Tendances Nouvelles* durch die Publikation von Holzschnitten.[55] Außerhalb Paris – in Sèvres – wohnend, hatte er zur Pariser Kunstszene nur wenig Kontakt,[56] und seine Malerei erhielt keine nennenswerten Impulse aus der dort diskutierten aktuellen Malerei.

Als sich Jawlensky und Kandinsky im Sommer 1908 zusammen mit Marianne von Werefkin und Gabriele Münter im bayerischen Murnau trafen und der Beginn einer intensiven gemeinsamen Malperiode eingeleitet wurde, war Jawlensky der stilistisch Fortgeschrittenere der beiden Maler. Auch nach Einschätzung Vivian Endicott Barnetts erklärt sich Jawlenskys Entwicklungsvorsprung in dieser Phase aus der

54 Gorden, 1974, a.a.O., Bd. 2, S. 174.
55 Die Weihnachtsbeilage vom Dezember 1906 brachte sieben Reproduktionen von Holzschnitten und auf dem Umschlag eine Abbildung vom »Russischen Reiter«. An der Eröffnungsausstellung der Zeitschrift hatte er sich bereits 1904 in Paris beteiligt. Vgl. Vivian Endicott Barnett, *Das bunte Leben. Wassily Kandinsky im Lenbachhaus*, München 1995, S. 160.
56 Nach Aussage Gabriele Münters lediglich zum Salon von Sarah und Michael Stein, vgl. ebd.

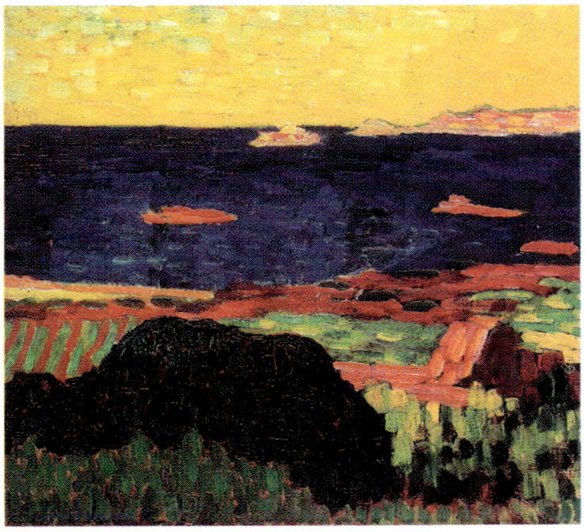

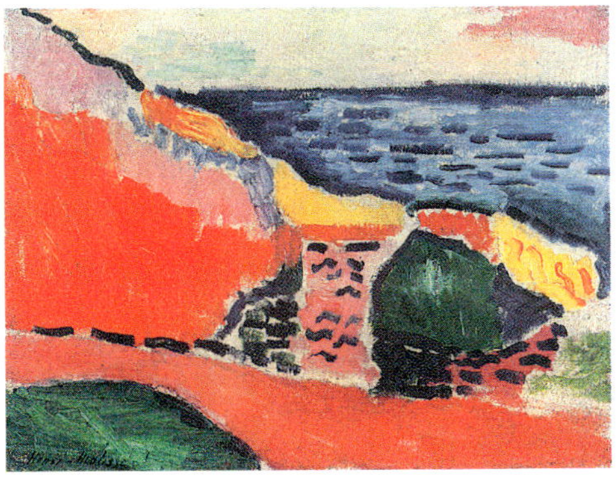

Abb. 12
Alexej von Jawlensky, »Meeresküste«, *1905/6 ?, Öl auf Pappe, 47,5 x 50,5 cm, Bayerische Staatsgemäldesammlungen München*

Abb. 13
Henri Matisse, »La Moulade«, *1905, Öl auf Leinwand, 28,2 x 35,5 cm, Privatbesitz*

intensiveren Auseinandersetzung mit der französischen Moderne, und der nun einsetzende schnelle Wandel in der Kunst von Kandinsky muß mit Anregungen durch Jawlensky in Zusammenhang gebracht werden.[57] Kandinsky erreichte in den Murnauer Landschaftsbildern eine zuvor nicht gekannte Farbintensität, verbunden mit einer weitgehenden Aufgabe des illusionistischen Bildraums zugunsten der Zweidimensionalität und einer starken Lösung vom gegenständlichen Ausgangspunkt. Er vollzog hier einen entscheidenden Entwicklungssprung in eine Richtung, die ihn zwei Jahre später, um 1910, zur Abstraktion und reinen Farbmalerei führte.

Anfang des Jahres 1909 schloß sich der Murnauer Malerkreis – um einige Mitglieder erweitert – zur »Neuen Künstlervereinigung München« zusammen, bevor er 1911 – in veränderter Zusammensetzung – die expressionistische Gruppe des berühmten »Blauen Reiters« bildete. Mit der Gründung der »Neuen Künstlervereinigung München« ging der Wunsch einher, mit ihrer Kunst wie auch derjenigen verwandter moderner Künstler stärker an die Öffentlichkeit zu treten. Es mutet daher wie eine Hommage an, daß sie gleich mit ihrer zweiten Ausstellung im September 1910 die französische Avantgarde mit Werken von Braque, Derain, van Dongen, Vlaminck und Picasso vorstellte.[58] Anders als bei den »Brücke«-Malern, die vergleichsweise spät und eher indirekt mit dem Fauvismus in Berührung kamen und daher die entscheidende Phase der Farbzerlegung und -verselbständigung bei den »Fauves« nicht verfolgten, ist diese Auseinandersetzung bei den Münchener Expressionisten – vornehmlich über Jawlensky – in die Stil- und Farbentwicklung eingeflossen.

57 Ebd., S. 192.
58 Gordon, 1974, Bd. II, S. 422–424.

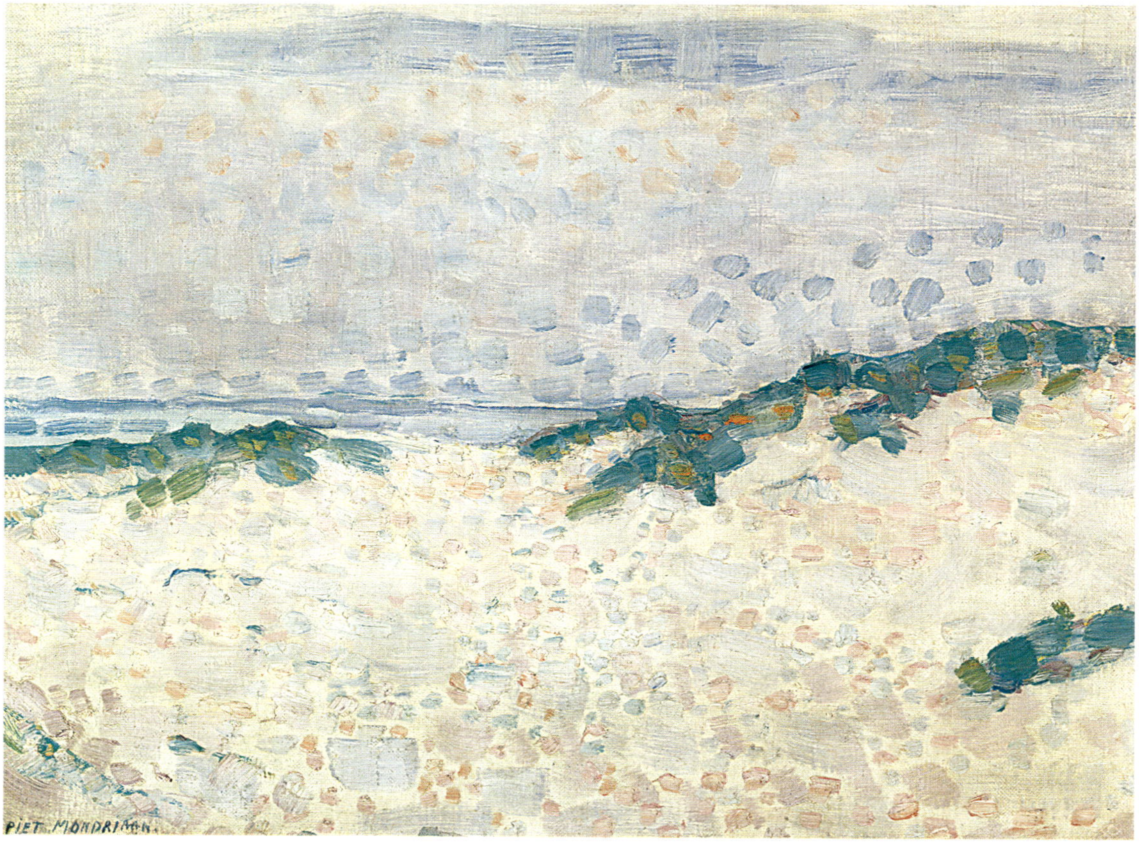

105 a **Piet Mondrian,**
»Dünen«, *um 1909*
Öl auf Leinwand, 33 x 43 cm
sig. u. li.: »Piet Mondrian«
Privatbesitz Niederlande

Durchbruch der Farbe im Land der »grauen Schule«

Cor Blok

»Man widersetzt sich zunächst jeder neuen Ausdrucksweise; später gewöhnt man sich allmählich an sie, man läßt sie zu. [...] Dieser Tradition zufolge hat der Neo-Impressionismus noch Anrecht auf einige Jahre der Kämpfe und der Mühe, bevor sein Beitrag anerkannt wird.« In dieser Überzeugung beschloß Paul Signac 1898 seinen Aufsatz *D'Eugène Delacroix au Néo-Impressionnisme* damit, seine Hoffnung auf einen künftigen Künstler zu setzen, »dank dessen Genie diese Art des Malens sich durchsetzen wird«. »Dieser siegreiche Farbenkünstler braucht nur noch zu erscheinen«, schrieb er, »man hat ihm seine Palette bereits fertiggestellt«.

Jener Künstler ist nicht gekommen. Aber eine ganze Generation von Malern, die während des ersten Jahrzehnts des 20. Jahrhunderts mit neuen Ausdrucksweisen auftraten, fand ihre Palette vom Neoimpressionismus fertiggestellt vor.

»Was die Leute aus der Fassung gebracht hat«, schrieb Signac in bezug auf die Malerei der Neoimpressionisten, »das ist – mehr noch als die Farbtupfen – der ungewohnte Glanz ihrer Bilder«. Diese Feststellung trifft auch auf die holländischen Luministen zu. Als der Rompreisträger des Jahres 1904, Jan Sluijters, dem mit der Aufsicht über die Stipendiaten beauftragten Ausschuß der Amsterdamer Reichsakademie seine während eines Aufenthalts in Paris 1906 gemalten Bilder vorstellte, wurde ihm vorgeworfen, er habe »dem falschen Ingenium der neuen französischen Richtung« Tribut gezollt, indem er »die Schönheiten der Maltechnik« verachtet und »fälschlich nach gewolltneuen Farbstimmungen und roher Leidenschaftlichkeit« gestrebt habe. Nach der Ansicht jener heimatlichen Kunstrichter sei die Malerei des jungen Sluijters von einer »angeblich glanzvollen, aber Schmerzen verursachenden Grausamkeit im Kolorit« und einer »rohen, des Materials spottenden Technik« gekennzeichnet. Die Amsterdamer Akademiker empörten sich vor allem über die Brutalität seiner Farbgebung.

Was jenen Akademikern bei der »neuen französischen Richtung« vor Augen stand, ist nicht ganz klar, aber was sie bei Sluijters im Atelier sehen konnten, war sicherlich kein Neoimpressionismus. Auf einem dieser Bilder

– vielleicht während eines kurzen Aufenthalts in Spanien angefangen, aber in Paris vollendet – ist eine spanische Tänzerin in einem grellroten Kleid dargestellt, deren rot- und grüngestreiftes Gesicht lebhaft an gewisse Portraits erinnert, die Matisse 1905 gemalt hatte. Im Salon des Indépendants 1906 hatte Sluijters neben denjenigen der Neoimpressionisten die Arbeiten der »Fauves« – darunter jene seines ehemaligen Landsmannes Kees van Dongen – sehen können. Mehr als Signac und seinen Mitkämpfern verdankte der junge holländische Maler Matisse und van Dongen die Entdeckung jener »grausamen Farbgebung«, deren Glanz den der neoimpressionistischen Bilder noch an Ungewohntheit übertraf.

Dennoch hatte man den Neoimpressionismus in den Niederlanden schon ziemlich früh kennengelernt. Durch Vermittlung Jan Toorops – er war 1884 zum Mitglied der Brüsseler Société des XX gewählt worden – hatten einige belgische Nachfolger Seurats ihre Arbeiten 1889 in Amsterdam und 1892 im Haagsche Kunstkring ausgestellt. In die letztgenannte Ausstellung waren einige Bilder von Seurat und Signac aufgenommen worden. Signac hatte dann 1899 eine Ausstellung in der Galerie Arts and Crafts in Den Haag und beteiligte sich 1901 an der Eerste Internationale Tentoonstelling, ebenfalls in Den Haag und wiederum von Toorop mitorganisiert. Dennoch lernte man den Neoimpressionismus hauptsächlich über seine belgischen Anhänger – an erster Stelle über Théo van Rysselberghe – kennen. Signac hatte seit 1896 Holland mehrmals bereist, augenscheinlich ohne die Aufmerksamkeit der niederländischen Kunstwelt auf sich zu ziehen. Wenn sein Buch auch Leser fand, so wurde es doch nicht – wie in Deutschland schon 1903 – in die Landessprache übersetzt. In den holländischen Sammlungen fehlten seine wie auch Seurats Arbeiten nahezu völlig; Frau Kröller-Müller kaufte ihre ersten Seurats und Signacs erst 1912.

Man begegnet dieser Unterschätzung des Neoimpressionismus und seiner »Erfinder« noch in Theo van Doesburgs 1916 geschriebenem, 1917 veröffentlichtem Aufsatz *De Nieuwe Beweging in de Schilderkunst*. In diesem Aufsatz wurde zum ersten Mal in holländischer Sprache versucht, die Entwicklung der modernen Kunst vom Gesichtspunkt eines Künstlers aus zu zeichnen, der selbst im Begriff war, sich der Abstraktion zuzuwenden. Signac wird überhaupt nicht erwähnt, Seurat nur einmal, und zwar als ein beliebiger »Zeitgenosse und Nachfolger« Edouard Manets. Die wahren Ahnen der Avantgarde sind für van Doesburg Cézanne, Gauguin und Matisse. Zwar nennt er neben ihnen die »Luministen«, die aber die Farbtupfen zu völlig anderen Zwecken verwendeten als Seurat. Im Abbildungsteil seines Aufsatzes ist das neoimpressionistische Erbe nur durch ein Gemälde des Futuristen Gino Severini vertreten, dessen »Pointillismus« vor allem dem Eindruck der Bewegung dient.

Der erste niederländische Maler, der, wenn auch nicht Seurats Farbenlehre, so doch wenigstens seine Art, die

Materie »in Atome zu zerlegen« und in ein Lichtphänomen zu verwandeln, übernahm, war wiederum *Jan Toorop*. Ähnlich wie bei den frühen Neoimpressionisten erinnern Toorops Gemälde aus den Jahren 1888–1891 an die Worte, die der französische Astronom Camille Flammarion schon 1867 in seinem »Sternenroman« *Lumen* niederschrieb: »Im absoluten Sinne gibt es nichts Festes: euer eigener Körper, ein Stück Eisen oder Granit sind nicht fester als die Luft, die ihr einatmet. Alles das setzt sich aus Atomen, *die sich nicht einmal berühren und die alle in fortwährender Bewegung sind*, zusammen.« Dasjenige, was Toorop am Neoimpressionismus anziehen mußte, war weniger seine Ästhetik oder sein Anspruch auf Wissenschaftlichkeit als vielmehr sein »Immaterialismus«. Die Materie in Sonnenstäubchen aufzulösen, das kam, entsprechend der Denkart jener dem Mystischen und Okkulten zugeneigten Generation, ihrer »Vergeistigung«, ihrer Verwandlung in »geistige Substanz« gleich. In diesem Sinne aufgefaßt, konnte man den Neoimpressionismus akzeptieren. Eindeutig schrieb Frau Kröller-Müller 1912 in einem Brief: »Er [Seurat] schuf den Pointillismus, um die Kunst zu vergeistigen.«

Vom gleichen Gesichtspunkt der Vergeistigung aus konnte man jedoch die Kunst Seurats und Signacs ebensogut abweisen. Schon 1896, in einer in Groningen gehaltenen Rede, erwies sich Toorop der neuen französischen Malerei gegenüber sehr zurückhaltend. Es fehle dieser an »Geheimnis«; sie wüßte nur dem Auge zu schmeicheln. Er selbst hatte damals schon auf das Pointillé zugunsten einer linearen Zeichnung im Sinne des Jugendstils und eines Symbolismus verzichtet, der eine Vielzahl an Bedeutungen unter dem Schleier einer persönlichen Ikonographie verhüllte.

Wie Gertrud Wendermann in ihren *Studien zur Rezeption des Neo-Impressionismus in den Niederlanden*[1] bemerkt hat, tendierten die niederländischen Avantgardekünstler und ihr Publikum während der neunziger Jahre im allgemeinen zum »Geistigen in der Kunst«. Man interessierte sich weniger für Experimente, die lediglich die Art des Sehens zu betreffen schienen, als für die Rolle, welche die Kunst auf dem Gebiet der Übertragung von Ideen oder gar von okkulten Kräften spielen könnte. Einer Malerei, deren Vorzug einzig und allein im »ungewohnten Glanz ihrer Bilder« zu bestehen schien, zog man den Symbolismus vor. Dieser war kein Stil im formalen Sinne, sondern eine Auffassung von der Aufgabe des Künstlers, eine Auffassung, die sich ebenso mit einem naturalistischen wie einem dekorativen, einem linearen oder malerischen Stil, gegebenenfalls auch mit dem Pointillismus vereinen ließ. Übrigens konnte man sich für jede dieser Kombinationen auf die Autorität Toorops berufen. Seine Arbeiten von etwa 1890 bis 1910 zeugen von einer ständigen stilistischen Unruhe. Äußerst raffinierte und präzise Zeichnungen wechseln ab mit großzügig gemalten Portraits und, seit 1897, mit Landschaften, in denen von neuem das Pointillé erscheint.

1 Gertrud Wendermann, *Studien zur Rezeption des Neo-Impressionismus in den Niederlanden*, Münster, Hamburg 1993. In bezug auf die frühe Rezeptionsgeschichte des Neoimpressionismus in den Niederlanden habe ich mich hauptsächlich auf diese Studien verlassen.

In bezug auf die Verwendung reiner, starker Farben war noch ein weiteres Hindernis zu überwinden. In seinem Buch *D'Eugène Delacroix au Néo-Impressionnisme* spricht Signac von einer »Erziehung des Auges«, die das Publikum dazu bringen sollte, in der Natur das zu sehen, was die neuen Maler in ihr zu sehen glaubten. Die herkömmliche Erziehung des Auges in den Niederlanden widerstrebte aber gerade der Sehensweise der Neoimpressionisten. Sie vollzog sich unter dem Vorzeichen der niederländischen Malerei des 17. Jahrhunderts. Die Bewunderung, die man den Meistern dieses »goldenen Jahrhunderts« zollte, gehörte gleichsam zum Credo des Nationalismus in einem Staat, der sich eher einer »glorreichen« Vergangenheit als einer mediokren Gegenwart zu rühmen hatte. Das Ansehen dieser Vergangenheit wurde noch dadurch erhöht, daß sie teilweise von Ausländern wiederentdeckt worden war. Man begeisterte sich für das Buch *Les maîtres d'autrefois* des französischen Malers Eugène Fromentin, dessen »clair-obscur« man bezeichnenderweise mit »licht en bruin«, das heißt »hell und braun«, übersetzte. Das holländische Auge war unter dem Einfluß einer Helldunkelmalerei erzogen worden – einer Malerei überdies, deren ursprüngliche Farbigkeit von einer im Laufe zweier Jahrhunderte gebildeten Firnisschicht auf ein mehr oder weniger tiefes, goldfarbenes oder rötliches Braun reduziert worden war.

Über die Schule von Barbizon hatte die Autorität der Ruysdael und van Goyen die Auffassung der Haager Schule mitbestimmt, jener »grauen Schule«, deren Ideal, nach dem vielzitierten Ausdruck eines ihrer Gründer, ein »farbiges Grau« war. Die Haager Maler bewegten sich, was die Farbe betrifft, in engen Grenzen; man könnte von ihren Bildern gewissermaßen sagen, sie seien in d-moll komponiert. Die Natur und die Malerei wurden also nach wie vor durch einen tonalen Schleier hindurch betrachtet. Wenn die Neoimpressionisten sich auch auf die wissenschaftlichen Theorien eines Rood oder Chevreul beriefen, so machten ihre, der modernen Naturwissenschaft entlehnten Argumente doch nur geringen Eindruck gegenüber dem »Wissen« und der »Naturtreue« der Meister des Goldenen Zeitalters und ihrer zeitgenössischen Nachfolger.

Und was sollte die Wissenschaft – einschließlich der Optik – auch mit der Malerei zu tun haben? Künstler, Kritiker und Publikum in den Niederlanden neigten im allgemeinen zu der Ansicht, die Kunst sei in erster Linie Sache des Gefühls. Sie sollte jenseits der Netzhaut die Seele selbst berühren. Von einem Gemälde erwartete man Rührung; man wollte sich von seiner Betrachtung – wenn auch nicht mehr im religiösen Sinne – erbaut fühlen; man suchte in ihm Anlaß, »sich etwas dabei zu denken« – jedoch war man nicht vorbereitet, darüber im Sinne »objektiver Gesetze« zu diskutieren, wie wenn es sich lediglich um optische Eindrücke gehandelt hätte.

Dieser gleiche »Moralismus« in Sachen Malerei öffnete jedoch letzten

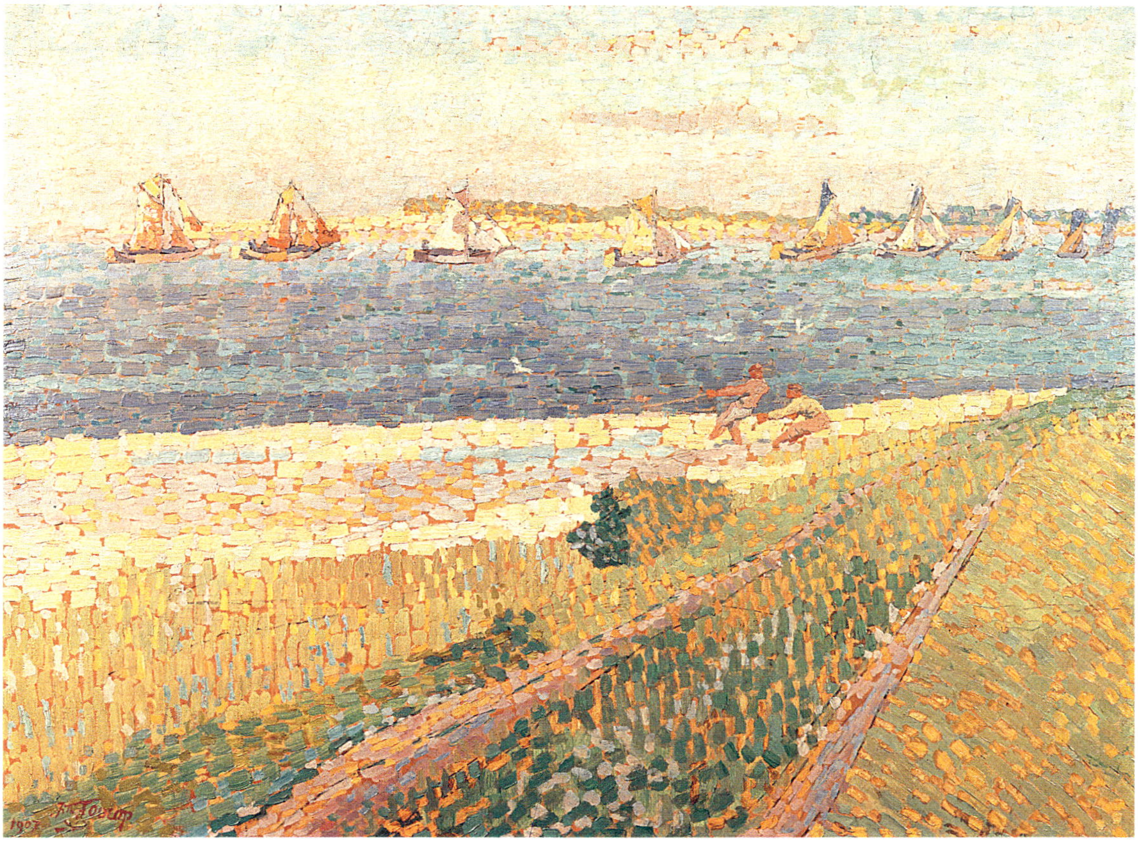

106 **Jan Toorop,**
»Die Schelde bei Veere«
Öl auf Karton, 48,5 x 62 cm
bez. u. li.: »J. Toorop 1907«
Centraal Museum Utrecht

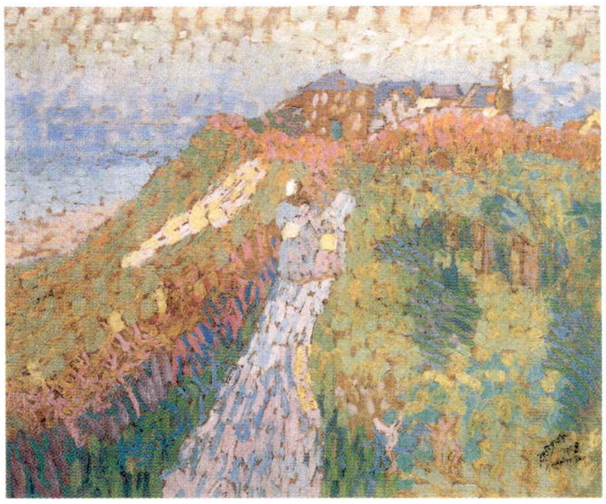

Abb.1
Jan Toorop,
»Deich bei Domburg«, *1908,*
Öl auf Leinwand,
26,5 x 31,5 cm,
Haags Gemeentemuseum,
Den Haag

Endes der Anwendung ungewöhnlich glanzvoller Farben die Tür, an der die Neoimpressionisten vergebens angeklopft hatten. Dieser Durchbruch war das Werk eines Künstlers, der sich von ihnen hatte beeinflussen lassen, der aber zugleich als die Verkörperung eines leidenschaftlichen Moralismus erschien: Vincent van Gogh. Man hat sich mit seiner Kunstauffassung allmählich vertraut machen können, seitdem 1892 eine Ausstellung seiner Arbeiten im Haagsche Kunstkring und andernorts stattgefunden hatte. 1905 wurden nicht weniger als 474 Gemälde und Zeichnungen von ihm im Stedelijk Museum in Amsterdam ausgestellt, ein Ereignis, das in den holländischen Künstlerkreisen großen Widerhall fand. Die van Goghsche Farbigkeit war noch ungewöhnlicher als die der Neoimpressionisten. Aber sein grelles Kolorit, seine »Deformationen«, selbst seine wie von Besessenheit rhythmisierte Pinselführung ließen sich der Leidenschaft eines Menschen zuschreiben, der im Streben nach seinem Ideal selbst seine Vernunft auf das Spiel gesetzt hatte – im Gegensatz zum unempfindlichen Gelehrten auf der Suche nach für immer feststehenden Gesetzen. Und diese Interpretation wurde von den anläßlich einzelner Ausstellungen veröffentlichten Brieffragmenten bestätigt. Van Gogh war »ganz Herz« gewesen, wo Signac »nur Auge« war.

Für Toorop hat es, um sich dem Einfluß der »grauen Schule« zu entziehen, des van Goghschen Exempels nicht bedurft, dennoch zählte er schon zur Zeit der ersten Ausstellungen, 1892, zu seinen Bewunderern. Während seiner zweiten neoimpressionistischen Periode, etwa zwischen 1897 und 1911, zeigte er sich immer kühner in der Anwendung kontrastierender Farben. In einer Reihe kleiner Landschaften aus Zeeland ersetzte Toorop sein früheres, gleichmäßig verteiltes Pointillé durch längliche, in verschiedene Richtungen geführte Pinselstriche (Kat.Nr. 106; Abb 1). Dinge und Menschen

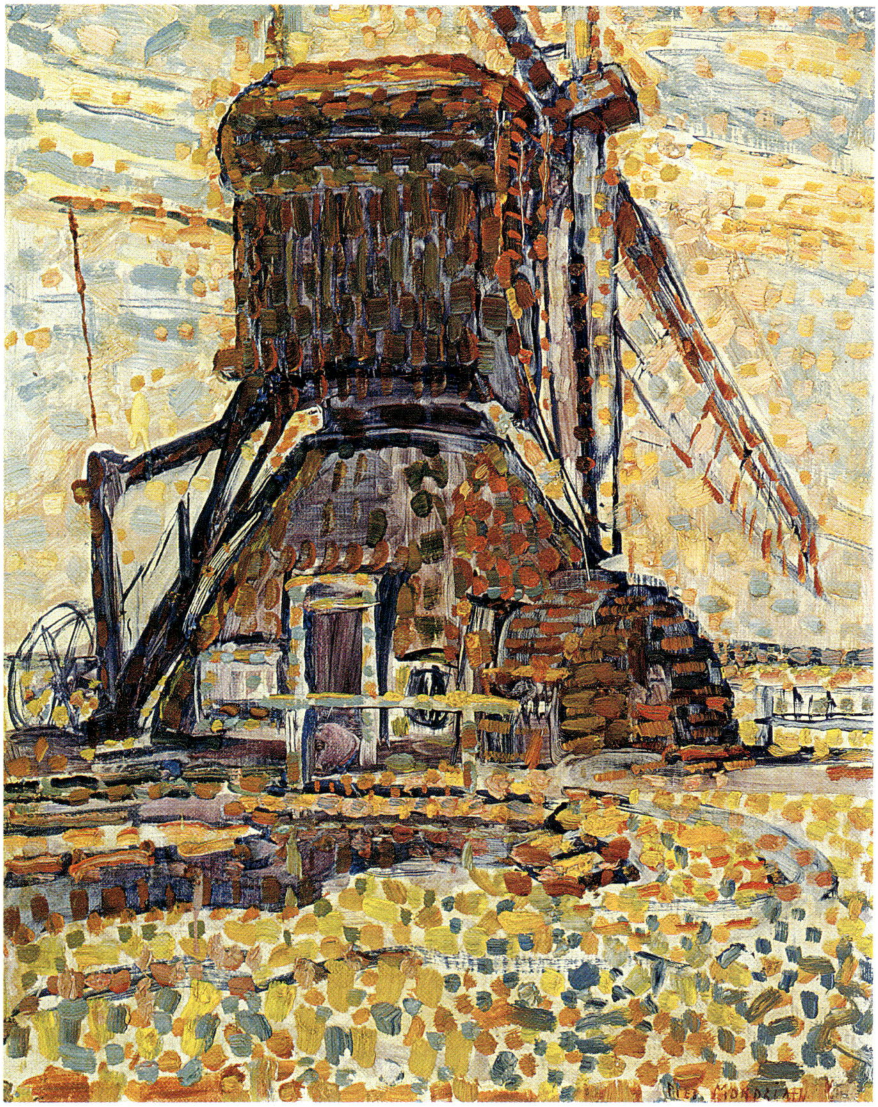

107 ***Piet Mondrian,***
»Mühle im Sonnenlicht, II
(Windmühle am Winkel bei Abcoude)«,
1908
Öl auf Leinwand, 43,8 x 34,4 cm
Wvz. Seuphor Nr. 168
Dallas Museum of Art, Foundation for the Arts Collection, Geschenk von The James H. and Lillian Clark Foundation

2 Die Geschichte des Terminus »lumin(ar)isme« wurde anläßlich der Ausstellung *Licht door kleur – Nederlandse luministen* im Haags Gemeentemuseum (1976/77) von A.B. Loosjes-Terpstra untersucht. Der betreffende Artikel ist aber, soviel ich weiß, unveröffentlicht geblieben.

3 Cor Blok, *Piet Mondrian; een catalogus van zijn werk in Nederlands openbaar hezit*, Amsterdam 1974, S. 25–27, 31.

erscheinen jetzt nicht mehr wie früher als von homogenem leuchtenden Dunst umhüllte Phantome, sondern als im skulpturalen Sinne aus Farbflecken modellierte Formen. Diese neue Malweise läßt sie jedoch kaum faßbarer erscheinen als in der älteren. Obwohl die in verschiedene Richtungen verlaufenden Pinselstriche bis zu einem gewissen Grad einen plastischen Eindruck hervorrufen, behalten sie zugleich ihre Individualität als auf die Oberfläche aufgetragene Farbflecken bei, die durch Pinselstriche in anderer Farbe oder durch die Farbe des Grundes voneinander getrennt sind. Das Ergebnis ist ein Raum, in dem sich Entfernungen nur undeutlich ermitteln lassen, der aber von einer fast schwindelerregenden Leuchtkraft erfüllt ist.

Als Toorop diese Arbeiten 1908 in Amsterdam in der Sint Lucas-Ausstellung vorstellte, wurde er von einem Kritiker als »unser hervorragendster Luminist« bezeichnet. Das Wort »luministe« war schon seit Ende der achtziger Jahre gleichbedeutend mit »néo-impressionniste« verwendet worden. Manchmal jedoch bezeichnete es auch die gesamte Moderne, insofern sie sich mit der Wiedergabe des Lichtes befaßte, angefangen vom Impressionismus bis einschließlich der Malerei van Goghs.[2] Man war sich also 1908 über die Terminologie nicht gänzlich im klaren, doch wurde es während der nächsten Jahre zur Gewohnheit, Toorop, Mondrian, Sluijters, Gestel und einige andere Maler, die von van Gogh, den französischen »Fauves« und Toorop beeinflußt waren, als »Luministen« zu bezeichnen – alles Maler, die »ihre Palette vom Neo-Impressionismus fertiggestellt vorgefunden hatten«, wie wenig auch ihre Malerei jener der »Erfinder« ähnlich sah. Angesichts ihres Strebens nach einer »leuchtenden« Malerei traf diese Benennung in bezug auf sie allerdings das Richtige.

Von all diesen holländischen Luministen stand *Piet Mondrian* Toorop am nächsten. Dennoch war es sein alter Freund Jan Sluijters, durch den er, als dieser 1906 aus Paris heimgekehrt war, die freie Anwendung der Farbe kennenlernte. Obwohl er 1905 die Van Gogh-Ausstellung hatte sehen können, blieb Mondrian der »grauen Schule« bis 1907, vielleicht sogar bis Anfang 1908 treu. Desto überraschender war seine Stilwende. Im Januar 1909 stellte Mondrian zusammen mit Sluijters und ihrem gemeinsamen Malerfreunde Kees Spoor im Stedelijk Museum zu Amsterdam aus. Die Kritik, die von ihm bisher nur einfache, tonal und im quasiromantischen Geschmack gemalte Abend- und Nachtlandschaften kannte, wurde geblendet von »Bäumen wie blutige Lungen aus einem Schlachthaus«, einer »bluttriefenden Mühle« unter »einem gelben Himmel, durchlöchert wie ein Schweizerkäse« und »rasend-blauen Landschaften mit Bäumen wie aus der Apokalypse«.[3] Man wird an die Verurteilung Sluijters' wegen »koloristischer Grausamkeit« erinnert, wenn man den Kommentar eines Professors der Reichsakademie liest, der im Nebenberuf Kunstkritiken schrieb: »Mondrian ist im Begriff, einer Farbenhalluzination zu unterliegen.

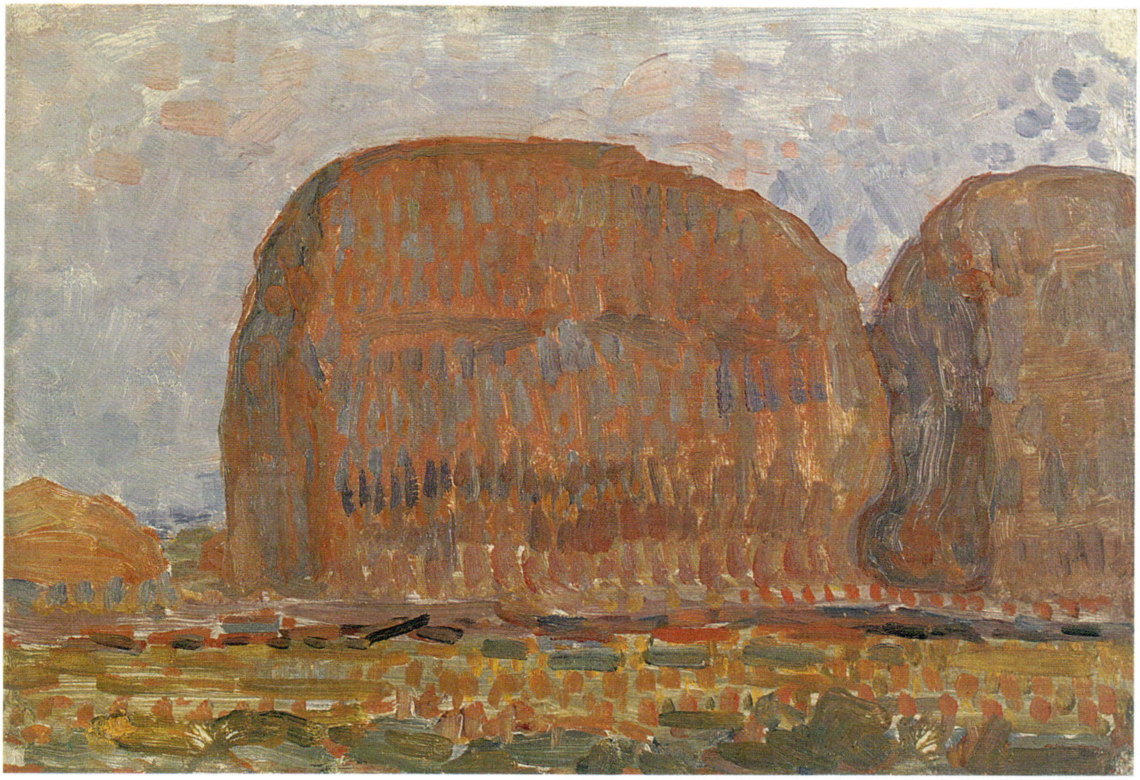

108 Piet Mondrian,
***»Heuhaufen«**, 1909*
Öl auf Leinwand, 30,5 x 43 cm
Sidney Janis Gallery, New York

[…] Diese Arbeiten gehören schon zu den Visionen eines verwirrten Geistes.« Diese Äußerungen beziehen sich auf Bilder wie die beiden Fassungen der »Mühle im Sonnenlicht«, die größere in Zinnober, Gelb und Hellblau, die kleinere in gelben, orangen, braunen und violetten Tönen (Kat-Nr. 107, Abb. S. 45). Beide sind mit unregelmäßigen Pinselstrichen gemalt, mehr im Geiste van Goghs als Toorops. Der gelbe, von hellblauen Flecken wie durchlöcherte Himmel der größeren Fassung war es, der einen Kritiker an einen Emmentaler Käse erinnerte.

Mondrian lernte Toorop 1907 oder 1908 persönlich kennen. Im September 1908 besuchte er zum ersten Mal den kleinen Badeort Domburg in Zeeland, wo Toorop gewöhnlich den Sommer verbrachte und bereits einige seiner luministischen Landschaften gemalt hatte. Hier traf Mondrian mit Toorop, seiner Frau und seiner Tochter Charley zusammen. (Letztere sollte später, in der Zeit zwischen den Kriegen, entgegen dem allgemeinen Unverständnis für seine abstrakte Kunst eintreten, die sie sehr bewunderte.) 1909 kehrte Mondrian nach Domburg zurück, um dort während des Sommers und bis in den Herbst hinein zu arbeiten. Er und Toorop trafen sich regelmäßig, und man ist berechtigt, dem Beispiel dieses »hervorragendsten Luministen« die Besänftigung der fauvistischen Palette Mondrians zuzuschreiben, die sich in seinen, während dieses Aufenthalts am Meeresufer gemalten Dünen- und Strandlandschaften und Ansichten der Domburger Kirche und des Leuchtturms von Westkapelle vollzog.

Diese kleinformatigen Bilder sind hauptsächlich in kleinen Farbtupfen oder langgezogenen Pinselstrichen in hellem Blau, Gelb, Rosa, Orange und Grün gemalt. Das Ergebnis ist weniger blendend als bei Toorop, aber Mondrian erreicht dennoch eine intensive Leuchtkraft. Anläßlich der Sint Lucas-Ausstellung 1910 war er es, der als »hervorragendster Luminist« gelten durfte.

Dem Schriftsteller Israel Querido ist die Erhaltung eines Textes zu verdanken, in dem Mondrian sich zur Bedeutung seines Pointillismus äußert. Es ist ein Brief, den der Maler ihm bei Gelegenheit eines Artikels über ihn in der Zeitschrift *De Controleur* geschrieben hatte und den Querido am 23. Oktober 1909 anstelle der Fortsetzung seiner eigenen Betrachtungen in der gleichen Zeitschrift veröffentlichte. Mondrian erweist sich in ihm als überzeugter Spiritualist. Die Kunst ist ihm »der emporführende Weg, fort von der Materie«; sie sei fähig, »bereits einen Übergang zu feineren Regionen zu bilden«. Linie und Farbe seien Mittel, in der Kunst »die geistige Seite« hervorzuheben. »Meines Erachtens soll Klarheit der Gedanken auch mit Klarheit in der Technik Hand in Hand gehen.« »Ich finde es für diese Zeit unbedingt notwendig«, erklärt Mondrian, »daß die Farben möglichst rein nebeneinander aufgetragen werden, in pointillierter oder diffuser Manier; das ist kühn gesprochen, aber dennoch bezieht es sich auf den Gedanken, welcher doch

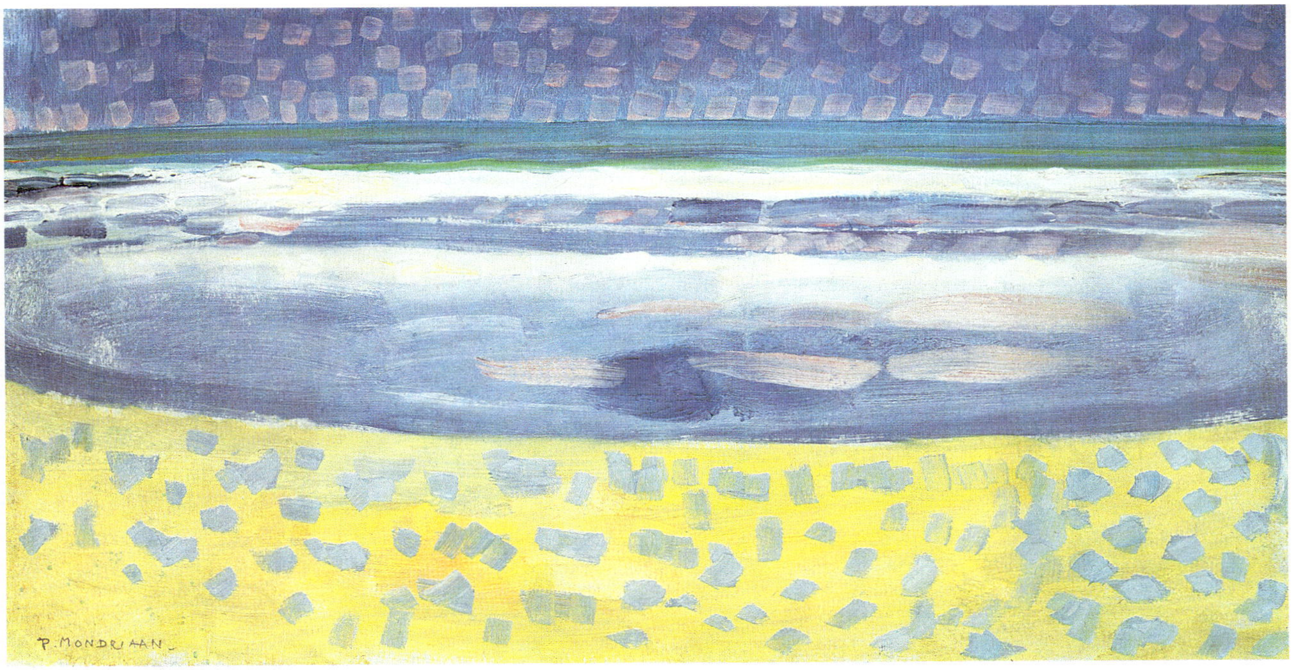

109 ***Piet Mondrian,***
»Meer bei Sonnenuntergang«*, 1909*
Öl auf Karton, 41 x 76 cm
sign. u. li.: »P. Mondrian«
Wvz. Seuphor Nr. 270; Wvz. Blok Nr. 176
Haags Gemeentemuseum, Den Haag M

nach meiner Idee dem Ausdruck zugrundeliegt«. Das Pointillé sei demnach keine beliebige Maltechnik: Es drücke genau den geistigen Gehalt aus, der für die Zeit notwendig sei. Dennoch verzichtet Mondrian in seinen letzten, 1910/11 gemalten Bildern nach Motiven aus Zeeland auf sie. Er behält zwar die leuchtenden Farben des vorigen Sommers bei, sperrt sie aber sozusagen in eine Kristallstruktur ein. »Das Geistige« war ja letztendlich das Licht, nicht irgendeine Technik der Darstellung des Lichts.

In seinem Brief an Querido spricht Mondrian offen von seinem Streben, »okkulte Kenntnis« zu erwerben. Er interessierte sich seit langem für Theosophie und wurde im Mai 1909 Mitglied der Theosophischen Gesellschaft. Obwohl er jede unmittelbare Beziehung zwischen seiner Malerei und seinem Streben, sich in »feinere Regionen« hinaufzuschwingen, leugnet, hat man Mondrians Spiritualismus der mehr erdgebundenen Kunst seiner luministischen Kollegen Jan Sluijters und Leo Gestel gegenüberstellen wollen.

Jan Sluijters hatte nach seiner Rückkehr aus Paris das Publikum mit Szenen aus der Pariser Boheme schockiert, die an van Dongen und Toulouse-Lautrec erinnern. Während der Amsterdamer Van Gogh-Ausstellung 1905 war er in Italien gewesen, hatte sie also nicht sehen können. Schon 1907 aber bezeugte er, daß ihn die Malerei Vincents tief berührt habe. Der Einfluß van Goghs, vermischt mit demjenigen der »Fauves«, wird in den von Sluijters während der nächsten Jahre gemalten Landschaften deutlich sichtbar: Helle, reine Farben, in Pinselstrichen verschiedener Größe und Richtung aufgetragen, bedecken mit ihren Rhythmen die ganze Bildfläche wie ineinandergreifende Tanzfiguren (Kat.Nr. 110).

Leo Gestel wurde während der Sint Lucas-Ausstellung 1909 zum ersten Mal den Luministen zugerechnet. Ohne es dem Freund Sluijters an Vehemenz gleichzutun, folgte auch er dem Beispiel van Goghs, aber seine Landschaften unter weitem Himmel erinnern auch an gewisse Bilder Mondrians. 1909 bis 1911 arbeitete er an zwei Fassungen eines »Herbstbaumes« (Abb. 2), in denen der Himmel zu einer Art Aureole wird, die, aus dunkelblauen, hellblauen, roten, rosa und hellgrünen Tupfen zusammengesetzt, einen Baum umgibt, der in Gelb und Orange mit ein wenig Grün und Hellblau über ein Skelett aus roten Ästen gemalt ist. Die »Aureole« fügt sich der gerundeten Baumform so an, daß die Illusion eines dreidimensionalen Raumes vermieden wird. Gestels »Blauer Baum« (Abb. 3), 1910 datiert, steht Mondrian noch näher als seine Landschaften: Stamm und Äste erscheinen wie von einem aus dunkelblauen Flecken auf kaum davon zu unterscheidendem Grund gebildeten Nebel umhüllt.

Es ist immer eine heikle Sache, aus einem vor achtzig Jahren gemalten Bild, das einer von der unsrigen grundverschiedenen Kunstwelt entstammt, das ableiten zu wollen, »was der Künstler sagen wollte«. Wenn man jedoch neben den eigenen Eindrücken die zeitgenössische Kritik und Poesie berück-

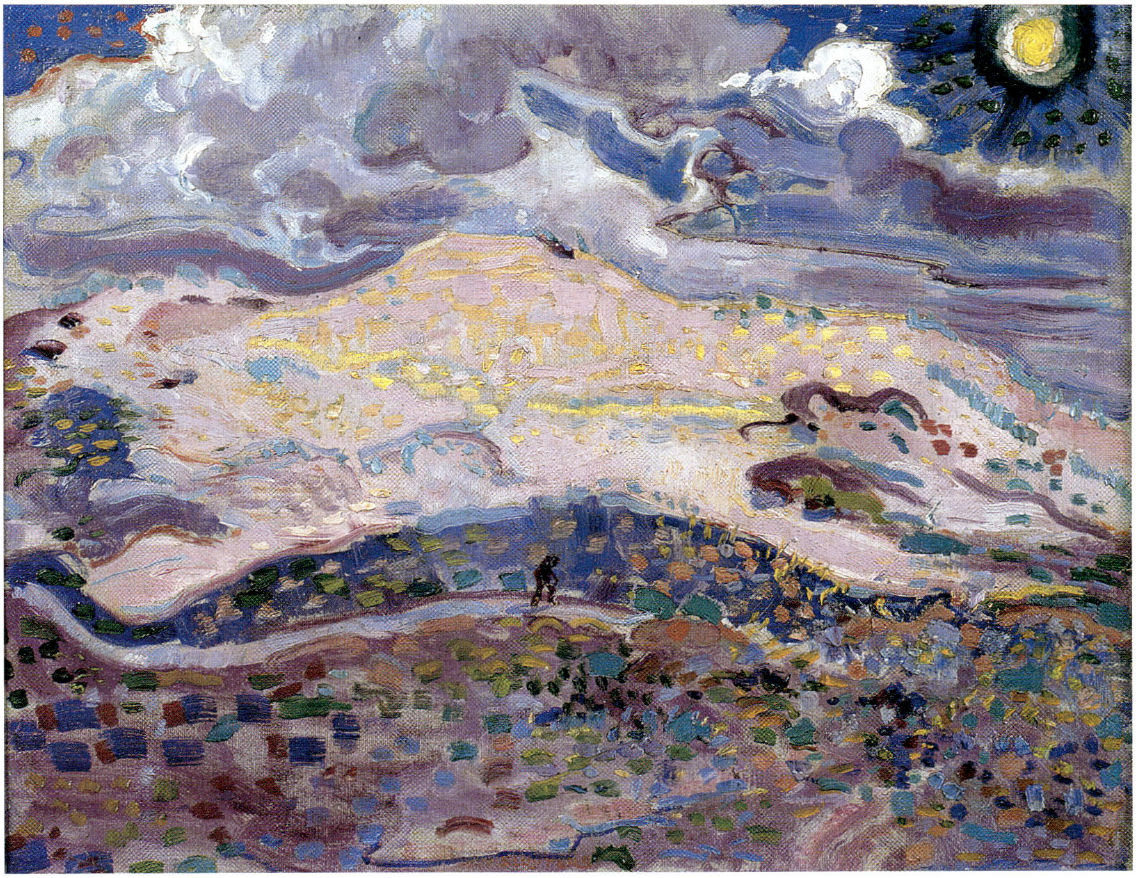

110 **Jan Sluijters,**
»Dünenlandschaft«, *1909*
Öl auf Leinwand, 40,5 x 50 cm
bez. o. li.: »Jan Sluijters 1909«
Collectie Kunstgalery Albricht B.V., Velp NL

Abb. 2
Leo Gestel,
»Herbstbaum«, *1910/11, Öl auf Leinwand, 113 x 87,5 cm, Haags Gemeentemuseum, Den Haag*

Abb. 3
Leo Gestel,
»Der blaue Baum«, *1910, Öl auf Leinwand, 67 x 46,5 cm, Privatbesitz*

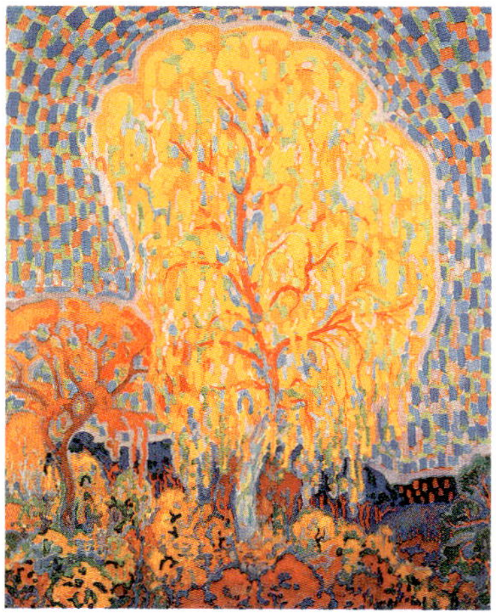

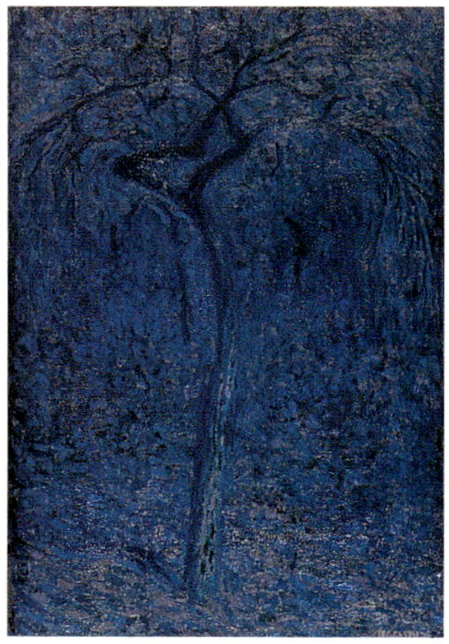

sichtigt, so ist man berechtigt, in den luministischen Landschaften von Sluijters und Gestel Bilder eines mystischen Naturgefühls zu sehen, einer fast ekstatischen Vision, die in jeder Wolke, jedem Baum ein Symbol kosmischer Größe sah. Auf diesem Weg bleibt der Luminismus wieder mit dem Symbolismus verbunden. Aber wo die »lebendigen Säulen« der Baudelaireschen »Wälder von Symbolen« nur »gelegentlich verwirrte Worte entwischen« ließen, dem Passanten gleichsam ins Ohr geraunt, da sangen die luministischen Bäume und Wolken sozusagen *fortissimo*.

Während Mondrians Entwicklung, vom Luminismus ausgehend, zu einer Malerei führte, die alle Ähnlichkeit mit der äußeren Naturerscheinung allmählich abstreifte, tat Gestel 1910 anscheinend einen Schritt rückwärts: In einem fast naturalistischen Stil malte er Sujets aus der mondänen Welt. Später wandte er sich einer Art dekorativem Fauvismus zu, bevor er sich auf kubistische und sogar futuristische Experimente einzulassen begann. Sluijters wechselte in ähnlicher Weise zwischen einem Naturalismus, der sowohl von seinem zeichnerischen Talent wie von koloristischer Kühnheit zeugt, und einem an die Abstraktion streifenden Kubismus. Gegen 1915 gingen beide zu einem mehr oder minder ausgesprochenen Expressionismus über.

Man sollte aber niemals vergessen, daß damals selbst für die Naturalisten und die Maler mondäner Sujets die Welt der sichtbaren Erdendinge immer einer »höheren Wirklichkeit« benachbart blieb. Sluijters und Gestel wurden ebenso wie Mondrian unter dem Gesichtspunkt des »Geistigen in der Kunst« diskutiert. Die holländische Avantgarde um 1910 hatte die Erbschaft sowohl des Symbolismus wie des oft gefühlsseligen Moralismus der Haager Schule und der Romantik in sich aufgenommen. 1912 schrieb ein Kunstkritiker das Kolorit der Bilder von Sluijters einem Zustand der »Trance« zu, in dem der Maler die Gefühlsaus-

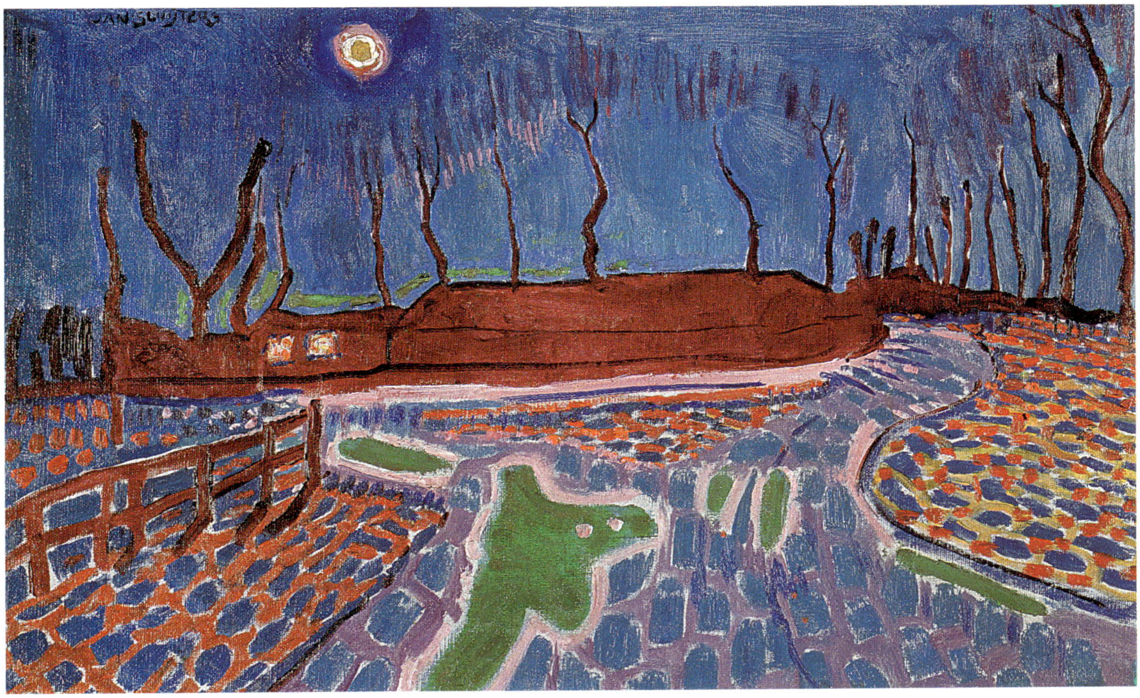

111 ***Jan Sluijters,***
»Mondnacht«*, um 1910*
Öl auf Leinwand, 32 x 50 cm
sign. o. li.: »Jan Sluijters«
Privatbesitz

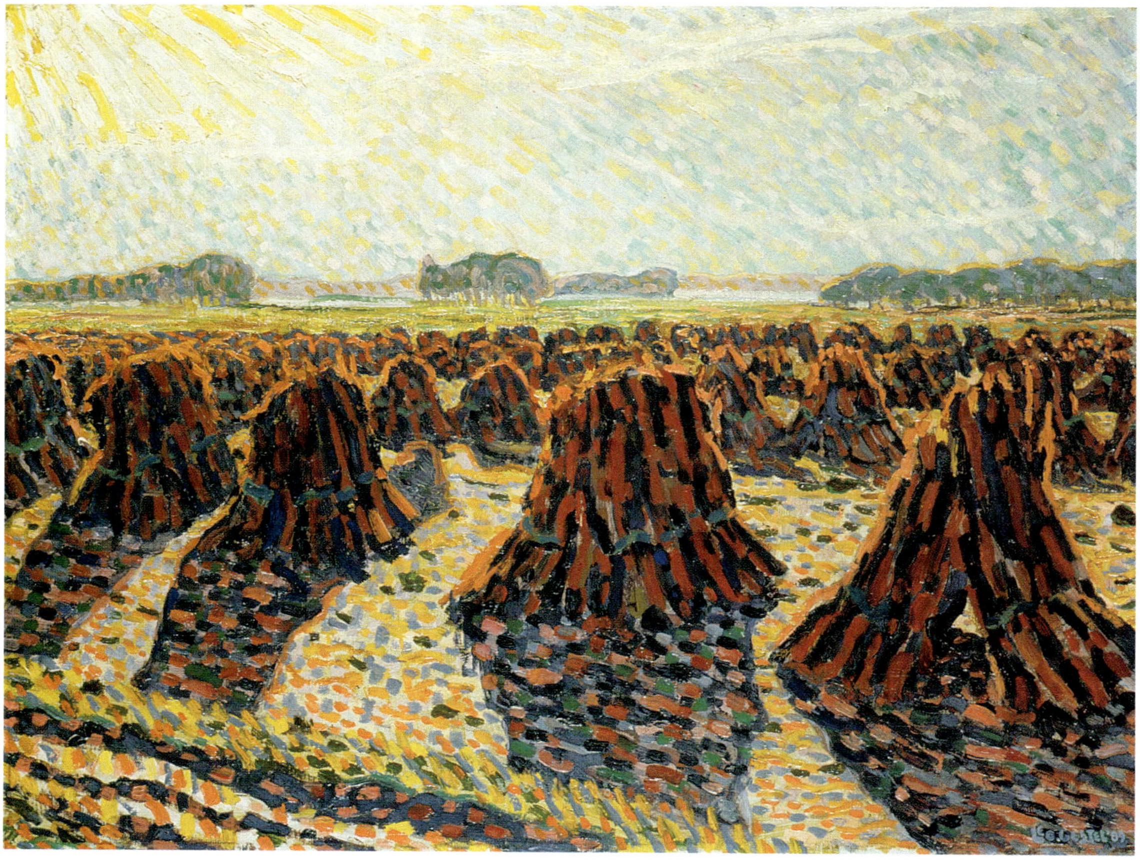

112 ***Leo Gestel,***
»Nachmittagssonne«*, 1909*
Öl auf Leinwand, 50 x 64 cm
bez. u. r.: »Leo Gestel '09«
Privatbesitz

strahlung seines Gegenstands gleichsam absorbiert hätte. Und als Sluijters selbst 1911 die Verteidigung van Dongens gegen die niederländische Kritik übernahm, bezeichnete er dessen Portraits als »Psyche-Bilder«. Das Wort »Psyche« aber besaß damals okkulte Konnotationen.

Um 1912 hatten die holländischen Künstler und Kritiker und ihr Publikum den ungewohnten Glanz der luministischen Malerei nicht nur zu ertragen, sondern sogar zu bewundern gelernt. Man akzeptierte die reine Farbe, nicht als Mittel, im Bild dem Glanz des Sonnenlichts nachzueifern, sondern als Erscheinungsform der geistigen Erleuchtung. Dank jenes »Sieges des Luminismus« konnte Theo van Doesburg am 13. Juli 1930 diese Sätze niederschreiben: »was ist für den maler das höchste? sich farbe zu fühlen, farbe zu sein, [...] farbe zu sein, weiß, rot, gelb, blau, schwarz zu sein, das ist: maler sein.«[4]

4 Theo van Doesburg, »Elementarisme«, in *De Stijl*, Dernier numéro, Meudon 1932, S. 15.

Jan Toorop

(1868 Poeworedjo (Indonesien) – 1928 Den Haag)

1869 siedelt er in die Niederlande über und besucht die Schule in Leiden.
1874 Besuch der Schule in Winterswijk.
1875 erhält er ersten Zeichenunterricht bei H.J. van der Weele in Den Haag.
1880–1882 Schüler an der Rijksacademie Amsterdam, Schüler von August Allebé, Mitglied der »St. Lucas Künstlervereinigung«.
1882 wechselt er an die Académie des Beaux-Arts in Brüssel.
1884 wird er Mitglied der belgischen Künstlervereinigung »Les Vingt«.
1885 Reise nach Paris.
1886 in Brüssel Kontakt zu Octave Maus und Edmond Picard, durch die er mit zahlreichen anderen Künstlern bekannt wird. Umzug nach Den Haag.
1887 sieht er Seurats Bild »La Grande Jatte« in einer Ausstellung der »Les Vingt« in Brüssel, von dem er sehr beeindruckt ist.
1888–1891 Es entstehen daraufhin pointillistische Arbeiten, in denen jedoch die Linie stark betont ist. Toorop beschränkt sich nicht wie der französische Neoimpressionismus auf die prismatischen Farben. Daneben malt er ebenso Werke im impressionistischen und später auch in einem linear-symbolistischen Stil.
1889 organisiert er die Ausstellung der »Les Vingt« in Amsterdam. Toorop engagiert sich mehr und mehr dafür, daß das Werk der Neoimpressionisten in den Niederlanden bekannt wird.
1890 Kontakte mit Künstlern in Den Haag und Amsterdam.
Ab 1898 hält er sich den Sommer über in Domburg auf und versammelt einen Kreis von Künstlern um sich, zu dem u.a. F. H. Nibbrig, J. van Heemskerck und Piet Mondrian gehören. Er stellt in München, Dresden und Kopenhagen aus.
1900 Ausstellung in Wien bei der Wiener Sezession.
1899–1904 wohnt er in Katwijk aan Zee.
1902 stellt er erneut mit großem Erfolg bei der Wiener Sezession aus.
1904 zieht er nach Amsterdam um; es folgen Aufenthalte in Paris, Amsterdam und Domburg.
1906 entstehen mehrere Arbeiten im divisionistischen Stil mit größeren Farbtupfen. Im Februar stellt er in Hagen aus.
1908 zieht er nach Nijmwegen um.
1908/09 nimmt er jährlich an den Ausstellungen von »St. Lucas« teil. Es entstehen die letzten Arbeiten im pointillistisch-divisionistischen Stil.
1910 wird er zum Vorsitzenden des neu gegründeten »Moderne Kunstkring« gewählt.

Jan Sluijters
(1881 Den Bosch – Amsterdam 1957)

Bis 1897 studiert er an der Königlichen Schule in Den Bosch, an der Rijksnormaalschool und an der Rijksacademie in Amsterdam.
1902 ist er Mitglied mehrerer Künstlervereinigungen, z.B. der »St. Lucas«-Künstlervereinigung.
1904 erhält er den »Prix de Rome«, der mit einem Stipendium verbunden ist, und reist nach Venedig und Madrid.
1906 hält er sich auf der Rückreise nach den Niederlanden in Paris auf, wo er die Bekanntschaft mit Leo Gestel macht. Er besucht den Salon d'Automne und entdeckt die Malerei der »Fauves«. Er vermittelt in der Folgezeit seine neugewonnenen Eindrücke von der französischen Avantgarde seinen Freunden in Amsterdam, zu denen u.a. Piet Mondrian und Leo Gestel gehören.
1907–1910 nimmt er an den Ausstellungen von »St. Lucas« teil, die Kunstkritik rechnet ihn zur Avantgarde, und er gilt als Initiator des Luminismus.
1909 stellen Piet Mondrian, Jan Sluijters und Cornelis Spoor im Stedelijk Museum in Amsterdam aus. Jan Sluijters nimmt zusammen mit Cornelis Spoor, Piet Mondrian und Jan Toorop aktiv an der Gründung der Vereinigung »Moderne Kunstkring« teil.
1909/10 beschäftigt er sich für längere Zeit mit den Problemen der Darstellung von Licht und Farbe und gleicht seine Malweise den französischen Neoimpressionisten, van Gogh und den »Fauves« an.

Leo Gestel
(Woerden 1881 – Hilversum 1941)

1898–1900 Schüler der HBS in Utrecht.
1900–1903 Unterricht an der Rijksnormaalschool in Amsterdam.
1904 Erste Reise mit seinem Studienfreund Jan Sluijters für drei Monate nach Paris. Weitere Stationen seiner Reise sind Antwerpen, Gent, Brügge und Brüssel, wo er die flämische Kunstsammlung aufsucht; sein Atelier in Amsterdam wird zum Treffpunkt für junge Künstler.
1905 stellt er zum ersten Mal in Amsterdam bei der Künstlervereinigung »St. Lucas« aus, deren Mitglied er wird, sowie bei der Künstlervereinigung »Arti et amicitiae«; in dieser Zeit beschäftigt er sich intensiv mit der Sichtweise van Dongens, mit dem natürlichen und künstlichen Licht und teilt seine Leinwand in farbige Partikel auf.
1908–1910 Teilnahme an der Gruppierung der »Luministen«.
1910 beschäftigt er sich erneut intensiv mit den Problemen von Farbe und Licht. Dabei bezieht er sich auf die französischen Neoimpressionisten, die er genau studiert. Er unternimmt seine zweite Reise nach Paris, wo er neue Techniken entdeckt.
1911 fährt er zusammen mit seiner Frau und dem Ehepaar Sluijters zum dritten Mal nach Paris und sieht u.a. eine Ausstellung bei Kahnweiler. Hier ist er vor allem von Derain beeindruckt. Gestel ist mit luministischen Arbeiten in der St.-Lucas-Ausstellung vertreten und beteiligt sich an der Ausstellung »Moderne Kunstkring«, den er zuvor zusammen mit Cornelis Spoor, Piet Mondrian und Jan Toorop gegründet hatte. Er ist dort mit neun Bildern vertreten. Zusammen mit seinem Freund Sluijters, mit Mondrian und Toorop gehört er zu den sog. »Modernisten« der niederländischen Malerei zu Beginn dieses Jahrhunderts.

»Alles Farbige einander verbinden« – Cuno Amiet und Giovanni Giacometti

Dieter Schwarz

Obwohl Cuno Amiet und Giovanni Giacometti von 1888 bis 1891 in Paris studierten und ihnen der Zugang zu den neuen künstlerischen Strömungen offengestanden hätte,[1] ist ihr Verhältnis zur post-impressionistischen Malerei und insbesondere zur Farbkonzeption Signacs und seines Umkreises ein äußerst kompliziertes, das verschiedene Ebenen der Vermittlung reflektiert. Während Giacometti aus finanziellen Gründen gezwungen war, im Mai 1891 in sein heimisches Bergell zurückzukehren, und er sein Leben von da an hauptsächlich in Stampa und Maloja verbrachte, blieb Amiet in Paris und fuhr im Mai 1892 nach Pont-Aven in der Bretagne, wo er sich bis Juni 1893 im Kreis der Gauguin-Schüler aufhielt. Besonders freundete sich Amiet mit dem irischen Maler Roderic O'Conor an, den er bereits in Paris kennengelernt hatte.[2] In Pont-Aven nahm Amiets Malerei eine drastische Wende, und Bilder wie beispielsweise »Otti mit Brot« (Abb. 1) zeigen eine malerische Auffassung, die sich von den Konventionen der realistischen Malerei, die Amiet und Giacometti in Paris verfolgt hatten, weit entfernte. Selbst der Impressionismus war für sie damals noch nicht maßgebend geworden, denn sie hatten sich an der tonigen Landschaftsmalerei Corots und Millets orientiert und waren höchstens zu Manet und Whistler vorgestoßen. Statt der präzisen Wiedergabe der Naturformen und der Lokalfarben fand Amiet in Pont-Aven nun zu einer synthetisierenden Malweise: Die Komposition ist, in deutlicher Anlehnung an O'Conor, aus einzelnen Flächen gebaut, die jeweils in parallel geführten Pinselstrichen angelegt sind, so daß eine streifige Wirkung entsteht. Mit Vorliebe werden Komplementärfarben verwendet, die die Bildzonen differenzieren. In kleinformatigen Bildern – so in einer Bretagne-Landschaft (Abb. 2) –, wo die Pinselstriche im Verhältnis zur gesamten Bildfläche besonders prominent sind, tritt der Naturalismus der Darstellung fast gänzlich zurück.

Aus Pont-Aven schrieb Amiet Ende 1892 an Giacometti, um ihm von seinen neuen künstlerischen Einsichten zu berichten. Amiet schien es nicht mehr notwendig, die Realität möglichst detailliert abzubilden; vielmehr sollten dem Bild die Beziehungen zwischen

1 In diesen Jahren studierten an der Académie Julian Pierre Bonnard, Maurice Denis, Henri-Gabriel Ibels, Paul-Elie Ranson, Kerr-Xavier Roussel und Paul Sérusier, die sich 1889 zur Gruppe der »Nabis« zusammenschlossen (vgl. *Die Nabis: Propheten der Moderne*, hg. v. Claire Frèches-Thory und Ursula Perucchi-Petri, Ausst.-Kat. Kunsthaus Zürich / München 1993); von ihnen ist in Giacomettis Briefen nie die Rede, und es ist anzunehmen, daß der Kreis der Schweizer mit den jungen französischen Künstlern kaum Kontakt hatte. Vgl. für eine detaillierte Beschreibung von Giacomettis Werdegang: Dieter Schwarz, *Giovanni Giacometti 1868–1933*, Erinnerungen von Bruno Giacometti, Beiträge von Paul Müller und Viola Radlach, Ausst.-Kat. Kunstmuseum Winterthur 1996.

2 Vgl. dazu Amiets eigene »Erinnerungen aus der Bretagne«, in *Das Werk*, Jg. IX, Nr. 1 (1922), S. 7–9, sowie sein Buch *Über Kunst und Künstler*, Bern 1948, S. 36–38; den Aufsatz von Peter Killer, »Cuno

Abb. 1
Cuno Amiet,
»Otti mit Brot«, *1894,*
Öl auf Leinwand,
47,5 x 71 cm, Kunstmuseum Solothurn, Dübi-Müller-Stiftung

Abb. 2
Cuno Amiet,
»Bretagne-Landschaft«, *1892,*
Öl auf Leinwand,
38,5 x 45 cm,
Privatbesitz

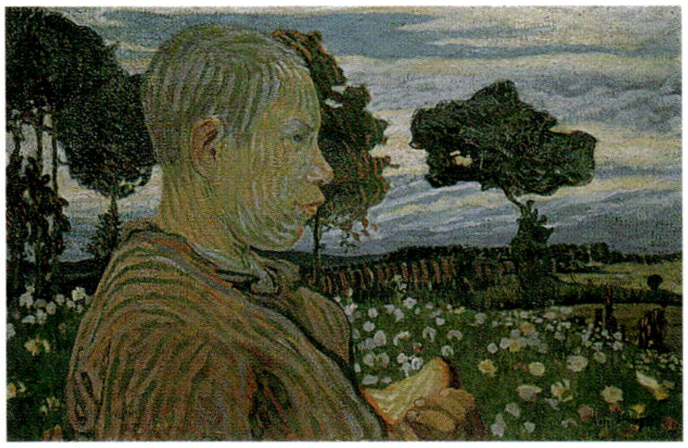

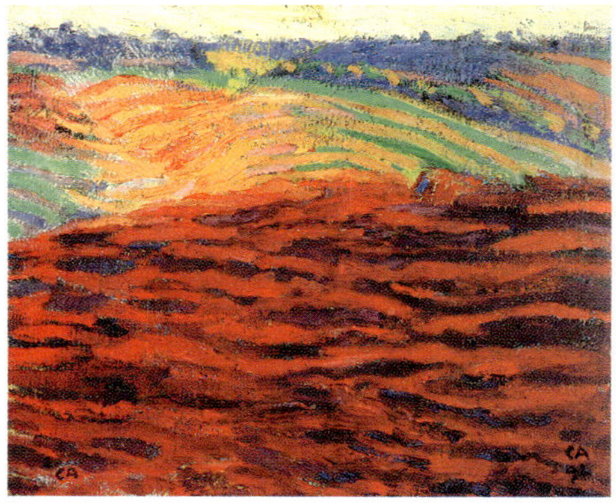

den beobachteten linearen Formen, das Gleichgewicht von Licht und Schatten zugrundegelegt werden.[3] Giacometti fiel es vorerst schwer, diesen Gedanken zu folgen, denn er hielt sie für idealistisch und schrieb sie dem Einfluß der deutschen Kunst zu.[4] Kurz darauf, im März 1894, sah er in Savognin eine Alplandschaft Segantinis, die dieser soeben vollendet hatte. Besonders fiel ihm daran die divisionistische Malweise auf, die Segantini in diesen Jahren zur Perfektion gebracht hatte: »Ich habe zum Beispiel noch nie einen blauen Himmel gesehen, der wie der seine gemalt war. Er ist nicht, wie ich es in Italien gesehen habe, mit einem ins Blau getauchten Pinsel gemacht und mit dem Wischer geglättet. Es sind kleine, fette, vibrierende Pinselstriche in tausend Farben, und so ist das ganze Bild gemalt. Aber wie wohlbedacht sind diese kleinen farbigen Striche! Man spürt, daß nicht einmal der kleinste Pinselstrich zufällig hingesetzt ist.«[5] Segantinis Technik bestand darin, die Komposition auf einer dunklen Grundierung in rostrotem Ton aufzuzeichnen; danach erfolgte die eigentliche Kolorierung: »Dazu benutze ich dünne, möglichst lange Pinsel, und ich beginne auf meiner Leinwand loszuarbeiten mit feinen dünnen und pastosen Pinselstrichen, indem ich stets zwischen jedem Pinselstrich einen Zwischenraum lasse, den ich mit den Komplementärfarben ausfülle, und zwar möglichst, wenn die Grundfarbe noch frisch ist, damit das

Amiet in Pont-Aven«, in *Du*, Jg. 33, Nr. 9 (September 1973), S. 638–641, 672; George Mauner, in *Cuno Amiet 1868–1961*, Ausst.-Kat. Musée de Pont-Aven; 1982, S. 9–16; und Roy Johnston, *Roderic O'Conor 1860–1940*, Ausst.-Kat. Barbican Art Gallery, London, Ulster Museum, Belfast 1985.

3 Cuno Amiet an Giovanni Giacometti, 14.11.1892.

4 Giovanni Giacometti an Cuno Amiet [Mitte Februar 1894].

5 »Per es. io non ho mai visto un cielo azzurro dipinto come il suo. Non è fatto, come ho visto fare in Italia, con un penello inzuppato nell'azzurro e lisciato collo sfumino. Sono piccoli tratti grassi di penello vibranti di mille colori, e così è dipinto tutto il quadro. Ma come sono ragionati quei piccoli tratti di colori! Si sente che nemmeno la più piccola penellata è messa a caso. Se un occhio profano non trova in quei piccoli tratti i colori abituati a vedere nella sua ignoranza, un'artista e un uomo sensibile ne sente tutta la poesia e la verità della natura.« Giovanni Giacometti an Cuno Amiet, Ostersonntag [Ende April] 1894.

6 *Giovanni Segantinis Schriften und Briefe*, hg. und bearb. v. Bianca Segantini, Leipzig [1909], S. 147–148. Für Segantinis Technik vgl. auch Franz Servaes, *Giovanni Segantini: Sein Leben und Werk*, hg. v. K.K. Ministerium für Kultus und Unterricht, Wien, 1902, S. 84–86.

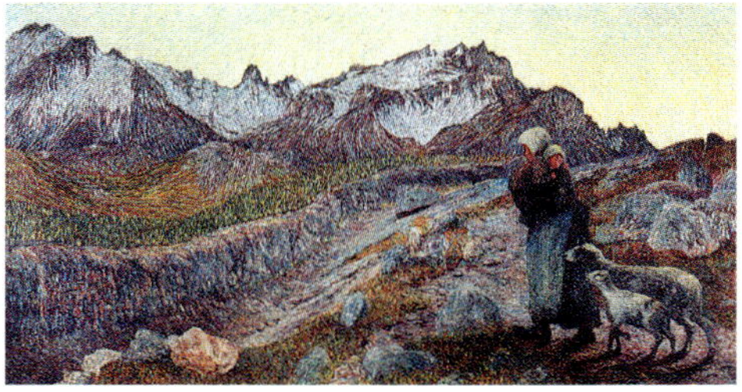

Abb. 3
Giovanni Segantini / Giovanni Giacometti,
»Le due madri«, *1899 / 1900, Öl auf Leinwand, 69 x 126 cm, Bündner Kunstmuseum, Chur*

Gemälde zerflossener wirkt.«[6] Die Farben wurden also ungemischt auf die Leinwand aufgetragen und behielten ihre spezifische Leuchtkraft, während die Abtönungen aus der Kombination mit anderen Farben zustandekamen, die aus der Distanz als Farbmischungen wahrgenommen werden. In Segantinis Werk fand Giacometti die praktische Bestätigung für Amiets Theorien, denn hier arbeitete ein Maler, statt die Natur zu kopieren, »indem er sich gewissenhaft an die Eindrücke hält und die Linienformen und Wirkungen studiert«.[7] Segantinis Lehre gipfelte in der von Giacometti überlieferten Devise, in der das impressionistische, der Wahrnehmung geöffnete Auge in symbolistischer Manier zur existentiellen Erlösung verklärt wird: »Man muß zu sehen verstehen. Plötzlich sieht man, und man ist gerettet.«[8] Für Giacometti ging die Anlehnung an das Vorbild Segantinis so weit, daß er nach dessen Tod im Winter 1899 das unvollendete Gemälde »Le due madri« (Abb. 3)[9] fertigstellte. Doch gerade hier zeigen sich die Freiheiten, die sich Giacometti herausnahm: Seine Pinselführung ist spontaner und weniger diszipliniert, die Striche sind kürzer und in verschiedenen Intensitäten geführt und verlaufen nur teilweise parallel, so daß eine farbige Sprenkelung entsteht, die für seine Gemälde in diesen Jahren charakteristisch ist.

Weder Amiet noch Giacometti verfolgten jedoch die adaptierten Malweisen als ein strenges Programm: Gegen Ende der neunziger Jahre näherte sich Amiet zeitweise der divisionistischen Technik an, bevor er unter dem Eindruck Hodlers zu einer linear bestimmten, deutlich konturierten flächigen Malweise überging, die bis um 1904 in seinem Werk anhielt. Giacometti dagegen hatte sich schon Ende der neunziger Jahre zeitweilig im Pointillismus versucht, den er wohl durch Amiet kennengelernt hatte. Als der Sammler Oscar Miller aus Biberist 1897 sein erstes Giacometti-Bild erworben hatte,

7 »ma tenendosi coscienziosamente all'impressione, studiandone le linee e gli effetti.« Giovanni Giacometti an Cuno Amiet, Ostersonntag [Ende April] 1894.

8 »Bisogna saper vedere. Ad un tratto si vede e si è salvi.« Giovanni Giacometti an Cuno Amiet, 8.9.1896.

9 Annie-Paule Quinsac, *Segantini: Catalogo generale*, Milano 1982, Nr. 549; das Gemälde ist auch unter dem Titel »Il ghiacciao« bekannt, den ihm nach Quinsac möglicherweise Giacometti gegeben hat.

Abb. 4
Giovanni Giacometti, »Piz Duan«, *1905, Öl auf Leinwand, 50 x 40 cm, Bündner Kunstmuseum, Chur*

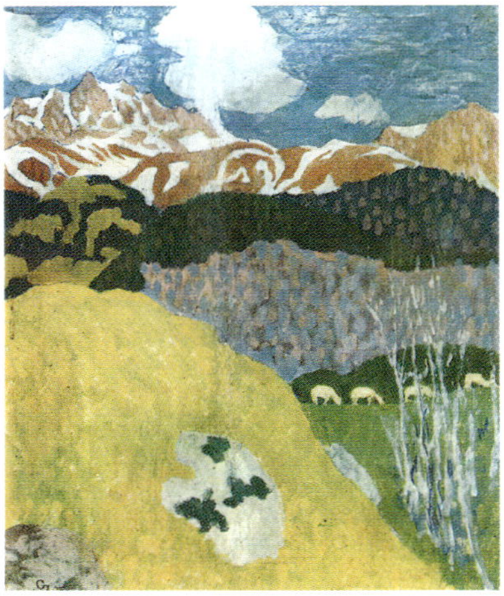

Abb. 5
Cuno Amiet, »Der blühende Baum«, *1905, Öl auf Leinwand, 99,5 x 99,5 cm, Privatbesitz. Abbildung vor der nachträglichen Verkleinerung des Bildes im unteren Bereich aus* Kunst und Künstler, *Jg. 4, S. 186*

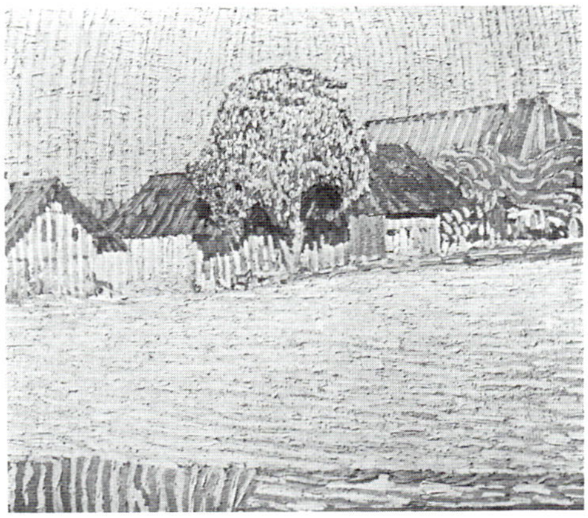

bemerkte er dazu kritisch: »Ich hätte zwar, offen gestanden, den Kauf nicht ungesehen abgeschlossen, wenn ich gewußt hätte, daß das Bildchen als Ganzes in Segantini Manier gemalt ist. So sehr ich auf kräftige Eigenart halte, so unangenehm ist mir alle Manier.«[10] Nur wenige Tage später fragte er aufgrund anderer Werke nach Giacomettis vermeintlichem Pointillismus: »Sind eigentlich Ihre Turnusbilder auch ganz in Punktmanier gemalt?«[11] Aus Giacomettis Rechtfertigung geht hervor, daß er die Wahl der Maltechnik nicht als Entscheidung des Künstlers verstand, sondern sie vom Motiv ableitete: »Auch ist diese Punktiermanier vielmehr durch das Sujet selber entstanden, als daß es eine manierierte Eigenart von mir wäre.«[12]

Zu Beginn dieses Jahrhunderts neigte Giacometti zeitweilig zu einer stilisierten, flächig-dekorativen Darstellung, die er auf gültige Weise 1903 mit »Herbst« verwirklichte. Mit der kulissenartigen, von naturalistischen Effekten gänzlich gereinigten Szenerie von »Piz Duan« (Abb. 4) schuf er ein Bildgefüge, in das einzelne, mit großen Tupfen charakterisierte Flächen eingelassen sind und dessen synthetische Form sich vom Naturalismus abwandte. Ein aufmerksamer Kritiker wie Hans Trog[13] beobachtete die Selbständigkeit, die Giacometti gewonnen hatte, und stellte fest, daß Giacometti entschieden farbiger sehe als Segantini und daß es ihn dränge, das Farbige in der Erscheinung herauszutreiben und es in beinahe übertriebener Weise zu betonen.[14] Ohne die Namen Seurat und Signac zu erwähnen, schrieb er, Giacometti sei auf die Bahn des französischen Pointillismus geraten: »Für seinen Farben-Impressionismus bedient er sich einer Technik, die von vornherein den Beschauer zum Distanznehmen zwingt. Wer in dieser Hinsicht nicht Ordre pariert, der tut dem Maler ebenso unrecht wie sich selbst; denn in der Nähe betrachtet, versagt das Bild den Genuß; man sieht nur die Bestandteile,

10 Oscar Miller an Giovanni Giacometti, 23.6.1897.
11 Oscar Miller an Giovanni Giacometti, 28.6.1897.
12 Giovanni Giacometti an Oscar Miller, 1.7.1897.
13 Zu Trogs Wirken vgl. Fritz Widmann, *Hans Trog 1864–1928*, Zürich 1929 (Zürcher Kunstgesellschaft: Neujahrsblatt 1929).
14 Hans Trog, »Aus dem Künstlerhaus: Giovanni Giacometti«, in *Neue Zürcher Zeitung*, 26.11.1903.

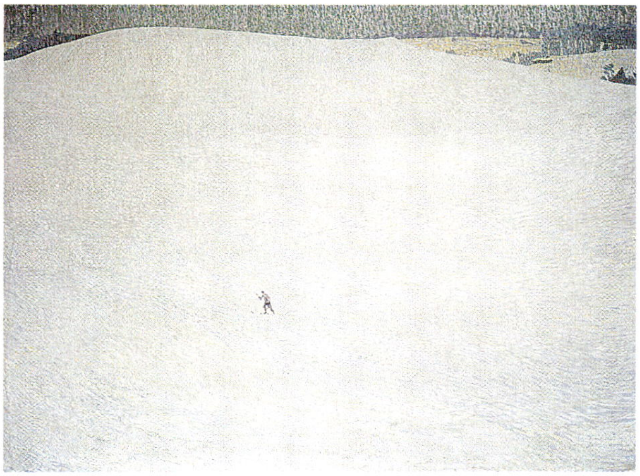

Abb. 6
Cuno Amiet,
»Der Große Winter«, *1904,*
Öl auf Leinwand,
178 x 235 cm,
Privatbesitz

nicht ihren wohl berechneten Zusammenhang: man muß in den Köpfen grüne Modellierungen in den Kauf nehmen, man wird völlig verwirrt von all den Strichen und Tupfen, die da über die Leinwand ausgeschüttet sind, scheinbar völlig willkürlich, gleichsam nur im Bestreben, den Beschauer zu verblüffen. Tritt man aber von den Sachen weg, weit weg, so fängt ihr farbiges Leben merkwürdig intensiv zu sprechen an, und wir werden inne, daß wir einen Maler vor uns haben, dessen Auge für die koloristischen Reize der Außenwelt sehr fein organisiert ist.«[15] Noch 1907 sollte Giacometti mit »Emmaus« eine pointillistisch konzipierte Replik auf Rembrandts Darstellung der Jünger in Emmaus malen.[16]

Amiet hatte sich seinerseits 1904 von der Hodlerschen Manier abgewandt und sich auf die Erfahrungen zurückbesonnen, die er in Pont-Aven gemacht hatte.[17] So schrieb er Giacometti im Winter 1906: »Wenn ich einen Hodler sehe, so kann ich mich darüber freuen, eventuell, aber nachreisen tue ich keinem mehr, wenigstens jetzt interessieren mich andre Sachen mehr: Wirkliche Malereien.« [18] Im selben Jahr zeigte er in der Ausstellung der »Brücke«-Künstler in Dresden das »Bildnis des Geigers Emil Witwer«, 1905, und »Der blühende Baum«, 1905 (Abb. 5).[19] Im letzteren Bild, dessen innere Bewegung aus gänzlich unnaturalistisch geformten, bogenförmig in die Höhe strebenden Farbstreifen entsteht, erweist sich Amiets Bemühung, zur französischen Malerei zurückzufinden, indem er an O'Conor und seinen eigenen frühen Arbeiten anknüpfte.[20] Besonders die Präsenz des Konturs, der nur selten von direkt aneinanderstoßenden Farbflächen aufgehoben wird, erinnert an den Cloisonné-Stil von Pont-Aven. Davon weichen die monochromen Bilder ab, die die Konzentration auf den Eigenwert der gewählten Farbe und ihren Auftrag auf die Leinwand unterstützen;[21] so erstmals der monumentale »Große Winter« (Abb. 6), dann

15 Ebd.
16 In seinem Brief vom 26.11.1907 schrieb der Zürcher Sammler Richard Kisling Giacometti, daß viele Künstler, die »Emmaus« gesehen hätten, die Notwendigkeit bestritten, »das von Rembrandt so vollendet durchgestaltete Sujet in die moderne Technik des Pointillismus zu übersetzen«.
17 Bestimmend dafür waren die Vorwürfe, er sei ein bloßer Epigone Hodlers, die ihm besonders 1904 nach einer Ausstellung in der Wiener Sezession begegneten. Vgl. George Mauner, *Cuno Amiet*, Zürich / Schwäbisch Hall 1984, S. 39. Günter Krüger weist darauf hin, daß Amiet 1905 in Zürich und Dresden ausschließlich frühe, in Pont-Aven gemalte sowie neue Gemälde zeigte, doch keine aus der Zeit seiner engen Freundschaft mit Hodler; Günter Krüger, »Die Künstlergemeinschaft Brücke und die Schweiz«, in *Zeitschrift des*

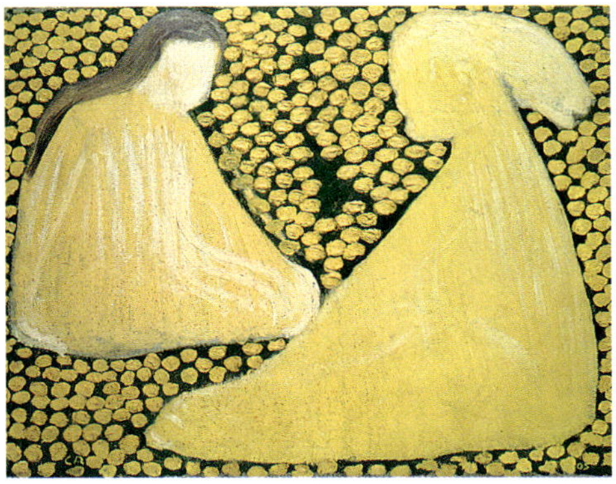

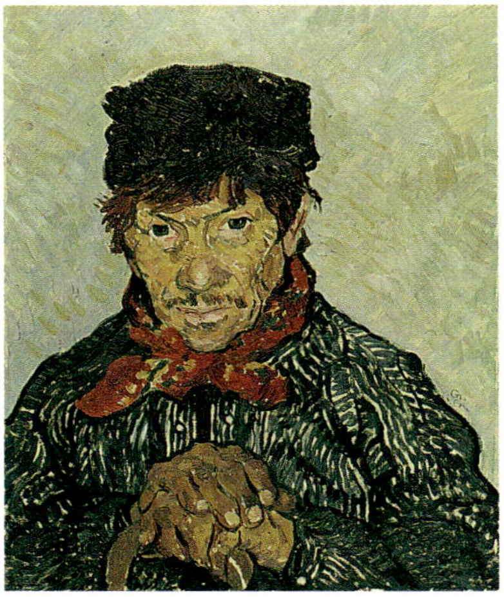

Abb. 7
Cuno Amiet,
»Die gelben Mädchen«,
1905, Öl auf Eternit,
48,9 x 63,3 cm,
Privatbesitz

Abb. 8
Giovanni Giacometti,
»Giovanin de Vöja«,
1908, Öl auf Leinwand,
46 x 38 cm, Privatbesitz

deutschen Vereins für Kunstwissenschaft, Bd. XXXIV, Nr. 1/4 (1980), S. 141.

18 Cuno Amiet an Giovanni Giacometti, 26.12.1906.

19 Günter Krüger, »Die Künstlergemeinschaft Brücke und die Schweiz«, a.a.O., S. 145.

20 Krügers Ansicht, Amiet greife hier auf Segantini zurück, ist wohl nicht richtig (a.a.O., S. 146); die deutlich sichtbaren streifigen Pinselstriche haben mit der verfeinerten Technik des Divisionismus nicht viel gemeinsam.

21 Vgl. Max Huggler, *Cuno Amiet*, Lausanne 1971, S. 32–35.

22 Hermann Kesser, »Kuno Amiet«, in *Kunst und Künstler*, Jg. IV, Nr. 5 (1906), S. 191.

23 Hermann Kesser, »[Giovanni Giacometti]«, in *Die Kunst für Alle*, Jg. 22, Nr. 5 (1. Dezember 1906), S. 126.

24 Elimar Kusch an R. A. Meyer, 4.11.1906; zitiert nach

auch die verschiedenen Fassungen der »Gelben Mädchen« (Abb. 7), wo die Farbtupfen zu selbständigen Elementen werden, die die Fläche rhythmisieren und die Erscheinung der Figuren allmählich in den Hintergrund drängen. In anderer Weise schafft Amiet im »Stilleben mit drei Vasen« Bildzonen, die sich voneinander in der spielerisch frei vorgetragenen Behandlung der Flächen unterscheiden – sei es als locker punktiertes Feld, in verschiedenfarbig gebrochenen, vertikal geführten Strichen oder in einer wiederum länglich angelegten, doch horizontalen Musterung.

1906 schrieb Hermann Kesser zu Amiets Malweise: »Wo es nötig ist, wird die Farbe ungemischt und ungebrochen aufgetragen, und zwar in derben großen Partien, um ihre substanzielle Geltung und gegenständliche Bedeutung vor ein Auge zu rücken, das somit die Farbe nicht mehr als Färbung eines Gegenstandes, als Element eines Ganzen, sondern als Ursache des malerischen Geschehens selbst, als eine von der realen Welt losgelöste Erscheinung betrachten soll.«[22] An Giacometti beobachtete Kesser, daß er bestrebt sei, »alles Farbige einander zu verbinden, die gesamten Werte auf eine zusammenhängende Formel zu bringen«. Um seine Eigenständigkeit zu unterstreichen, schloß Kesser indes, »vom Pointillistischen [seien] seine reifen selbständig gehaltenen Werke weit entfernt«.[23] Daß Amiet und Giacometti in der Schweiz als Vermittler der neuen französischen Tendenzen verstanden wurden, erweist ein Schreiben des Sekretärs der Zürcher Kunstgesellschaft, Elimar Kusch, der im Herbst 1906 dem Pariser Veranstalter einer Ausstellung französischer Neoimpressionisten mitteilte: »Wir hier in Zürich und in der Schweiz kennen diese Künstler nur durch die Werke von Amiet und Giacometti. Wir möchten die Originale, die echten Franzosen selbst sehen!«[24]

Dies erstaunt um so mehr, als ihre Kenntnisse der neuen französischen

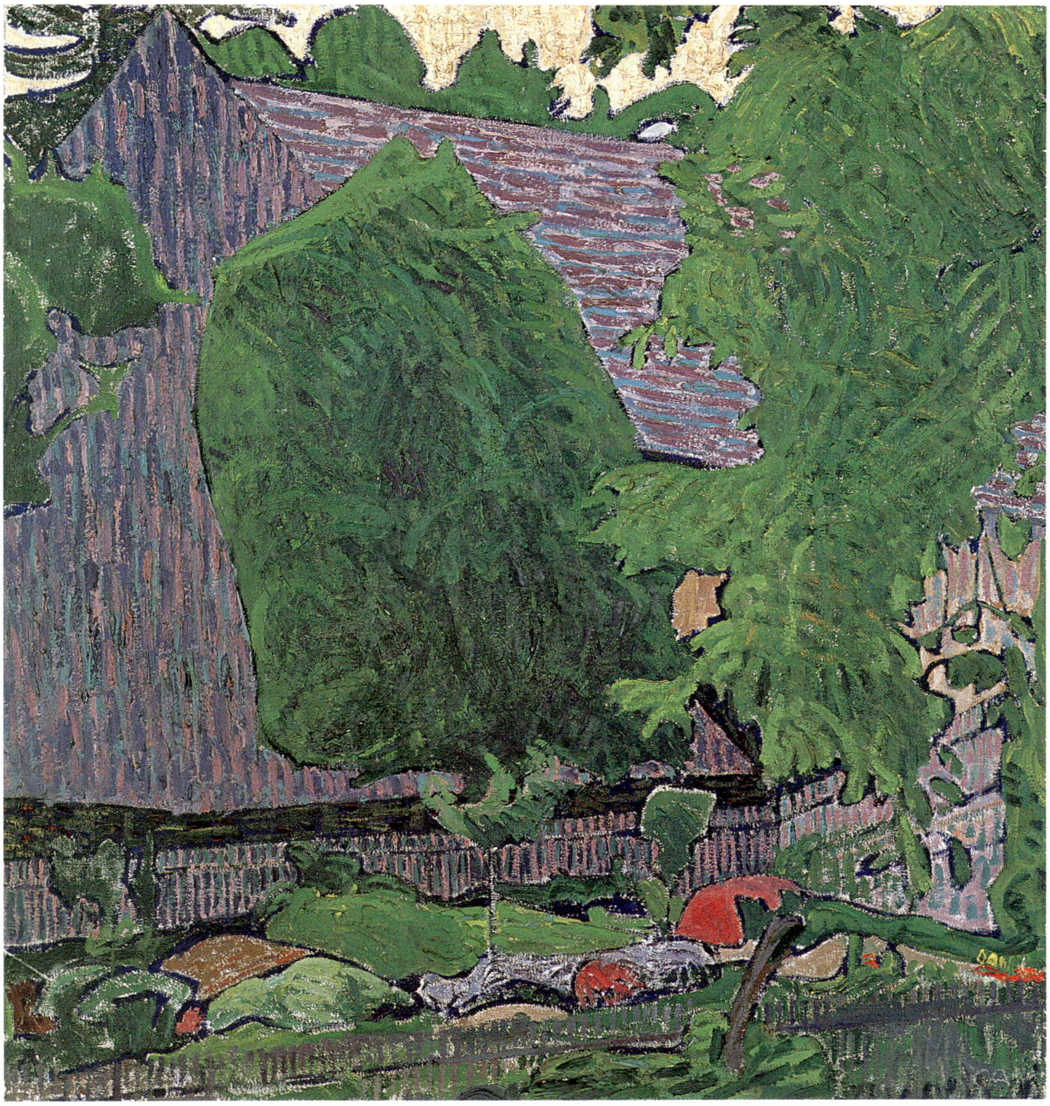

113 Cuno Amiet,
»Hof auf Oschwand
***(Bauernhaus auf Oschwand)«**, 1907*
Öl auf Leinwand, 99 x 91 cm
bez. u. re.: »CA«
Privatbesitz

Abb. 9
Giovanni Giacometti, »Abend auf der Alp«,
1906, Öl auf Leinwand, 115 x 159,5 cm, Kunstsammlung des Bundes

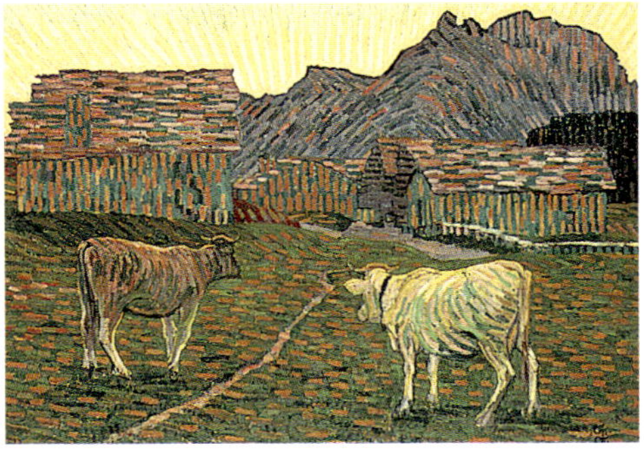

Kunst nicht allzuweit reichten: Amiet hatte durch Reisen wohl einige neuere Gemälde selbst gesehen, Giacometti jedoch war seit seiner Studienzeit nicht mehr nach Paris gekommen, und seine Kenntnisse der neueren Entwicklungen beruhten auf Berichten von Freunden und der Lektüre von Zeitschriften. So erhielt er im November 1906 von René Auberjonois die 1893 im *Mercure de France* erschienenen Briefe van Goghs an Emile Bernard zugeschickt, die ihn tief beeindruckten.[25] Im Juli 1907 lieh Amiet van Goghs Gemälde »Les deux enfants« von 1890[26] vom Zürcher Sammler Richard Kisling aus, der es kurz zuvor erworben hatte. Gemeinsam kopierten Amiet und Giacometti das Gemälde, Amiet in zwei Ölfassungen,[27] Giacometti als Aquarell. In den Bildnissen des »Giovanin de Vöja« suchte Giacometti van Goghs langgezogene Pinselstriche in der Modellierung der Figur nachzuahmen (Abb. 8). Allerdings erscheinen sie bei ihm nicht fein gewellt, sondern kürzer und breiter, was ihre Verwandtschaft mit der pointillistischen Tupfentechnik noch erahnen läßt. Für das zeitgenössische Publikum erschienen diese Arbeiten jedoch äußerst suggestiv, schrieb doch Hans Trog im Juli 1908: »Nach van Gogh kann man sich sehr wohl und mit Genuß bei Amiet und Giacometti aufhalten. In der begeisterten Freude an festlichem Farbenglanz sind sie van Goghs künstlerische Glaubensgenossen. Man kann sogar sagen: ihr Sehen ist noch ausgesprochener (ich sage nicht: feiner) auf die Farbe hin organisiert.« Und er kam zum lobenden Schluß: »Sie sind unsere Erzieher zu van Gogh geworden. Dafür wollen wir ihnen aufrichtig dankbar sein.«[28]

Im Oktober 1907 reisten Amiet und Giacometti nach Paris, um die Cézanne-Ausstellung im Salon d'Automne zu besuchen. Hatte Amiet schon um 1906 zu einem selbstbewußten und kühnen Umgang mit der ganz auf den Pinselduktus und die Verwendung der Farbe reduzierten Komposition gefunden, so

Lukas Gloor, *Von Böcklin zu Cézanne: Die Rezeption des französischen Impressionismus in der deutschen Schweiz*, Bern, Frankfurt/M, New York 1986 (Europäische Hochschulschriften: Reihe XXVIII, Kunstgeschichte, Band 58), S. 97.

25 1906 erschien bei Bruno Cassirer in Berlin eine erste deutsche Buchausgabe von van Goghs Briefen; eine französische Ausgabe wurde erst 1911 von Ambroise Vollard herausgegeben.

26 De la Faille, Nr. 784.

27 Die beiden Gemälde Amiets sind abgebildet in Beat Stutzer, »Unsere Erzieher zu van Gogh: Amiet und Giacometti«, in *Du*, Jg. 48, Nr. 5 (Mai 1988), S. 34.

28 Hans Trog, »Kunstchronik: Aus dem Künstlerhaus«, in *Neue Zürcher Zeitung*, 19.7.1908.

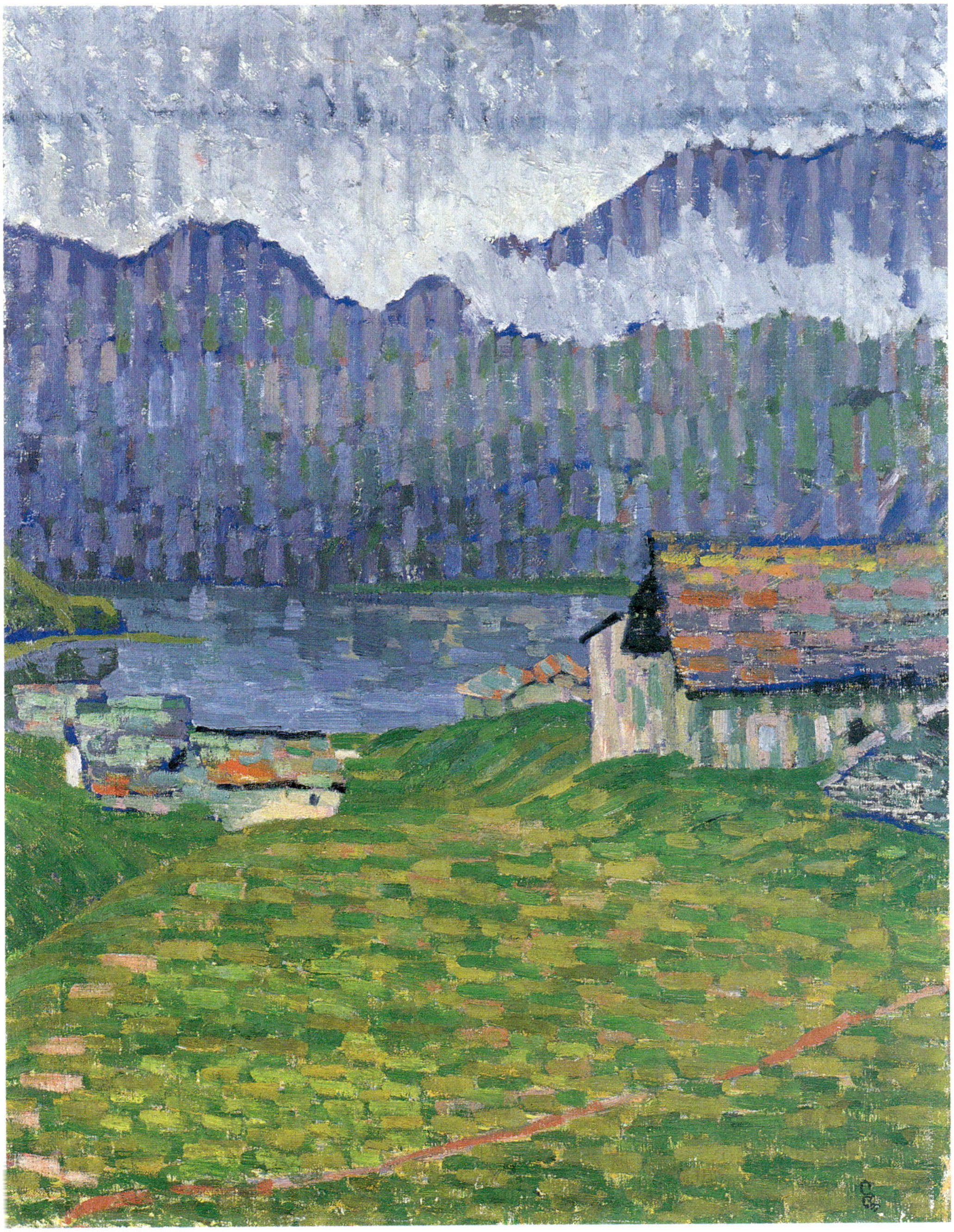

1[illegible]4 Giovanni Giacometti,
***»Regentag bei Capolago«**, 1907*
Ö. auf Leinwand, 80 x 60 cm

monogr. u. re.: »GG«
Bündner Kunstmuseum, Chur

brachten die Jahre 1907/08 Giacometti einen vergleichbaren Durchbruch. Dafür steht beispielsweise »Giorno di pioggia (Capolago)« (Kat.Nr. 114), in dem Giacometti von der ins Manieristische abgleitenden Streifentechnik von »Abend auf der Alp« (Abb. 9) zu einer Darstellungsweise fand, die Eigenwertigkeit des malerischen Ausdrucks – die Vertikalen und Horizontalen der Pinselführung – und Verweis auf die Landschaft zu verbinden vermochte.

Nicht nur in der Schweiz hatten Amiet und Giacometti sich durchgesetzt, auch in Deutschland war die jüngere Künstlergeneration auf diese Maler aufmerksam geworden. Schon im Herbst 1906 hatte Erich Heckel Amiet eingeladen, der Künstlergemeinschaft »Brücke« beizutreten.[29] 1908 lud die »Brücke« auch Giacometti zu ihrer Ausstellung im Kunstsalon Emil Richter in Dresden ein.[30] Da im kleinen Kabinett des Kunstsalons gleichzeitig eine Auswahl von Werken der »Vertreter der modernsten Richtung in Frankreich«[31] gezeigt wurde, zur Hauptsache der Fauvisten,[32] stießen Amiet und Giacometti in einer deutschen Ausstellung erstmals auf ihre französischen Zeitgenossen, die in manchem ebenfalls die Malerei van Goghs zur Grundlage ihrer Malerei gemacht hatten, wenn sie auch zu weitaus selbständigeren und kühneren Formulierungen vorgestoßen waren.

29 Vgl. das Einladungsschreiben vom 1.9.1906 an Amiet und das Bestätigungsschreiben Erich Heckels vom 12.9.1906 (Georg Reinhardt, *Die frühe »Brücke«: Beiträge zur Geschichte und zum Werk der Dresdner Künstlergruppe »Brücke« der Jahre 1905 bis 1908*, Ausst.-Kat. Brücke-Museum, Berlin 1978 (Brücke-Archiv, Heft 9/10), S. 44). Vgl. auch *Cuno Amiet und die Maler der Brücke*, Ausst.-Kat. Kunsthaus Zürich / Brücke-Museum, Berlin 1979; Eberhard Roters, »Beiträge zur Geschichte der Künstlergruppe ›Brücke‹ in den Jahren 1905–1907«, in *Jahrbuch der Berliner Museen*, Bd. 2 (1960), S. 172–210; Günter Krüger, »Die Künstlergemeinschaft Brücke und die Schweiz«, a.a.O., S. 131–161.

30 Karl Schmidt-Rottluff an Cuno Amiet, 8.8.1908 (Georg Reinhardt, *Die frühe »Brücke«*, a.a.O., S. 150).

31 *Dresdner Journal*, Nr. 213, 12.9.1908, S. 6 (zitiert in: Georg Reinhardt, Die frühe »Brücke«, a.a.O., S. 146).

32 Georg Reinhardt, *Die frühe »Brücke«*, a.a.O., S. 142–143.

Cuno Amiet
(1868 Solothurn – 1961 Oschwand / Kanton Bern)

1886–1888 Studium an der Kunstakademie München.
1887 Bekanntschaft mit Giovanni Giacometti.
1888–1891 Gemeinsames Studium an der Académie Julian in Paris.
1892 Im Frühjahr erneuter Aufenthalt in Paris.
1892/93 Für 13 Monate hält er sich in Pont-Aven, in der Bretagne auf. Hier kommt er erstmalig mit Werken van Goghs und Gauguins in Berührung.
1895 Aufenthalt in Stampa mit Giacometti, der die Begegnung mit Segantini vermittelt und von dem neue Farbexperimente angeregt werden.
1898 Teilnahme an der Ausstellung der Münchener Sezession.
1901/02 Teilnahme an der Ausstellung der Wiener Sezession; Reise nach Dresden und in andere deutsche Städte.
1904 Die Wiener Sezession zeigt 30 Werke von ihm. Hier lernt er Gustav Klimt kennen und sieht vermutlich Klimts Bild »Der Birnbaum« aus dem Jahr 1903. »Bei ihm [Klimt], in seinem Atelier, sah ich dann Sachen, die seinem Wesen eher zu entsprechen schienen [...]; namentlich ein Apfelbaum in quadratischem Rahmen, gefiel mir sehr!« Stellt u.a. in folgenden Orten aus: Prag, Künstlerhaus; Düsseldorf, Internationale Kunstausstellung; Karlsruhe, Badischer Kunstverein; Berliner Sezession; sieht in München Werke der Neoimpressionisten bei der »Phalanx«, die ihm neue Anstöße für seine eigene Kunst geben.
1905 Im Februar Einzelausstellung in Zürich im Künstlerhaus (etwa 40 Bilder: leuchtende Bilder mit großen, durch Farbtupfen belebten Flächen), die anschließend im Mai in Dresden in der Galerie Richter gezeigt wird. Diese Ausstellung wird von Heckel, Kirchner und Schmidt-Rottluff gesehen, die sich zwei Wochen, nachdem die Ausstellung wegen des geringen Erfolgs geschlossen worden war, zur »Brücke« zusammenschließen. Schmidt-Rottluff berichtet:

»Amiet war uns mit seinen großen Farbflächen voraus.«
1906 stellte er bei der Berliner Sezession aus. Im September Einladung zur Mitgliedschaft in der »Brücke« von Erich Heckel, der er bis zur Auflösung 1913 angehört; Teilnahme an der Berliner Sezession; schickt einige Bilder für die ersten Orts- und Wanderausstellungen der »Brücke«. Seine Bilder zeigen eine gewisse Nähe zum Neoimpressionismus. In der Zeitschrift *Kunst und Künstler*, im Verlag von Bruno Cassirer in Berlin, erscheint ein ausführlicher Aufsatz über »Kuno Amiet« von Hermann Kesser-Zürich. »Er redet in Farben. Aber seine Sprache ist von einem Empfinden für *alle* künstlerischen Werte getragen [...]. Die Farben sind in einem lebendigen Nebeneinander, den Zusammenhang giebt (!) das Licht, das sich an die Materie wie eine Schale legt. Wo es nötig ist, wird die Farbe ungemischt und ungebrochen aufgetragen und zwar in deren grossen Partien, um ihre substanzielle Geltung und gegenständliche Bedeutung vor ein Auge zu rücken, das somit die Farbe nicht mehr als Färbung eines Gegenstandes, als Element eines Ganzen, sondern als Ursache des malerischen Geschehens selbst, als eine von der realen Welt losgelöste Erscheinung betrachten soll.« Bei der ersten Ausstellung der »Brücke« in Dresden ist er mit dem Bild »Der Geiger (Emil Witwer-Gelpke)« von 1905 vertreten.
1907 arrangiert er eine »Brücke«-Ausstellung in Solothurn. Da er bislang nur Photos der Exponate gesehen hatte, zeigt er sich von der Farbigkeit der Bilder sehr überrascht. Wenngleich Amiets Brief, den er anläßlich dieser Ausstellung an Heckel geschrieben hat, verlorengegangen ist, so ist doch Heckels Antwort aufschlußreich. Er berichtet darin, daß die Bilder, die er von Seurat gesehen habe, aufgrund der für ihn fehlenden persönlichen Leidenschaft unsympathisch seien. Daraus geht hervor, daß Amiet seinen Kollegen die Empfehlung gegeben hatte, bei Seurat zu lernen, um die von ihm offensichtlich als zu leidenschaftlich empfundene Malerei zu besänftigen.– Paris-Reise mit F. Baur und Giacometti zur Cézanne-Ausstellung; Gruppenausstellung der »Brücke«-Künstler im Kunstsalon Richter in Dresden. Im Mai war Amiets Werk im Pariser Salon des Artistes Indépendants zu sehen, denen er bereits 1893 beigetreten war.
1908 stellt er im Salon des Indépendants in Paris, in Zürich, Aarau und Winterthur, mit den Künstlern der »Brücke« in Kopenhagen, Oslo und erneut im Kunstsalon Richter in Dresden aus. Oschwand wird zu einer Art »Wallfahrtsort«, wo er gastfreundlich neben anderen Künstlern Paul Klee und Alexej von Jawlensky empfängt.
1909 ist er auf folgenden Ausstellungen vertreten: in der Galerie Thannhauser in München, in der Galerie Miethke in Wien sowie in Paris.
1910 Teilnahme an der Berliner Sezession, Ausstellungen in Leipzig, im Nemzeti Salon in Budapest, auf der internationalen Ausstellung in Zürich und erneut mit den Künstlern der »Brücke« in der Galerie Arnold in Dresden.
1911 fährt er nach München, um eine eigene Ausstellung für das nächste Jahr in der Modernen Galerie Thannhauser vorzubereiten; Zusammentreffen mit Kandinsky, Macke, Campendonk, Moilliet und Klee. Amiet ist beeindruckt von Kandinskys Manuskript »Über das Geistige in der Kunst«. Er ist auf der Ausstellung *Kunst unserer Zeit* in Köln vertreten.
1912 Teilnahme an zahlreichen Ausstellungen, u.a.: Große Kunstausstellung in Dresden, Internationale Ausstellung in Amsterdam; für die Schweiz auf der Sonderbundausstellung in Köln; in Köln erstmals persönlicher Kontakt zu den Mitgliedern der »Brücke«; macht dort die Bekanntschaft mit Heckel und Kirchner; Einzelausstellung in der Galerie Tannhauser in München; zusammen mit Macke Ausstellung im Kunstverein von Jena; mit den Künstlern der »Brücke« in der Galerie Gurlitt in Berlin sowie eine Einzelausstellung in der Galerie Arnold in Dresden.
1931 Beim Brand des Glaspalastes in München verbrennt ein großer Teil seines Frühwerks

Giovanni Giacometti

(1868 Stampa (Graubünden) –1933 Glion)

1883 entsteht sein erstes Selbstbildnis.
1886 entschließt er sich, in München das Studium der Malerei an der Kunstgewerbeschule aufzunehmen.
1887 begegnet er Amiet in München.
1888 sehen er und Amiet im Mai die Internationale Kunstausstellung in München und beschließen, ihr Studium ab Oktober in Paris fortzusetzen.
1888–1891 Studium an der Académie Julian.
1894 Im Herbst besucht er in Maloja Giovanni Segantini, dem er weitere künstlerische Anregungen verdankt, speziell das divisionistische Verfahren.
1895 erhält er Besuch von Amiet, der von Gauguin und van Gogh erzählt; gemeinsamer Aufenthalt in Stampa; dort auch Begegnung mit Giovanni Segantini; über die künstlerischen Auseinandersetzungen mit den Neoimpressionisten Frankreichs aus den 90er Jahren gelangt er zu einem persönlichen Stil.
1896 Giacometti besucht Amiet. Bis 1899 steht er in Segantinis Bann und versucht sich in der divisionistischen Malart.
1900 Er ist auf der Weltausstellung in Paris vertreten.
1905 Erwirbt er in Stampa ein Haus mit Atelier; Amiet und Giacometti nähern sich einander an.
1907 schreibt Kesser in *Die Kunst*: »Entscheidende Merkmale seiner Kunst sind seine starke dekorative Tendenz und das Bestreben, alles Farbige einander zu verbinden, die gesamten Werte auf eine zusammenhängende Formel zu bringen. Vom Pointillistischen sind seine reifen selbständig gestalteten Werke weit entfernt.« Amiet und Giacometti besuchen die Cézanne-Ausstellung in Paris und kopieren in der Schweiz Werke von van Gogh.
1908 richtet er ein Sommerhaus in Capolago, Maloja ein. Er beteiligt sich auf Empfehlung Amiets an der »Brücke«-Ausstellung und stellt im Salon Richter in Dresden aus. Er besucht Amiet auf der Oschwand.
1909 Ausstellung bei Thannhauser in München.
1910 Ausstellungen in Jena und Düsseldorf.
1912 ist er mit zwei Werken an der Sonderbundausstellung in Köln vertreten.

Die Befreiung der Farbe in Italien – Divisionismus und Futurismus

Daniela Mondini
Felix Studinka

Ihr haltet uns für verrückt. Wir sind aber die Primitiven einer neuen, völlig verwandelten Sensibilität.

Außerhalb der Atmosphäre, in der wir leben, ist nur Finsternis. Wir Futuristen steigen zu den höchsten und leuchtendsten Gipfeln auf, und wir rufen uns als die Herren des Lichts aus, denn wir trinken schon aus den Quellwassern der Sonne.[1]

Boccioni, Carrà, Russolo, Balla, Severini

Als sich die futuristischen Maler im Februar 1912 in der Pariser Galerie Bernheim-Jeune erstmals dem französischen Publikum vorstellten, wurden ihre auffallenden Farbsetzungen mit Begriffen wie »Konfettis«, »Feuerwerk«, und »polychrome Urwüchsigkeit« aufgenommen.[2]

In der Tat häufte sich um das zentrale Problem der Futuristen, die dynamische Beziehung zwischen Form und Raum, ein überquellender Reichtum formaler Experimente. Der Breite des Formvokabulars entsprachen die verschiedenen Verfahren, mit denen die Künstler eine vom Gegenstand sich lösende, gleichsam aufsiedende Farbigkeit hervorbrachten. Ihr strahlendes Leuchten hatten die Maler durch ein koloristisches Sensorium erreicht, das sie der Kenntnis der Prinzipien der chromatischen Farbzerlegung verdankten.

Über diese vordergründige Übereinstimmung mit der von Seurat eingeschlagenen Richtung hinaus, in der gewissermaßen die wissenschaftlich erforschten Wirkungsweisen der Farbe methodisch eingesetzt wurden, kam in den futuristischen »Farbexplosionen«[3] auch ein Moment zum Ausdruck, dem sich verschiedene primitivistische Strömungen zu Beginn des Jahrhunderts verschrieben hatten: Mit dem Einsatz der reinen, leuchtenden Farbe sollte mit dem Akademismus gebrochen und eine Sensibilität der Ursprünglichkeit erreicht werden. Die Entflechtung der komplexen und kontrastarmen Tonabstufungen der italienischen *fin-de-siècle*-Malerei sollte eine Rückkehr zu den schöpferischen Grundlagen bewirken und der Farbe als Äquivalent für psychisches Erleben freie Entfaltung einräumen.

1 »Die futuristische Malerei – Technisches Manifest«, Mailand, 11. April 1910. Übersetzung aus Umbro Apollonio, *Der Futurismus, Manifeste und Dokumente einer künstlerischen Revolution 1909–1918*, Köln 1972, S. 43.

2 N. Novelli, »Contributo a una bibliografia della fortuna del futurismo in Francia (1909–1920)«, in P. A. Jannini (Hg.), *La fortuna del Futurismo in Francia*, Studi e ricerche di P. A. Jannini, G. Lista, G. Orlandi Cerenza, G.A. Bertozzi, Rom, S. 231 und 237.

3 Giacomo Balla, »Das Manifest der Farbe«, Oktober 1918, in Apollonio, *Der Futurismus*, a.a.O., S. 246.

Zwar hat die »tobende Horde des epileptischen Futurismus«[4] mit ihrem verwegenen Auftritt beeindruckt – zum Pariser Ambiente, das im Bann von Fauvismus und Kubismus stand, stellte sie einen markanten, teilweise auch beabsichtigten Gegensatz dar –, aber dem Befreiungsdrang der Italiener, der in ihren Erkundungen neuer Ausdrucksmöglichkeiten der Farbe zum Ausdruck kam, war die französische Malerei zuvorgekommen – dafür mag der Hinweis auf Matisse oder Signac genügen. Wenn bestimmte Elemente der futuristischen Malerei in Frankreich als fortschrittlich auffallen konnten, so gewiß nicht in erster Linie die Farbe, die weniger im Brennpunkt der künstlerischen Auseinandersetzung der Futuristen stand; sie wurde vielmehr als Instrument zur Steigerung des Ausdrucks verstanden.

Mit der ersten Ausstellung der Futuristen in Paris traf ungebändigte Vitalität mit einem Hang zum Irrationalen auf französische Geistigkeit mit ihrem Sensorium für Musikalität und *sérénité*. Vor den auf harmonisches Raffinement geeichten Augen bäumte sich ein ungestümer Romantizismus auf und feierte die Apotheose des Lichts – aber nicht jenes der Lebensfreude spendenden Mittelmeersonne, sondern des brutalen künstlichen Lichts: Die prometheische Poesie der Futuristen nährte sich vom elektrischen, mithin vom Menschen geschaffenen Licht, das der Welt den Weg ins Zeitalter der Kommunikation und der Geschwindigkeit erhellte.

Daß die Befreiung der Farbe in Italien andere Wege ging als in Frankreich, war jedoch nicht bloß eine Frage des Temperaments: Viele italienische Künstler der Generation der Futuristen haben sich mit Bitterkeit und Verzweiflung über die damalige kulturelle Rückständigkeit ihres Landes geäußert.[5] Mit Ausnahme von Florenz waren die künstlerischen Problemstellungen des Impressionismus nur spärlich nach Italien gedrungen. Folglich waren die künftigen Futuristen auch nicht auf deren Weiterentwicklung durch Seurat und Signac vorbereitet. Für die Betrachtung der futuristischen Farbigkeit ist daher ein Aspekt zu bedenken, der vom lange währenden Ausschluß Italiens von den künstlerischen Debatten nördlich der Alpen herrührt: Die Futuristen reagierten mit ihrer charakteristischen Polemik auf die französische Avantgarde, indem sie zu deren Vertretern in ein rivalisierendes Verhältnis traten und ihre Eigenleistung betonten, ja Überlegenheit reklamierten. Tatsächlich glich die breite Vielfalt ihrer Farbwogen einem Schlachtruf, während die formalen Folgen ihrer wortgewaltigen Proklamationen erst noch zu definieren waren.

Entscheidender als die kampflustige Reaktion der Futuristen auf die französische Malerei war letztlich die allen am Gründungsmanifest beteiligten Malern gemeinsame koloristische Herkunft vom sogenannten italienischen Divisionismus. Der Text zur Pariser Ausstellung, wonach sich die Futuristen »an die Spitze der europäischen Malerei« stellten und »einen anderen, aber gewissermaßen parallelen Weg zu jenem der französischen Neoimpressio-

4 N. Novelli, »Contributo«, a.a.O., S. 237. Die irrationale Farbwirkung deutet auch die Rezension der 1. Ausstellung freier Kunst im Ricordi-Pavillon in Mailand des *Corriere della Sera* (2. Mai 1911) an, die von »verrücktesten Farborgien« spricht (Apollonio, *Der Futurismus*, a.a.O., S. 7).

5 So hat auch Carlo Carrà seine Ausgangslage als junger Maler in einer künstlerischen Umgebung geschildert, die zu einem »geradezu unglaublichen Grad von Würdelosigkeit, Kitsch und Gesinnungsmangel« herabgesunken war. »Carlo Carrà«, in Edouard Roditi, *Dialoge über Kunst*, Frankfurt a. M. (2. Aufl.) 1991, S. 24.

nisten, Synthetisten und Kubisten« beschritten, ist diesbezüglich aufschlußreich.[6] Bei aller Rhetorik trifft diese Feststellung gerade in bezug auf die Farbe zu, denn die Maler hatten sich vor ihrem Zusammenschluß aller der Mittel der divisionistischen Bewegung bedient, die von den französischen Farbkonzepten weitgehend unabhängig und nicht nur, wie lange geglaubt, ein provinzieller Reflex des Neoimpressionismus waren.[7]

Als jüngste Generation des italienischen Divisionismus, der vom letzten Jahrzehnt des 19. Jahrhunderts an entscheidende Impulse für die Entwicklung neuer Ausdrucksmittel in Italien geliefert hatte, machten die Futuristen deutlich, daß die 25 Jahre zurückliegende Einführung der neuen optischen Theorien in der heimischen Malerei auf ganz anderen Boden gefallen war als in Frankreich. Obwohl die Bezeichnung der Bewegung als Divisionismus einen systematischen Umgang mit der optischen Mischung und Wirkung der Simultankontraste suggerierte, war der farbtheoretische Aspekt doch stets den Inhalten untergeordnet. Die bewußte Aufhellung der Palette und der chromatische Farbgebrauch traten gleichzeitig mit den verschiedensten Kunstphilosophien auf. Das wurde bereits deutlich, als die Bewegung 1891 anläßlich der National-Ausstellung in der Mailänder Accademia di Brera erstmals mit Werken von Giovanni Segantini (1858–1899), Angelo Morbelli (1853–1919) und Gaetano Previati (1852–1920) in Erscheinung trat. Die drei Protagonisten des italienischen Divisionismus besetzten als Vertreter eines pantheistischen Naturalismus, eines sozial engagierten Realismus und eines mystischen Symbolismus die Extrempositionen der norditalienischen Kunstlandschaft.

Der Heterogenität künstlerischer Anschauungen entsprach die Vielfalt der Anwendungsweisen der optischen Farbzerlegung, die im übrigen meistens mit der herkömmlichen Pigmentmischung kombiniert wurde. Sie eignete sich ebensogut für Previatis gefühlsbetont ondulierenden Duktus, der den Gegenstand in mystisch-religiös gedeutetes goldenes Sonnenlicht taucht, wie für Vittore Grubicys flirrende Atmosphäre evozierendes, ebenmäßig verteiltes Pointillé. Angelo Morbelli und *Giuseppe Pellizza* (1868–1907) überzogen ihre sozialkritisch inspirierte Malerei aufgrund genauer Studien des Sonnenlichts mit geradezu atomisierten Farbpartikeln (Abb. 1), während Segantini eine Pinselschrift entwickelte, die die Farbe bald arabeskenhaft graphisch ordnete, bald zu einer taktilen Oberfläche von sich überlagernden richtungslosen Strichen fügte.

Eine zentrale Rolle für den italienischen Divisionismus spielte der Mailänder Kritiker, Kunsthändler und Maler Vittore Grubicy (1851–1920). Er entdeckte zahlreiche Künstler aus der Tradition der luministischen Tonmalerei der Scapigliatura, der italienischen Entsprechung zur Boheme, und machte sie mit den revolutionären optischen Theorien vertraut. Sein publizistischer Eifer und die Förderung der durch ihn selbst zum Divisionismus geführten Künstler mittels Ausstellungen im In- und Aus-

6 Umberto Boccioni, Carlo Carrà, Luigi Russolo, Giacomo Balla, Gino Severini, »Les exposants au public«, im Ausst.-Kat. *Les peintres futuristes italiens, Exposition du lundi 5 au samedi 24 février 1912. Paris, chez MM. Bernheim-Jeune et Cie.*, abgedruckt in *Archivi del Futurismo*, Maria Drudi Gambillo und Teresa Fiori (Hg.), Rom 1958, Bd. 1, S. 104.

7 Zum italienischen Divisionismus vgl. Fortunato Bellonzi, *Il Divisionismo nella Pittura Italiana*, Mailand 1967; Teresa Fiori (Hg.), *Archivi del Divisionismo*, 2 Bde., Rom 1968; Annie-Paule Quinsac, *La peinture divisionniste italienne, origines et premiers développements 1880–1895*, Paris 1972; Gabriella Belli u.a. (Hg.), Divisionismo italiano, Ausst.-Kat. Museo d'Arte Moderna e Contemporanea di Trento e Rovereto, Trient 1990.

Abb. 1
Giuseppe Pellizza da Volpedo, »Il sole nascente / Il sole«,
1903/04, Öl auf Leinwand, 150 x 150 cm, Galleria Nazionale d'Arte Moderna, Rom

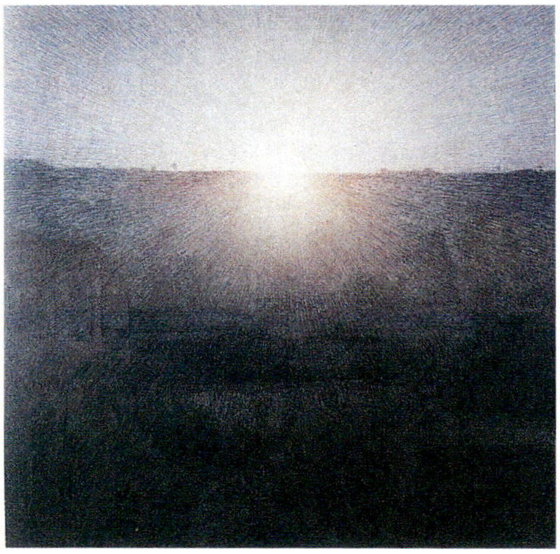

land machten ihn zum Apostel der neuen Bewegung, die sich nach der Lombardei auch auf Ligurien und Latium ausbreitete.

Dank der zahlreichen Reisen und Kontakte in Europa und der Aufgeschlossenheit für moderne künstlerische Thesen hat Grubicy entscheidend zur Erweiterung des kulturellen Horizonts der Divisionisten beigetragen. Seine Kenntnis der französischen Impressionisten und Neoimpressionisten war dennoch vage. Es ist wahrscheinlich, daß er Seurats Werk nicht aus eigener Anschauung kannte. Dies schmälerte jedoch nicht sein Sendungsbewußtsein als Vermittler der Lichtanalysen von Maxwell und Helmholtz, der Lichtwertberechnungen von Rood und Chevreuls Lehre vom Simultankontrast, die schon Seurats theoretische Grundlagen gewesen waren. Eine intellektuelle Auseinandersetzung mit den optischen Theorien unter Künstlern, wie sie Morbelli und Pellizza gemeinsam pflegten, blieb indessen Ausnahme.[8] Die divisionistische Bewegung hat die italienische Malerei nicht intellektualisiert: Im Gegensatz zu Seurats genau kalkulierter Bildsprache ist die prismatische Farbaufteilung in Italien ungezwungen, empirisch und intuitiv angewendet worden, weshalb sie viele individuelle Lösungen hervorbrachte und keine auf Licht- und Farbprobleme bezogene Gruppenidentität stiftete. Die enorme Leuchtkraft, die das Prinzip der Farbzerlegung den Bildern verlieh, war entscheidend, während die Kompositionen zumeist ihre traditionellen Muster behielten (Kat.Nr. 115).

Die neuen technischen Vorschläge zur farbigen Materialisierung des Lichts bedeuteten daher vor allem einen Fortschritt sowohl in Richtung der realistischeren Wiedergabe als auch in Richtung gesteigerter Expressivität. Der Divisionismus bot damit den divergierenden Themenkreisen des späten 19. Jahrhunderts ein gemeinsames Ausdrucksmittel, das sich als folgenreichste Innovation für die italienische Malerei

8 Eine späte Bilanz des italienischen Divisionismus verfaßte Gaetano Previati, *Principii scientifici del Divisionismo (La technica della pittura)*, Turin 1906. Dieses umfassende Künstlerhandbuch wurde in der französischen Übersetzung von 1910 von Robert Delaunay rezipiert, vgl. John Gage, *Kulturgeschichte der Farbe*, Ravensburg 1994, S. 263.

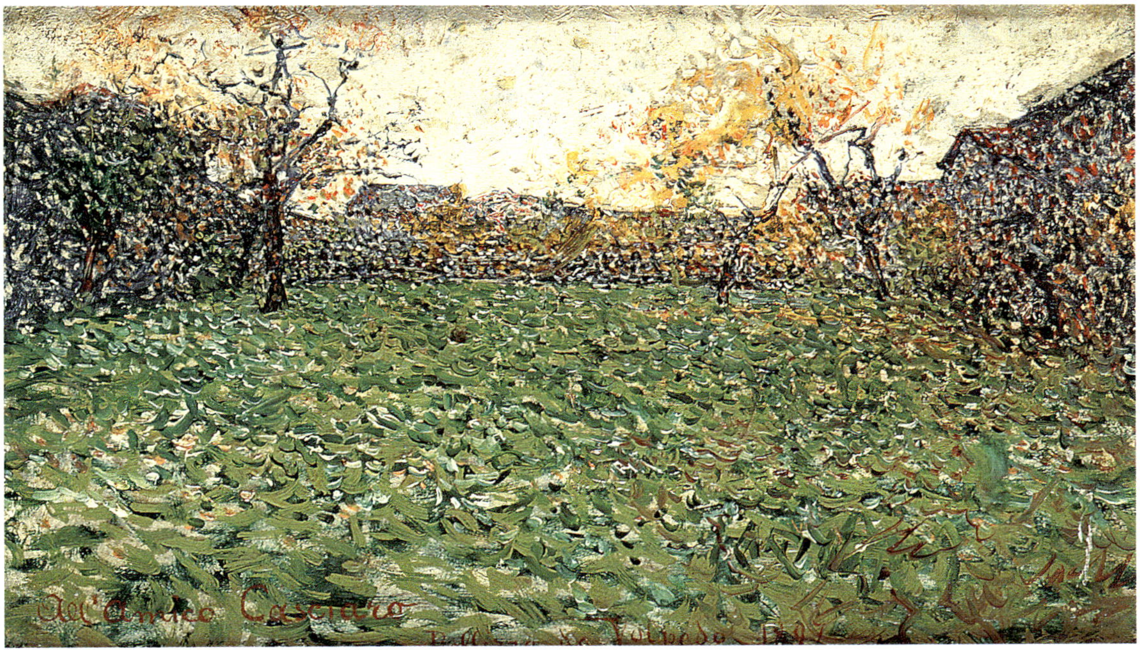

115 ***Giuseppe Pellizza da Volpedo,***
»Il prato«*, 1897*
(Die Wiese)
Öl auf Leinwand, 22,5 x 35 cm
bez.: »Pellizza da Volpedo 1897. |
All'amico Casciaro«
Museo e Gallerie Nazionali di Capodimonte,
Neapel M, G

auf dem Weg zur Moderne erweisen sollte.

Das Verhältnis der futuristischen Maler zu ihren divisionistischen Vorgängern und Weggenossen war widersprüchlich. Dem revolutionären Impetus, mit dem sie die bürgerlich beglaubigte Tradition verwarfen, konnte keine Malerei entsprechen, die nach träger Dekadenz und Statik roch. Wenn im »Manifest der futuristischen Maler« (1910) dennoch Previati und Segantini (der schon zwölf Jahre zuvor gestorben war) gehuldigt wurde, so nicht nur wegen ihrer divisionistisch geordneten Farbe, sondern vor allem wegen der fadenartigen Arabesken, in die sie gleichsam zu Energieströmen gefügt war und so dem futuristischen Ausdrucksverlangen nach subjektiver Bewegtheit vorgriff.[9] Die formalen Möglichkeiten, die der italienische Divisionismus eröffnet hatte, »dynamische Empfindungen« und »strahlende Lichtvisionen«[10] einzufangen, erwiesen sich für die Futuristen zweifellos als moderne Alternative zur dunklen Tonigkeit der vorherrschenden Malerei ihrer Zeit.

Doch der im Begriff des Divisionismus anklingende methodische Ernst vertrug sich schlecht mit dem anarchischen, alles Akademische verachtenden Gestus dieser Künstler. Im »Technischen Manifest der futuristischen Malerei« von 1910, in dem erstmals der Versuch unternommen wurde, den proklamierten Futurismus nachträglich als künstlerisch-formales Problem zu erläutern, wurde dieser Widerspruch aufgehoben, indem der wissenschaftlich begründete Begriff des Divisionismus in den Bereich des »angeborenen« Unbewußten umgewertet und als jeder authentischen Malerei innewohnendes Wesen dargestellt wurde: »Der Divisionismus ist aber nach unserer Auffassung kein technisches Mittel, das man methodisch erlernen und anwenden kann. Für den modernen Maler muß Divisionismus ein ANGEBORENER KOMPLEMENTARISMUS sein, den wir für wesentlich und unumgänglich halten.«[11]

Von dieser in Majuskeln präsentierten Wortschöpfung abgesehen, bot das »Technische Manifest« nicht, was sein Titel versprach, denn technische Fragestellungen traten vollkommen hinter der wortreichen Schöpfung einer an Marinettis literarischer Bildwelt orientierten Ikonographie zurück. Die maltechnische Ungezwungenheit der divisionistischen Vorgänger dauerte bei den Futuristen nicht nur fort – sie wurde zum Grundsatz erhoben: Statt sich durch a priori definierte Formprobleme neue Grenzen zu setzen, beschwörten die Futuristen gleichsam schicksalsergeben einen ungehemmten Inspirationsfluß.

Entsprechend beruhten ihre Farben weder auf dem neoimpressionistischen Vertrauen in optische Gesetzmäßigkeiten, noch waren sie mit den gleichzeitigen Farbsystematisierungen von Kandinsky vergleichbar, denn in jeder verbindlich getroffenen Farbwahl schien ihnen der Rückschritt in einen neuen Akademismus zu drohen.[12] Die futuristischen Farben entsprechen der rebellischen Haltung, die gegen das auftrumpft, was Marinetti als »Gefäng-

9 »Manifest der futuristischen Maler«, Mailand 11. Februar 1910, in: Apollonio, Der *Futurismus*, a.a.O., S. 37.

10 »Die futuristische Malerei – Technisches Manifest«, Mailand, 11. April 1910, deutsche Übers. in Apollonio, Der *Futurismus*, a.a.O., S. 42.

11 Ebd., S. 42.

12 Im Einleitungstext zum Pariser Ausstellungskatalog bezeichnen die Futuristen die Systematisierungen der Postimpressionisten und Kubisten als Rückschritt in bezug auf die impressionistischen Errungenschaften. Vgl. »Les exposants au public«, in *Archivi del Futurismo*, a.a.O., S. 104–105.

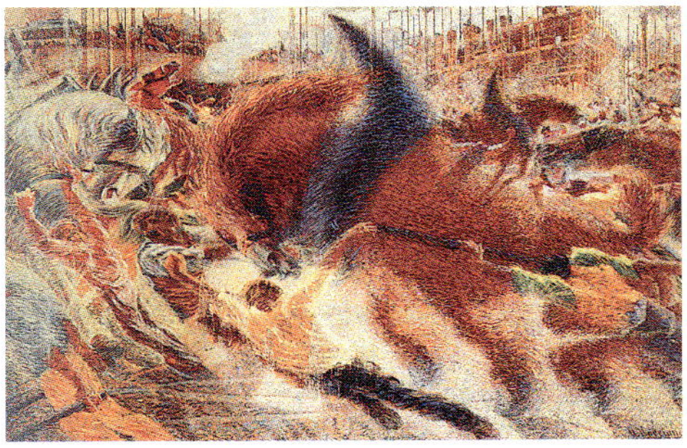

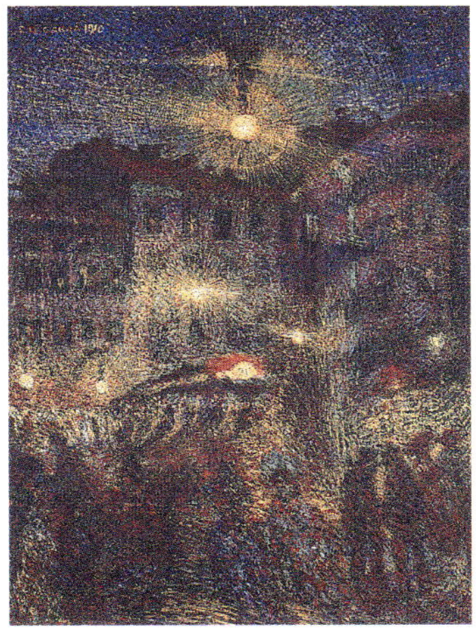

Abb. 2
Umberto Boccioni, »La città che sale«,
1910/11, Öl auf Leinwand, 199,3 x 301 cm, Museum of Modern Art, New York

Abb. 3
Carlo Carrà, »Notturno a Piazza Beccaria«, *1910, Öl auf Leinwand, 60 x 45 cm, Depositum Pinacoteca di Brera, Mailand (Collezione Jucker)*

nis der Vernunft« bezeichnete. In der vom Dichter ausgesprochenen Forderung, das Adjektiv abzuschaffen, »damit das bloße Substantiv seine wesenhafte Färbung beibehält«,[13] wird zugleich auch die elementare Bestimmung der befreiten Farbe formuliert. Übereinstimmend mit der Sprengung des gebundenen Verses und der Syntax in der Literatur soll mit der Abschaffung der trüben, differenzierenden Farbtöne in der Malerei das Tor zum »grenzenlosen Reich der freien Intuition«[14] aufgestoßen werden. Die Farbe ist nicht mehr Reflex der natürlichen Welt, sondern wird selbst sprechend. In diese Richtung einer formalen und thematischen Ausdehnung und Steigerung des Ausdrucks durch subjektive Farb- und Lichterlebnisse drangen die Futuristen um 1910/11 vor, wobei die Fiktion des »angeborenen Komplementarismus« ihrer Experimentierfreude großen Spielraum beim Ausloten und Überwinden der Mittel ließ, die ihnen die divisionistische Erfahrung erbracht hatte.[15]

Am Anfang dieser Entwicklung stehen *Boccionis* kleine lombardische Landschaften (»Treno che passa« und »Campagna con alberi«, 1908), die von einem hellen, luftigen Gewebe aus teils expressiven, teils mimetischen Tupfen und Strichen kontrastierender Farbe überzogen sind und von der freien Anwendung der chromatischen Mischung zeugen, die ihm sein Lehrer Balla mitgegeben hatte (Kat.Nr. 116, 117). Eine entscheidende Etappe der farblichen Befreiung markiert Boccioni mit dem monumentalen, aus den drei Grundfarben entwickelten Werk »La città che sale« (1910/11), eine Palette, die sein kritischer Verfechter Roberto Longhi als »cromatismo puro«[16] lobte (Abb. 2). Boccioni strebte mit der Anwendung komplementärer Kontraste und luministischer Effekte eine ekstatische Wirkung an. Seine pulsierende Darstellung der städtischen Dynamik rückt ihn darin in die Nähe von Carràs »Notturno a Piazza Beccaria« (1910, Abb. 3). In den Wirbeln, in die sich

13 »Technisches Manifest der futuristischen Literatur«, 11. Mai 1912, in Apollonio, *Der Futurismus*, a.a.O., S. 74
14 Ebd., S. 81.
15 Zur Realisierung der ikonographischen und technischen Forderungen des Manifests vgl. Fanette Roche-Pézard, *L'aventure futuriste 1909–1916*, Rom 1983.
16 Roberto Longhi, »I pittori futuristi«, in *La Voce*, V (1913), n. 15. Abgedruckt in Roberto Longhi, *Scritti giovanili 1912–1922; Edizione delle opere complete di Roberto Longhi I*, Florenz 1961, S. 53.

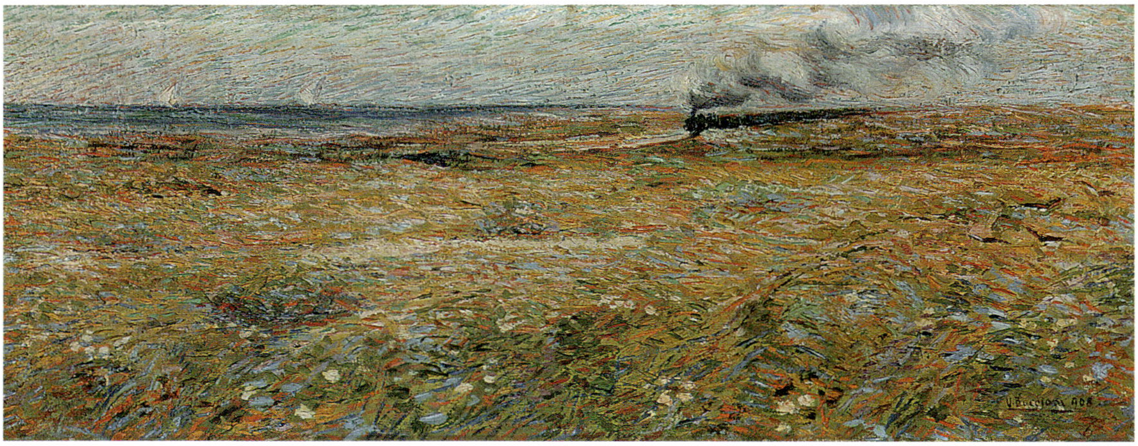

116 ***Umberto Boccioni,***
»Treno che passa«*, 1908*
(Vorbeifahrender Zug)
Öl auf Leinwand, 23 x 58 cm
bez. u. re.: »U. Bocconi 908«
Wvz. Calvesi / Coen Nr. 348
Museo della Città di Lugano,
(Sammlung Chiattone)

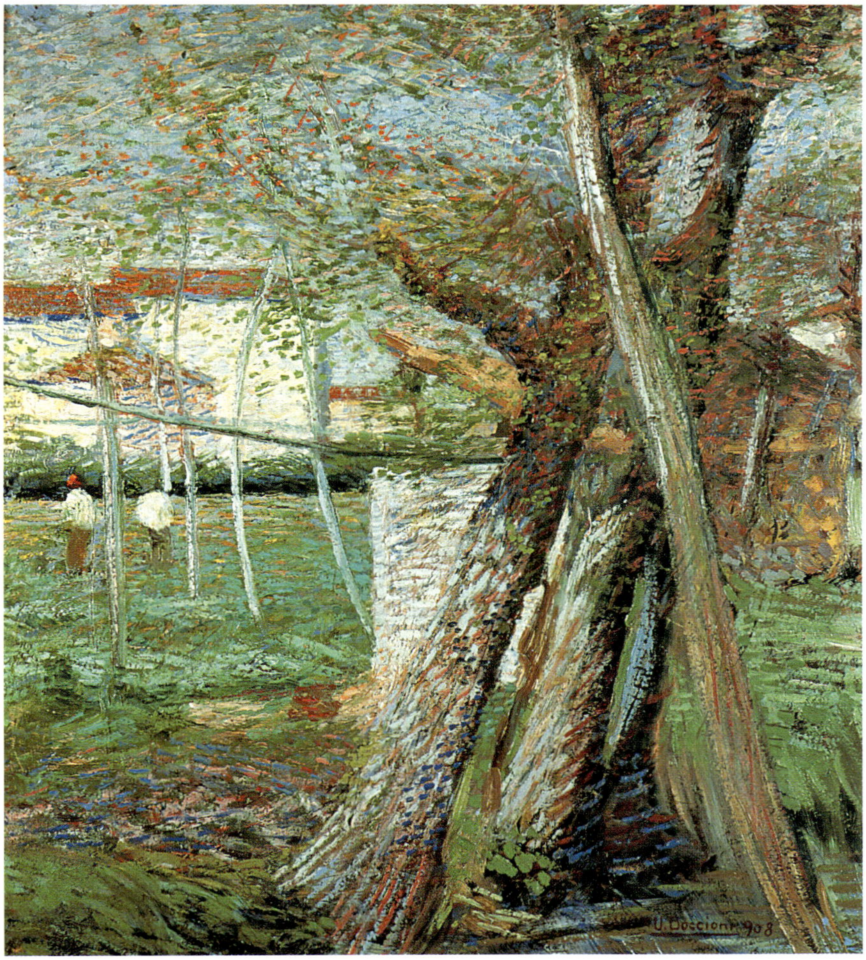

117 Umberto Boccioni,
***»Campagna con alberi«**, 1908*
(Landschaft mit Bäumen)
Öl auf Leinwand, 41 x 38 cm
Wvz. Calvesi / Coen Nr. 333
bez. u. re.: »U. Boccioni 908«
Museo della Città di Lugano,
(Sammlung Chiattone)

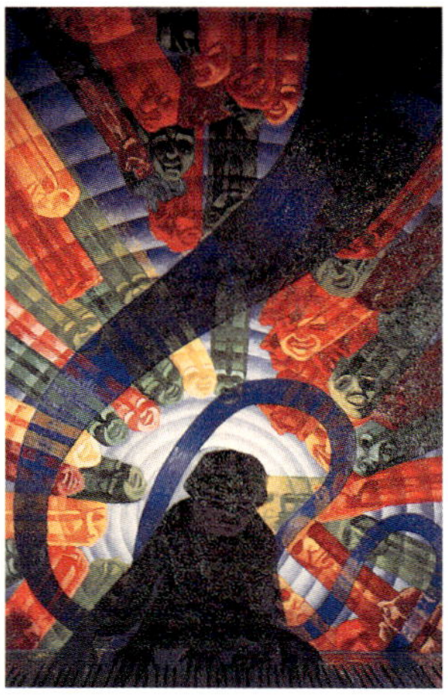

Abb. 4
Luigi Russolo,
»La musica«, *1911, Öl auf Leinwand, 225 x 140 cm, Sammlung Eric Estoric*

die Passanten unter dem Schein der Straßenlampen auflösen, wie in den Energieströmen von Boccionis Baustelle entmaterialisiert die Farbe den Gegenstand und schäumt gleichsam zu einem Farbraum aus fluoreszierenden Molekülen auf, in dem sich Innen und Außen durchdringen.

Bevor sich dieser Farbnebel unter dem Eindruck des Kubismus wieder verfestigt, wenden sich beide Maler von der flimmernden Pinselschrift des Divisionismus ab und finden zu einem freieren Duktus, der die Farbe zu fließenden Bändern sammelt (Carrà, »Nuotatrici«, 1910; Boccioni, »Stati d'animo«, 1911) und an den linearen Energien von Segantini und Previati anknüpft. Der blaue Mäander in Russolos »La musica« (1911, Abb. 4) ist eine der vielen Spielarten der emotional geladenen Farbbänder, mit denen vor allem Boccioni eine bildhafte Formel für den Bewußtseinsstrom suchte. Diese äußere Dynamisierung sollte zugleich innere Bewegtheit evozieren und als »Vibration des Ich« zu der von den Futuristen angestrebten »Malerei der Gemütszustände« führen.

Bedingung für die psychische Durchdringung der Wahrnehmungen war die Befreiung von allen formalen Konventionen. In dieser Hinsicht muß Russolo unter den Futuristen gewiß eine Extremposition zugestanden werden. Den nervösen Pinselhieben von Carrà und Boccioni stellt er einen Farbschmelz aus satten Tönen entgegen. Mit der Bildfindung von konzentrisch und linear sich vervielfachenden Echowellen, die für die futuristische Malerei charakteristisch werden sollte, durchbricht er radikaler als die anderen die Vorgaben der sichtbaren Wirklichkeit. Zwar leitet sich der konzentrische Effekt aus empirischen Untersuchungen von Lichthöfen ab – ein Motiv, das bei den frühen Futuristen häufig mit der Darstellung der Sonne oder elektrischen Lichts einherging –, doch hier legt sich der Hof nicht um eine reale Lichtquelle. Das künstlerische Problem einer angeblich objektiven Darstellbarkeit des Lichts hat sich aufgelöst – in Russolos halluzinatorisch durchscheinenden Wellen entsteht eine Farbe, die sich der sichtbaren Realität nicht versichern kann. Die Farbe lebt nicht vom Licht – sie konstituiert sich selbst.

Der divisionistische Maler Angelo Morbelli hat in seiner »Via Crucis del Divisionismo« genannten Sammlung von Gedanken und Zitaten mit den Worten von Gabriele d'Annunzio die Farbe als »Drang der Materie, sich in Licht zu verwandeln«, definiert.[17] Übereinstimmend damit haben Boccioni, Carrà und Russolo die Erscheinungswelt in ihre Elemente aufgelöst, um sie als »Herren des Lichts« in einen anderen Zustand entladen zu lassen, in dem die Farbe abstrakt für Unmittelbarkeit, Dynamik und Expansion steht.

Obwohl sicherlich alle Gründungsmitglieder des Futurismus – mit Ausnahme von Russolo – vor 1910 in Paris impressionistische und neoimpressionistische Bilder gesehen haben,[18] ist diese Erfahrung nur bei Balla und Severini sichtbar. Sie reagierten empfänglicher auf die französischen Lösungen. Ihre Sonderstellung im Umgang mit der Farbe liegt darin, daß beide das Licht der sichtbaren Wirklichkeit zumindest in ihrer frühen futuristischen Phase nicht aus den Augen verloren haben.

Als *Severini* 1909, kurz vor dem Eintritt in die futuristische Phalanx, die heitere Vedute »Printemps à Montmartre« (Kat.Nr. 118) malte, befand er sich bereits seit über zwei Jahren im Pariser Umfeld und hatte das bei Balla erlernte divisionistische Rüstzeug um die Farbanwendungen von Seurat und Signac erweitert.[19] In fein abgestuften Mischtönen, die als Lokalfarben punktuell durch Komplementärakzente intensiviert werden, wechseln sich parallel nebeneinander angeordnete Pinselstriche mit locker spielenden Farbtupfen ab, die das Laub mit flirrender Atmosphäre erfüllen. Die luftige Farbvibration, unter der die Leinwand durchscheint, legt sich über das auffallend perspektivische Gerüst.

Die bereits hier angelegte Flockung der Farbe setzt Severini in seinen futuristischen Arbeiten der Jahre 1911 bis 1914 fort, in denen er den Gegenstand – auch durch den Kubismus angeregt – in unregelmäßige geometrische Farbflächen auflöst und so zu kaleidoskopartig bunten Effekten kommt. Mit seiner lichten Palette steht er fern von den feurigen, bisweilen auch düsteren Farberuptionen der Mailänder Freunde. Severini hielt in seinen Erinnerungen fest, daß er »als Basis die Formel der Neoimpressionisten« übernommen und um die Farben Schwarz, Weiß und Grau erweitert habe, »in der Überzeugung, daß diese Art der Aufteilung der Farben sich besser als jede andere eignete für den Divisionismus der Formen.«[20] Den Versuch, die Einheit von Zeit und Raum durch eine Montage von sich multiplizierenden Bildelementen aufzubrechen, wertete er rückblickend als »ultra-neoimpressionista, ultra-Signac«.[21] Den charkteristischen, von Signac geprägten Duktus behielt er dagegen bei – wie in den rhythmischen Farbsetzungen der scherbenartigen Flächen von »La danseuse obsédante« (1911, Abb. 5).

17 Angelo Morbelli, »Via Crucis del Divisionismo« (1912–1919), in *Archivi del Divisionismo*, a.a.O., Bd. 1, S. 142–163.

18 Balla und Carrà waren anläßlich der Weltausstellung von 1900 in Paris. Boccioni weilte mehrmals in Paris: 1906 (April bis August); Herbst 1907; eventuell sogar im Herbst 1909 anläßlich des Salon d'Automne, wo er symbolistische Werke ausstellte. Severini war seit 1906 in Paris ansässig.

19 Vgl. auch das frühere Werk »Le marchand d'oublies« (1908), Daniela Fonti, *Gino Severini. Catalogo ragionato*, Mailand 1988, Kat.-Nr. 49.

20 Gino Severini, *Tutta la vita di un pittore*, Bd. I, Rom / Paris 1946, S. 88.

21 Ebd., S. 140, im Zusammenhang mit der verschollenen Landschaft »Souvenirs de voyage« (um 1911), Fonti, Kat.-Nr. 90. Es ist die einzige Stelle der Autobiographie, in der sich Severini explizit auf Signac bezieht; als Meister und Vorbild wird sonst immer Seurat erwähnt.

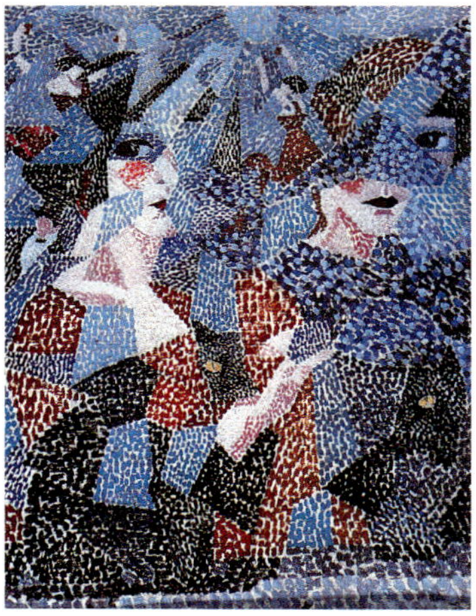

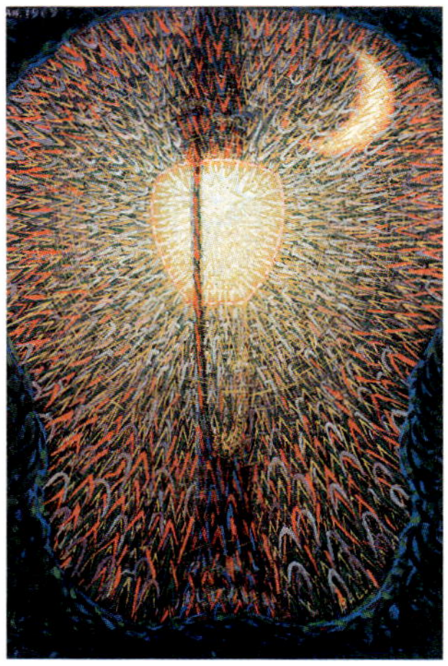

Abb. 5
Gino Severini,
»La danseuse obsédante«,
1911, Öl auf Leinwand, 73,5 x 54 cm, Privatsammlung

Abb. 6
Giacomo Balla,
»Lampada ad Arco«,
1910/11?, Öl auf Leinwand, 174,7 x 114,7 cm, The Museum of Modern Art, New York, Hillman Periodicals Fund

Auch Giacomo Balla ging eigene Wege. Unter dem Eindruck der impressionistischen Malerei, die er von einem Aufenthalt in Paris anläßlich der Weltausstellung von 1900 her kannte,[22] hatte er sich eine freie, undogmatische Technik der Farbzerlegung zu eigen gemacht.[23] Nachhaltig bestimmend blieben für sein umfangreiches divisionistisches, aber auch futuristisches Œuvre eine strenge Naturbeobachtung und ein Interesse für das Licht als optisches Phänomen – eine empirische künstlerische Einstellung, die ihn mit seinem Vorbild Pellizza da Volpedo verband. Ballas erstes futuristisches Bild, »Lampada ad Arco« (1910/11?; Abb. 6),[24] das zu einer Ikone der Bewegung werden sollte, läßt sich als programmatische Replik auf Pellizzas Gemälde »Il Sole« (1903/04) auffassen (Abb. 1), das positivistische Präzision mit symbolistischer Lichtdeutung verbindet. Um den explosionsartigen Triumph des künstlichen Lichts über den Mondschein bildhaft wiederzugeben, schreibt Balla radial angeordnete V-förmige Pinselstriche in den Nachthimmel, die, vom hellen Weißgelb des Lichtkerns ausgehend, sich zu Rot und Grün abschwächen.

Einen neuen Impuls erhielt Balla von den auf der Internationalen Sonderbund-Ausstellung in Köln (1912) gezeigten Werken von Signac und Cross,[25] der sich in der Bewegungsstudie »Bambina che corre sul balcone« (1912, Abb. S. 47) niederschlug, einem Versuch der Synthese von Dynamik und Licht. In formaler Analogie zu den zeitgenössischen photographischen Versuchen Anton Giulio Bragaglias vervielfältigt sich die Figur des rennenden Mädchens und löst sich im rhythmischen Spiel der hellblauen bis grünen und gelb bis roten Farbflecken auf. Der späte Hinweis auf Signac in der orthogonalen Anlage des Farbauftrags blieb einzigartig in Ballas Werk. Das in der Zweidimensionalität des neoimpressionistischen Pinselstrichs angelegte Abstraktionspotential gab jedoch einen

22 Daß er auch Werke neoimpressionistischer Maler sah, z.B. auf der 16me Exposition des Artistes Indépendants, wo Gemälde und Zeichnungen von Signac ausgestellt waren, ist nicht auszuschließen, vgl. Susan Barnes Robinson, *Giacomo Balla, Divisionism and Futurism 1871–1912*, Ann Arbor (Michigan) 1981, S. 19.

23 Severini erinnert sich, daß der ehemalige Lehrer Balla ihn und Boccioni in die neue Technik des Divisionismus einführte, »ohne jedoch dessen wissenschaftliche Grundregeln« zu vermitteln; Severini, *Tutta la vita*, a.a.O., S. 21.

24 Das Datum 1909 auf dem Gemälde ist eine retrospektive Bezugnahme auf das Gründungsjahr des Futurismus, in dem Marinetti das Manifest und »Tod dem Mondschein!« veröffentlichte; vgl. Giovanni Lista, *Balla*, Modena 1982, Kat.Nr. 208.

25 Balla weilte im Juli 1912 in

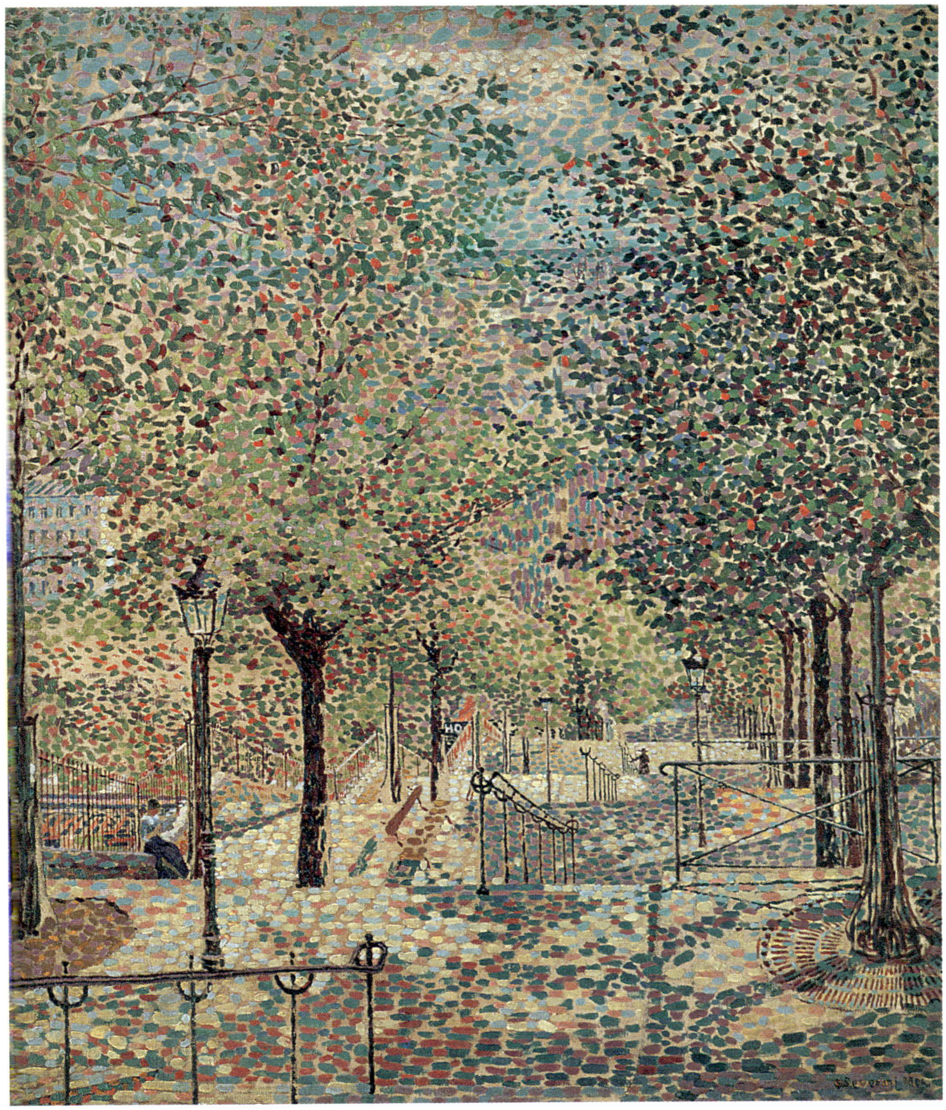

118 ***Gino Severini,***
***»Printemps à Montmartre«**, 1909*
(Frühling am Montmartre)

Öl auf Leinwand, 72 x 60 cm
bez. u. re: G. Severini MCM IX
Wvz. Fonti Nr. 80, Privatbesitz

Düsseldorf, um die Dekoration des Hauses Löwenstein vorzubereiten, und besuchte zweimal die Kölner Ausstellung; vgl. Robinson, *Giacomo Balla*, a.a.O., S. 96–102.

26 Auf verschiedenen Skizzenblättern läßt sich die parallel geführte Analyse von Bewegung und Licht verfolgen, die, ausgehend vom Motiv des rennenden Mädchens, zu abstrakten Dreiecks- und Farbkompositionen führt; vgl. Lista, *Balla*, a.a.O., S. 186–188.

27 Vgl. Bruno Corradini, »Musica cromatica« (1912); Enrico Prampolini, »La cromofonia – Il colore dei suoni« (1913); Giacomo Balla, »Manifesto del colore« (1918); A. Ricciardi, »Il teatro del colore« (1920); F.T. Marinetti, Farfa, Acquaviva, »Il Manifesto del Grandiritto Futurista (Demolizione: verde; Rinnovazione: bianco; Creazione: rosso)« (1933).

28 Die Farbe als dichterisches Mittel prägt insbesondere das Werk von Marinetti und Luciano Folgore.

wichtigen Anstoß zur Auflösung der Form eines sich in Bewegung befindenden Gegenstandes und markiert den Übergang zu den Serien der geometrisch-abstrakten »Compenetrazioni iridescenti« (1912–1914) und den ungemein dynamischeren Studien sich fortpflanzender Geschwindigkeitskurven.[26]

Bei aller Pluralität der futuristischen Farbbehandlung läßt sich ihre Entwicklung, mit Marinetti, als Befreiung von den Ketten einer beschreibenden, ordnenden Syntax erfassen. Die Farbe wird substantiviert, zunächst als expressive Energie, dann als Ausdruck ihrer selbst – brillant, brutal, selbstleuchtend. Die nach den heroischen Jahren der Futuristen rasch sich ausbreitenden Manifeste und Traktate tragen die Farbe als Fanal in ihren Titeln.[27] Sie verliert ihre bildnerische Exklusivität und lebt als Analogon in einer alle Ausdrucksformen übergreifenden Poetik fort. In diesem Sinn wird die Farbe in spielerisch freier Weise von der futuristischen Literatur, in der sie von Beginn an eine zentrale Rolle spielte,[28] und der Malerei auf alle Bereiche der futuristischen Totalkunst übertragen.

Guiseppe Pelizza (da Volpedo)
(1868 Volpedo (Alessandria) – 1907 Volpedo)

1884–1886 Besuch der Accademia di Brera in Mailand. Kontakt mit dem Scapgliatura-Kreis. Mitglied der »Famiglia Artistica«. Studium in den Bereichen der Druckgraphik und Skulptur.
1885 Erste Ausstellung in der Accademia di Brera in Mailand.
1887 / 88 In Florenz nimmt er an der Accademia di Belle Arti Kurse bei Giovanni Fattori. Die Auseinandersetzung mit der Malerei der Macchiaioli führt ihn zur Landschaftsmalerei. Freundschaft mit Guglielmo Micheli und Plinio Nomellini. Fortsetzung seines Studiums in Bergamo bei Cosare Tallone an der Accademia Carrara.
1889 Besuch der Weltausstellung in Paris. Sein besonderes Interesse gilt der realistischen Malerei (Bastien-Lepage).
1891 Entschluß, in Volpedo auf dem Land zu leben. Vorliebe für ländliche Themen. Teilnahme an der 1. Triennale in Mailand, auf der Previati, Segantini und Morbelli bereits erste divisionistische Bilder ausstellen.
1892 Auf Anregung von Nomellini Übergang zur divisionistischen Malerei nach dem Vorbild der Werke von Segantini, Morbelli und Previati. Für das Werk »Mannine« erhält er auf der *Esposizione Italo Colombiana* in Genua die Goldmedaille.
1894 Auf der 2. Triennale in Mailand zeigt er erste divisionistische Werke. Seit 1894 enge (briefliche) Kontakte mit Segantini, Morbelli, Grubicy und Bistolfi. Nach der Lektüre der Farbtheorien von Rood und Guaita überarbeitet er das Gemälde »La processione«.
1900 Besuch der Pariser Weltausstellung (15. April–15. Okt.), wo seine symbolistische Landschaft »Lo specchio della vita« ausgestellt ist. Er verschafft sich einen Überblick über die Landschaftsmalerei von der École de Barbizon bis zu den Impressionisten.
1901 XII. Kunstausstellung der Wiener Sezession (Dezember). Ab 1901 Hinwendung zur symbolistisch inspirierten Landschaftsmalerei. Nach Pelizzas Auffassung manifestiert sich das Wesentliche im Licht. Im Werk »Il Sole« von 1904 visualisiert er dieses idealistische Konzept unter Berücksichtigung der optischen Gesetze der Farbzerlegung.

1903 5. *Esposizione Internazionale* in Venedig (22. April–31. Okt.).
1906 *Mostra Nazionale di Belle Arti* in Mailand (Juli). Aufenthalt in Rom, wo er Balla kennenlernt. Er pilgert ins Engadin, in die Wahlheimat Segantinis.
1907 Freitod.
1909 8. *Esposizione Internazionale* in Venedig (22. April–31. Okt.).

Umberto Boccioni
(1882 Reggio Calabria – 1916 bei Verona)

1897–1900 Ausbildung am Istituto tecnico in Catania und journalistische Tätigkeit.
1901–1905 Besuch der Scuola libera del nudo in Rom. Freundschaft mit Gino Severini. Gemeinsam verkehren sie im Büro von Giacomo Balla, wo sie in die Technik des italienischen Divisionismo eingeführt werden. Zusammen ziehen sie in die römische Vorstadt und malen in divisionistisch-impressionistischer Manier erste Landschaften vor der Natur.
1904 Ausstellung *Ammatori e culturi* in Rom.
1905 Nach Ausschluß seiner Werke von der Ausstellung *Amatori e culturi* (außer einem Selbstportrait) stellt er mit Severini an der *Mostra di Rifiutati* in Rom aus.
1906 Von April bis August Aufenthalt in Paris.
1907 Wohnt zuerst in Venedig, besichtigt dort die Biennale, dann Umzug nach Mailand. Im September reist er nach München, besucht die Sezession, die Alte und Neue Pinakothek und die Schack-Galerie, wo er Segantini, Böcklin und Lenbach sieht. Anfang Oktober besucht er Severini in Paris anläßlich des von der Mailänder Galerie Grubicy organisierten *Salon des Peintres Divisionnistes Italiens* in der Serre de l'Alma.
1908 Bekanntschaft mit Gaetano Previati. Parallel zu symbolistischen Arbeiten freies Experimentieren mit divisionistischen Techniken in Portraits, Landschaften und Vorstadtbildern.
1909 Am 20. Februar erscheint in *Le Figaro* das Manifest des Futurismus von Marinetti. Salon d'Automne in Paris, Section d'Art moderne Italien (1. Okt.–8. Nov.). *Esposizione Annuale d'Arte della Famiglia Artistica* in Mailand (15. Dez.–8. Jan. 1910).
1910 Zusammen mit Marinetti, Carrà und Russolo verfaßt er das »Manifest der futuristischen Maler« und das »Technische Manifest der futuristischen Malerei«. Im Zentrum seiner Malerei steht die in den Manifesten proklamierte Dynamik des modernen urbanen Lebens; in der technischen Ausführung setzt er in einem divisionistischen, dynamisierten Duktus intensive Komplementärkontraste ein. *Mostra d'estate a Ca'Pesaro* in Venedig, erste Einzelausstellung (Juli).
1911 *Esposizione intima Annuale. Famiglia Artistica* in Mailand (Dez.–Jan. 1911). *Esposizione Annuale d'Arte libera* zusammen mit Carrá und Russolo in Mailand (April 1911). In Vorbereitung der geplanten Futuristen-Ausstellung reisen Boccioni, Carrà und Russolo im Herbst nach Paris. Severini führt sie in den Kreis der Kubisten ein.
1912 Wanderausstellung der futuristischen Maler, Bocconi ist mit zehn Werken vertreten. Stationen: Paris, Galerie Bernheim Jeune (5.–24. Feb.); London, Sackville Gallery (März); Berlin, Sturm Galerie (12. April–Anf. Mai); Brüssel, Galerie Georges Giroux (20. Mai–Juni); Rotterdam, Gallerie Oldenzeel (Sept.); Amsterdam, Gallerie de Roos (Okt.); Wien (Dez.)

Gino Severini

(1883 Cortona – 1966 Paris)

1899 Aus disziplinarischen Gründen wird Severini aus den Schulen Italiens ausgeschlossen. Umzug nach Rom, verschiedene Gelegenheitsarbeiten. Besuch von Zeichenkursen an der Scuola libera del nudo.
1901 Freundschaft mit Boccioni, der ihn auf den aus Paris zurückgekehrten Maler Giacomo Balla aufmerksam macht.
1902 Gemeinsam mit Boccioni wird er von Balla in die Technik des italienischen Divisionismus und der objektiven Beobachtung eingeführt. Er malt in divisionistisch-impressionistischer Manier erste Landschaften und Portraits.
1903 Seine erste bedeutende Landschaft »Dintorni di Roma« (1903) wird im Salone degli Amatori e culturi di Belle Arti im Rom gezeigt.
1904 Er ist mit zwei Werken am Salone degli Amatori e culturi di belle Arti in Rom vertreten.
1905 Nach Ausschluß von der Aussellung Amatori e culturi zeigt er seine Bilder wie Boccioni auf der *Mostra di Rifiutati* in Rom.
1906 Im Herbst Übersiedlung nach Paris, wo er sich mit Modigliani und Dudreville anfreundet und Anschluß an den Künstlerkreis von Montmartre findet. Er studiert die Impressionisten im Musée du Luxembourg.
1907 Ausstellung *Salon des Peintres Divisionnistes Italiens* in der Serre d'Alma mit Werken von Previati und Segantini (1. Sept.–15. Okt.). Zu diesem Anlaß besucht Boccioni ihn in Paris.
1908 Mehrere Malaufenthalte in Civray. Teilnahme am Salon des Indépendants, Paris (20. März–2. Mai), den er auch 1909 und 1910 beschicken wird. Teilnahme an der 18. Ausstellung der Société Nationale des Beaux-Arts, Paris (15. April–30. Juni). In Paris beschäftigt er sich mit der Malerei von Signac und Seurat.
1909 Am 20. Februar erscheint in *Le Figaro* das Manifest des Futurismus von Marinetti. Freundschaft mit Braque und Picasso. Teilnahme an der 19. Ausstellung der Société Nationale des Beaux-Arts, Paris (15. April–30. Juni). Teilnahme am Salon d' Automne, Section d'Art Moderne Italien, mit zwei Gemälden (1. Okt.–8. Nov.).
1910 Boccioni unterzeichnet das »Manifest der futuristischen Maler« (erschienen am 11. Februar) und das »Technische Manifest der futuristischen Malerei« (11. April) und ist von nun an der »Brückenkopf« der Futuristen in Paris.
1911 Er geht zur Zerlegung der Form über. Auf einer Reise nach Mailand lernt er Russolo und Carrà kennen. Zusammen mit Boccioni überzeugt er Marinetti, der Malergruppe zur Vorbereitung der geplanten Futuristen-Ausstellung eine Reise nach Paris zu finanzieren. In Severinis Arbeiten der Jahre 1911 bis 1914 wird der Gegenstand unter dem Einfluß des Kubismus in farbige Flächen aufgelöst. In den mosaikartig nebeneinandergesetzten Farbflecken bleibt eine Orientierung an Signac erkennbar.
1912 Wanderausstellung der futuristischen Maler, Bocconi ist mit acht Werken vertreten. Stationen: Paris, Galerie Bernheim Jeune (5.–24. Feb.); London, Sackville Gallery (März); Berlin, Sturm Galerie (12. April–Anf. Mai); Brüssel, Galerie Georges Giroux (20. Mai–Juni); Rotterdam, Gallerie Oldenzeel (Sept.); Amsterdam, Gallerie de Roos, (Okt.); Wien (Dez.).

»Weltenstaub und wirbelnde Atome« – Zur Rezeption des Pointillismus in Wien

G. Tobias Natter

Auf die Einladung der Wiener Secession zur Ausstellungsbeteiligung reagierte Paul Signac mit einem Vorschlag von zwölf Ölbildern und einigen Aquarellstudien. Denn, so schrieb er aus Saint-Tropez nach Wien: »Ich würde sehr gerne neben meinen Leinwandbildern die Aufzeichnungen zeigen, die mir dazu dienen, sie herzustellen.«[1] In dem Brief vom 13. Februar 1900 bestand Signac aber auch darauf, sich als geladener Gast nicht an das Limit von maximal vier Bildern pro Künstler halten zu müssen. Und wegen der grundsätzlichen Vorbehalte der Wiener gegen eine Vermischung von Ölmalerei und Aquarell führte er schmeichelnd ins Treffen: »Aus welchem Grund macht eine Avantgarde-Ausstellung wie die Secession einen Unterschied zwischen der Kunst mit Wasser und der Kunst mit Öl?« So einigte man sich auf sechs Gemälde und sieben Aquarelle.[2]

Signac legte seinem Brief eine aufschlußreiche Hängeskizze bei (Abb. 1). Während die Secessionisten bekanntlich großen Wert auf Ausstellungsarrangement und raumkünstlerisches Erlebnis legten, zählte für den Franzosen das neoimpressionistische Konzept immanenter Farbkontraste. Er schlug vor, sein größtes Bild in die Wandmitte zu hängen, anschließend links und rechts ein mittelformatiges Gemälde mit kalten Farbdominanten, dann zwei Bilder mit warmen Dominanten und so fort, »unter Beachtung der Kontraste«.[3]

Als die VII. Secessionsausstellung am 8. März 1900 ihre Pforten öffnete, waren für den großen Erfolg der Präsentation mit insgesamt 262 Katalognummern aber weniger Künstler wie Signac, Jan Toorop, Fernand Khnopff oder Walter Leistikow verantwortlich als vielmehr die hausgemachte Aufregung um Gustav Klimt. Mit der Präsentation der im Staatsauftrag entstandenen »Philosophie« zeigte er das erste seiner Fakultätsbilder für den Neubau der Wiener Universität. Es wurde zum Fanal für eine der leidenschaftlichsten Debatten pro und contra Moderne in Wien. Für Signac selbst zählte wohl eher die enttäuschende Erfahrung, in den Wogen der Erregung unterzugehen. Dazu kam, daß sein Wiener Debut ohne Fortsetzung blieb. Weder war er 1903 bei der großen Ausstellung *Entwicklung des Impressionismus* vertreten,

1 Brief vom 13. Februar 1900, Archiv der Wiener Secession: »J'aimerais assez à montrer à côté des mes toiles les notations qui me servent à les établir. [...] Pour quel motif une exposition d'avantgarde, comme la Secession, fait-elle aussi une difference entre l'art à l'eau et l'art à l'huile? [...] Quand au placement, faites pour le mieux ... en observant les contrastes.«

2 Laut Ausstellungskatalog die Gemälde »Wasserfest. Hafen von St. Tropez«, »Einfahrt in Marseille«, »Die Mühle von Edam«, »Das Gewitter«, »Pinien. St. Tropez«, »Sonnenuntergang«, Kat.Nr. 214–219, und die thematisch verwandten Aquarelle, Kat.Nr. 220–226.

3 S. Anm. 1.

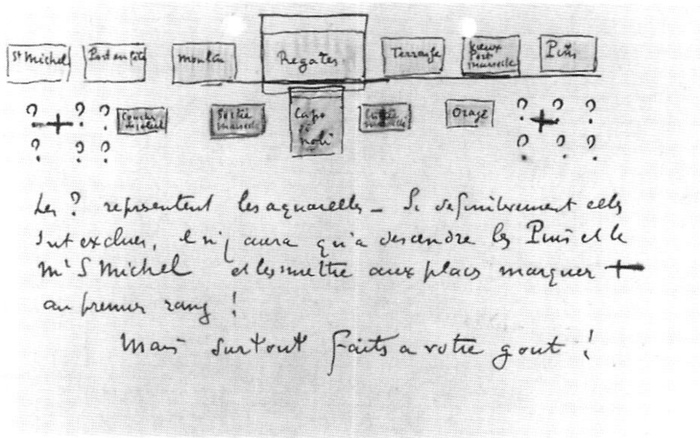

Abb. 1
Paul Signac,
Hängeskizze in einem Schreiben an die Wiener Secession, 13. Februar 1900 (Archiv der Wiener Secession)

noch zeigte man ihn je in der Galerie Miethke, die sich im Herzen der Wiener Innenstadt als österreichisches Schaufenster zur französischen Moderne profilierte.[4]

Weit entfernt von Paris avancierte in der Donaumetropole ein Maler zum Star der Bewegung, der aus heutiger Sicht weit weniger Prominenz genießt: der Belgier Théo van Rysselberghe. Schon im Januar 1899, als er im Rahmen der III. Secessionsausstellung mit einer umfangreichen Kollektion von mehr als 30 Werken die Wiener erstmals mit dem Neoimpressionismus bekanntmachte, begrüßte ihn die Kritik euphorisch.[5] Nicht nur der tonangebende Rezensent und loyale Apologet der Secession, Ludwig Hevesi, begeisterte sich an den »Schwärme[n] von Farbenpunkten, die bei jedem Wimpernschlag lebendig durcheinander wogen; jede Fläche eine Milchstraße von farbigen Sternchen, die in einen gemeinsamen Lichtschein zusammenfließen«.[6]

Rysselberghe war es auch, der die neue Malweise auf der schon erwähnten Impressionismus-Ausstellung 1903 vertrat, wo neben seinen Bildern sonst nur noch drei Werke von George Seurat hingen. Daß sich darunter das Programmbild »Un dimanche à l'Ile de la Grande Jatte«[7] befand, schien zumindest den Ausstellungsrezensenten nicht sonderlich aufzufallen. Viel eher versuchte man in Österreich, den im Trentino gebürtigen Giovanni Segantini auch kulturpolitisch als Österreicher zu vereinnahmen, der mit seiner strichelnden Malweise und »chromatischen Seelenmalerei« am Wiener Himmel längst »wie eine neue Sonne« aufgegangen war.[8]

Wie sehr der Pointillismus in Wien zeitweilig zur Modeerscheinung wurde, zeigen exemplarisch zwei Bilder der zum Klimt-Kreis gehörigen Malerin Broncia Koller-Pinell. Als sie 1903 ein neues Atelier an der Wienzeile bezog, setzte sie den Ausblick über die Dachlandschaft einmal naturalistisch um,

4 U.a. mit umfangreichen Ausstellungen über Vincent van Gogh (1906), Paul Gauguin (1907), Honoré Daumier (1908), Toulouse-Lautrec (1909), Manet – Monet (1910), Corot – Delacroix – Courbet (1911), Französische Meister (1912), Französische Impressionisten (1913), Französische Meister (1913/14), Pablo Picasso (1914). Lediglich im Rahmen der Gauguin-Ausstellung von März bis April 1907 zeigte man vier Radierungen Signacs, die im Ausstellungskatalog (Nr. 118–121) nicht weiter betitelt sind.

5 Unter den Exponaten ein Bildnis Signacs in Seemannstracht.

6 Ludwig Hevesi, *Acht Jahre Secession*, Wien 1906, S. 103. Eine zweite umfangreiche Rezension s. Hermann Bahr, *Secession*, Wien 1900, S. 88–95.

7 S. Katalog der XVI. Ausstellung der Secession, *Entwick-*

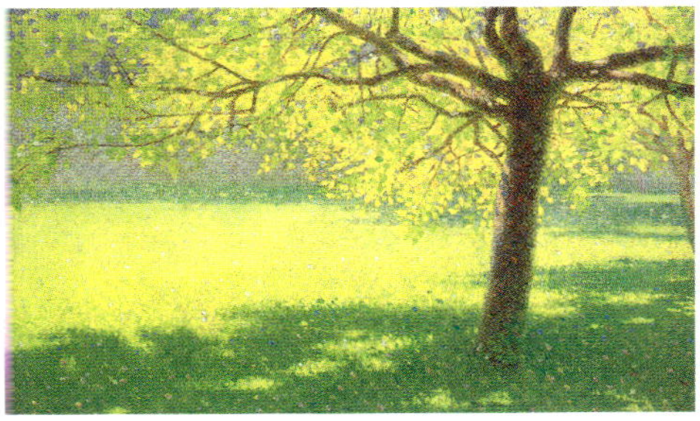

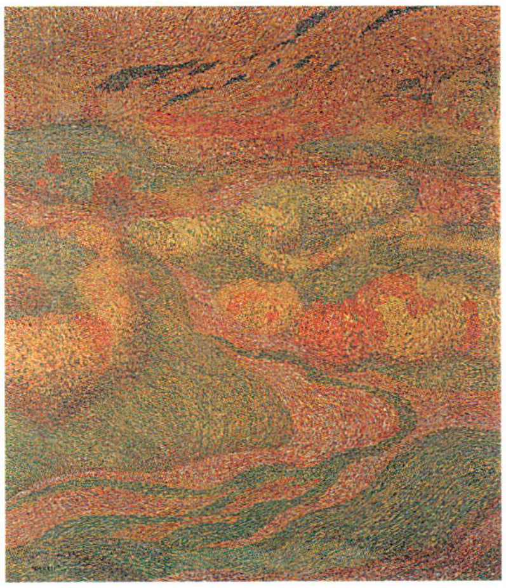

Abb. 2
Ludwig Ferdinand Graf, »Apfelbaum in der Sonne«, *1895, Öl auf Leinwand, 44 x 68 cm, Privatbesitz, Wien*

Abb. 3
Adolf Boehm, »Landschaft«, *1901, Öl auf Leinwand, 100 x 84 cm, Historisches Museum der Stadt Wien*

das zweite Mal in pointillistischer Manier.[9]

Als einer der frühesten unter den österreichischen Künstlern kam Ludwig Ferdinand Graf mit dem Pointillismus in Berührung. Als Mitglied der kleinen Österreicherkolonie in Paris verbrachte er die Sommermonate 1893 und 1894 im bretonischen Concarneau, wo auch Signac gelegentlich malte. Einen unmittelbaren Niederschlag fand die neue Technik bereits in einem Bild wie »Apfelbaum in der Sonne« (Abb. 2) von 1895, das mit seinen getupften und vibrierenden Gelbabstufungen und Blauakzenten nicht nur außerhalb aller österreichischen Traditionen steht, sondern unübersehbar versucht, die neoimpressionistische Zerlegung in Lokal- und Lichtfarbe nachzuvollziehen.[10]

Generell gilt, daß der Pointillismus seine Präsenz in Österreich nicht nur dem Selbstverständnis der Wiener Secession als international ausgerichteter Avantgardevereinigung verdankte, primär waren es auch Künstler aus diesem Umfeld, die ihn rezipierten. Neben dem weithin leuchtenden Vorbild, dem Secessionspräsidenten Gustav Klimt, sind weitere herausragende Künstler wie Carl Moll mit seinen großbürgerlichen Interieurdarstellungen oder der stilistisch kaum einzuordnende Richard Gerstl zu nennen, aber auch zahlreiche andere aus der zweiten Reihe wie Sigmund Walter Hampel, der konsequent begann, die Welt des Biedermeier in pointillistisch-modernem Gewand vorzuführen, oder Franz Jaschke und Rudolf Junk.[11]

Von all diesen Malern aber machte sich keiner die naturwissenschaftliche Strenge und Konsequenz Signacs zu eigen. Man mag das mitunter als oberflächliche Aneigung abtun. Der künstlerischen Auseinandersetzung insgesamt aber mangelndes Verständnis für die innere Logik der französischen Neuerungen vorzuwerfen, würde die Diskussion unzulässig verengen und vorschnell in eine Sackgasse drängen. Vielmehr fällt etwa aus chronologischer Sicht auf,

lung des Impressionismus in Malerei und Plastik, Wien 1903, Kat.Nr. 118.

8 Hevesi, *Acht Jahre Secession*, a.a.O., S. 185.

9 Abgebildet im Ausst.-Kat. *Künstlerinnen*, Neue Galerie der Stadt Linz, Linz 1983, Farbtafel S. 43, bzw. Ausst.-Kat. *Broncia Koller-Pinell. Eine Malerin im Glanz der Wiener Jahrhundertwende*, Jüdisches Museum der Stadt Wien, Wien 1993, Farbtafel S. 39.

10 S. Ausst.-Kat. *Ludwig Ferdinand Graf. 1868–1932*, 192. Wechselausstellung der Österreichischen Galerie, Wien 1995, bes. S. 20–21.

11 Teilweise mit Abbildungen in Ilona Sármany-Parsons, »Der Einfluß des französischen Postimpressionismus in Wien und Budapest«, in *Mitteilungen der Österreichischen Galerie*, 1990/91, Jg. 34/35, Nr. 78/79, Wien o.J., S. 61–101.

daß eine neuerliche umfangreiche Präsentation Rysselberghes 1908 im Wiener Hagenbund kaum mehr auf Interesse stieß.[12] Offensichtlich war das, was vom Neoimpressionismus in den allerersten Jahren nach der Jahrhundertwende begeisterte Aufnahme fand, als Stimulans mittlerweile absorbiert worden.

Auch in Österreich hatte man verstanden, daß es in letzter Konsequenz um mehr ging, als ein Bild in kleine Farbpunkte aufzulösen. Schon anläßlich Rysselberghes Erstpräsentation referierte Ludwig Hevesi die Zielvorgabe, »durch eine prismatische Farbenzerlegung den höchstmöglichen Grad an Leuchtkraft, Farbenglanz und Harmonie« zu erstreben.[13]

Wie sehr die französischen Anregungen in Wien von einem eigenen Kunstwollen aufgenommen wurden, zeigt exemplarisch Adolf Boehm. Der Maler war nicht nur Gründungsmitglied der Secession, sondern auch Lehrer für Ornament und Kunstgewerbe. Aus genau diesen Quellen speist sich seine eigenwillige »Landschaft« von 1901 (Abb. 3). Winzige Punkte und längliche Farbtupfen liefern die energetisch geladenen Bausteinchen für deutlich gegeneinandergesetzte Landschaftsformationen in Rot, Grün und Ocker, um Blau- und Gelbbeimengungen erweitert. Immer aber wahrt Boehms außerordentliche Umsetzung von Farbe und Lineament die für Wien so kennzeichnende ornamentale Grundhaltung.

Als großartiger Kolorist wußte auch *Gustav Klimt* um die Bedeutung des Neuen. Anders als der »abstrakte« Boehm wahrte er die Illusion des Dinglichen. Schon bei der eingangs erwähnten »Philosophie« konstatierte Hevesi von ihm so bezeichnete immaterielle Lichtschwärme – »man denkt an Weltenstaub und wirbelnde Atome« – und sah Anregungen bei einer Allegorie des Franzosen Henri Martin, die in der II. Secessionsausstellung zu sehen war.[14] Pointillistisches finden wir auch in Klimts Portraitschaffen, etwa im »Bildnis Marie Henneberg« von 1901/02, vor allem aber wurde die getupfte Malstruktur ein signifikantes Merkmal seiner Landschaftsbilder. Erstmals voll ausgebildet findet man sie in Landschaften aus dem Jahr 1901. Niemals aber waren es reine, richtungslose Punkte, welche die Mischung der prismatischen Farbpartikel in den Wahrnehmungsprozeß verlagerten. Klimts Farbsetzung ist malerisch offen, zeigt fließende Übergänge, nie wurde der Farbfleck zum eigenständigen Handlungsträger erhoben. Im Hinblick auf eine raffinierte Oberflächenspannung und um atmosphärisches Flimmern zu erzeugen, kombinierte Klimt zeitgleich verschiedene Malweisen. Man findet linear-graphische Gestaltungsmittel neben rein malerischen, Pointillistisches neben Farbverwischungen im Sinn einer tonigen Stimmungsmalerei, später sogar Pointillistisches neben deutlich voneinander getrennten kurzen Pinselstrichen, vor allem aber blieben die Farbpartikel als Blüte, Blatt oder Gräser deutlich an den Gegenstand gebunden.

Als Kolorist nutzte Klimt die Möglichkeiten des Komplementärfarbenkontrasts. In der exzeptionellen Landschaft

12 26. Hagenbund-Ausstellung, *Théo van Rysselberghe – Gino Parin – Rudolf Sieck*, Zedlitzhalle, Wien 1908.
13 Hevesi, *Acht Jahre Secession*, a.a.O., S. 105.
14 Ebd., S. 234.

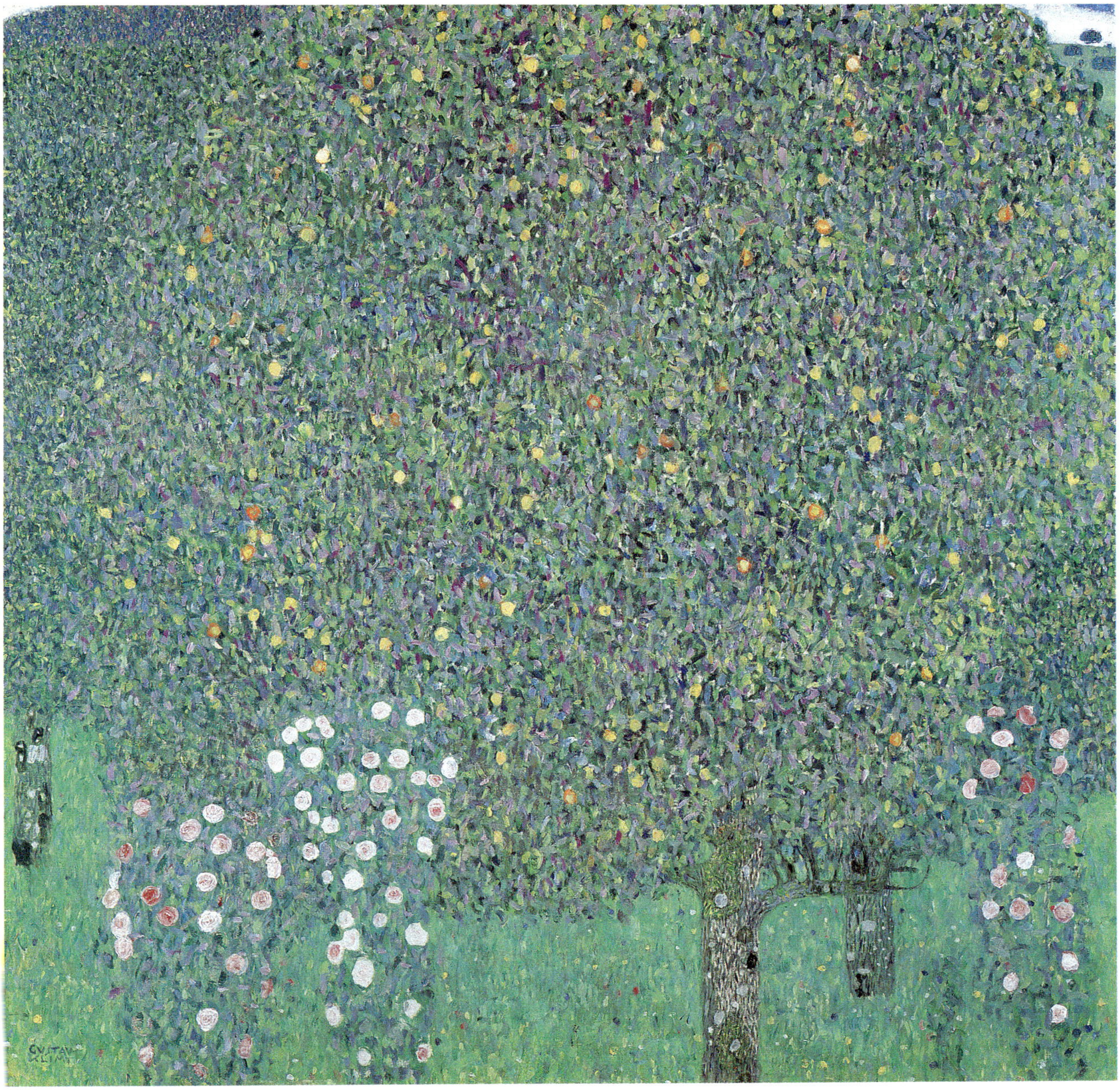

119 ***Gustav Klimt,***
***»Rosen unter Bäumen«**, 1904*
Öl auf Leinwand, 110 x 110 cm
sign. u. li.: »Gustav Klimt«
Musée d'Orsay, Paris
Wvz. Novotny / Dobai Nr. 147 G

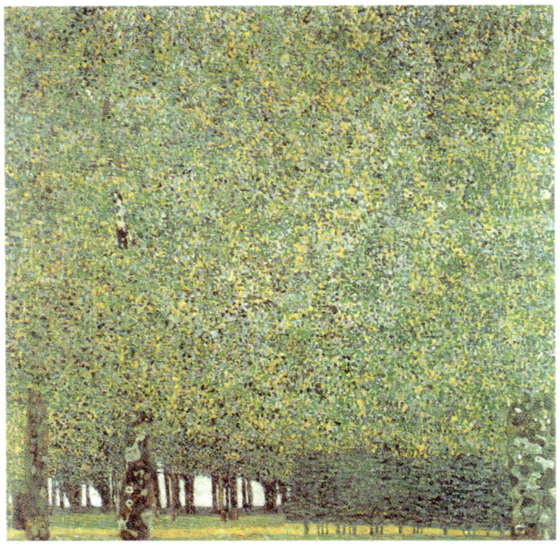

Abb. 4
Gustav Klimt,
»Park«, *1909, Öl auf Leinwand, 110,4 x 110,4 cm, The Museum of Modern Art, New York, Gertrud A. Mellon Fund*

des »Parks« (Abb. 4) von 1909 gerät Klimt wie Adolf Boehm an eine Grenze von Ornament und Abstraktion, ohne sie zu überschreiten. Waren die pointillistischen Tupfer anfänglich Hilfsmittel gewesen, um die zarten Reflexe des Wassers einzufangen, so verdichten sich Klimts Landschaften schließlich zu kostbaren Ornamentteppichen, die mit dem streng-geometrischen Bildaufbau der französischen Neoimpressionisten nichts gemein haben. So ist Klimt auch ein Beispiel dafür, wie trotz der eigenständigen Organisation der Bildelemente die »moderne« Verabsolutierung von Form und Farbe in Wien fremd blieb.

Die immanente Tendenz des Pointillismus, die Naturvorlage zu entmaterialisieren, kam Klimt in seinen Landschaftsbildern als technisches Mittel der Verwandlung von Natur ins Zeitlose besonders entgegen.[15] Der Pointillismus wurde in einer Stadt zwischen »Traum und Wirklichkeit« vor allem sensualistisch aufgenommen. Als Signac 1900 ausstellte, stellte ihn Hevesi seinen Lesern als den »technische[n] Vater« von van Rysselberghe vor.[16] Aber was interessierte man sich für die präzise, um nicht zu sagen naturwissenschaftliche Handhabung des Neoimpressionismus. Hevesis Meinung über Paul Signac war eindeutig: »Er ist ein guter Systematiker, aber ein schwacher Maler.«[17]

Im Bewußtsein um frühere Versäumnisse war es das programmatische Ziel der 1897 gegründeten Wiener Secession gewesen, endlich die internationale Avantgarde in Wien bekanntzumachen. Anders als bei Signac aber war das Kunstempfinden der Wiener Jahrhundertwende weniger von dessen Kalt-Warm-Kontrasten bestimmt. Hier schwelgte man in raffinierter Ästhetisierung, und für die war die allzu strenge Methodik des »impressionnisme scientifique« nur wenig relevant. Doch wie hätte in einer Stadt, in welcher der klassische Impressionismus nie wirklich verbindlich wahrgenommen wurde, dessen logische Fortentwicklung eine systematische Nachfolge finden können?

15 Vgl. die erkenntnistheoretischen Ansätze des einflußreichen Philosophen Ernst Mach, denen zufolge nicht das Ich das Primäre sei, sondern die Empfindungen, die das Ich bilden. Alle Objekte seien in kleinere Teile zerlegbar, deren Elemente andererseits in einem komplexen Wechselspiel neu verstanden werden können.
16 Hevesi, *Acht Jahre Secession*, a.a.O., S. 238.
17 Ebd., S. 242–243.

Gustav Klimt

(1862 Baumgarten bei Wien – 1918 Wien)

1876–1883 Schüler der Kunstgewerbeschule des Österreichischen Museums für Kunst und Industrie. Anschließend besucht er die Fachschule für Malerei.
1883–1885 Er, sein zwei Jahre jüngerer Bruder Ernst und sein Studienkollege Franz Matsch beziehen ein gemeinsames Atelier und gründen die »Künstler Compagnie«, die bis 1894 besteht.
1897 Im April Gründung der Wiener Sezession, die er als Gründungsmitglied und erster Präsident prägt. Parallel zur Ausstellung erscheint die erste Nummer der sezessionistischen Hauszeitschrift *Ver Sacrum*. Durch den Besuchererfolg ist der Bau eines eigenen Ausstellungsgebäudes möglich. Bis 1905 sind Klimt, Josef Hoffmann und Carl Moll für die Ausstellungen verantwortlich.
1899 Im Januar werden auf der III. Ausstellung der Wiener Sezession pointillistische Arbeiten Theo van Rysselberghes gezeigt. In Klimts Landschaften wird die pointillistische Technik deutlich.
1903 besucht Ferdinand Hodler Wien und freundet sich mit Klimt an.
1905 Nach Spannungen wegen der Aktivitäten des Malers Carl Moll, der als Berater für die Galerie Miethke tätig war, tritt die Klimt-Gruppe, darunter Adolf Hölzel, Josef Hoffmann, Carl Moll und Klimt, aus der Sezession aus.
1906 reist Klimt nach Brüssel und London. Gründung des »Österreichischen Künstlerbundes«, dessen Präsident er nachweislich ab 1912 ist.
1907 reist er nach Berlin, wo die »Fakultätsbilder« in der Kunsthandlung Keller & Reiner ausgestellt werden. Teilnahme an der Wiener Ausstellung aus der Galerie Arnold in Dresden und an der Internationalen Kunstausstellung in Mannheim.
1908 erhält die Klimt-Gruppe die Möglichkeit, in von Josef Hoffmann improvisierten Ausstellungsgebäuden die erste Kunstschau zu veranstalten.
1909 findet im Sommer die zweite Kunstschau statt. Sie bietet einen Überblick über die zeitgenössische europäische Malerei mit Werken von Gauguin, van Gogh, Matisse, Toorop, Vallotton u.a. Klimt nimmt an der X. Internationalen Kunstausstellung in München teil, stellt auf der XVIII. Ausstellung der Berliner Sezession aus und reist im Oktober nach Paris.
1910 nimmt er an der IX. Biennale in Venedig teil sowie an der Ausstellung des »Deutschen Künstlerbundes« in Prag.
1912 ist er auf der Großen Kunstausstellung in Dresden vertreten.

Rihard Jakopič

Literatur:
Rihard Jakopič, Ausst.-Kat. Narodna galerija, Mesti muzej, Ljubljana 1993; *Europa, Europa. Das Jahrhundert der Avantgarde in Mittel- und Osteuropa*, Ausst.-Kat. Kunst- und Ausstellungshalle der Bundesrepublik Deutschland, Bonn 1994, Bd. 1, S. 56–59, Bd. 4, S. 54.

Rihard Jakopič hat, als er seit 1889 in München studierte – zuerst an der Akademie und ab 1891 an der privaten Kunstschule seines Landsmannes Anton Ažbè –, sicher etwas von den malerischen Freiheiten eines Corinth, eines Stuck oder der Dachauer Malerkolonie um Hölzel, Dill und Uhde gesehen. Auch Ažbè soll seinen Schülern eine freie Farbwahl – ohne Mischung auf der Palette – und die Verwendung des Spachtels empfohlen haben; Kandinsky und Jawlensky haben seit 1886 bei ihm studiert. Auf einem Foto von Ažbè mit 34 Schülern um 1895 steht Jakopič ihm am nächsten; der Lehrer legt ihm die Hand auf die Schulter.

Erstaunlich ist, trotz jener Vorbilder in der Freiheit der Pinselführung, Jakopičs extreme Loslösung der Farbgebung von jedem erkennbaren Motiv und die Breite und Autonomie seines Pinselstrichs in Bildern, die er bald nach seiner Rückkehr nach Ljubljana 1900 realisierte (Kat.Nr. 120).

Deutlich *vor* den »Fauves« und Expressionisten stellt sich hier die malerische Struktur vor die Gegenstände – ohne daß sie sie völlig verdeckte. Das Motiv wirkt eher stark verschleiert; die Pinselführung ist in einigen Bildern so gleichmäßig in kleine Flecken und Setzungen zerlegt, daß ein Einfluß des Neoimpressionismus naheliegt.

Doch sind diese Bilder nicht »zerlegend«, sondern eher verbindend: Die Farben sind gedeckt, gemischt und ineinanderfließend, und ihr Auftrag ist nicht isoliert, sondern rhythmisch über die Fläche hin weitergleitend.

Jakopič war zu seiner Zeit ein wichtiger Anreger in Slowenien. Der von ihm 1904 gegründete impressionistische Künstlerverein »Sava« etwa stellte im berühmtem Salon Miethke in Wien aus. Mit der Zeit wurde er zu einer »mythischen« Künstlerfigur; das Entrückte, Geheimnisvolle und die Imagination Herausfordernde ist auch in seinen Bildern zu spüren.

E.F.

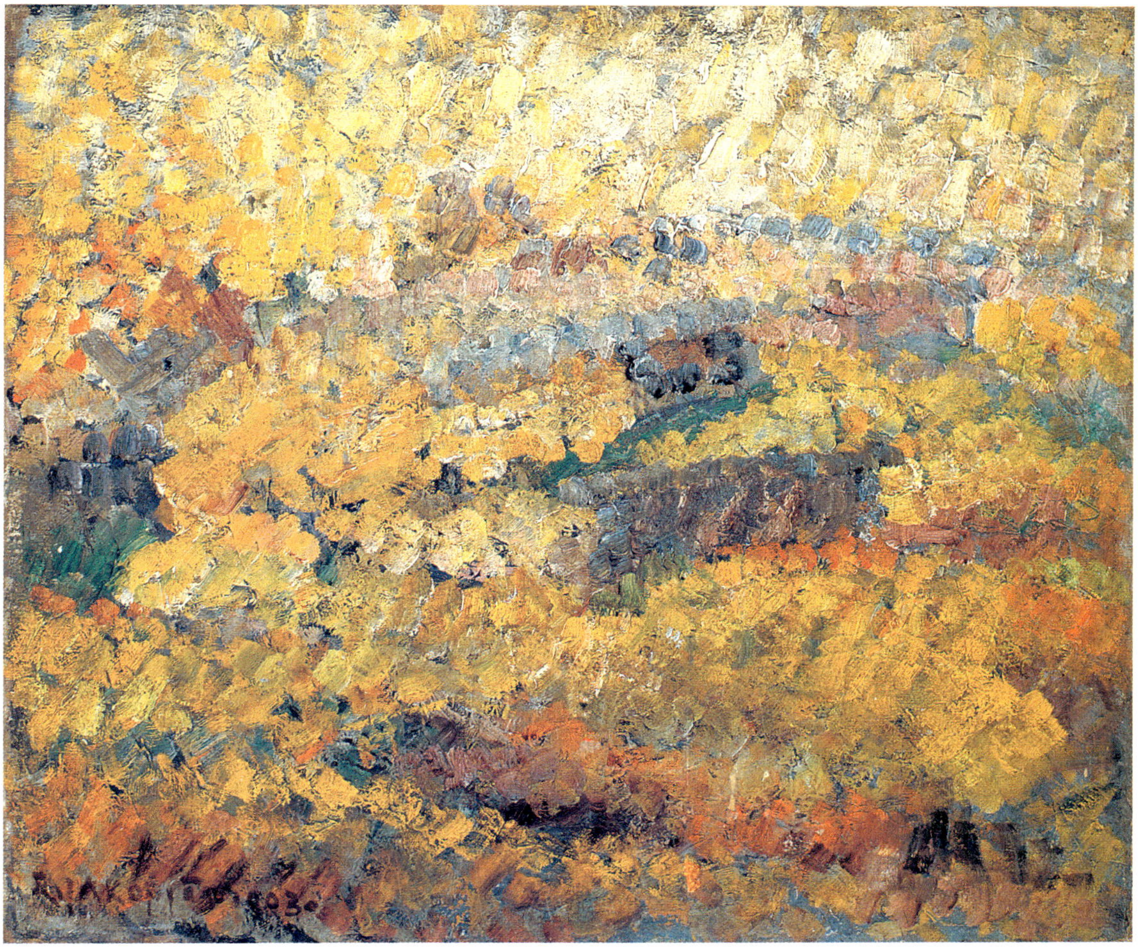

129 ***Rihard Jakopič,***
»Sonniger Hügel«*, 1903*
Öl auf Leinwand, 52 x 60 cm
bez. u. li.: »Jacopic 1903«
Narodna Galerija Ljubljana

Rihard Jakopič

(1869 Ljubljana – 1943 Ljubljana)

1887–1889 Studium an der Akademie der Bildenden Künste in Wien.
1889 besucht er die Akademie der Bildenden Künste in München.
1891–1893 arbeitet er an der privaten Kunstschule von Anton Ažbè, einem Landsmann von ihm. Bis in die 90er Jahre bleibt Jakopič der Schule verbunden.
1892 findet die erste Einzelausstellung im Kunstverein in München statt.
1900 geht er zurück nach Ljubljana.
1902–1906 wohnt er in der Nähe von Ljubljana, in Skofja Loka.
1903 Mehrmonatiger Aufenthalt in Prag.
1904 wird in Ljubljana der impressionistische Künstlerverein »Sava« gegründet, deren Initiator und Gründungsmitglied Jakopič ist. Die Ausstellungen werden im Salon Miethke in Wien gezeigt.
1907 gründet er zusammen mit dem Maler Matej Sternen eine Kunstschule in Ljubljana, deren Leiter er bis 1914 bleibt.
1908 wird der »Jakopič Pavilijon« errichtet, das erste Gebäude in Slowenien, in dem zeitgenössische Ausstellungen gezeigt werden und das für einige Jahrzehnte das Zentrum des slowenischen Kunstlebens bildet. Er organisiert dort mehr als 25 Ausstellungen.
1910 findet die erste von Jakopič initiierte historische Ausstellung statt, die den Grundstock zur heutigen Nationalgalerie legte.

József Rippl-Rónai

Edit Plesznivy

József Rippl-Rónai kehrte 1900 nach einem 13jährigen Aufenthalt in Frankreich endgültig nach Ungarn zurück. 1902 ließ er sich in seiner Vaterstadt Kaposvár nieder, einer Kleinstadt in Südungarn. 1908 kaufte er sich auf dem Róma-Hügel, an einer schön gelegenen Stelle der Stadt, eine Villa, in der er dann bis zu seinem Tod lebte. Der um das Gebäude liegende Park mit seinen riesigen Bäumen und bunten Blumenbeeten wurde zum Schauplatz vieler seiner Bilder.

Das Jahr, in dem er die Villa bezog, brachte eine Stilwende in seiner Kunst. Zwischen 1908 und 1912 entstanden die Werke, die er mit dem bei ihm gewohnten liebenswürdigen Humor »Mais-Bilder« nannte, weil auf ihnen die farbigen Tupfen ähnlich wie die Körner auf einem Maiskolben aneinandergereiht sind. Für die in dieser Periode entstandenen Bilder ist die Anwendung von reinen, ungemischten, lebhaften Farben und die mosaikartige Füllung der von braunen Konturen begrenzten Flächen mit kleinen Tupfen kennzeichnend. 1911 schrieb Rippl in seinen im Verlag der progressiven literarischen Zeitschrift *Nyugat* erschienenen *Erinnerungen* über diese Malweise: »... die Technik selbst ist auf das Mindestmögliche zu reduzieren. Dies besteht darin, daß wir die Farben unter keinen Umständen aufeinanderlegen. Jede Farbe ist in der Tube, sie muß so, wie sie ist, herausgenommen und – immer sorgfältig nach dem einheitlichen Stil strebend – einfach auf die Leinwand aufgetragen werden. Aber dorthin, wo sie hingehört! Wenn trotzdem Farben gemischt werden sollen, so muß dies noch auf der Palette geschehen. Auf der Leinwand mischen wir nichts: das ist der negative Befehl, durch den die Farben zum Glühen gebracht werden.«

Rippls Fleckenmalerei hatte mehrere Quellen. Bei Gelegenheit seiner italienischen Studienreise in den Jahren 1904/05 bewunderte Rippl-Rónai das Dekorative an den Mosaiken von Venedig und Monreale. Als Mitglied der »Nabis«-Künstlergruppe blieb er auch von den ähnlich aufgebauten Kompositionen von Bonnard nicht unberührt, aber in der glühenden Farbenwelt und den betonten Konturen seiner Mais-Bilder ist auch der Einfluß der »Fauves« zu erkennen. Dennoch brin-

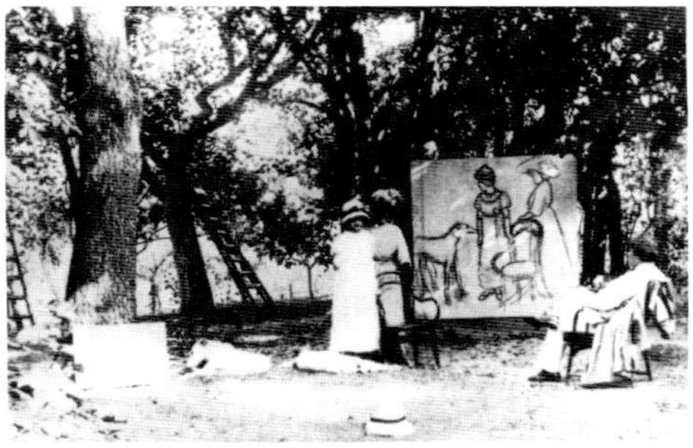

Abb. 1
József Rippl-Rónai malt Lazarine und Anella im Garten der Villa Róma, Kaposvár 1910, Foto

Literatur:
Ungarische Kunst des 20. Jahrhunderts, Ausst.-Kat. Národni Galerie Prag, 1989 (Nr. 80). – *80 Jahre ungarische Malerei von der Romantik bis zum Surrealismus*, Ausst.-Kat. Kunsthalle Mannheim, 1989, S. 132–133, 235–236; Nr. 132. – Júlia Szabó, »Color, Light, Form and Structure: New Experiments in Hungarian Painting, 1890–1930«, in *Standing in the Tempest. Painters of the Hungarian Avant-garde*, Ausst.-Kat. Museum of Art, Santa Barbara, California 1991, S. 98–101; Nr. 131. – Anna Szinyei Merse, Ralf Beil, »József Rippl-Rónai«, in *Die Nabis – Propheten der Moderne*, Ausst.-Kat. Kunsthaus Zürich, Grand Palais Paris 1993, S. 207–216. – *Budapest 1869–1914, Modernité hongroise et peinture européenne*, Musée des Beaux-Arts de Dijon, S. 178, 186; Nr. 73.

gen Rippls Bilder mit ihrem grellen Kolorit eine völlig individuelle malerische Betrachtungsweise zum Ausdruck, für die die realistische Farbenverwendung und wahrheitsgetreue Nähe zum Sichtbaren kennzeichnend sind. Dies beweist auch ein aus der gleichen Zeit stammendes Foto aus dem gleichen Blickwinkel, der auf dem Bild »Parkdetail« zu sehen ist (Kat.Nr. 121).

Das damit behandelte Thema, d.h. das Bild im Bild, reicht in alte Traditionen der Malerei zurück. Mit ihm beschäftigte sich der Künstler auch in dem am gleichen Ort und im gleichen Stil gemalten Bild »Meine Modelle im Freien« (Maler im Garten, 1912).

Für Rippl-Rónai waren die Familienbande, die emotionalen Beziehungen sehr wichtig und von bestimmender Bedeutung. Die grundlegenden Inspirationen für sein Lebenswerk erhielt er von seinen Familienangehörigen. Auch auf diesem Bild erscheint er im Kreis seiner geliebten Familie, seiner französischen Frau Lazarine und seiner adoptierten Tochter, der Nichte seiner Frau, Anella. Nicht anders zeigt es eines der Hauptwerke dieser Epoche, das Gemälde »Lazarine und Anella« (1910).

Mit den Mais-Bildern bedient sich Rippl nur einiger Grundfarben, namentlich der Farben Grün, Rot, Gelb und Blau, und der als Grund dienende Karton schimmert an vielen Stellen zwischen den locker aneinandergereihten Farbflecken durch. Die Dekorativität und die Flächenhaftigkeit der Kompositionen, die Anwendung von betonten Konturlinien sowie das Fehlen der Perspektive und der Schattierungen nähern die Mais-Bilder dem Geist der sog. »schwarzen« Periode der Farbreduktion der früheren »Nabis«-Epoche von Rippl (1890–1898) an.

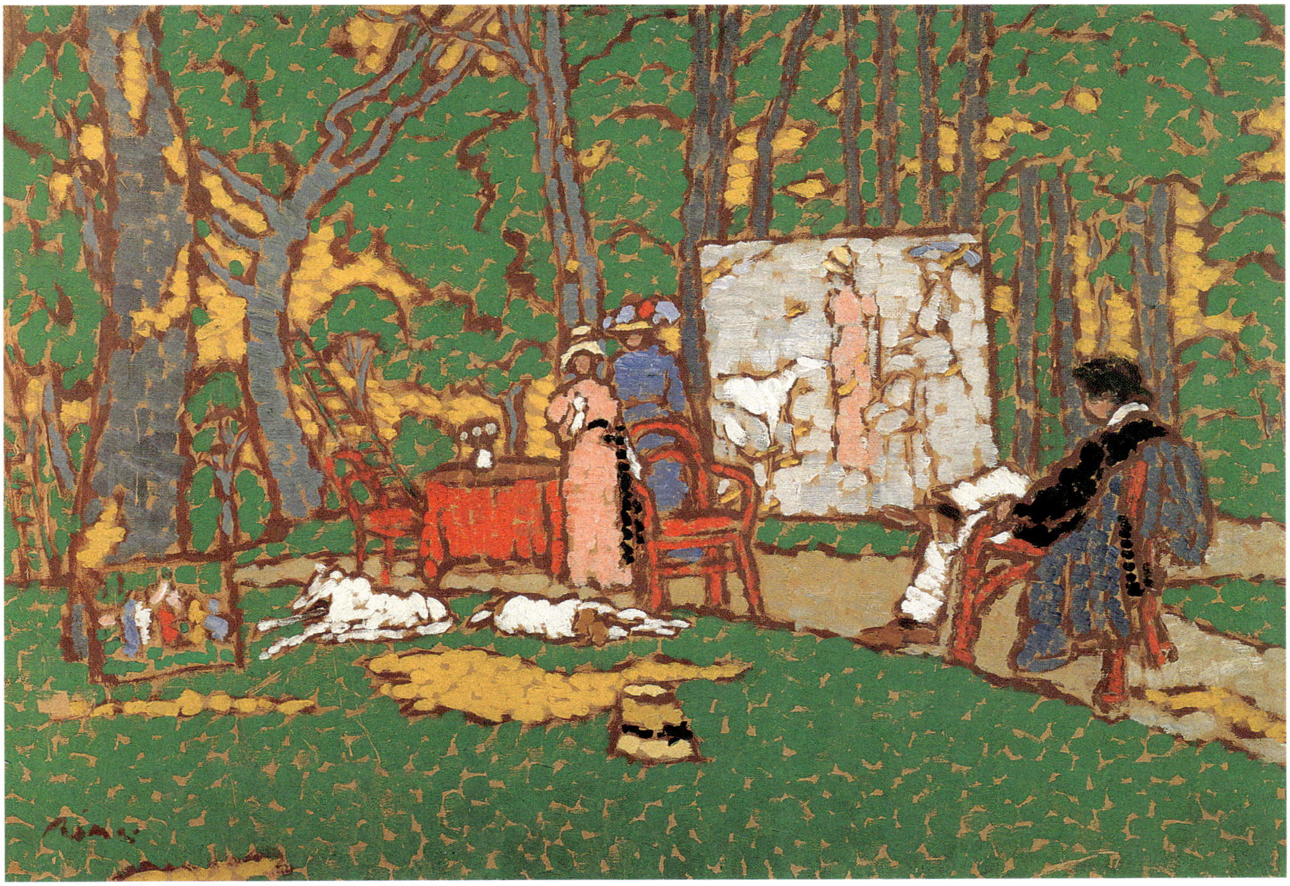

121 József Rippl-Rónai,
***»Parkdetail (Im Park male ich Lazarine und Anella; Hepis ist es warm)«**, 1910*
Öl, Karton auf Holz, 69,5 x 100,5 cm
Bez. u. li.: Rf
HolMagyar Nemzeti Galéria | Ungarische Nationalgalerie, Budapest

Jószef Rippl-Rónai

(Kaposvár 1861–Kaposvár 1927)

Ab 1884 Studium in München.
Ab 1887 studiert er in Paris bei Mihály Munkácsy.
1892 zieht er nach Neuilly.
Seit 1894 steht er in engem Kontakt mit Maillol.
1899 verbringt er einige Monate bei Maillol in Banyuls-sur-Mer sowie bei Vuillard, Bonnard und Denis.
1900 kehrt er nach einem kurzen Aufenthalt in Rußland nach Ungarn zurück.
1906 hat er mit seiner Ausstellung im Könyves-Kálmán-Salon einen durchschlagenden Erfolg.
1908 beginnt er Bilder zu malen, die in der ungarischen Kunstgeschichtsschreibung der »Maiskornperiode« zugerechnet werden. Er malt farbintensive Bilder mit mosaikartig angeordneten Pinselstrichen. Ein flächendeckendes Muster entsteht, das an den Pointillismus erinnert; die Farben verraten den Einfluß der »Fauves«.

Kasimir Malewitsch

In der Moskauer Sammlung Schtschukin, die von allen avantgardistischen russischen Künstlern zu Beginn des Jahrhunderts besucht wurde, befanden sich zwei Bilder aus der Serie der »Cathédrale de Rouen« von Monet, die für den jungen Malewitsch von großem Einfluß waren. Er schreibt in seinem Text aus Witebsk, »Neue Systeme in der Kunst. Statik und Schnelligkeit« von 1919, ihm sei bei Monet nicht das Spiel von Licht und Schatten auf den Mauern der Kathedrale wichtig, sondern – wie er sich ausdrückte – »die Malerei, die auf den Mauern der Kathedrale wächst [...] und selbst im Schatten und im Licht lag.« Wie wir das Korn und das Gras beachteten und nicht die Erde, auf der es wächst, so »sollten wir unseren Blick auf das Pikturale richten und nicht auf den Samowar, die Kathedrale, den Kürbis, die Gioconda. Und wenn der Maler malt und die Malerei pflanzt, während der Gegenstand ihm als Beet dient, soll er die Malerei so sähen, daß der Gegenstand verschwindet, denn er dient als Boden der für den Maler sichtbaren Malerei.« Malewitsch sah also gewissermaßen nicht durch die Malerei hindurch in die von ihr erzeugte Vorstellung einer lichthaften und immateriellen Atmosphäre, sondern er sah *auf* die Malerei und ihre Materie.

Malewitsch hat in einigen seiner Bilder, die um 1904–1907 entstanden, den malerischen Farbauftrag in so regelmäßigen Punktstrukturen über die Motive hinweg »gesäht«, daß man einen Einfluß auch des Neoimpressionismus voraussetzen muß (Kat.Nr. 123, 124). Zumindest seit 1907 gehörten zur Sammlung Morosow in Moskau ein Signac (»Hafen von Marseille«, 1906/07) und ein Cross (»Autour de la maison«, 1906). Die Unterscheidung zwischen Malerei und Motiv erinnert auch ein wenig an Signacs Entgegensetzung der malerischen Harmonie eines Bildes von seinem literarischen Thema (in *D'Eugène Delacroix au neo-impressionnisme*; vgl. S. 35, 49).

Gerade am Motiv des weißen Hauses hinter Bäumen erfuhr Malewitsch die Veränderung der Lokalfarbe des Gegenstands durch das Licht, wie sie auch vom Neoimpressionismus in seiner zerlegenden Malerei betont wurde. Die Nuancen im Weiß waren ungegenständliche Farben – hier noch als Far-

Die Ausführungen stützen sich auf Jean-Claude Marcadé, *Malévitch*, Paris 1990, S. 36–41.

ben des Lichtes gegenständlich begründet: »Beim Skizzieren traf ich auf ein Phänomen, das meine malerische Wahrnehmung der Natur überstieg. Vor mir stand inmitten von Bäumen ein weiß gekalktes Haus, der Tag war sonnig mit einem kobaltblauen Himmel. Auf einer Seite des Hauses gab es Schatten, auf der andreren Seite Licht. Ich sah zum ersten Mal die Lichtreflexe des blauen Himmels in einem reinen und klaren Ton. Von da an begann ich, lichterfüllte Gemälde zu machen, erfüllt von Freude und Sonne. [...] Von da an wurde ich Impressionist.« (Malewitsch, »Autobiographie«, 1933)

E.F.

Kasimir Malewitsch

(1878 Kiew – 1935 St. Petersburg)

Über seine Kindheit schreibt er in seiner Autobiographie 1923: »Ich erinnere mich gut daran und werde nie vergessen, daß mich in erster Linie Färbungen und Farben, ferner Stürme, Gewitter und Blitze sowie gleichzeitig die vollkommene Ruhe nach einem Gewitter faszinierten.«

1896–1904 siedelt er mit der Familie nach Kursk über und arbeitet als technischer Zeichner in der Verwaltung. Neoimpressionistische Bilder wie »Auf dem Boulevard« (1903) und »Boulevard« entstehen.

1904/05 versucht er vergeblich, in die Moskauer Hochschule für Malerei, Skulptur und Architektur aufgenommen zu werden.

1905 kehrt er im Frühjahr nach Kursk zurück und malt dort impressionistische Bilder.

1906–1910 besucht er unregelmäßig den Unterricht im privaten Atelier von Fjodor Rerberg in Moskau.

1907 stellt er im März auf der XIV. Ausstellung der Moskauer Künstlergenossenschaft aus. Es werden ebenso Arbeiten von Kandinsky, Gontscharowa, Larionow, Burljuk und anderen gezeigt.

1908 April–Mai präsentiert die erste Ausstellung *Das Goldene Vlies* in Moskau Werke der »Fauves«, in der u.a. Matisse, Derain, Braque, aber auch Arbeiten von van Gogh, Sisley und Gauguin vertreten sind. Die Eindrücke prägen seine weitere künstlerische Arbeit.

1910 lernt er Gontscharowa und Larionow kennen. Im Dezember lädt ihn Larionow zur ersten Ausstellung der von ihm und Gontscharowa gegründeten Moskauer Künstlergruppe »Karo-Bube« ein. Man orientiert sich vor allem an der westeuropäischen Kunst von Cézanne, den »Fauves« und den Kubisten.

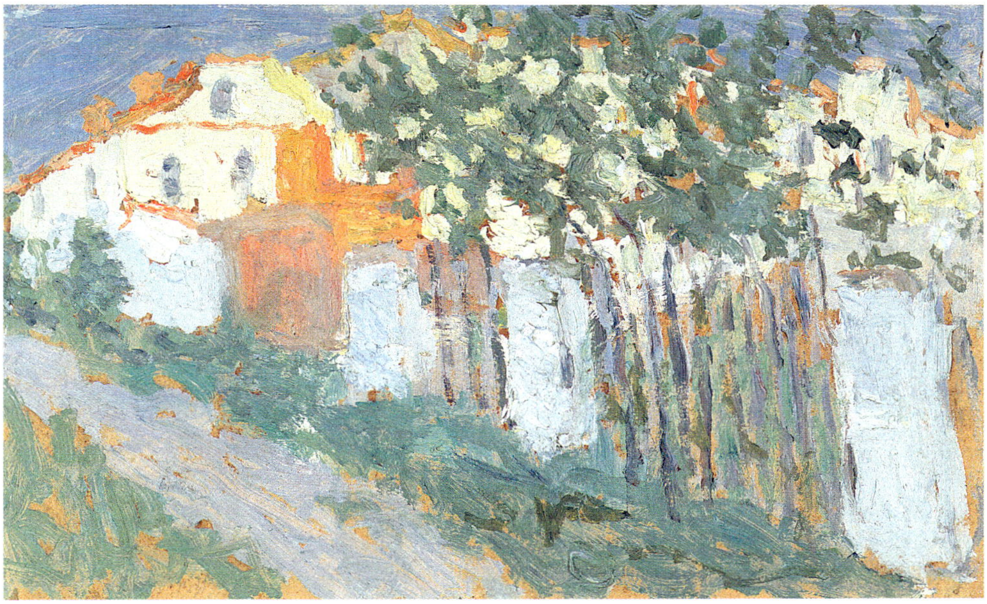

22 Kasimir Malewitsch,
»Blühende Bäume«, *1904*
Öl auf Holz, 19,2 x 31,5 cm
Leonard Hutton Galleries, New York

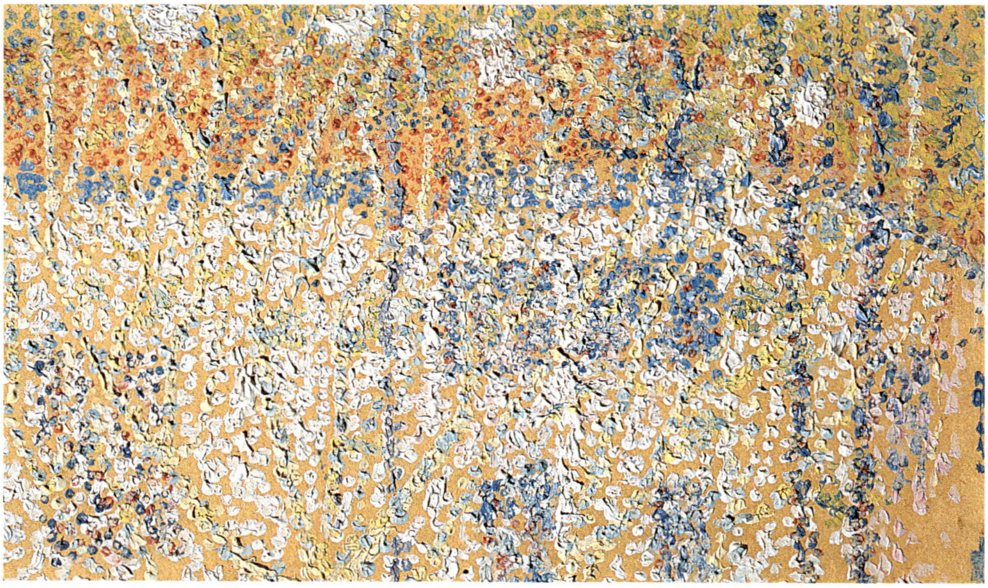

123 ***Kasimir Malewitsch,***
»Landschaft«*, 1906/07*
Öl auf Pappe, 19,2 x 31 cm
Staatliches Russisches Museum,
Sankt Petersburg M, G

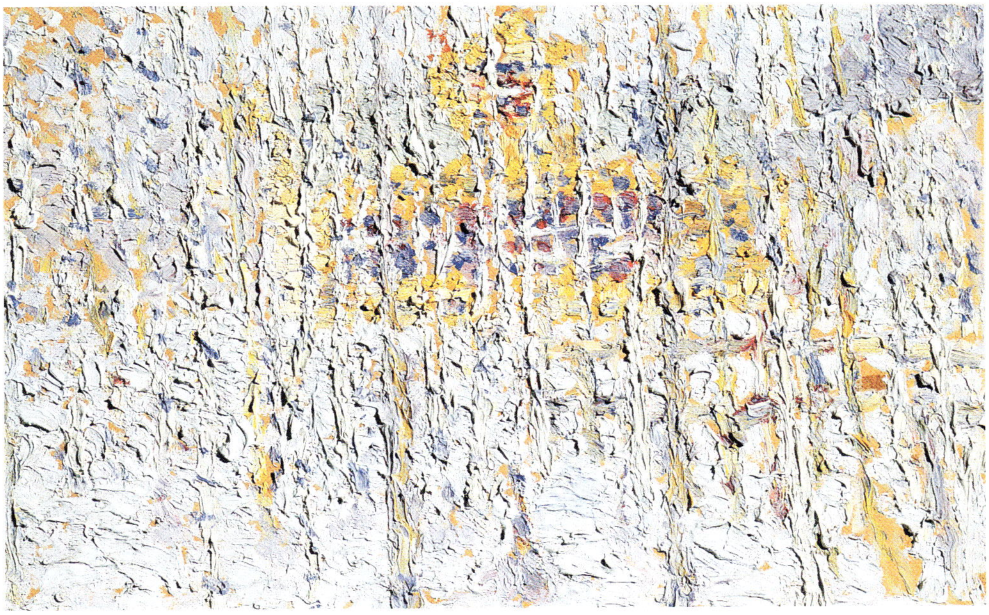

124 ***Kasimir Malewitsch,***
»Landschaft mit gelbem Haus«*, 1906/07*
Öl auf Pappe, 19,2 x 29,5 cm
Staatliches Russisches Museum,
Sankt Petersburg M, G

Neoimpressionismus

Paul Signac

Veröffentlicht in Pan, *Jg. 4, H. 1, Juli 1898, S. 55–62. Rechtschreibung und Zeichensetzung sind hier behutsam dem heutigen Gebrauch angeglichen. Die Übersetzung aus dem Französischen stammt von Sophie Herrmann, der Frau des Malers Curt Herrmann. Die damals redaktionell gestrichenen oder inhaltlich geänderten Partien sind nach dem Originalmanuskript von Paul Signac im Nachlaß des* Pan-*Herausgebers Cäsar Flaischlen (Handschriften-Abteilung des Schiller-Nationalmuseums / Deutschen Literaturarchivs) neu übersetzt und in eckigen Klammern hinzugefügt. Die damals französisch belassenen Zitate sind hier ebenfalls ins Deutsche übersetzt.*

Signac hatte für die Zeitschrift Pan *einen eigenen Text verfaßt, der die Argumentation seines gleichzeitig erschienenen Buches* D'Eugène Delacroix au néo-impressionnisme *zusammenfaßt. Zu den historischen Hintergründen und den von Signac benutzten Quellen siehe die Einleitung sowie die Anmerkungen von Françoise Cachin zur Neuausgabe dieses Buches, Paris 1978.*

I.

[1.] Unter [den] Neo-Impressionisten, [denen Pan in der vorliegenden Ausgabe großzügiges Gastrecht gewährt,] versteht man diejenigen Maler, welche die Experimente Delacroix' und der Impressionisten in bezug auf Licht und Farbe weiter verfolgt haben und die dahin gelangt sind, die Technik einer prismatischen Farbenzerlegung zu begründen und auszubilden, und zwar durch Beobachtung der Gesetze des Kontrastes und durch künstlerische Ausnützung des Mischungsprozesses, der sich absolut reinen Farben gegenüber in unserem Auge vollzieht.

Auf der letzten Ausstellung der Impressionisten in Paris 1886 war es, wo man zum ersten Mal Bilder sah, die nach diesen Grundsätzen gemalt waren. Ihre Leuchtkraft und ihre harmonische Stimmung fielen sofort auf. Georges Seurat, der Begründer dieser entwicklungsfähigen Technik, hatte hier das erste prismatisch aufgelöste Bild; sein berühmtes »Un dimanche à la grande Jatte«. Mit ihm zugleich stellten der impressionistische Meister Camille Pissarro, dessen Sohn Lucien und Paul Signac ähnlich ausgeführte Werke aus.

Im selben Jahr, bei der zweiten Ausstellung der Société des Artistes Indépendants, lieferten Georges Seurat, Lucien Pissarro, Paul Signac, denen sich noch Dubois-Pillet und Angrand angeschlossen hatten, eine zweite Schlacht. Seitdem wächst bei jeder der jährlichen Ausstellungen die Zahl der Neo-Impressionisten; die Vorzüge der prismatischen Farbenzerlegung führen ihr immer neue Anhänger zu. So im Jahre 1887 Maximilien Luce, 1890 van Rysselberghe und van de Velde, 1891 Henri Edmond Cross und Hippolyte Petitjean. Dank der unermüdlichen Forschung und Mitarbeit all dieser Männer, hat sich ungeachtet schwerer Verluste durch Tod und allen Anfeindungen zum Trotz das Prinzip der prismatischen Farbenzerlegung stets weiter entwickelt, um sich schließlich zu der klaren Technik durchzugestalten, die wir im folgenden darzulegen versuchen. Werke von Neo-Impressionisten wurden ausgestellt: in den vierzehn Ausstellungen der Société des Artistes Indépendants in Paris, in einer von Durand-Ruel geleiteten Ausstellung in New York, in den jährlichen Ausstellungen *der XX und der Libre Esthétique*, der »Association pour l'Art« in Antwerpen und in Sonderausstellungen in Paris (Hôtel Brébant und Rue Laffitte).

Eine bedeutsame Ausstellung von Werken dieser Künstler wird im kommenden Herbst in Berlin eröffnet werden und so wohl besser als alle Worte das Ziel, das sie suchen, und die Resultate, die sie gefunden haben, dartun.

[2.] Die Neo-Impressionisten »zerlegen die Farbe« – um den höchstmöglichen Grad an Leuchtkraft, an Farbenglanz und an Harmonie zu erreichen; – sie halten kein anderes Mittel hierzu für genügend. Unter diesem »Zerlegen« ist zu verstehen:

1) Die Ausnützung des Mischungsprozesses, der sich bei vollkommen reinen Farben (d.h. bei Farben, die denen des Sonnenspektrums am nächsten kommen) auf der Netzhaut unseres Auges vollzieht.

2) Das Getrennthalten der verschiedenen Elemente, welche die einzelnen Nuancen ergeben, also der Lokalfarbe, der Beleuchtungsfarbe, der Reflexfarbe usw.

3) Die Abwägung und die Ausgleichung dieser Elemente gegeneinander (nach den Gesetzen der Kontrastwirkung, der Abschwächung [»dégradation« – Abstufung] und der Strahlung [»irradiation« – Überstrahlung]).

4) Die Verwendung von einzelnen Pinselstrichen, deren Größe *in einem richtigen Verhältnis zur Größe des Bildes selbst* stehen, so daß sie beim erforderlichen Abstand mit den angrenzenden Pinselstrichen im Auge eine Mischung eingehen.

Außer diesen vier Regeln, die nach ihrer Ansicht die Farbengebung bestimmen, berücksichtigen die meisten Neo-Impressionisten noch die geheimnisvolleren Gesetze, die das Zusammenwirken von Linie und Farbe ordnen, insbesondere wollen sie, daß die Linien ebenso wie die Licht- und Schattenverteilung (Tönung) und die Farbe (Nuancierung) zu dem besonderen

Charakter der Bilder passen. Die Liniendominante wird durch das Sujet bestimmt werden: horizontale Linien werden Ruhe ausdrücken, steigende – Freude, sinkende – Trauer, eine Menge dazwischen liegender Richtungen der Mannigfaltigkeit unserer Empfindungen Rechnung tragen. Zu den emporstrebenden Linien werden sich warme Nuancen und helle Töne gesellen; die absteigenden [überwiegend] kalte Nuancen und dunkle Töne fordern. Je nachdem das Gleichgewicht zwischen kalten und warmen Nuancen und matten und starken Tönen durchgeführt ist, wird sich dann die Ruhe der horizontalen Linien erhöhen. Der Neo-Impressionist kann diese mannigfachen Kombinationen unendlich variieren, um sie sinngemäß dem Gegenstand anzupassen: so daß sich Farbe und Linie der Empfindung unterordnen, die ihn bewegt und die er wiedergeben will; sein Schaffen gleicht dem des Dichters.

[3.] Wie man sieht, bedeutet diese »Farbenzerlegung« ein ganzes System entwickeltster Harmonik und darf nicht mit der fragwürdigen Art von Künstlern verwechselt werden, die eine Leinwand mit regelmäßigen kleinen Punkten betupfen, ohne sich um Kontrast- oder Gleichgewichtsfragen zu kümmern.

Der Neo-Impressionist zerlegt die Farben, ist aber kein »Pointillist«, denn die »Farbenzerlegung« verlangt durchaus keinen punktförmigen Farbenauftrag, sie bedeutet nur die Anwendung von reinen ungemischten Farben, die so aufgetragen werden, daß sie in ein richtiges Gleichgewicht zueinander treten und beim rechten Abstand zusammenfließen.

Der Neo-Impressionist erstrebt Kraft und Harmonie, indem er das farbige Licht in seinen Grundelementen wiedergibt und indem er die Mischung sich zu Nutze macht, die diese, nach den Grundgesetzen des Kontrastes und der Abschwächung getrennten und wieder ins Gleichgewicht gebrachten reinen Elemente auf der Netzhaut des Auges eingehen.

Diese Scheidung der Elemente und ihre optische Mischung verbürgen die Reinheit, d.h. die Leuchtkraft und die Intensität der Nuancen; die Abstufung steigert ihren Glanz, und der Kontrast unterstellt beide – Leuchtkraft und Glanz – den Gesetzen der Harmonie, indem er verwandte Töne zusammenklingen läßt und konträre zueinander in Beziehung setzt. Die Basis der Farbenzerlegung ist der Kontrast. Der Kontrast aber – ist er nicht die Kunst?

Der Maler, der die Farbe »zerlegt«, unterzieht sich nicht der langweiligen Aufgabe, seine Leinwand mit vielfarbigen Pünktchen zu betupfen. Er geht vom Kontrast zweier Töne aus – er stellt auf jeder Seite der Grenzlinie seine einzelnen Elemente einander gegenüber und gleicht sie aus – bis ihm ein anderer Kontrast zum Motiv einer neuen Kombination wird. Und in dieser Weise füllt sich seine Leinwand, ohne daß er auch nur eine Minute lang nur mechanisch gearbeitet hätte. Er spielt mit den sieben Farben des Prismas, wie der Komponist bei der Orchestrierung einer Symphonie die sieben Noten der Tonleiter handhabt.

Die Zerlegung ist eins von den Resultaten, nicht aber das Mittel seiner Arbeit.

[4.] Der Neo-Impressionismus ist eine Phase der koloristischen Bewegung, des großen Zuges nach immer stärkerer Leuchtkraft und nach immer zwingenderer Farbengebung. Delacroix begann, die Impressionisten Renoir, Monet, Pissarro u.a. arbeiteten weiter. Alle verfolgen dasselbe Ziel; von einer Generation aber zur anderen verbessern sich die Mittel, vermehren sich die Hilfsquellen durch die Arbeit der Vorläufer, und der Erfolg tritt immer klarer zu Tage.

Beim Studium von Delacroix erkennt man seinen steten Drang, der Farbe immer größere Intensität und immer helleren Glanz zu geben. Es ist ein weiter Weg vom »Massacre de Scio« bis zu den Fresken von Saint-Sulpice! In seinen letzten Arbeiten hat er, dank seiner Kenntnis der Harmonik und dank der Anwendung einer Technik, die von der Mischung im Auge ausging, der überladenen romantischen Palette, die den reinen Farben vor den schmutzigen und trüben keinen Vorzug gab, alles, was sie bei dieser ihrer Beschaffenheit geben konnte, entlockt. Zwanzig Jahre später sicherten sich die Impressionisten neue Mittel, indem sie alle stumpfen Farben aufgaben und nur die behielten, die den Nuancen des Prismas am nächsten kommen. Leider aber dämpften sie noch ihre Reinheit durch Mischung auf Palette oder Leinwand und brachten sich so um den Vorteil, den ihnen diese Vereinfachung verschafft hatte. Diese ganze Entwicklung zu Licht und Farbe setzte sich dann in den Neo-Impressionisten [eigentlich: der Zerlegung, dem Beitrag der Neo-Impressionisten] fort, die wie die Impressionisten nur völlig reine Farben auf ihre Palette nehmen, aber außerdem noch jede Mischung auf der Palette sowohl wie auf der Leinwand vermeiden [und die einzig mit reinen Tönen und Nuancen arbeiten. Dieser Verzicht auf jede Mischung von Kontrastfarben auf der Palette, dieser ausschließliche Gebrauch der Mischung stets reiner Elemente auf unserer Netzhaut, führt zu einer Leucht- und Farbkraft, die höher ist als jene, die ihre Vorgänger je erzielt hatten.

5. Doch die Technik der Farbzerlegung hat nicht nur diesen einen Vorteil: durch die Beachtung der Gesetze der Kontrastwirkung, der Abstufung und der Überstrahlung gewährleistet sie darüber hinaus die Harmonie der erzielten kräftigen Farben.]

Die Beobachtung der Gesetze der Kontrastwirkung, der Farbenschwächung und der Strahlung und die strenge Berücksichtigung des Moments der Mischung im Auge, zwang die Neo-Impressionisten ganz von selbst zu einer neuen Methode, denn nur der prismatisch »zerlegte Farbenfleck« macht das Gleichgewicht der Grundelemente, das zu Harmonie führt und zu jener Reinheit, die den Glanz verbürgt, möglich. Dieser »prismatisch zerlegte Farbenfleck« aber ist nur eins der zahllosen Farbelemente, die zusammen das Bild ausmachen. Jeder einzelne hat die gleiche Bedeutung wie eine Note in einer Symphonie. Er soll nicht einen Gegenstand nachahmen oder eine Empfindung ausdrücken. Trübe oder heitere Momente, Ruhe oder Bewegung können durch keinen noch so virtuosen Pinselstrich gegeben werden, sondern nur durch die Kombination der Töne und der Nuancen und durch entsprechende Linienführung. Warum soll nun diese Malweise störender sein als das konventionelle Verfahren anderer Künstler, zumal es sich doch um ganz das gleiche Ziel handelt: die stärkste Wirkung zu erreichen?

Man habe keine »Pünktchen« auf dem Gesicht, sagt man! Gut! Aber hat man etwa schwarze, graue, braune Schraffierungen oder Kommata? Ribots Schwarz, Whistlers Grau, Carrières Braun, die Schraffierung Delacroix', das Komma Monets sind, genau wie die prismatisch zerlegten Farbenflecke der Neo-Impressionisten, Kunstmittel, derer sich diese Maler bedienen, um eben ihre besondere Art, die Natur zu sehen, auszudrücken – alles analoge Verfahren, die man zulassen muß, da der betreffende Künstler darin nun einmal das beste Mittel findet, dem, was ihm vorschwebt, Gestalt zu geben.

Was die Neo-Impressionisten wollen und was ihre Methode ihnen sichert, ist: höchste Steigerung von Licht, Farbe und Harmonie. Dadurch eignet sich ihre Technik ganz besonders für dekorative Malerei. Selbst ihre kleinsten Arbeiten sind deshalb keine Staffeleibilder, sondern eine Art dekorativer Kunst, der Kleinheit der modernen Wohnräume angepaßt. In der durch die Größe eines Bildes bedingten Entfernung verschwinden – falls in gutem Verhältnis gegeben – die einzelnen Flecke und verfließen zu farbigen Lichtern von unvergleichlichem Glanz. Sie verlieren sich übrigens mit der Zeit sowieso ganz von selbst: im Verlauf von einigen Jahren schon verziehen sich die Farben ineinander, und ein Bild wird dann nur zu leicht flach und eintönig.

Wenn der einzelne Farbfleck stört, so liegt das nur daran, daß man nicht den notwendigen Abstand berücksichtigt. Rembrandt sagt: »Die Malerei darf nicht beschnüffelt werden.« Wer eine Symphonie hören will, setzt sich nicht unter die Instrumente, sondern an einen Punkt, wo alle Töne sich mischen können. Um sich an einem prismatisch zerlegten Gemälde freuen zu können, muß man sich die Mühe nehmen, den Punkt ausfindig zu machen, an dem die Mischung der verschiedenen Farbelemente im Auge des Beschauers die vom Maler gewollten Töne ergibt.

[6.] Man wirft den Neo-Impressionisten vor, für Künstler zu gelehrt zu sein. Aber der einfachste orientalische Teppichweber ist ebenso gelehrt, und was sie lehren, sollten die Leute alle schon längst gelernt haben, denn es sind nur die unerläßlichen Regeln der Harmonie, die den Gesetzen des Kontrastes entnommen und von Chevreul oder Rood längst in wenigen Sätzen zusammengefaßt worden sind.

Und warum sollte Kenntnis der Bedingungen des Schönen die Empfindung dafür abschwächen? Ein Musiker, der weiß, daß das Quinten-Intervall ein harmonisches ist – ein Maler, der weiß, was eine aus zwei Elementen bestehende Kombination ist – sollten deshalb keine Künstler mehr sein und die Fähigkeit verlieren, uns zu erschüttern? Im Gegenteil, die Kenntnis solcher Kunstprinzipien schadet der künstlerischen Inspiration nicht nur nicht, sondern kräftigt sie und gibt ihr Richtung, und der Künstler wird mit um so größerer Sicherheit schaffen, wie ja schon Ch. Blanc von Delacroix sagt: »Nur weil er die Gesetze kannte und gründlich studierte, nachdem er sie durch Intuition erraten hatte, wurde er einer der größten modernen Koloristen.«

Wenn aber ein Genie wie Delacroix sich gezwungen sah, die Gesetze der Farbengebung zu studieren, kann man es da jungen Malern vorhalten, wenn sie einen solch wesentlichen Teil ihrer Kunst nicht vernachlässigen?!

Ein anderer Vorwurf ist der: Die Bilder der verschiedenen Neo-Impressionisten sähen sich derart gleich, daß es schwierig sei, die einzelne Persönlichkeit hinter der Gleichförmigkeit ihrer Technik zu erkennen.

So jedoch wird nur reden, wer Gemälde bloß mit dem Katalog in der Hand unterscheiden kann. In Wirklichkeit muß man sehr unempfindlich gegen das Spiel der Farben und gegen den Reiz der Harmonie sein, um einen feinen silbrigen *Seurat* mit seinen durch Licht und Schatten gemilderten Lokalfarben mit einem farbenkräftigen Cross zu verwechseln, dessen leuchtende Töne noch durch Kontrastierung gesteigert werden. Wenn es Leute gibt, die aus Mangel an künstlerischer Erziehung einen Hokusai nicht von einem *Hiroshige* unterscheiden können, weil der japanische Holzschnitt anscheinend so gleichförmig ist, oder einen Giotto mit einem Orcagna verwechseln, weil beider Werke Fresken sind, so wird es auch Leute geben, die Werke verwechseln werden, die nach der Methode der prismatischen Farbenzerlegung gemalt sind. Für denjenigen, der sehen kann, bleibt in dieser Technik jede Persönlichkeit frei und klar abgegrenzt. Sie spielen alle wohl das gleiche Instrument, jeder aber auf seine Art. Jeder stellt sein Wissen in den Dienst seines Wollens und ist dadurch ebensowenig gebunden wie etwa der Dichter durch den Rhythmus.

[7.] Es ist möglich, noch leuchtender zu malen als die Neo-Impressionisten, aber nur, wenn man die Farben abschwächt, oder noch farbiger, wenn man sie verdunkelt. Man wird eines Tages vielleicht noch größeren Vorteil aus den Farben zu ziehen verstehen, über die der Maler heute verfügt, man wird vielleicht bessere Mittel und neue Farbstoffe finden; aber man wird für heute wenigstens zugeben müssen, daß die Neo-Impressionisten mit den bisherigen Mitteln sowohl das farbigste als auch das leuchtendste Resultat erzielt haben, und daß neben einem ihrer prismatisch zerlegten Bilder – mag man auch sonst dagegen sagen, was man will – jedes andere Gemälde dunkel oder blaß erscheint.

Wir messen das Talent eines Malers gewiß nicht bloß an der Leuchtkraft oder Farbigkeit seiner Bilder. Man kann sehr wohl schwarz und dunkel malen und doch ein Genie sein, und umgekehrt hell und farbig malen und doch als Künstler nur mittelmäßig sein. Aber wenn dieses Streben nach Licht und Farbe auch nicht die ganze Kunst ist, so dünkt es mich doch ein ganz wesentlicher Teil davon.

Um das Gesagte noch einmal zusammenzufassen, so sind: Unterdrückung aller schmutzigen Farbe, Durchführung des Prinzips der Mischung reiner Farben im Auge selbst, vernunftgemäße, strenge Berücksichtigung der Gesetze der Harmonie – die Punkte, die die Neo-Impressionisten [in ihrer Farbzerlegung] auf dem Wege erreicht haben, auf dem ihnen Delacroix und die Impressionisten siegreich vorangeschritten waren, und haben damit jedem eine Technik an die Hand gegeben, die von vornherein Reinheit, d.h. Leuchtkraft, und Gleichgewicht, d.h. harmonische Stimmung [sowie Sicherheit in der Anpassung der Linien- und Farbkomposition an die behandelten Bildsujets], verbürgen.

Sie werden das Verdienst beanspruchen dürfen, nicht Altes nachgemacht, sondern eine neue Möglichkeit gefunden zu haben, einem persönlichen Ideal Ausdruck zu geben. Sie haben also, wie ihre Vorgänger vor ihnen, das Gebiet der Malerei und die Grenzen der Kunst überhaupt erweitert. –

II.

[1.] Man wird sich vielleicht wundern, wenn nachgewiesen wird, daß die Neo-Impressionisten keineswegs so revolutionär sind, wie man zu glauben vorgibt, ja, daß sie im Gegenteil nur Vollender sind und daß das Prinzip der Farbenzerlegung etwas durchaus Herkömmliches ist, obgleich man es in keinem Lehrbuch erwähnt findet.

In der Tat sind nämlich die dargelegten Gesetze der Farbe, der Linie und der Komposition alle schon von Delacroix und Ruskin teils vorausempfunden, teils bis auf die kleinsten Kleinigkeiten notiert worden, einerseits also von dem größten Koloristen und andererseits von dem größten Ästhetiker unseres Jahrhunderts; und ebenso endlich von Charles Blanc, dem Kritiker, und O.N. Rood, dem Gelehrten. Es ist überflüssig, diese Linie noch weiter zurückzuverfolgen, obwohl es ein leichtes wäre, auch aus früheren Zeiten, von den Primitiven bis auf Watteau herunter, zahlreiche Zeugnisse für die Anerkennung dieser Gesetze anzuführen.

[2.] Nimmt man die einzelnen Teile der neo-impressionistischen Ästhetik und Technik durch und vergleicht sie mit den Schriften Delacroix', so erkennt man ohne weiteres, daß die Maler, von denen hier die Rede ist, kaum etwas anderes getan haben, denn als gehorsame Schüler die Lehren dieses [großen, von der Farbe bewegten] Meisters [zu] befolgen und den Zielen nach[zu]gehen, denen seine Lebensarbeit galt.

Wenn die neo-impressionistische Technik einen höchstmöglichen Grad an Leuchtkraft und Farbe als Ziel aufstellt – liegt das nicht schon durchaus klar in dem Wort Delacroix' »Der Feind jeder Malerei ist das Grau«? und wenn sie, um ihr Ziel zu erreichen, nur reine Farben anwenden, befolgen sie da nicht wiederum sein »Alle erdigen Farben vermeiden«? –

[In diesen reinen Farben werden sie stets die Reinheit bewahren und sich davor hüten, sie durch Mischung auf der Palette zu beschmutzen (abgesehen natürlich vom Mischen mit Weiß und zwischen benachbarten Farben, um alle Nuancen des Prismas und alle Töne zu erhalten); sie werden sie in deutlichen, kleinen Tupfen nebeneinandersetzen und durch die Mischung auf der Netzhaut das angestrebte Ergebnis erreichen, mit dem Vorteil, daß jede Mischung im Auge zu Klarheit und Leuchtkraft hinführt, während jede Mischung auf der Palette dazu neigt, nicht nur immer dunkler, sondern auch immer farbschwächer zu werden. Zu Recht hatte Delacroix Bedenken aufgrund der zwangsläufigen Folgen dieser Methode:

»Tönungen aus Grün und Violett, hier und dort im Hellen rein nebeneinandergesetzt, ohne sie zu mischen. Grün und Violett, diese Farben muß man unbedingt nacheinander auftragen, man darf sie nicht auf der Palette mischen.«]

Und in der Tat gäben Grün und Violett, da es beinahe Komplementärfarben sind, auf der Palette gemischt, nur eine stumpfe schmutzige Nuance, gerade jenes Grau, das er den Feind jeder Malerei nennt; während sie nebeneinandergestellt im Auge sich zu einem feinen perlmutterartigen Grau wandeln.

Was Delacroix von Grün und Violett sagt, haben die Neo-Impressionisten nur logisch verallgemeinert und auch bei anderen Farben angewandt und damit, durch Chevreuls Arbeiten unterstützt, ihre [unvergleichliche und sichere] Methode begründet[, um Licht und Farbe zugleich zu erzielen: »Jede Farbmischung aus gegensätzlichen Tönen auf der Palette durch ihre Mischung auf der Netzhaut ersetzen.«]

[3.] Da ihnen jeder breite, einheitliche Farbenfleck kraft- und lichtlos scheint, so suchen sie, jeder kleinsten Ecke eines Bildes durch das Nebeneinanderstellen vieler kleiner Farbenflecke Abwechslung und Leben zu geben.

Delacroix führt klar das Prinzip und die Vorzüge dieser Methode an:

»Es ist gut, daß die Pinselstriche nicht materiell miteinander verschmolzen sind. Sie verschmelzen von selbst in einer durch das Gesetz der Sympathie, das sie verbunden hat, festgelegten Distanz. Die Farbe erhält auf diese Weise mehr Kraft und Frische.«

»Constable behauptet, die Überlegenheit seines Wiesengrüns beruhe darauf, daß es aus einer Vielzahl verschiedener Grüntöne zusammengesetzt ist. Der Mangel an Intensität und Lebhaftigkeit im Grün der gewöhnlichen Landschaftsmaler rührt daher, daß sie im allgemeinen einen gleichförmigen Ton schaffen. Was er hier vom Wiesengrün sagt, trifft für alle Farben zu.«

Auch hieraus erhellt, daß Delacroix die notwendig werdende Auflösung der

Nuancen in abgetönte Pinselstriche vorausgefühlt und daß ihn seine Freude an der Farbe schlechterdings auf die Vorzüge der Farbenmischung im Auge selbst führen mußte. Diese zu ermöglichen, waren die Neo-Impressionisten gezwungen, ganz kleine Pinselstriche anzuwenden, damit die verschiedenen Elemente – bei entsprechendem Abstand – die gewollte Nuance ergäben und nicht einzeln bemerkbar würden.

Delacroix hat zweifellos an solche verkleinerte Striche gedacht und auch wohl darüber nachgesonnen, wie sie ausgeführt werden könnten, denn er machte innerhalb weniger Tage folgende beide Notizen:

»Als ich gestern an dem Kind arbeitete, das sich in ›Orphée‹ links neben der Frau befindet, erinnerte ich mich an diese unzähligen kleinen, mit dem Pinsel und wie in einer Miniaturmalerei gesetzten Striche in Raffaels Muttergottes, die ich in der Rue Grange-Batelière gesehen hatte.«

»Einen Museumsbesuch einplanen, um die großen Gouachen von Correggio zu sehen. Sie sind, glaube ich, mit winzigen Strichen gemalt.«

4. Für den Neo-Impressionisten sind die verschiedenen Elemente, die die Nuancierung durch Mischung im Auge herzustellen haben, voneinander unterschieden: Licht und Lokalfarbe sind deutlich getrennt, und der Maler läßt nach Belieben bald das eine, bald das andere dominieren. Dieses Prinzip, die Elemente zu trennen, findet sich vielleicht in folgender Aussage Delacroix' wieder: »Schlichtheit der Örtlichkeiten und Breite des Lichts.«

»Man muß die ›Farbe‹-Farbe mit dem ›Licht‹-Licht versöhnen.«

Das Gleichgewicht der getrennten Elemente und ihr Verhältnis sind deutlich genannt: »Eine allzu große Dominanz des Lichts und der Breite der Flächen führt zum Verlust der Zwischentöne und folglich zur Abschwächung der Farben; der umgekehrte Mißbrauch schadet vor allem in den großen Kompositionen, die aus der Ferne betrachtet werden wollen. Veronese ist Rubens überlegen aufgrund der Schlichtheit der Örtlichkeiten und der Breite des Lichts. Um mit einem so breiten Licht nicht farblos zu erscheinen, muß Veronese den Ton der Lokalfarbe beträchtlich verstärken.«

5. Der Kontrast von Ton und Nuance, den einzig zeitgenössische Maler, die Neo-Impressionisten, beachten, wird durch den Meister definiert und vorgeschrieben: »Allgemeines Gesetz: je größer der Gegensatz, desto stärker die Leuchtkraft. Obwohl es gegen das Gesetz verstößt, das kalte Glanzlichter vorschreibt, wenn man sie in Gelb auf violette Fleischtöne setzt, bewirkt der Kontrast den Effekt. Wenn man die Randzonen einer genau festgelegten Fläche etwas heller malt als die Mitte, betont man um so stärker ihre Abgestuftheit oder ihr Hervortreten... Nimmt man auch noch so sehr Schwarz zu Hilfe, wird man doch keine Modellierung erzielen.«

Diese Notiz in einem der Skizzenhefte der Marokkoreise zeigt, welche

Bedeutung Delacroix den Gesetzen des Kontrastes und der Komplementärfarben beimaß, die für ihn unerschöpfliche Quellen der Harmonie und Kraft waren: »Aus den drei Grundfarben bilden sich die drei binären Farben. Wenn man zu der binären Farbe die ihr entgegengesetzte Grundfarbe hinzufügt, hebt man sie auf, das heißt, man produziert den notwendigen Zwischenton. Wenn man Schwarz hinzufügt, ergibt das keinen Zwischenton, sondern man verschmutzt den Ton, dessen echter Zwischenton im erwähnten entgegengesetzten Ton liegt. Deshalb die grünen Schatten im Rot. Der Kopf der beiden kleinen Bauern. Jener, der gelb war, hatte violette Schatten, und jener, der am intensivsten blutrot und rot war, grüne Schatten.«]

[6.] Nach der neo-impressionistischen Auffassung vermischt sich die Farbe des Sonnenlichts, das je nach der Tageszeit und den örtlichen Umständen gelb, orange oder rot ist, mit der Lokalfarbe und gibt dieser, wo sie von der hellsten Beleuchtung getroffen wird, glutrote oder goldene Nebentöne. Der Schatten ist dagegen als getreues Komplement des Lichts je nach der Härte des Lichts violett, blau oder blaugrün, die nichtbeleuchteten Teile der Lokalfarbe vermischen sich daher mit diesen kalten Tönen. Diese kalten Schatten und warmen Lichter ergeben in ihrem Kampf und in ihrem Spiel miteinander und mit der Lokalfarbe Kontur und Rundung, verbreiten sich, miteinander vermischt oder gegeneinander kontrastierend, über das ganze Bild und lassen es an der einen Stelle aufleuchten, an der anderen verschimmern, je nach der Verteilung von Licht und Schatten.

Auch diese gelben und orangefarbenen Lichter und ebenso die blauen und violetten Schatten, die soviel Heiterkeit hervorgerufen haben, hat Delacroix kategorisch gefordert:

»Goldene und rote Töne der Bäume, blaue, leuchtende Schatten.«

»Die Töne von Chrom auf der hellen Seite und blaue Schatten.«

»In Saint-Denis du Saint-Sacrement mußte ich die Lichter mit reinem Chromgelb und die Zwischentöne mit Preußischblau malen.«

»Blaßorange in den hellen Tönen und kräftigstes Violett für den Übergang zwischen Schatten und goldenen Reflexen in den Schatten, die einen Gegensatz auf dem Boden bildeten.«

»Jeder Schattenrand hat am Violett teil.«

[7.] Man hat den Neo-Impressionisten des öfteren vorgeworfen: sie übertrieben die Farben und seien zu schreiend und zu bunt. Sie werden hiervon aber wohl wenig Notiz nehmen, dergleichen kommt nur von Leuten, von denen man mit Delacroix sagen kann:

»Die Erdfarbe und das Olivgrün haben ihre Palette derart beherrscht, daß ihnen die Natur mit ihren lebhaften, kühnen Tönen schrill erscheint.«

[Der wahre Kolorist, das heißt der Maler, der die Farbe, wie die Neo-Impressionisten, den Regeln der Harmonie unterstellt, hat nie zu befürchten, zu schreiend und zu bunt zu wirken, sondern er sucht die Leuchtkraft durch alle möglichen Mittel zu erreichen. Delacroix macht ihn nämlich darauf aufmerksam, daß »aufgrund seines Verhältnisses zum schräg einfallenden Tageslicht das Gemälde grauer erscheinen wird, als es in Wirklichkeit ist.«

Er hat folglich keine Angst, die leuchtendsten Nuancen zu verwenden, jene Nuancen, die »Rubens mit Hilfe klarer und virtueller Farben erzielte, wie Grün oder Ultramarinblau«.]

Selbst um graue Töne zu geben, wird der Neo-Impressionist zu reinen Nuancen greifen, die dann durch Mischung im Auge zu dem gewollten Resultat führen. Dieses so erhaltene Grau ist bei weitem jener keineswegs grauen, sondern direkt schmutzigen Nuance vorzuziehen, die durch die Mischung auf der Palette erzielt wird.

[Diese intensiven, leuchtenden Farben verstärkt er noch, wenn es ihm angeraten erscheint, durch Abstufungen und Kontraste.

Wenn ihm die Gesetze der Harmonie bekannt sind, sollte er nie Angst davor haben, das Maß zu überschreiten. Delacroix fordert ihn zu übermäßiger Kolorierung auf, schreibt ihm diese sogar vor: »Der Zwischenton, das heißt alle Töne, müssen übertrieben sein. Bei Rubens sind sie es. Ebenso bei Tizian. Veronese wirkt gelegentlich grau, weil er zu sehr die Wahrheit sucht.«

8. Dieses Ausdrucksmittel, die Mischung der Farben auf der Netzhaut, hervorgerufen durch methodisch nebeneinandergesetzte kleine Farbflecken, erlaubt kaum Gewandtheit oder Virtuosität; der Hand kommt nur geringe Bedeutung zu; einzig Gehirn und Auge haben eine Rolle zu spielen. Da sich die Neo-Impressionisten nicht von den Reizen des Pinselstriches verführen ließen, da sie sich für eine glanzlose, doch gewissenhafte und präzise Malweise entschlossen, beherzigten sie Delacroix' Rüge: »Am wichtigsten ist, diese höllische Bequemlichkeit des Pinsels zu vermeiden.«

»Die jungen Leute sind einzig von der Geschicklichkeit der Hand besessen. Vielleicht wurde jede Art echten Fortschritts durch nichts nachhaltiger verzögert als durch diese allgemeine Manie, der wir alles geopfert haben.«

Um diese kleinen Pinselsetzungen zu verteidigen, die für alle überaus ärgerlich sind, die sich außerstande sehen, die dadurch erzielte Harmonie zu schätzen, zitieren wir einige Zeilen Delacroix' über die *Pinselspur* [la touche]. Alles was er über diese Machart sagte, die er verwendete, um der Farbe mehr Glanz und Leuchtkraft zu verleihen, kann auf das Verfahren bezogen werden, das die Neo-Impressionisten für den gleichen Zweck einsetzen:

»Jede Kunst hat ihre anerkannten und verläßlichen Ausdrucksmittel, und man ist lediglich ein unvollkommener Kenner, wenn man diese Zeichen des Denkens nicht zu lesen weiß; der Beweis ist darin zu sehen, daß der Banause die glattesten, mit den wenigsten Pinselspuren auskommenden Bilder, genau aus dem Grund, weil sie so sind, allen anderen vorzieht.«

»Was würde man von Meistern sagen, die kräftige Konturen ziehen und auf die Pinselspur verzichten?«

»In der Natur gibt es genauso wenige Konturen wie Pinselspuren. Man muß stets auf die in jeder Kunst anerkannten Mittel zurückkommen, da sie die Sprache dieser Kunst bilden.«

»Viele Maler, die die Pinselspur mit dem Argument, es gäbe sie nicht in der Natur, mit größter Umsicht vermeiden, übertreiben den Kontur, den es doch ebensowenig in der Natur gibt.«

»Viele Meister haben es vermieden, die Pinselspur zu verdeutlichen, weil sie vermutlich glaubten, sich auf diese Weise der Natur anzunähern, in der es sie tatsächlich nicht gibt. Die Pinselspur ist ein Mittel wie jedes andere, das dazu beiträgt, die Idee in der Malerei auszudrücken. Zweifellos kann ein Gemälde sehr schön sein, ohne Pinselspuren aufzuweisen, doch es ist naiv zu meinen, man würde so der Natur näherkommen; genauso müßte man auf sein Bild echte farbige Reliefs setzen, mit dem Argument, daß Körper Volumen haben.«

Sobald man die durch die Bildgröße geforderte Distanz einhält, schockiert die Machart der Neo-Impressionisten nicht: In dieser Entfernung verschwinden die Farbflecken, und man nimmt einzig die von ihnen hervorgerufenen Licht- und Harmonieeffekte wahr. Vielleicht fördert die folgende Notiz von Delacroix die Bereitschaft, ein prismatisch zerlegtes Bild zu verstehen und zu beurteilen: »Im übrigen hängt alles von der Distanz ab, die nötig ist, um ein Bild zu betrachten. In einer gewissen Entfernung verschmilzt die Pinselspur mit dem Ganzen, doch gibt sie dem Gemälde einen Akzent, den die Gesamtheit der ineinander übergehenden Nuancierungen nicht hervorrufen kann.«

Mehrmals versucht der Meister jene zu überzeugen, die eigentlich nur blasse, glatte Bilder schätzen und deswegen durch jedes vibrierende, farbkräftige Gemälde verwirrt werden; er macht sie beispielsweise darauf aufmerksam, daß »die Zeit dem Werk sein definitives Aussehen gibt, indem sie die Pinselspuren, die anfänglichen wie die zuletzt gemalten, verwischt. Wenn man sich darauf beruft, daß in einigen Bildern großer Meister keine Pinselspuren vorhanden seien, darf man nicht vergessen, daß die Zeit sie zum Verschwinden gebracht hat.«

9. Könnte man nicht meinen, all diese Notizen Delacroix' über die Farbe wären von einem Anhänger der *Farbzerlegung* verfaßt, der darauf bedacht ist, seine Ideen zu verteidigen? Es gibt noch zahlreiche weitere Punkte, für die sich die Neo-Impressionisten auf Äußerungen des Meisters berufen können!]

Ebenso geht aus seinen Notizen hervor, welchen Wert er der Linie als solcher beimißt, und so bemühen sich denn auch die Neo-Impressionisten, den Vorteil rhythmischer Anordnung und Ausgleichung für die Harmonie ihrer Farben auszunützen.

»Der Einfluß der Hauptlinien in einer Komposition ist riesig.«

»Um ein Objekt in der Zeichnung wiederzugeben, ist zuallererst der Kontrast der Hauptlinien zu erfassen.«

»Eine Linie allein hat keine Bedeutung; es braucht eine zweite, um ihr

Ausdruck zu verleihen. Wichtiges Gesetz: eine einzige Note – Musik ...«

»Wenn man einer thematisch interessanten Komposition eine Anordnung von Linien hinzufügt, die den Eindruck verstärkt ...«

»Die Gerade existiert nirgends in der Natur.«

»In der Natur gibt es keine Parallelen, weder gerade noch geschwungene.«

»Es gibt Linien, die Ungeheuer sind: die Gerade, die regelmäßige Serpentine und vor allem zwei Parallelen.«

[10.] Der Neo-Impressionist wird seine Umrißskizze durch eine entsprechende Kombination von Linien und Farben durchbilden und vervollständigen, deren Dominanten, je nachdem er Freude, Trauer, Ruhe oder Dazwischenliegendes ausdrücken will, variieren werden, und folgt auch bei dieser Berücksichtigung der moralischen Wirkung von Linie und Farbe wiederum den Lehren Delacroix'.

[Was dachte der Meister über dieses bedeutsame Element der Schönheit, das von unzähligen zeitgenössischen Malern vernachlässigt wird?]

»Die Farbe ist nichts, wenn sie nicht dem Bild entspricht und wenn sie nicht die Wirkung des Bildes durch die Einbildungskraft erhöht.«

»Wenn man einer thematisch interessanten Komposition eine Anordnung von Linien hinzufügt, die den Eindruck verstärkt, ein die Einbildungskraft anregendes Helldunkel oder eine den Charakteren angepaßte Farbe, stellen sich Harmonie und ihre zu einem einzigen Gesang zusammenstimmenden Kombinationen ein.«

»Eine Komposition gewordene Konzeption muß sich in einem ihr entsprechenden farbigen Umfeld bewegen. Natürlich gibt es einen besonderen Ton, der irgendeinem Teil des Bildes zugeordnet ist, doch zum Hauptton wird und die anderen dominiert. Allen ist bekannt, daß Gelb, Orange und Rot die Ideen von Freude und Reichtum hervorrufen und darstellen.«

»Bei den Malern gibt es meines Erachtens Prosaisten und Poeten. Der Reim behindert sie; dieses unumgängliche Verselement, das den Versen zugleich so viel Kraft gibt, ist die Analogie der verborgenen Symmetrie und der Ausgewogenheit, zugleich gelehrt und inspiriert, regelt es die Begegnungen, den Abstand zwischen den Linien, die Farbflecke, die Farbwiederholungen ... Doch braucht es aktivere Organe und eine höhere Sensibilität, um den Fehler, den Mißklang oder das falsche Verhältnis zwischen Linien und Farben zu erkennen.«

[11.] Wenn die Neo-Impressionisten sich bemühen, den Licht- und Farbenglanz, den die Natur bietet, wiederzugeben, und aus dieser Quelle aller Schönheit die Grundbestandteile ihrer Werke schöpfen, so halten sie es für vollauf berechtigt, diese Elemente auszuwählen und anzuordnen und zu behaupten, daß ein Bild in Linie und Farbe, von einem echten Künstler komponiert, ein überlegeneres Schaffen darstellt als die Kopie der Natur, die der Zufall bietet. Sie können zur Verteidigung dieses Prinzips nachstehende Zeilen Delacroix' anführen:

»Die Natur ist nur ein Wörterbuch, in dem man Bezeichnungen sucht ... Man findet darin die Elemente, um einen Satz oder eine Erzählung zu bilden; doch niemand hat je das Wörterbuch als Komposition im poetischen Sinn des Wortes betrachtet.«

»Im übrigen ist die Natur hinsichtlich der Gesamtwirkung bei weitem nicht immer interessant ... Ist jedes Detail in sich vollkommen, so besitzt die Verknüpfung dieser Details selten eine Wirkung, die jener gleichwertig ist, die im Werk eines bedeutenden Künstlers aus dem Ganzen und der Komposition hervorgeht.«

[12. Wie wir bereits sahen, warf man ihnen vor, allzu gelehrt zu sein, obwohl es sich nur um vier oder fünf von Chevreul formulierte Regeln handelt, die jeder Grundschüler kennen sollte; zeigen wir, daß Delacroix für den Künstler das Recht forderte, mit den Gesetzen der Farbe vertraut gemacht zu werden: »Die Kunst des Koloristen ist natürlich in mancher Hinsicht der Mathematik und der Musik verpflichtet. Von der Notwendigkeit des Künstlers, gelehrt zu sein. Wie dieses Wissen unabhängig von der gewöhnlichen Tätigkeit erworben werden kann.«

Alle Kritiker, die sich mit Delacroix befaßten, weisen auf sein ständiges Bemühen hin, sich eine gelehrte, sichere Technik anzueignen, die auf dem Kontrast und der Mischung der Farben im Auge gründet, und würdigen die Logik und hohe Qualität dieser Methode, die in vielen Punkten jener der *Farbzerlegung* gleicht.

Charles Baudelaire: »Diesem unablässigen Bemühen ist seine ständige Suche hinsichtlich der Farbe zuzuschreiben.«

»Diese Farbe ist von unvergleichlicher Gelehrtheit: Anstatt in dieser neuen und umfassenden Gelehrtheit ihre grausame Besonderheit zu verlieren, bleibt die Farbe stets blutrünstig und schrecklich. Diese Ausgewogenheit zwischen Grün und Rot gefällt unserem Gemüt.«

»In der Farbe findet man Harmonie, Melodie und Kontrapunkt.«

Charles Blanc (*Grammaire des arts du dessin*): »Die gesicherten Regeln gehorchende Farbe kann wie die Musik unterrichtet werden ... Da Eugène Delacroix diese Gesetze kannte, da er sie gründlich studierte, nachdem er sie bereits intuitiv erfaßt hatte, war er einer der bedeutendsten Koloristen der Moderne.

Mit welcher Sicherheit vermag der Maler nun vorzugehen, da das Gesetz der Komplementärfarben bekannt ist, ob er nun die Leuchtkraft der Farben hervorheben oder ihre Harmonie mildern will. Durch Intuition oder Studium mit diesem Gesetz vertraut, brauchte Eugène Delacroix keine Angst zu haben, auf seiner Leinwand einen gleichmäßigen Ton auszubreiten. Wie kühn war er, den entblößten Oberkörper dieser Figur rücksichtslos mit leuchtend grünen Schraffierungen zu bedecken!«

Ernest Chesneau: »Er hatte überraschend eines jener Gesetze entdeckt, das in den Schulen nicht unterrichtet wird und selbst den Lehrern unbekannt ist. Eine Nuancierung, die in der Natur gleichförmig erscheint, besteht aus dem Zusammentreffen unzähliger verschiedener Nuancen, die einzig für das Auge, das zu sehen weiß, wahrzunehmen sind.«

Théophile Sylvestre, der viele Stunden in Delacroix' Atelier verbrachte, erzählt uns in präzisen Details von der zweckmäßigen, gelehrten Arbeitsweise, der seine stürmische Inspiration zu unterwerfen der Meister trotz seiner fieberhaften Ungeduld bereit war: »Von Versuch zu Versuch hatte er ein absolutes Farbsystem entwickelt, das wir in verkürzter Form vorzustellen und zu erklären versuchen. Anstatt die Lokalfarben durch Verallgemeinerung zu vereinfachen, vervielfachte er sie ins Unendliche und stellte sie zueinander in Opposition, um jeder von ihnen eine doppelte Intensität zu geben. Tizian erschien ihm monoton, und er entschied sich sogar erst recht spät, all das anzuerkennen, was der Venezianer Meister an Großartigkeit besitzt. Der malerische Effekt geht bei Delacroix also aus kontrastierenden Komplikationen hervor. Dort wo Rubens' Farbe wie ein ruhiger See erglänzt, funkelt jene von Delacroix wie ein von aufkommender Brise gekräuselter Wasserlauf.

Ein Beispiel für die Farbzusammenstellungen bei Delacroix: Dominiert in einer Figur auf der Schattenseite das Grün, so ist es auf der Lichtseite das Rot; ist der helle Bereich der Figur gelb, so ist der Schattenbereich violett; ist er blau, wird ihm Orange entgegengesetzt, und so weiter, in allen Zonen des Bildes. Für die Anwendung dieses Systems hatte Delacroix sich eine Art Zifferblatt auf Karton gemacht, das man seinen Chronometer nennen könnte. An jeder Gradeinteilung befand sich, wie auf einer Palette, ein bißchen Farbe, das seine unmittelbar benachbarten und seine diametral entgegengesetzten Farben hatte.

Damit Sie sich diese Vorrichtung besser vorstellen können, betrachten Sie das Zifferblatt Ihrer Standuhr und nehmen Sie folgendes an: Mittag versinnbildlicht Rot, sechs Uhr Grün, ein Uhr Orange, sieben Uhr Blau, zwei Uhr Gelb und acht Uhr Violett. Die Zwischentöne folgen den weiteren Unterteilungen, den halben Stunden, Viertelstunden, Minuten usw.

Statt die Werke kalt erscheinen zu lassen, erhöht diese fast mathematische Wissenschaft ihre Genauigkeit und Solidität.«

Eugène Véron: »Bis zu seinem letzten Lebenstag studierte er die Gesetze der Komplementärfarben, ihre durch das Licht bedingten Veränderungen und die Auswirkungen der Kontrasttöne.

Delacroix machte häufigen Gebrauch von dieser Farbmischung auf der Netzhaut, mit der er eine Farbe zu sehen gab, die sich nie auf seiner Palette befand. Er erlangte in dieser Hinsicht eine außergewöhnliche Sicherheit, da bei ihm zur natürlichen Begabung Wissen und Gewissen hinzukamen.

Seine Werke, deren Farbgebung am meisten bewundert wird, sind jene, in denen die Kontraste mit kühnen Pinselstrichen hingeworfen und direkt sichtbar gemacht sind.«]

[13.] Aus all dem erhellt wohl zur Genüge, daß die Technik der prismatischen Farbenzerlegung von Delacroix nicht bloß vorausgefühlt, sondern bis auf ihre kleinsten Einzelheiten hinein völlig festgelegt wurde. Aber auch von anderen Seiten wurde erkannt, was dann der Neo-Impressionismus unserer Gesamtkunst als neues Leben zuführen konnte und allen Schaffenden ans Herz gelegt hat.

[Lassen wir nochmals Charles Blanc zu Wort kommen, der uns bereits alle Vorteile einer gelehrten, auf dem Kontrast und der Farbmischung im Auge begründeten Technik aufgezählt hat. In seiner *Grammaire des arts du dessin* verkündet er, man dürfe, will man eine schöne Farbe erzielen, sie auf keinen Fall flächig auftragen. Er rät dazu, sie in orientalischer Weise zu verwenden, die der Machart der Neo-Impressionisten sehr genau entspricht.

»Wenn die Orientalen, die ausgezeichnete Koloristen sind, eine anscheinend gleichmäßige Fläche malen müssen, lassen sie die Farbe unaufhörlich vibrieren, indem sie Ton auf Ton setzen.«

Kurz darauf zitiert er eine Untersuchung von A. de Beaumont, die in der *Revue des Deux-Mondes* erschienen ist, um zu zeigen, wie groß der Reiz und die Kraft einer unaufhörlich gebrochenen Farbe sind. Dieses Zitat veranschaulicht das enge Band, das die *Farbzerlegung* mit der prachtvollsten der Koloristen-Traditionen, der orientalischen Überlieferung, verbindet.

»Je intensiver die Farbe ist, desto mehr bringen sie die Orientalen zum Glänzen, um sie in sich selbst zu nuancieren, um sie noch intensiver zu gestalten, um Kälte und Eintönigkeit zu vermeiden, um, kurz gesagt, dieses Vibrieren hervorzurufen, ohne das eine Farbe für unsere Augen genauso unerträglich wäre wie ein unter den gleichen Bedingungen produzierter Ton es für unsere Ohren ist.«

14. Noch positiver ist jedoch das Zeugnis von John Ruskin, dem hochgeachteten Priester der Religion der Schönheit.]

Er verwirft in seinen *Elements of Drawing* jede bloße Pinselfertigkeit und tritt für ein Verfahren ein, bei dem die Hand selbst nur eine unwesentliche Rolle spielt [wie beim »zerlegten« Farbauftrag].

»Ich habe einen tiefen Widerwillen gegen Alles, was nach bloßer Handfertigkeit aussieht.«

Eine Farbe ist nur schön, wenn sie sorgfältig abgetönt ist: »Man sieht in der Praxis, daß die Kraft der Nuance, die Lebhaftigkeit des Lichts und selbst die anscheinende Durchsichtigkeit der Schatten ganz wesentlich abhängig sind von der Berücksichtigung des folgenden Umstandes: daß nämlich die Härte, die Kälte und die Undurchsichtigkeit der Farbe in viel höherem Maße Folgen ihres zu gleichmäßigen Auftrags als ihres Tonwerts, ihrer Dunkelheit sind.

Es ist in der Tat physisch nicht unmöglich, eine Stelle nicht abgestufter Farbe aufzuspüren; aber es ist so außerordentlich unwahrscheinlich, daß man besser tut, wenn man eine Nuance kopieren will, sich anzugewöhnen, *nicht* zu fragen: Liegt hier eine Abstufung oder Schattierung vor? sondern: *Welcher* Art ist die Abschattierung?, und in neunundneunzig Fällen unter hundert wird man bei aufmerksamer Beobachtung das Gesagte bestätigt finden, auch wenn die Abschattierung vielleicht so fein ist, daß man sie zuerst gar nicht entdecken konnte. Die geringe Ausbreitung des Farbenfleckes tut dabei nichts zur Sache; und wäre er nicht größer als ein Stecknadelkopf, so wird er zum toten Punkt, wenn einer von seinen Teilen nicht dunkler als die übrigen ist. Die Farbe muß nämlich nicht bloß deshalb abschattiert werden, weil sie in der Natur nur so und nie einheitlich vorkommt; sondern auch weil Zauber und Wert des Kolorits von dieser Art des Farbenauftrags mehr abhängen als von jeder anderen Eigenschaft, denn die Abschattierung ist für die Farbe genau dasselbe, was die Kurven für die Linie. Beide erwecken rein instinktiv im menschlichen Geist die Empfindung des Schönen und beide drücken sozusagen symbolisch das Gesetz der allmählichen Entwicklung und des Fortschritts aus. In bezug auf die bloße Schönheit läßt sich der Unterschied zwischen einer abschattierten und einer einheitlichen Farbe leicht deutlich machen, indem man über ein Blatt Papier eine einheitliche rosa Farbenschicht ausbreitet und dann ein Rosenblatt dagegenhält. Die siegreiche Schönheit der Rose, die sie über alle anderen Blumen erhebt, ist nur eine Folge der Zartheit und der Mannigfaltigkeit ihrer Schattierungen. Alle anderen Blumen sind weniger reich an Schattierung, weil sich bei ihnen entweder weniger Blätter zu einer Blüte vereinigen oder weil ihre Blätter Flecken oder Adern haben, statt, wie die der Rose, schattiert zu sein.

Dann bestätigt Ruskin, wie Turner in seiner Freude an der Farbe auch dieses Mittel anwendete, um seine Nuancen zu verschönern. »Man findet auch auf den größten Bildern Turners von 6–7 Fuß Breite und 4–5 Fuß Höhe nicht eine auch nur strohhalmbreite Farbfläche, die nicht abschattiert wäre.« –

[Sind die Neo-Impressionisten, deren Bilder in unendlich zerlegten Farben gemalt sind, nicht die einzigen Beobachter des wichtigen Schönheitsfaktors der Abstufung, ohne den es keine schöne Farbe gibt?]

Die außerordentliche Wichtigkeit dieser ganzen Frage [der Abstufung – »dégradation«] hervorhebend, verweist Ruskin den Künstler auf das Studium der Natur, die ihm immer neue harmonische Momente bieten würde.

»Keine Farbe in der Natur ist – unter den gewöhnlichen Bedingungen – ohne Abschattierungen. Bemerkt man diese nicht, so ist nur die eigene Unerfahrenheit daran schuld. Man erkennt sie jedoch, sobald man sich genügend geübt hat. Im allgemeinen aber findet man sie sofort.«

Mit klaren Worten zeigt er sodann den Weg, auf der Leinwand eine schöne Schattierung [Abstufung] zu erzielen. Es gilt, die wechselnde Nuance mit kleinen Strichen wiederzugeben.

»Wenn eine Farbe durch Zusätze einer anderen verstärkt werden soll, tut man gut (in vielen Fällen wenigstens), die eine auf die andere zu setzen, und zwar in kräftigen kleinen Strichen, fein wie Häcksel. Das ist vorteilhafter, als wenn man einen einzigen einheitlichen Ton ausbreitet, und zwar aus zwei Gründen: einmal, weil das gleichzeitige Spiel der zwei Farben reizvoll für das Auge ist, und zweitens, weil die formale Ausdrucksfähigkeit durch eine kluge Anwendung und Verteilung der tieferen Striche sehr gesteigert werden kann.«

Sind das nicht die prismatisch zerlegten Farben des Neo-Impressionismus? [Doch es kommt noch mehr hinzu: Diese winzigen zerstückelten Pinselstriche sollen in reiner Farbe gesetzt werden!

»Bringen Sie zusammengesetzte Striche hervor durch die Verbindung von Strichen aus reinen Farben, aus denen diese zusammengesetzten Striche bestehen, und verwenden Sie dieses Verfahren, wenn Sie leuchtkräftige und zugleich sehr sanfte Effekte zu erzielen wünschen.«

»Zerlegte Pinselstriche« aus reinen Farben! Ist bei Ruskin das Verfahren der Neo-Impressionisten nicht schon vollständig beschrieben?] Aber er fährt noch fort: »Die schönste Farbe wird durch ›Stippling‹ erreicht.« »Stippling« buchstäblich übersetzt heißt »Punktieren« (»pointillage«).

Ruskin gebraucht nun dieses Wort nicht einmal und zufällig, sondern er widmet ihm ein ganzes Kapitel und betitelt dies:

» Zerlegen der Farbe durch Nebeneinander- oder Übereinander-Auftrag« und nennt es das wichtigste aller Verfahren der guten modernen Öl- und Aquarellmalerei.

»Mit Berücksichtigung des Abstandes kann man die Wirkung eines glücklichen Sujets (sei es nun ein Gehölz, ein fließendes Wasser oder zerrissenes Gewölk) sehr erhöhen durch das Aufsetzen ganz kleiner, fast trockener Farbfleckchen, in deren Zwischenstellen dann andere Farben geschickt aufzutragen sind. Je mehr man dies, soweit der betreffende Vorwurf es fordert, durchführt, um so mehr wird man sich über die hohen Qualitäten der Farbe freuen. Das Verfahren besteht in der bis zum äußersten durchgeführten Anwendung des Prinzips der Farbenzerlegung, und zwar am besten, indem man Atome von Farben in kleinen Pünktchen aufsetzt, und nicht in größeren Flächen. Will man nun die Farben besonders leuchtend herausbringen, so setze man feste kleine Punkte und lasse Weiß dazwischen, anstatt die Zwischenstellen mit einem matteren Ton der Farbe auszufüllen.

Gelb und Orange werden kaum sichtbar, wenn man sie blaß und in kleinem Umfange aufträgt, sie kommen jedoch, in festen Strichen gegeben – auch wenn sie noch so klein sind – zu glänzender Geltung, sobald ein wenig Weiß danebenbleibt.«

Man findet diese für den Neo-Impressionisten so unschätzbaren Argumente auch in einer sehr durchgearbeiteten Studie, die Robert de La Sizeranne in der *Revue des deux Mondes* (März 1897) über Ruskin veröffentlicht hat.

Die Neo-Impressionisten verwerfen jede dunkle Farbe. Ruskin sagt:

»Weg mit allem Grau, Schwarz und Braun und all der Theererei der französischen Landschafter aus der Mitte des Jahrhunderts; es scheint, als ob sie die Natur in einem schwarzen Spiegel sähen. Der Ton einer Farbe ist nicht durch Mischung mit einer dunkleren Farbe zu verstärken, sondern durch kräftigeres Auftragen derselben Farbe.«

Die Neo-Impressionisten verwerfen alles Mischen auf der Palette. Ruskin sagt:

»Man muß seine Palette sauber halten, damit man die Farben rein sieht und nicht zu Mischungen neigt.«

Auf der Leinwand fordert er das gleiche. [Zwei Farben zu mischen, wenn man Wert darauf legt, das ist erlaubt, doch nicht mehr: »Haben Sie ein Rot aufgetragen und wollen Purpur darauf setzen, so mischen Sie dieses Purpur nicht auf der Palette, sondern nehmen Sie etwas Blau und setzen Sie es behutsam auf das Rot, so daß dieses durchscheint, und so erzielen Sie das gewünschte Purpur.«]

Die Bilder der Neo-Impressionisten sähen zu mosaikartig aus! Ruskin sagt:

»Man muß die Natur wie ein Mosaikbild aus verschiedenen Farben betrachten und diese Strich für Strich, jede in ihrer ganzen Einfachheit nachbilden.«

»Man soll also eine Art Fresko machen? Ja, noch besser aber – Mosaiken!«

[Und nun dieser Passus, dank dem die Impressionisten wohl nicht bedauern werden, eine Malweise gewählt zu haben, in der die Geschicklichkeit der Hand keine Bedeutung hat: »Welche Rolle jedoch spielen in diesem System aus gewissenhafter Zeichnung, aus sorgfältig und akkurat gezogenen Linien, aus gedämpften Farben, die jede für sich und Punkt für Punkt gesetzt sind, aus kurzen, zaghaften, rechtschaffenen Pinselstrichen (ist das nicht die Beschreibung eines neo-impressionistischen Bildes?), welche Rolle spielen die Breite des Auftrages, die bewundernswerte Geschmeidigkeit des Pinselstriches, die Virtuosität der Hand und die Freiheit des Pinsels? Sie spielen keine Rolle, weil es ihnen nicht möglich ist, eine Rolle zu spielen. Der Virtuose ist ein Pharisäer, der an sich selbst, doch nicht an der Schönheit Gefallen findet... Er ist ein Jongleur, der mit seinen Ocker-, Ultramarin- und Zinnobertönen spielt, anstatt sie der unvergleichlichen Natur und dem unergründlichen Himmel zu widmen. Er sagt: ›Seht meine Gewandtheit, seht doch, wie sie schön ist und wie sie alle unsere armseligen irdischen Kunstgriffe übertrifft!‹«

Sind diese Zeilen nicht die beste Antwort auf die Kritiker, die den Neo-Impressionisten die diskrete Unpersönlichkeit ihrer Malweise vorwerfen?

Nun folgen Regeln, die so eindeutig neo-impressionistisch sind, daß sie von einem Neo-Impressionisten verfaßt zu sein scheinen: »Setzen Sie lebhafte Farben *durch kleine Punkte* in die Lücken zwischen den anderen und wenden Sie das Prinzip der getrennten Farben bis zur höchsten Vollkommenheit an, indem Sie Farbatome eher eng nebeneinander als in weiten Abständen setzen. Und wenn Sie schließlich etwas Muße haben, so kopieren Sie, anstatt überhaupt nichts zu mischen, die Natur in ihren verschiedenfarbigen Blumen, zum Beispiel den Fingerhut oder die Pantoffelblume. *Und produzieren Sie gemischte Töne durch die Verbindung von Pinselstrichen aus den verschiedenen reinen Farben, aus denen diese gemischten Töne bestehen.*«]

Das alles von Ruskin bereits Geforderte steht in so enger Verwandtschaft mit den Bestrebungen der Neo-Impressionisten, daß der Referent der *Revue des deux Mondes* [1. März 1897], als er die Forderungen Ruskins »Pointillisme« nannte, nicht umhin konnte zu bemerken:

»Könnte dies nicht der Pointillismus sein, der hier 1856 vorhergesagt wird? Er ist es!«

Sind, um zum Schluß zu kommen, nicht all diese Anführungen eine glänzende Rechtfertigung gerade der Momente, die man dem Neo-Impressionismus am meisten zum Vorwurf macht: ihre Farbenzerlegung und ihre kleinliche Strichelei, wie man wohl sagt? Ist nicht ganz besonders das »Stippling«, das der englische Ästhetiker als bestes Mittel angibt, den Glanz und die Harmonie des Bildes zu erhöhen, ganz genau das, was unsere Farbenzerlegung soll, die so großer Opposition begegnet?

[15.] Ich schließe mit einigen Stellen aus dem Buche eines amerikanischen Gelehrten: O.N. Rood, *Theorie scientifique des couleurs* – ein Buch, das der Verfasser, wie er sagt, zu Nutz und Frommen von Künstlern und Kunstfreunden geschrieben hat.

Er tritt darin in gleicher Weise sowohl für die Schattierung als für die Mischung im Auge als auch für die Punktiermalerei ein, und wundert sich nur, daß man so wenig von den Vorzügen dieser Art und Weise weiß.

»Zu den wichtigsten Haupteigenschaften der Farbe in der Natur gehört ihr fast in's Unendliche gehendes Nuancenspiel. Ein Blatt Papier auf einem Bilde ganz weiß oder grau gehalten, wäre sehr schlecht wiedergegeben; um naturgetreu zu sein, müßte es mit sehr feinen Clair-obscur-Nuancen gemalt werden. Wir denken bei einem Blatt Papier gewöhnlich an etwas in durchaus gleichmäßiger Tönung Gehaltenes, weisen aber, ohne zu zögern, jede Malerei als unwahr zurück, die ein solches Blatt derart wiederzugeben versuchte. Unsere natürliche Empfindung ist also unsrer Erziehung weit überlegen; unser Gedächtnis für derlei Dinge ist immer außerordentlich fein, während unser Wissen um die Ursache unsrer Empfindung meist gleich Null ist. Wir erinnern uns ihrer nicht, weil sie uns niemals klar geworden ist. Es ist Pflicht des Künstlers, sich über das Warum und über die Ursachen seiner Empfindungen Rechenschaft zu geben.

Alle großen Koloristen schufen aus einer derartigen Empfindung heraus, und ihre Bilder scheinen, aus der gewollten Entfernung gesehen, gleichsam zu beben, so sehr schillern und fließen ihre Töne in einander über, so daß es für den Kopierenden mitunter fast unmöglich ist, sie genau zu bestimmen und in ihrer Mischung wiederzugeben. [Unter den modernen Landschaften sind jene Turners berühmt aufgrund ihrer unzähligen Abstufungen, und die Aquarelle dieses Malers haben genau dieselbe Qualität.]

Aber es gibt noch eine andre Art der Nuancierung von ganz besonderem Reiz in Kunst sowohl wie in Natur. Ich möchte auf die Wirkung hinweisen, die sich ergibt, wenn verschiedene Farben in fortlaufenden oder punktierten Linien nebeneinandergestellt werden und wenn man sie dann aus einer Entfernung betrachtet, bei der sich die Farben für das Auge des Beschauers miteinander verbinden.

Die Töne mischen sich in diesem Fall auf der Netzhaut, und die Bildfläche, die, von nah gesehen, einer wirren Sudelei gleicht, erscheint dann wunderbar abgestimmt, fast transparent, und gewinnt gleichsam beseeltes Leben, je nachdem man sich entfernt oder nähert, während bei einem Bild, bei dem der Künstler auf den Vorteil, den ihm diese Technik bietet, verzichtet – die Farben ebenfalls zusammenfließen – je nachdem man zurücktritt – ob es der Künstler gewollt oder nicht; hat er dies jedoch nicht von vornherein berücksichtigt, wird die Wirkung eine gerade gegenteilige sein.

Bei der Aquarellmalerei ist das alles durchaus üblich, und zwar in der Form einer mehr oder weniger hervortretenden Punktstrichmanier, durch die Wirkungen erzielt werden, die auf andre Weise kaum möglich zu machen wären.

Wenn die Punktierung allzu regelmäßig und allzu auffällig ist, bekommt das Bild mitunter etwas Steifes und Lebloses. Aber in zweckmäßiger und maßvoller Weise angewandt, gestattet sie den vollsten Formenausdruck. Man braucht nur an Kaschmirschals zu erinnern, die ihre Schönheit zum Teil der Durchführung eines ganz gleichen Prinzips verdanken.«

[16.] In dieser Weise also haben Maler wie Delacroix, Ästhetiker wie Ruskin, Gelehrte wie Rood die Momente vorausempfunden, auf denen die Neuerungen der Neo-Impressionisten beruhen. Ja, sie betonen ganz besonders gerade das Moment, das noch heute als am meisten lächerlich und störend angefochten wird, nämlich: die Anwendung kleiner Pinselstriche, nur reiner Elemente oder wie man fälschlich sagt, die Anwendung des »Punktes« – und weisen alle auf die großen Vorteile hin, die diese Methode sichert. [Müßte man nicht so wertvolle Ratschläge befolgen und dieses Ausdrucksmittel, das so bedeutende Autoritäten empfehlen, nicht mehr unbeachtet lassen?]

Es wäre zu wünschen, daß das Urteil solcher Männer imstande wäre, das Publikum, das aus Mangel an Verständnis und Übung sich damit begnügt, über Neuerungen und Fortschritte zu lachen, eines Besseren zu belehren. Sobald es reifer geworden ist, wird es auch für den Reiz der Farbe empfänglicher werden und sich ihrer zwingenden Macht nicht mehr entziehen. Es wird sich nicht mehr über die gewagten Versuche der Neuerer entsetzen, sondern einsehen, daß auch deren üppigste Farbenpracht im Vergleich mit der der Natur nur matt und kraftlos ist. Weit davon entfernt, wie jetzt zu spotten, wird es ihnen Dank wissen, daß sie durch immer größere Kraft der Farbe dem Auge immer größeres Wohlgefühl bereiten.

Index der Künstler

Die Autoren

Cor Blok, Professor für moderne Kunstgeschichte an der Universität Leyden; Publikationen zur abstrakten Kunst, P. Mondrian, Kunst im öffentlichen Raum; publizistische Tätigkeit im Bereich Kunst und Kulturpolitik.

Eric de Chassey, Dozent an der Sorbonne; Publikationen über Matisse und die amerikanische Malerei der 30er bis 60er Jahre (S. Francis, E. Kelly, M. Louis); Ausstellung zur heutigen Abstraktion.

Isabelle Compin, war langjährig als Dokumentarin am Musée du Louvre tätig, Mitarbeit an zahlreichen Bestandskatalogen zur französischen Malerei, v.a. des 18. Jhs., Wvz. der Gemälde von H. E. Cross, verschiedene Aufsätze zu diesem Künstler und zum Neoimpressionismus.

Marina Ferretti-Bocquillon, Betreuung der Signac-Archive und Mitarbeit am Wvz. der Gemälde Signacs; Kuratorin der Signac-Ausstellung in Saint-Tropez und Reims 1992; Mitarbeit an zahlreichen internationalen Ausstellungen zum Impressionismus und Neoimpressionismus; Aufsätze zur Kunst des 19. Jhs.

Erich Franz, Referent für Kunst des 20. Jhs. am Westfälischen Landesmuseum Münster; zahlreiche Ausstellungen und Publikationen u.a. zu G. Seurat (Zeichnungen), H. von Marées, E. Nolde, F. Marc sowie zur Kunst nach 1945.

Eberhard W. Kornfeld, Kunsthistoriker und Kunsthändler, Bern; Spezialist für Zeichnungen und Graphik des 15. bis 20. Jhs.

Alexandre Kostka, Dozent für Deutsche Geschichte und Ideengeschichte an der Universität Cergy-Pontoise; Publikationen u.a. zu Harry Graf Kessler und dem Nietzsche-Kult im wilhelminischen Deutschland.

Serge Lemoine, Direktor am Musée de Grenoble, Professor an der Sorbonne; arbeitet v.a. im Bereich der geometrischen Abstraktion; zahlreiche Veröffentlichungen, u.a. zu K. Schwitters, Dada, P. Mondrian und De Stijl, F. Morellet.

Daniela Mondini, wiss. Assistentin am Kunstgesch. Seminar der Universität Zürich; Publikationen zur Kunstgeschichte des Mittelalters (Architektur des 13. Jhs. in Rom, Marienikonographie; Seroux d´Agincourt) und zum italienischen Futurismus.

G. Tobias Natter, Kustos der Sammlung des 20. Jhs. in der Österreichischen Galerie Belvedere, Wien, und Gastkurator am Jüdischen Museum der Stadt Wien; zahlreiche Publikationen und Ausstellungen zur österreichischen Kunst des 19. und 20. Jhs., u.a. M. Oppenheimer, B. Koller, T. Blau, O. Kokoschka, "Hagenbund" (1900 - 1938), österr. Kunst der 50er Jahre.

Edit Plesznivy, Kuratorin für Ungarische Malerei des 19. und 20. Jhs. an der Ungarischen Nationalgalerie, Budapest; zahlreiche Publikationen und Ausstellungen zur ungarischen Malerei und Skulptur um 1900 und Anfang 20. Jh. (u.a. Rippl-Rónai).

Pascal Rousseau, Dozent an der Universität in Tours; Mitarbeit an der Zeitschrift *exposé*; Publikationen zu R. und S. Delaunay sowie zu den Avantgarden in Barcelona.

Annegret Rittmann, wiss. Mitarbeiterin am Westfälischen Landesmuseum Münster und Dozentin an der FH Münster; Publikationen u.a. zu C. Pissarro, I. Gerhardi, E. Nolde und zum Bauhaus.

Dieter Schwarz, Direktor am Kunstmuseum Winterthur; Ausstellungen und Publikationen zur Klassischen Moderne (Neue Sachlichkeit, G. Giacometti) und zur neueren Kunst (R. Hamilton, L. Weiner, J. Bishop, A. Martin).

Felix Studinka, wiss. Mitarbeiter am Museum für Gestaltung Zürich; Publikationen über R. Longhi und G. Morandi (in Vorbereitung).

Andrea Witte, wiss. Mitarbeiterin am Westfälischen Landesmuseum Münster und Dozentin an der FH Münster; Publikationen zu W. Morgner (Wvz. der Zeichnungen und der Druckgraphik) und F. Marc.

© für die Abbildungen der Werke von

Hans Arp, Georges Braque, Carlo Carrà, Robert Delaunay, André Derain, Erich Heckel, Auguste Herbin, Alexej von Jawlensky, Wassily Kandinsky, Henri Matisse, Jean Metzinger, Gabriele Münter, Max Pechstein, Christian Rohlfs, Karl Schmidt-Rottluff, Gino Severini, Paul Signac, Jan Toorop, Maurice de Vlaminck: © VG Bild-Kunst, Bonn, 1996

für die Werke von P. Baum:
© Hitzerothverlag Marburg
I. Hauptmann:
© Harriet Hauptmann
L. Gestel, P. Mondrian, Jan Sluijters: © Beeldrecht Amsterdam
E.L. Kirchner: © Ingeborg und Dr. Wolfgang Henze-Ketterer, Wichtrach / Bern
E. Nolde: © Stiftung Seebüll Ada und Emil Nolde
E. Heckel: © Nachlass Erich Heckel 78343 Hemmenhofen

sowie bei den Rechtsnachfolgern der Künstler.

Fotonachweis:

Van Gogh Museum, Amsterdam *Kat.Nr. 12*
Öffentliche Kunstsammlung Basel, Kunstmuseum, Foto: Martin Bühler *S. 284 re.*
Brücke-Museum Berlin *Kat.Nr. 93, 96, 100*
Stiftung Stadtmuseum Berlin, Fotothek, Foto Hans-Joachim Bartsch, Berlin *Kat.Nr. 73, 74*
von Uslar Fotodesign, Bielefeld *Kat.Nr. 99*
Musées royaux des Beaux-Arts de Belgique, Brüssel *Kat.Nr. 22*
Berényi Zsuzsa, Budapest *Kat.Nr. 121*
Muzeul National de Arta al Romaniei *Kat.Nr. 8*
Städtische Kunstsammlungen Chemnitz *Kat.Nr. 94*
Bündner Kunstmuseum, Chur, Foto Kurt Hofmann *Kat.Nr. 144*
Dallas Museum of Art *Kat.Nr. 107*
Haags Gemeentemuseum, Foto Rengers *S. 45*
Haags Gemeentemuseum Beeldrecht Amstelveen *Kat.Nr. 109*
Galerie Utermann, Dortmund *Kat.Nr. 78*
Musée de la Charteuse, Douai *Kat.Nr. 52*
Kunstmuseum Düsseldorf im Ehrenhof *Kat.Nr. 87*
Kunstsammlung Nordrhein-Westfalen, Düsseldorf, Foto: Walter Klein Düsseldorf *Kat.Nr. 54, 63*
Kunsthalle in Emden, Stiftung Henri und Eske Nannen *Kat.Nr. 91*
Museum Folkwang, Essen *Kat.Nr. 2*
Musée d'art et d'histoire, Ville de Genève, Foto: Yves Siza *S. 203*
Musée de Grenoble *Kat.Nr. 6, 19, 46, 49, 53*
Studio Foto Kühle, Hagen *Kat.Nr. 77*
Stiftung Seebüll Ada und Emil Nolde, Foto Elke Walford, Hamburg *Kat.Nr. 104, 105; S. 285*
Elke Walford Fotowerkstatt, Hamburger Kunsthalle *Kat.Nr. 80, 81*
Niedersächsisches Landesmuseum, Landesgalerie, Hannover *Kat.Nr. 23*
Adrian Matthes GmbH, Heidelberg *Kat.Nr. 85, 86*
Amos Andersonin Taidemuseo, Helsinki *S. 65*
Musée Matisse, Le Cateau-Cambrésis *Kat.Nr. 57, 59*
Narodna Galerija, Ljubljana, Foto M. Smerke *Kat.Nr. 120*
Newberry Smith Associates, London *Kat.Nr. 44*
Sotheby's, London *Kat.Nr. 51*
Città di Lugano, Dicasterio attività culturali *Kat.Nr. 116, 117*
Fundación Coleccion Thyssen-Bornmisza *Kat.Nr. 72, 102*
Paul Herrmann/Profile (NUJ freelance), Manchester *Kat.Nr. 43*
Bildarchiv Foto Marburg *Kat.Nr. 75*
Zeeuws Museum, Middelburg *Kat.Nr. 112*
Ketterer Kunst, München *Kat.Nr. 98*
Neumeister Münchener Kunstauktionshaus KG, München *Kat.Nr. 26*
Pinakothek München *Abb. S. 228, 229*
Städtische Galerie im Lenbachhaus, München *Kat.Nr. 89*
Sabine Ahlbrand-Dornseif, Westfälisches Landesmuseum für Kunst und
Kulturgeschichte, Münster *Kat.Nr. 28-42*
Rudolf Wakonigg, Westfälisches Landesmuseum für Kunst und Kulturgeschichte, Münster *Kat.Nr. 90*
Ville de Nantes, Musée des Beaux-Arts, Patrick Jean *Kat.Nr. 69*
Museo et Gallerie Nazionali di Capodimonte, Neapel *Kat.Nr. 115*
Leonard Hutton Galleries, New York *Kat.Nr. 122*
Sidney Janis Gallery, New York, Foto Allan Finkelmann *Kat.Nr. 108*
The Museum of Modern Art, New York *S. 25*
Eric Pollitzer *S. 28*
Musée Matisse, Nice *Kat.Nr. 56*
Fotostudio Ghezzi, Oberalm *Kat.Nr. 48*
Kröller Müller-Museum, Otterlo *Kat.Nr. 20; S. 185*
Jacqueline Hyde, Paris *Kat.Nr. 3, 9, 15, 16, 18, 27, 45*
Musée national d'Art Moderne, Centre Georges Pompidou, Paris *Kat.Nr. 66, 70*
Photothèque des Musées de la Ville de Paris, cliché Delepaire *Kat.Nr. 71;* cliché Trocaz *Kat.Nr. 55; S. 156*
Réunion des Musées Nationaux - Gérard Blot *Kat.Nr. 119*; K. Ignatiadis *S. 37*;
Jean *S. 30*
J.M. Routhier, Paris *Kat.Nr. 13*
Museum Boijmans Van Beuningen, Rotterdam *Kat.Nr. 88*
Saint-Denis, musée d'art et d'histoire, Cliché: I. Andréam *Kat.Nr. 47*
L'Annonciade Musée de Saint-Tropez *Kat.Nr. 5, 7*
Schleswig-Holsteinisches Landesmuseum, Schloß Gottorf, Schleswig *Kat.Nr. 95, 103*
Staatliches Russisches Museum, St. Petersburg *Kat.Nr. 123, 124*
Staatsgalerie, Stuttgart *Kat.Nr. 14*
Centraal Museum Utrecht *Kat.Nr. 106*
Ingeborg und Dr. Wolfgang Henze-Ketterer, Wichtrach bei Bern *Kat.Nr. 97*
Direktion der Museen der Stadt Wien *S. 359 re.*
Museum Moderner Kunst Wien, Foto: Dr. Parisini *Kat.Nr. 101*
Von der Heydt-Museum, Wuppertal *Kat.Nr. 1*
Lucia Degonda, Zürich *Kat.Nr. 21*
Marlborough, Zürich *Kat.Nr. 25*
Schweizerisches Institut für Kunstwissenschaft, Zürich *S. 330 li, 333, 334, 336*
Fridart Foundation *Kat.Nr. 62, 64*

Abbildungsvorlagen ohne Nachweis stammen von den Besitzern der Werke

Gefördert vom Ministerium für Stadtentwicklung Kultur und Sport des Landes NRW

NRW.